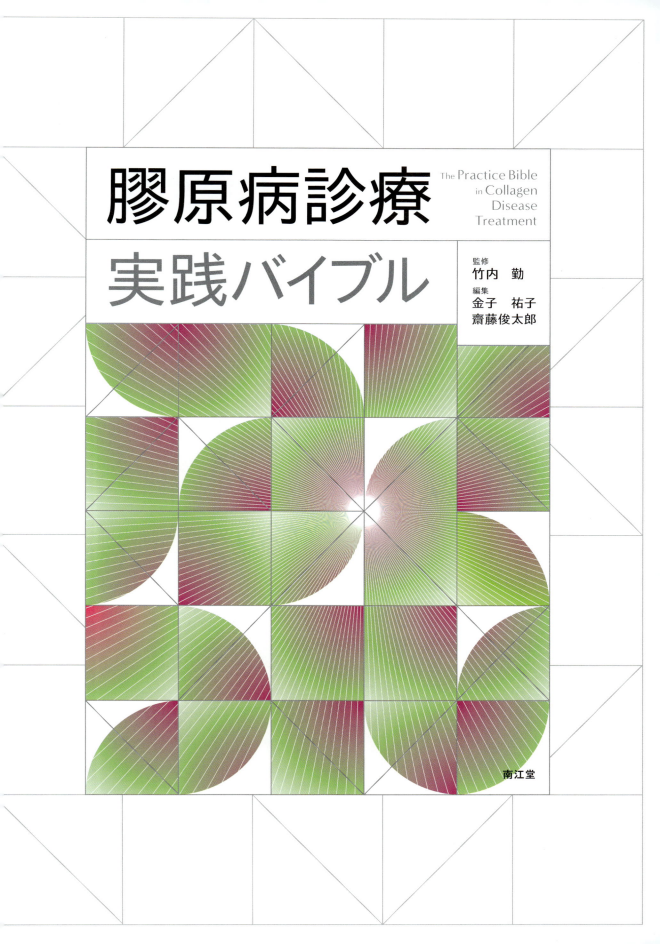

# 口絵

### 1 口腔粘膜（口唇）潰瘍
「Ⅳ-A-01-5．SLE：皮疹，皮膚症状」(p121)

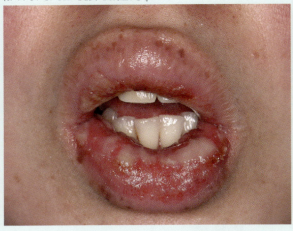

### 2 非瘢痕性脱毛
「Ⅳ-A-01-5．SLE：皮疹，皮膚症状」(p121)

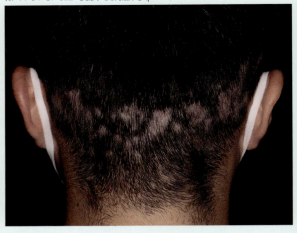

### 3 亜急性皮膚ループス（SCLE）（丘疹落屑型）
「Ⅳ-A-01-5．SLE：皮疹，皮膚症状」(p121)

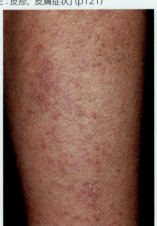

### 4 円板状エリテマトーデス（DLE）
「Ⅳ-A-01-5．SLE：皮疹，皮膚症状」(p121)

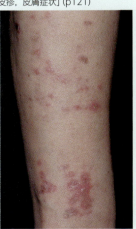

### 5 目の線状出血・白斑
「Ⅳ-A-01-9．SLE：眼病変」(p132)

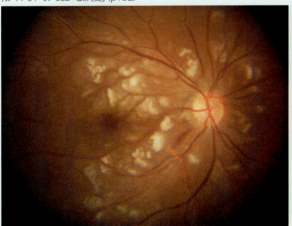
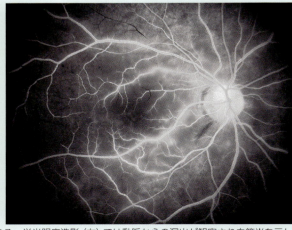

SLE網膜症：右眼の眼底写真（左）に線状出血と多発する白斑がみられる．蛍光眼底造影（右）では動脈からの漏出が観察され血管炎を示している．左眼も同様の所見であった．

### 6 Gottron丘疹
「Ⅳ-A-02-3．PM/DM：皮膚症状」(p143)

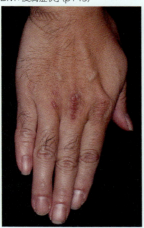

### 7 機械工の手
「Ⅳ-A-02-3．PM/DM：皮膚症状」(p143)

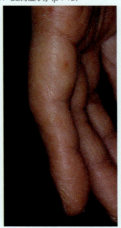

### 8 V徴候
「Ⅳ-A-02-3．PM/DM：皮膚症状」(p143)

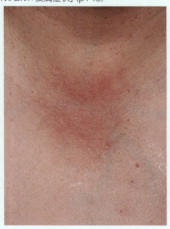

### 9 ショール徴候
「Ⅳ-A-02-3．PM/DM：皮膚症状」(p143)

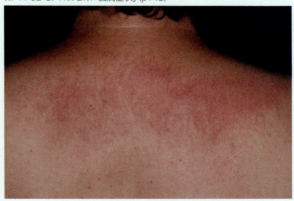

### 10 鞭打ち様紅斑
「Ⅳ-A-02-3．PM/DM：皮膚症状」(p143)

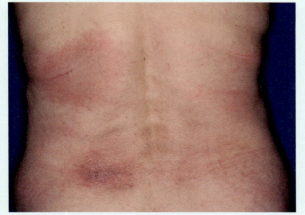

### 11 Raynaud現象
「Ⅳ-A-03-8．SSc：Raynaud現象，血管病変，潰瘍」(p174)

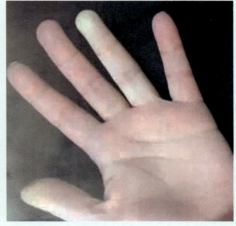

### 12 指尖部皮膚潰瘍
「Ⅳ-A-03-8. SSc：Raynaud現象，血管病変，潰瘍」(p174)

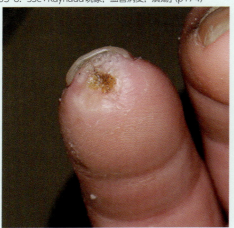

### 13 指尖部陥凹性瘢痕
「Ⅳ-A-03-8. SSc：Raynaud現象，血管病変，潰瘍」(p174)

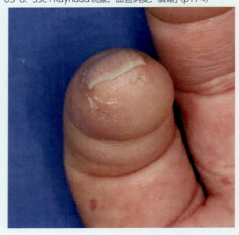

### 14 下肢のpalpable purpura
「Ⅳ-B-07. クリオグロブリン血症性血管炎」(p227)

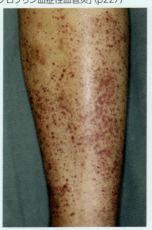

皮膚科で遭遇するクリオグロブリン血症性血管炎は下肢の紫斑が多い（症例は47歳男性）．

### 15 真皮上層の白血球破砕性血管炎像
「Ⅳ-B-07. クリオグロブリン血症性血管炎」(p227)

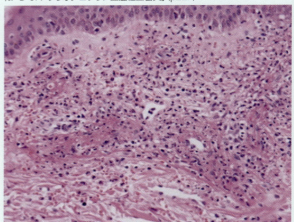

（14と同一症例）

### 16 痛風，偽痛風の関節所見
「Ⅳ-C-05. 結晶誘発性関節症：痛風・偽痛風」(p269)

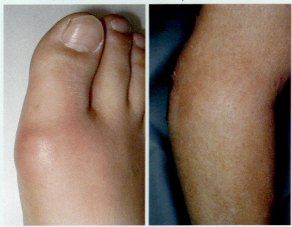

左：母趾MTP関節の痛風発作，右：肘関節の偽痛風

### 17 尿酸塩結晶，CPP結晶
「Ⅳ-C-05. 結晶誘発性関節症：痛風・偽痛風」(p269)

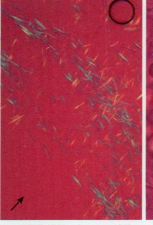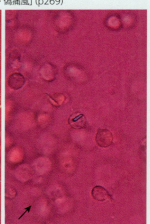

左：尿酸塩結晶，右：CPP結晶
矢印はλ．

## 18 結晶誘発性関節症の関節エコー所見
「Ⅳ-C-05. 結晶誘発性関節症：痛風・偽痛風」(p269)

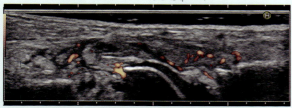
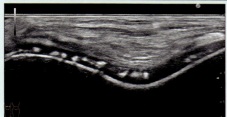

上：痛風発作，下：CPP結晶沈着

## 19 サーモンピンク疹
「Ⅳ-D-01. 成人発症Still病」(p271)

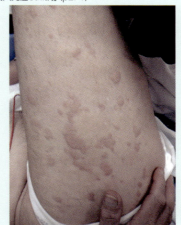

[竹内　勤（監）：リウマチ・膠原病診療ゴールデンハンドブック，改訂第2版，南江堂，2023より許諾を得て転載]

## 20 口腔内アフタ
「Ⅳ-D-04-3. Behçet病：口腔内アフタ」(p286)

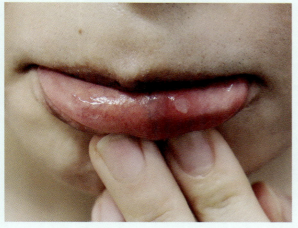

## 21 結節性紅斑様皮疹（下肢）
「Ⅳ-D-04-4. Behçet病：皮膚病変」(p288)

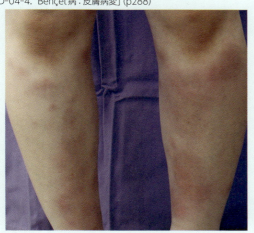
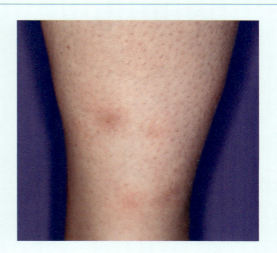

v

## 22 毛嚢炎様皮疹（前腕）
「Ⅳ-D-04-4．Behçet病：皮膚病変」(p288)

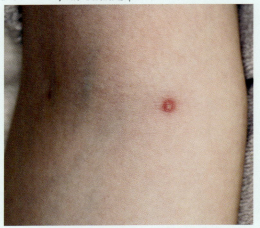

## 23 外陰部潰瘍
「Ⅳ-D-04-5．Behçet病：外陰部潰瘍」(p290)

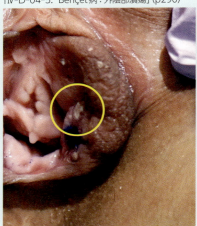
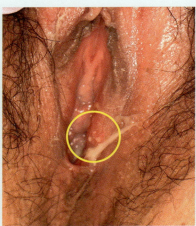
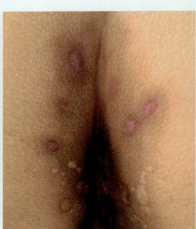

右：肛門周囲から外陰部にかけて大小の潰瘍が多発し，治癒後に瘢痕を残している．

## 24 耳介軟骨炎
「Ⅳ-D-05．再発性多発軟骨炎，VEXAS症候群」(p305)

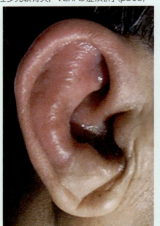

## 25 鞍鼻
「Ⅳ-D-05．再発性多発軟骨炎，VEXAS症候群」(p305)

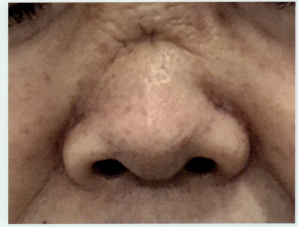

[Tsuchida N, et al：Ann Rheum Dis **80**：1057-1061, 2021]

## 26 Sweet病様皮疹
「Ⅳ-D-05. 再発性多発軟骨炎,VEXAS症候群」(p306)

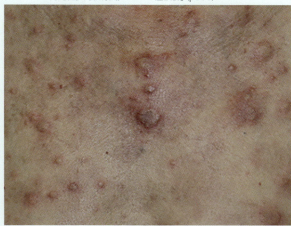

## 27 多発空胞像
「Ⅳ-D-05. 再発性多発軟骨炎,VEXAS症候群」(p306)

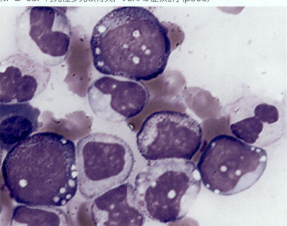

[Tsuchida N, et al：Ann Rheum Dis 80：1057-1061, 2021]

## 28 板状皮膚硬結
「Ⅳ-E-02. 好酸球性筋膜炎（びまん性筋膜炎）」(p316)

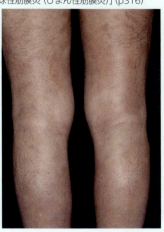

## 29 下肢の拘縮
「Ⅳ-E-02. 好酸球性筋膜炎（びまん性筋膜炎）」(p316)

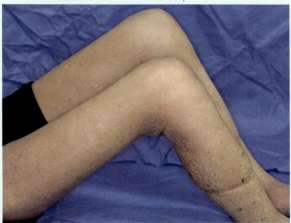

重症型の好酸球性筋膜炎でみられる下肢の拘縮．

---

| 1 2 3 4 ：東北大学病院皮膚科学分野より提供 | 18 ：瀬戸洋平先生より提供 |
| --- | --- |
| 5 ：篠田啓先生・菅野順二先生（埼玉医科大学）より提供 | 20 23 ：岩田洋平先生（藤田医科大学）より提供 |
| 6 7 8 9 10 ：藤本学先生（大阪大学）より提供 | 21 22 ：中村晃一郎先生（埼玉医科大学）より提供 |
| 11 12 13 ：牧野雄成先生（熊本大学）より提供 | 25 26 ：桐野洋平先生（横浜市立大学）より提供 |
| 14 15 ：川上民裕先生（東北医科薬科大学）より提供 | 28 29 ：山本俊幸先生（福島県立医科大学）より提供 |
| 16 17 ：谷口敦夫先生（結核予防会複十字病院）より提供 | |

［監　修］
竹内　　勤　　埼玉医科大学 学長／慶應義塾大学 名誉教授


［編　集］
金子　祐子　　慶應義塾大学医学部リウマチ・膠原病内科 教授
齋藤俊太郎　　慶應義塾大学医学部リウマチ・膠原病内科


［執筆者］(執筆順)
竹内　　勤　　埼玉医科大学 学長／慶應義塾大学 名誉教授
竹下　　勝　　慶應義塾大学医学部リウマチ・膠原病内科 講師
藤尾　圭志　　東京大学医学部アレルギー・リウマチ内科 教授
金子　祐子　　慶應義塾大学医学部リウマチ・膠原病内科 教授
岸本　暢將　　杏林大学医学部腎臓・リウマチ膠原病内科 准教授
有沼　良幸　　三重大学大学院医学系研究科リウマチ膠原病内科学講座 准教授
藤井　隆夫　　和歌山県立医科大学医学部リウマチ・膠原病内科学講座 教授
能登原憲司　　倉敷中央病院病理診断科 主任部長
右田　清志　　聖フランシスコ病院 副院長
池田　　啓　　獨協医科大学リウマチ・膠原病内科 教授
徳田　　均　　東京山手メディカルセンター呼吸器内科 非常勤顧問
玉田　達也　　桑名市総合医療センター膠原病リウマチ内科
中島亜矢子　　三重大学大学院医学系研究科リウマチ膠原病内科学講座 教授
永田　泰史　　産業医科大学医学部第2内科学講座 学内講師
片岡　雅晴　　産業医科大学医学部第2内科学講座 教授
久保　智史　　産業医科大学医学部分子標的治療・内科学講座 准教授
田中　良哉　　産業医科大学医学部第1内科学講座 教授
川合　眞一　　日本リウマチ財団 理事長／東邦大学 名誉教授
宗圓　　聰　　そうえん整形外科 院長
岡本　光弘　　大分大学医学部内分泌代謝・膠原病・腎臓内科学講座
柴田　洋孝　　大分大学医学部内分泌代謝・膠原病・腎臓内科学講座 教授
森信　暁雄　　京都大学大学院医学研究科内科学講座臨床免疫学 教授
宮本　健史　　熊本大学整形外科 教授
正岡　建洋　　川崎市立川崎病院内視鏡センター 所長
横川　直人　　都立多摩総合医療センターリウマチ膠原病科 部長
松本　　功　　筑波大学医学医療系膠原病リウマチアレルギー内科学 教授
橋本　志歩　　東京歯科大学市川総合病院産婦人科 講師
高松　　潔　　東京歯科大学市川総合病院産婦人科 客員教授
平田信太郎　　広島大学リウマチ・膠原病科 教授
山岡　邦宏　　北里大学医学部リウマチ膠原病・感染内科学 教授
川上　　純　　長崎大学リウマチ・膠原病内科学 教授
石澤　彩子　　自治医科大学内科学講座アレルギー膠原病学部門
佐藤浩二郎　　自治医科大学内科学講座アレルギー膠原病学部門 教授
菊池　　潤　　慶應義塾大学医学部リウマチ・膠原病内科 講師
花岡　洋成　　慶應義塾大学医学部リウマチ・膠原病内科 講師
齋藤俊太郎　　慶應義塾大学医学部リウマチ・膠原病内科

| | | |
|---|---|---|
| 奥　健志 | 北里大学医学部膠原病・感染内科学 准教授 | |
| 勝又　康弘 | 東京女子医科大学医学部内科学講座膠原病リウマチ内科学分野 講師 | |
| 白井　剛志 | 東北大学病院リウマチ膠原病内科 講師 | |
| 石井　智徳 | 東北医科薬科大学内科学第三（血液・リウマチ科）教授 | |
| 川人　豊 | 京都府立医科大学大学院医学研究科免疫内科学 病院教授 | |
| 天野　浩文 | 順天堂大学医学部膠原病内科学講座 先任准教授 | |
| 一瀬　邦弘 | 島根大学医学部附属病院膠原病内科 教授 | |
| 篠田　啓 | 埼玉医科大学眼科 教授 | |
| 菅野　順二 | 埼玉医科大学眼科 | |
| 新納　宏昭 | 九州大学大学院医学研究院医学教育学講座 教授 | |
| 五野　貴久 | 日本医科大学大学院医学研究科アレルギー膠原病内科学 准教授 | |
| 佐藤　慎二 | 東海大学医学部内科学系リウマチ内科学 教授 | |
| 笹井（中嶋）蘭 | 京都大学大学院医学研究科内科学講座臨床免疫学 | |
| 木村　直樹 | 東京科学大学膠原病・リウマチ内科 講師 | |
| 保田　晋助 | 東京科学大学膠原病・リウマチ内科 教授 | |
| 加藤　将 | 富山大学医学部第一内科 教授 | |
| 藤本　学 | 大阪大学大学院医学系研究科皮膚科学教室 教授 | |
| 桑名　正隆 | 日本医科大学大学院医学研究科アレルギー膠原病内科学 大学院教授 | |
| 川畑　仁人 | 聖マリアンナ医科大学リウマチ・膠原病・アレルギー内科 主任教授 | |
| 安岡　秀剛 | 藤田医科大学医学部リウマチ・膠原病内科学 教授 | |
| 白井悠一郎 | 日本医科大学大学院医学研究科アレルギー膠原病内科学 講師 | |
| 後藤　大輔 | 茨城県立中央病院膠原病・リウマチ科 部長 | |
| 川口　鎮司 | 東京女子医科大学医学部内科学講座膠原病リウマチ内科学分野 臨床教授 | |
| 牧野　雄成 | 熊本大学大学院生命科学研究部皮膚病態治療再建学講座 准教授 | |
| 竹山　脩平 | 北海道大学大学院医学院・医学研究院免疫・代謝内科学教室 | |
| 渥美　達也 | 北海道大学大学院医学院・医学研究院免疫・代謝内科学教室 教授 | |
| 鈴木　勝也 | 国立病院機構東京医療センターリウマチ膠原病内科 科長 | |
| 針谷　正祥 | 国際医療福祉大学成田病院リウマチ・膠原病内科 教授 | |
| 中岡　良和 | 国立循環器病研究センター研究所血管生理学部 部長／同病院 副院長 | |
| 吉藤　元 | 京都大学大学院医学研究科内科学講座臨床免疫学 講師 | |
| 川添　麻衣 | 東邦大学医学部内科学講座膠原病学分野（大森）講師 | |
| 南木　敏宏 | 東邦大学医学部内科学講座膠原病学分野（大森）教授 | |
| 要　伸也 | 吉祥寺あさひ病院 副院長 | |
| 天野　宏一 | 埼玉医科大学医学部総合医療センターリウマチ・膠原病内科 教授 | |
| 駒形　嘉紀 | 杏林大学医学部腎臓・リウマチ膠原病内科 教授 | |
| 土橋　浩章 | 香川大学医学部附属病院膠原病・リウマチ内科 病院教授 | |
| 亀田　智広 | 日本赤十字社高松赤十字病院膠原病・リウマチ内科 部長 | |
| 川上　民裕 | 東北医科薬科大学医学部皮膚科学 教授 | |
| 池田　高治 | 東北医科薬科大学医学部皮膚科学 准教授 | |
| 山田　真介 | 大阪公立大学大学院医学研究科膠原病内科学 准教授 | |
| 橋本　求 | 大阪公立大学大学院医学研究科膠原病内科学 教授 | |
| 泉　啓介 | 慶應義塾大学医学部リウマチ・膠原病内科 | |
| 田村　直人 | 順天堂大学医学部膠原病内科学講座 教授 | |
| 冨田　哲也 | 森ノ宮医療大学大学院保健医療学研究科 教授 | |

| | |
|---|---|
| 亀田　秀人 | 東邦大学医学部内科学講座膠原病学分野（大橋）教授 |
| 谷口　義典 | 高知大学医学部内分泌代謝・腎臓内科 講師 |
| 猿田　雅之 | 東京慈恵会医科大学内科学講座消化器・肝臓内科 教授 |
| 首藤　敏秀 | 千代田病院整形外科 部長 |
| 小林　里実 | 聖母病院皮膚科 部長 |
| 谷口　敦夫 | 結核予防会複十字病院膠原病リウマチセンター センター長 |
| 井田　弘明 | 久留米大学医学部呼吸器・神経・膠原病内科 教授 |
| 古賀　智裕 | 長崎大学リウマチ・膠原病内科学 講師 |
| 川端真里佐 | 日本医科大学武蔵小杉病院リウマチ・膠原病内科 |
| 岳野　光洋 | 日本医科大学武蔵小杉病院リウマチ・膠原病内科 教授 |
| 竹内　正樹 | 横浜市立大学医学部眼科学教室 准教授 |
| 水木　信久 | 横浜市立大学医学部眼科学教室 教授 |
| 岩田　洋平 | 藤田医科大学医学部皮膚科学 准教授 |
| 中村晃一郎 | 埼玉医科大学皮膚科 教授 |
| 齋藤　和義 | 戸畑総合病院 院長 |
| 菊地　弘敏 | 帝京大学医療共通教育研究センター 教授 |
| 福井　寿朗 | 関西医科大学内科学第三講座 准教授 |
| 長沼　誠 | 関西医科大学内科学第三講座 教授 |
| 沢田　哲治 | 東京医科大学リウマチ膠原病内科 教授 |
| 桐野　洋平 | 横浜市立大学大学院医学研究科幹細胞免疫制御内科学 准教授 |
| 秋山　光浩 | 慶應義塾大学医学部リウマチ・膠原病内科 講師 |
| 山本　俊幸 | 福島県立医科大学医学部皮膚科学講座 教授 |
| 正木　康史 | 金沢医科大学血液免疫内科学 教授 |
| 玉田　勉 | 東北大学大学院医学系研究科呼吸器内科学 准教授 |
| 安東由喜雄 | 長崎国際大学薬学部アミロイドーシス病態解析学 教授 |
| 福成　温 | 長崎国際大学薬学部アミロイドーシス病態解析学 |
| 森　雅亮 | 東京科学大学生涯免疫医療実装講座 教授 |
| 宮前多佳子 | 東京女子医科大学医学部内科学講座膠原病リウマチ内科学分野 准教授 |
| 秋岡　親司 | 京都府立医科大学大学院医学研究科小児科学 准教授 |
| 梅林　宏明 | 宮城県立こども病院リウマチ・感染症科 科長 |
| 武内　徹 | 大阪医科薬科大学内科学IV教室・リウマチ膠原病内科 教授 |
| 田村　祐大 | 国際医療福祉大学医学部循環器内科学 |
| 田村　雄一 | 国際医療福祉大学医学部循環器内科学 教授 |
| 藤田　俊一 | 川崎医科大学リウマチ・膠原病学 講師 |
| 中野　和久 | 川崎医科大学リウマチ・膠原病学 教授 |
| 佐田　憲映 | 高知大学医学部臨床疫学講座 特任教授 |
| 門多のぞみ | 聖路加国際病院腎臓内科 |
| 長浜　正彦 | 聖路加国際病院腎臓内科 医長 |
| 村川　洋子 | 島根大学名誉教授／同大学医学部内科学講座第三 特任教授 |
| 金子佳代子 | 国立成育医療研究センター周産期・母性診療センター母性内科 診療部長 |
| 花山　耕三 | 川崎医科大学リハビリテーション医学 教授 |
| 永井　薫 | 小早川整形リウマチクリニック |
| 三村　俊英 | 埼玉医科大学医学部リウマチ膠原病科 教授 |
| 近藤　泰 | 慶應義塾大学医学部リウマチ・膠原病内科 講師 |

# 監修のことば

　膠原病は，1942年Paul Klemperer博士によって提唱された疾患概念で，臓器別疾患理解が主流であった当時の医学会に大きなインパクトをもって迎えられた．古典的ともいうべき6疾患に加えて，さまざまな疾患が追加されて現在に至っている．その病態は，自己免疫疾患という古くからの考え方に，自己炎症性疾患という新たな病態が加えられ，全身性の免疫・炎症性疾患（免疫介在性炎症性疾患）として捉えられるようになった．また，その疫学像も近年大きく変化してきており，わが国では高齢化の進展に伴い，疾患構造が10〜20年前では到底考えられないような変化をみせている．この間，IgG4関連疾患のように新たな疾患も発見され，古典的疾患においても分類基準・診断基準，活動性評価基準，標準的治療指針・推奨などが次々に改訂され，今日に至っている．その進歩はきわめて急速で，広範囲に及んでいる．

　こうした状況を踏まえて，関節リウマチのみならず，それ以外の膠原病に関する簡便で，かつ最新の知識が凝縮されたハンドブックが待望されていた．詳細情報の検索はウェブ上で可能であるとしても，正しい情報を短時間で入手することの困難性がある．全体像を把握，総覧するためには，手に取って開いて見ることのできるハンドブックが欠かせない．ここに，全国の膠原病診療の最前線で活躍する先生方にご協力いただき，そのような需要に応えるべく完成したのが，本書『膠原病診療実践バイブル』である．各項目の内容の適切さ，新しさ，豊富さ，わかりやすさ，それでいてハンディであることに感心させられる．あらためて，ご執筆いただいた先生方に心より感謝を申し上げたい．また，この企画を提案いただき，迅速に作業を進めてくださった南江堂編集部の諸氏にこの場をお借りして深謝したい．

　このハンドブックは，臨床研修や専門研修を受けている若手医師を念頭に置いてつくられたものであるが，経験豊富なベテラン医師，さらには看護師をはじめとした幅広い職種の医療従事者，難病に関わる知識が必要な専門職の皆様にも参考になる情報が詰まっている．本書を皆様にご活用いただければ幸いである．

2025年1月

竹内　勤

# 序　文

　本書は，姉妹書である『関節リウマチ治療実践バイブル（改訂第2版）』（2022年5月刊行）における，"日常診療に直接役立つことを念頭に置き，病態に加えて具体的な治療の実践法を解説する"という理念を膠原病全体に反映する形で，企画が開始された．

　膠原病の診療は，多種多様な症状の問診，全身の診察から始まり，血液検査や画像検査の結果解釈および幅広い鑑別疾患を考慮しながら診断を行い，重症度を加味し，さらに各患者の多彩な社会的背景，医療制度といった情報を統合したうえで，治療を決定しなければならない．関節リウマチ診療における分子標的治療薬の導入・発展に牽引される形で，その他の膠原病についてもその理解が深まり，ガイドラインやリコメンデーションが次々と更新され，近年の本領域の目覚ましい進歩から治療選択肢も多岐にわたるようになっている．各々の膠原病患者に最も適切な治療を届けることが診療にあたる医師の使命であるが，本書ではそのハードルをできるだけ解消するべく，実践的な記載を意識した．疾患や治療の複雑さから，ともすれば患者のみならず医療者の悩みも深くなりうる本領域の診療において，本書は重要な役割を持つものと考えている．

　各項の執筆は，本領域の最前線で診療にあたっておられる全国の専門家の先生方に依頼させていただいた．本書はその集大成として，初学者から専門医にまで役立ち，読み応えのある出来映えとなったと自負している．本書の編集は，それ自体が学びも多く，相当にやりがいのある作業であったが，診療や研究，教育に携わられお忙しいなかで，多大なご理解・ご協力をいただいた執筆者の先生方に心より感謝を申し上げたい．また，本企画を立案し，各種作業をご調整いただいた南江堂編集部の皆様にこの場をお借りして深謝したい．

　最後に，本書が膠原病の診療に携わる医療者の皆様の手に取られ，一人でも多くの患者の診療向上に寄与することを願っている．

　2025年1月

齋藤俊太郎，金子祐子

# 目　次

口絵 ･････････････････････････････････････････････････････････････････ ii
略語一覧 ･･････････････････････････････････････････････････････････････ xix

## I. 押さえておきたい基本知識

01. 膠原病の概要・オーバービュー ━━━━━━━━━━━━━ 竹内　勤　2
02. 膠原病と自己免疫 ━━━━━━━━━━━━━━━━━━━ 竹下　勝　5
03. 膠原病と炎症 ━━━━━━━━━━━━━━━━━━━━━ 藤尾圭志　8

## II. 治療につながる診断力

01. 膠原病の診察のポイント，身体所見のとり方 ━━━━━━━ 金子祐子　12
02. 膠原病の臨床所見
　02-1. 関節痛，関節腫脹 ･･････････････････････････ 岸本暢將　14
　02-2. 筋痛，筋力低下 ･･･････････････････････････ 岸本暢將　17
　02-3. Raynaud現象 ･･･････････････････････････ 岸本暢將　19
　02-4. 皮　疹 ･･･････････････････････････････････ 岸本暢將　20
　02-5. 乾燥症状（ドライアイ，ドライマウス） ････････ 岸本暢將　20
　02-6. 精神神経症状 ･･･････････････････････････････ 有沼良幸　22
03. 膠原病の検査法と評価法 ━━━━━━━━━━━━━━
　03-1. 免疫・血清学的検査 ････････････････････････ 藤井隆夫　24
　03-2. 病理学的検査 ･･･････････････････････････････ 能登原憲司　26
　03-3. 遺伝学的検査（遺伝性自己炎症性疾患を中心に） ･･ 右田清志　29
04. 膠原病の画像診断 ━━━━━━━━━━━━━━━━━
　04-1. 単純X線，関節エコー，MRI ･･･････････････････ 池田　啓　32
　04-2. CT（間質性肺疾患を中心に） ･･･････････････････ 徳田　均　38
　04-3. PET，シンチグラフィ ･･･････････････ 玉田達也・中島亜矢子　43
　04-4. 心エコー ･･･････････････････････････ 永田泰史・片岡雅晴　45
　04-5. nailfold video capillaroscopy（爪郭部毛細血管ビデオ顕微鏡）
　　　　･･･････････････････････････････････････ 久保智史・田中良哉　49

## III. 治療薬とその使い方

01. グルココルチコイド（GC） ━━━━━━━━━━━━━━ 川合眞一　52
　TOPIC① ステロイド誘発性骨粗鬆症と最新管理 ･･････････ 宗圓　聰　59
　TOPIC② ステロイド性糖尿病と最新管理 ･････････ 岡本光弘・柴田洋孝　61
　TOPIC③ グルココルチコイドおよび免疫抑制薬使用下のニューモシスチス肺炎，
　　　　　その他の日和見感染症の最新管理 ･･･････････････ 森信暁雄　63

TOPIC④　ステロイド誘発性大腿骨頭壊死と最新管理 ························· 宮本健史　65

TOPIC⑤　NSAIDsとの併用時の胃酸分泌抑制薬の管理 ····················· 正岡建洋　67

## 02. 免疫調節薬 ─────────────────────────── 横川直人　68

02-1. hydroxychloroquine (HCQ)

## 03. 免疫抑制薬 ─────────────────────────── 松本　功　70

03-1. azathioprine (AZP)

03-2. mycophenolate mofetil (MMF)

03-3. methotrexate (MTX)

03-4. cyclophosphamide (CY)

03-5. tacrolimus (TAC)

03-6. ciclosporin

03-7. mizoribine

TOPIC⑥　cyclophosphamide使用と最新の卵子保存 ············· 橋本志歩・高松　潔　76

## 04. 生物学的製剤 ────────────────────────── 平田信太郎　79

04-1. rituximab (RTX)

04-2. belimumab

04-3. anifrolumab

04-4. TNF阻害薬

04-5. IL-6阻害薬

04-6. IL-1阻害薬

04-7. IL-17阻害薬

04-8. IL-12/23阻害薬

## 05. その他の分子標的治療薬 ─────────────────────── 山岡邦宏　88

05-1. JAK阻害薬

05-2. nintedanib

05-3. apremilast

05-4. sildenafil/tadalafil

05-5. avacopan

## 06. 今後臨床導入が見込まれる治療薬 ───────────────────── 川上　純　93

## 07. 血漿交換療法 ────────────────────────── 石澤彩子・佐藤浩二郎　95

# Ⅳ. 疾患別の最新診療指針

## A. 全身性自己免疫疾患

## 01. 全身性エリテマトーデス (SLE) ──────────────────────────

01-1. 総　論 ··································································· 菊池　潤　100

01-2. ループス腎炎 (LN) ···································· 花岡洋成・齋藤俊太郎　108

01-3. NPSLE (SLEに伴う精神神経症状) ··························· 奥　健志　116

01-4. 発　熱 ································································ 勝又康弘　119

01-5. 皮疹，皮膚症状 ·································· 白井剛志・石井智徳　121

01-6. 筋骨格症状（主に関節炎）·································· 川人　豊　124

xv

## 目 次

01-7. 心血管および呼吸器（主に漿膜炎と急性ループス肺炎，肺胞出血）……… 天野浩文 126
01-8. 消化管病変 ……………………………………………………………… 一瀬邦弘 129
01-9. 眼病変 …………………………………………………… 篠田　啓・菅野順二 132
01-10. 血液：白血球減少，溶血性貧血，血小板減少 …………………………… 新納宏昭 134

02. **多発性筋炎／皮膚筋炎（PM/DM）**
01-1. 総　論 ……………………………………………………………………… 五野貴久 136
02-2. 抗ARS抗体症候群およびその他の筋炎特異的自己抗体ごとの臨床特性 … 佐藤慎二 140
02-3. 皮膚症状 ……………………………………………………………… 笹井（中嶋）蘭 142
02-4. 筋炎症状 ………………………………………………… 木村直樹・保田晋助 145
02-5. 間質性肺疾患（ILD） ………………………………………………………… 加藤　将 148
02-6. 悪性腫瘍関連ミオパチー …………………………………………………… 藤本　学 150

03. **全身性強皮症（SSc）**
03-1. 総　論 ……………………………………………………………………… 桑名正隆 153
03-2. 皮膚硬化および石灰化病変 ……………………………………………… 川畑仁人 157
03-3. 間質性肺疾患（ILD） ……………………………………………………… 安岡秀剛 160
03-4. 肺高血圧症（PH） ………………………………………………………… 白井悠一郎 163
03-5. 強皮症腎クリーゼ（SRC） ………………………………………………… 桑名正隆 167
03-6. 消化管病変 ………………………………………………………………… 後藤大輔 169
03-7. 心病変 ……………………………………………………………………… 川口鎮司 172
03-8. Raynaud現象，血管病変，潰瘍 ………………………………………… 牧野雄成 174

04. **混合性結合組織病（MCTD）** ——————————————————— 田中良哉 177
05. **抗リン脂質抗体症候群（APS）** ————————— 竹山脩平・渥美達也 182
06. **Sjögren症候群（SjS）** —————————————————————— 鈴木勝也 187

## B. 血管炎

01. **総　論** ———————————————————————————— 針谷正祥 191
02. **高安動脈炎（TAK）（大動脈炎症候群）** ————————————— 中岡良和 195
03. **巨細胞性動脈炎（GCA）** ——————————————————— 吉藤　元 200
04. **結節性多発動脈炎（PAN）** ——————————— 川添麻衣・南木敏宏 205
05. **ANCA関連血管炎**
05-1. 顕微鏡的多発血管炎（MPA） ——————————————— 要　伸也 209
05-2. 多発血管炎性肉芽腫症（GPA） —————————————— 天野宏一 213
05-3. 好酸球性多発血管炎性肉芽腫症（EGPA） ————————— 駒形嘉紀 218
06. **IgA血管炎** ————————————————————— 土橋浩章・亀田智広 223
07. **クリオグロブリン血症性血管炎** —————————————— 川上民裕 226
08. **リウマトイド血管炎** ——————————————————— 池田高治 229

## C. 関節炎・腱付着部炎・骨炎を主体とする疾患

01. **関節リウマチ（RA）** —————————————— 山田真介・橋本　求 231
02. **リウマチ性多発筋痛症（PMR）** —————————————— 泉　啓介 235

03. 脊椎関節炎（SpA）
- 03-1. 総　論 ———————————————————————— 田村直人　241
- 03-2. 強直性脊椎炎，nr-axSpA —————————————— 冨田哲也　243
- 03-3. 乾癬性関節炎 ————————————————————— 亀田秀人　248
- 03-4. 反応性関節炎 ————————————————————— 谷口義典　251
- 03-5. 炎症性腸疾患（IBD）関連関節炎 ————————— 猿田雅之　257
- 03-6. 分類不能SpA ————————————————————— 首藤敏秀　260

04. SAPHO症候群，掌蹠膿疱症性骨関節炎 —————————— 小林里実　264

05. 結晶誘発性関節症：痛風・偽痛風 ———————————— 谷口敦夫　268

## D. 自己炎症性疾患

01. 成人発症Still病 ———————————————————— 金子祐子　271

02. 家族性地中海熱 ——————————————————————— 井田弘明　274

03. その他の遺伝性自己炎症性疾患（TNF受容体関連周期性症候群）——— 古賀智裕　278

04. Behçet病
- 04-1. 総　論 ———————————————— 川端真里佐・岳野光洋　281
- 04-2. 眼病変 ———————————————— 竹内正樹・水木信久　284
- 04-3. 口腔内アフタ ————————————————————— 岩田洋平　286
- 04-4. 皮膚病変 ———————————————————————— 中村晃一郎　288
- 04-5. 外陰部潰瘍 ————————————————————— 岩田洋平　290
- 04-6. 関節炎 ———————————————————————— 齋藤和義　292
- 04-7. 精巣上体炎 ————————————————————— 菊地弘敏　295
- 04-8. 腸管Behçet病 ———————————————— 福井寿朗・長沼　誠　297
- 04-9. 神経Behçet病 ————————————————————— 沢田哲治　299
- 04-10. 血管Behçet病 ————————————— 川端真里佐・岳野光洋　302

05. 再発性多発軟骨炎，VEXAS症候群 ——————————— 桐野洋平　305

## E. その他の全身性疾患

01. IgG4関連疾患 ——————————————————————— 秋山光浩　308

02. 好酸球性筋膜炎（びまん性筋膜炎）————————————— 山本俊幸　315

03. Castleman病 ——————————————————————— 正木康史　318

04. TAFRO症候群 ——————————————————————— 正木康史　321

05. サルコイドーシス ———————————————————————— 玉田　勉　324

06. アミロイドーシス ————————————————— 安東由喜雄・福成　温　327

## F. 小児膠原病

01. 総　論 ———————————————————————————— 森　雅亮　331

02. 小児発症全身性エリテマトーデス ———————————— 宮前多佳子　335

03. 若年性特発性炎症性筋疾患 ——————————————— 秋岡親司　339

04. 若年性特発性関節炎（JIA）——————————————— 梅林宏明　342

目 次

## V. 疾患横断的な病態における薬物療法

01. 間質性肺疾患（とくにPPF/PF-ILD の管理） ——————— 武内　徹 348
02. 肺高血圧症（PH） ——————————————— 田村祐大・田村雄一 354
03. 肺胞出血 ——————————————————— 藤田俊一・中野和久 359
04. 急速進行性糸球体腎炎（RPGN） ————————————— 佐田憲映 363
05. 血栓性微小血管症（TMA） —————————————— 門多のぞみ・長浜正彦 365
06. 自己免疫性血球貪食症候群 / マクロファージ活性化症候群 ——————— 村川洋子 370
07. CKD 管理 ———————————————————————— 花岡洋成 373
08. 妊娠希望者・妊産婦・授乳中の管理 ———————————— 金子佳代子 377

## VI. その他の治療法の知識

01. リハビリテーション（筋炎を中心に） ————————————— 花山耕三 384
02. 生活指導・在宅ケア ———————————————————— 永井　薫 389
03. 難病申請 ——————————————————————— 三村俊英 392
　　Column　リウマチ・膠原病患者のワクチン接種についての推奨 ————————— 近藤　泰 395

索引 ————————————————————————————————— 397

謹告　監修者，編集者，著者ならびに出版社は，本書に記載されている内容について最新かつ正確であるよう最善の努力をしております．しかし，薬の情報および治療法などは医学の進歩や新しい知見により変わる場合があります．薬の使用や治療に際しては，読者ご自身で十分に意を払われることを要望いたします．　　株式会社　南江堂

# 略語一覧

## ［薬剤名］

| 略　語 | 欧　文 |
|---|---|
| ANFL | anifrolumab |
| AZP | azathioprine |
| BLM | belimumab |
| CY | cyclophosphamide |
| CyA | ciclosporin |
| DZP | dapirolizumab pegol |
| HCQ | hydroxychloroquine |
| IFX | infliximab |
| MMF | mycophenolate mofetil |

| 略　語 | 欧　文 |
|---|---|
| mPSL | methylprednisolone |
| MTX | methotrexate |
| MZR | mizoribine |
| PSL | prednisolone |
| RTX | rituximab |
| SASP | salazosulfapyridine |
| TAC | tacrolimus |
| TCZ | tocilizumab |

## ［その他の用語（疾患名など）］

| 略　語 | 欧　文 | 和　文 |
|---|---|---|
| AIHA | autoimmune hemolytic anemia | 自己免疫性溶血性貧血 |
| AIP | acute interstitial pneumonia | 急性間質性肺炎 |
| APS | antiphospholipid antibody syndrome | 抗リン脂質抗体症候群 |
| ARDS | acute respiratory distress syndrome | 急性呼吸窮迫症候群 |
| ARS | aminoacyl-tRNA synthetase | アミノアシルtRNA合成酵素 |
| AS | ankylosing spondylitis | 強直性脊椎炎 |
| BD | Behçet's disease | Behçet病 |
| BLyS | B lymphocyte stimulator | Bリンパ球刺激因子 |
| CD | Crohn's disease | Crohn病 |
| CIPD | chronic inflammatory demyelinating polyneuropathy | 慢性炎症性脱髄性多発ニューロパチー |
| CKD | chronic kidney disease | 慢性腎臓病 |
| CMV | cytomegalovirus | サイトメガロウイルス |
| COP | cryptogenic organizing pneumonia | 器質化肺炎 |
| CRMO | chronic recurrent multifocal osteomyelitis | 慢性再発性多発性骨髄炎 |
| DAD | diffuse alveolar damage | びまん性肺胞傷害 |
| DAH | diffuse alveolar hemorrhage | びまん性肺胞出血 |
| DAMPs | damage-associated molecular patterns | ダメージ関連分子パターン |
| DM | dermatomyositis | 皮膚筋炎 |
| EGPA | eosinophilic granulomatosis with polyangiitis | 好酸球性多発血管炎性肉芽腫症 |
| FMF | familial Mediterranean fever | 家族性地中海熱 |
| GAVE | gastric antral vascular ectasia | 胃前庭部毛細血管拡張 |
| GCA | giant cell arteritis | 巨細胞性動脈炎 |
| GERD | gastroesophageal reflux disease | 胃食道逆流症 |
| GPA | granulomatosis with polyangiitis | 多発血管炎性肉芽腫症 |
| HLH | hemophagocytic lymphohistiocytosis | 血球貪食性リンパ組織球症 |
| HUS | hemolytic uremic syndrome | 溶血性尿毒症症候群 |
| IBD | inflammatory bowel disease | 炎症性腸疾患 |
| IIPs | idiopathic interstitial pneumonias | 特発性間質性肺炎 |
| ILD | interstitial lung disease | 間質性肺疾患 |
| IMNM | immune-mediated necrotizing myopathy | 免疫介在性壊死性筋症 |
| IPF | idiopathic pulmonary fibrosis | 特発性肺線維症 |

| ITP | immune thrombocytopenia | 免疫性血小板減少症 |
|---|---|---|
| JIA | juvenile idiopathic arthritis | 若年性特発性関節炎 |
| JIIM | juvenile idiopathic inflammatory myopathy | 若年性特発性炎症性筋疾患 |
| LCV | leukocytoclastic vasculitis | 白血球破砕性血管炎 |
| LLDAS | lupus low disease activity status | 低疾患活動性 |
| LN | lupus nephritis | ループス腎炎 |
| MAHA | microangiopathic hemolytic anemia | 微小血管症性溶血性貧血 |
| MAS | macrophage activation syndrome | マクロファージ活性化症候群 |
| MCTD | mixed connective tissue disease | 混合性結合組織病 |
| MDS | myelodysplastic syndromes | 骨髄異形成症候群 |
| MPA | microscopic polyangiitis | 顕微鏡的多発血管炎 |
| NMO | neuromyelitis optica | 視神経脊髄炎 |
| NPSLE | neuropsychiatric systemic lupus erythematosus | SLE に伴う精神神経症状 |
| NSIP | nonspecific interstitial pneumonia | 特発性非特異性間質性肺炎 |
| PAH | pulmonary arterial hypertension | 肺動脈性肺高血圧症 |
| PAN | polyarteritis nodosa | 結節性多発動脈炎 |
| PAO | palmoplantar pustulosis osteoarthropathy | 掌蹠膿疱症性骨関節炎 |
| PAPA | pyogenic arthritis, pyoderma gangrenosum and acne | 化膿性関節炎・壊疽性膿皮症・痤瘡 |
| PCP | pneumocystis pneumonia | ニューモシスチス肺炎 |
| PH | pulmonary hypertension | 肺高血圧症 |
| PM | polymyositis | 多発性筋炎 |
| PML | progressive multifocal leukoencephalopathy | 進行性多巣性白質脳症 |
| PMR | polymyalgia rheumatica | リウマチ性多発筋痛症 |
| PPP | palmoplantar pustulosis | 掌蹠膿疱症 |
| PRES | posterior reversible encephalopathy syndrome | 可逆性後頭葉白質脳症 |
| PRR | pattern recognition receptor | パターン認識受容体 |
| PsA | psoriatic arthritis | 乾癬性関節炎 |
| RA | rheumatoid arthritis | 関節リウマチ |
| RCVS | reversible cerebral vasoconstriction syndrome | 可逆性脳血管攣縮症候群 |
| ReA | reactive arthritis | 反応性関節炎 |
| RPGN | rapidly progressive glomerulonephritis | 急速進行性糸球体腎炎 |
| RV | rheumatoid vasculitis | リウマトイド血管炎 |
| SIBO | small intestinal bacterial overgrowth | 小腸内細菌叢異常増殖 |
| SjS | Sjögren's syndrome | Sjögren 症候群 |
| SLE | systemic lupus erythematosus | 全身性エリテマトーデス |
| SpA | spondyloarthritis | 脊椎関節炎 |
| SRC | scleroderma renal crisis | 強皮症腎クリーゼ |
| SSc | systemic sclerosis | 全身性強皮症 |
| TAK | Takayasu arteritis | 高安動脈炎 |
| TMA | thrombotic microangiopathy | 血栓性微小血管症 |
| TNF | tumor necrosis factor | 腫瘍壊死因子 |
| TRAPS | TNF receptor-associated periodic syndrome | TNF 受容体関連周期性症候群 |
| TTP | thrombotic thrombocytopenic purpura | 血栓性血小板減少性紫斑病 |
| UC | ulcerative colitis | 潰瘍性大腸炎 |
| UIP | usual interstitial pneumonia | 通常型間質性肺炎 |

# Ⅰ. 押さえておきたい基本知識

01. 膠原病の概要・オーバービュー
02. 膠原病と自己免疫
03. 膠原病と炎症

## I. 押さえておきたい基本知識

# 01 膠原病の概要・オーバービュー

　Paul Klemperer博士らは1942年，それまでの医学の臓器別分類の考え方では捉えられない一群の疾患に注目した[1]．全身性エリテマトーデス（SLE）や全身性強皮症（SSc）は，単一臓器に病変が限局することなく多臓器に及び，血管・結合組織にフィブリノイド壊死とコラーゲン増生などの特徴を示す[1]．この特徴を有する疾患として，関節リウマチ（RA），SLE，SSc，皮膚筋炎（DM），結節性多発動脈周囲炎，リウマチ熱の6疾患をあげ，膠原病（collagen disease）と命名した[2]．現在，表1に示す病名に変更されている．本邦ではRAを「慢性関節リウマチ」と和訳してきたが，2002年に「関節リウマチ」に変更され現在に至っている．progressive systemic sclerosis（PSS）はSScへ，多発性筋炎（PM）およびDMは指定難病としてはこの名称であるが，世界的には疾患概念を広げた「特発性炎症性筋疾患」という名称が提唱されている．これら古典的膠原病6疾患に加えて，Sjögren症候群（SjS）をはじめとする種々の疾患が膠原病・リウマチ性疾患として相次いで報告されるようになった（表1右）．各種疾患の臨床的特徴を併せもち，抗U1-RNP抗体を有する混合性結合組織病（MCTD）は，Sharp博士によって提唱された概念である[3]．古くからRAに血管病変が合併することが報告されてきたが，1949年にBywatersは末梢動脈閉塞機転による手指壊疽の一例を記載[4]，その後10例のケースシリーズ[5]を報告した．1954年，Bevansは全身血管炎を呈する衝撃的な経過を呈した予後不良な2例をmalignant RAとして記載した[6]．1981年，ScottらはBywaters型，Bevans型を含めた50例のケースシリーズを報告し，注目度が高まった[7]．皮膚潰瘍や末梢神経障害など血管炎による病態を併発し，リウマトイド因子高値

### 表1　膠原病・リウマチ性疾患に含まれる疾患

| Klemperer博士が報告した古典的膠原病 | 膠原病・リウマチ性疾患（古典的膠原病6疾患に加えて） |
|---|---|
| ・関節リウマチ（RA）<br>・全身性エリテマトーデス（SLE）<br>・全身性強皮症（SSc）<br>・多発性筋炎/皮膚筋炎（PM/DM）<br>・結節性多発動脈周囲炎（PAN）<br>・リウマチ熱（RF） | ・Sjögren症候群（SjS）<br>・IgG4関連疾患<br>・混合性結合組織病（MCTD）<br>・悪性関節リウマチ（MRA）<br>・血管炎症候群：高安動脈炎（TAK），巨細胞性動脈炎（GCA），川崎病，Behçet病に伴う血管炎，多発血管炎性肉芽腫症（GPA），好酸球性多発血管炎性肉芽腫症（EGPA），顕微鏡的多発血管炎（MPA），抗糸球体基底膜抗体病，クリオグロブリン血症，IgA血管炎，低補体血症性蕁麻疹様血管炎，など<br>・Behçet病<br>・リウマチ性多発筋痛症（PMR）<br>・成人Still病（ASD）<br>・脊椎関節炎（SpA）：SpA（強直性脊椎炎を含む），乾癬性関節炎，反応性関節炎，炎症性腸疾患（IBD）に伴う関節炎<br>・結晶誘発性関節炎：痛風，ピロリン酸カルシウム沈着症（CPPD）<br>・再発性多発軟骨炎<br>・自己炎症症候群<br>・サルコイドーシス，アミロイドーシス，その他 |

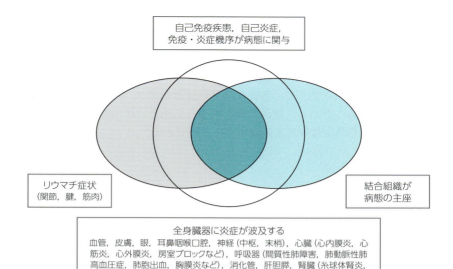

**図1** 膠原病・リウマチ性疾患の概念

などの血清学的特徴を有するRAの亜型であるが，本邦では難治性病態である間質性肺疾患(ILD)などを含んだ予後不良病態を合併するRAの亜型として，「悪性関節リウマチ」と命名されている．血管炎症候群の各疾患も，「Wegener肉芽腫症」から「多発血管炎性肉芽腫症」へ，「Churg-Strauss症候群」から「好酸球性多発血管炎性肉芽腫症」へと名称変更され現在に至っている．これらの疾患に加えて，リウマチ症状を呈するリウマチ性多発筋痛症(PMR)，成人Still病，脊椎関節炎(SpA)[8]，結晶誘発性関節炎などのリウマチ性疾患や，自己炎症症候群，サルコイドーシス，アミロイドーシスなどを加えた幅広い疾患群として，「膠原病・リウマチ性疾患」という名称を理解することができる．

　Klemperer博士が当初記載した膠原病は[2]，自己免疫，リウマチ症状，結合組織が病態の主座という3つの特徴を兼ね備えた疾患と理解されてきたが[9]，表1に記載した疾患群はこの範疇を超えて広がっている．膠原病・リウマチ性疾患では，自己免疫のみならず，自己炎症や，免疫介在性炎症(免疫・炎症)機序が病態に関与する(免疫介在性炎症性疾患)[10](図1上)．自己炎症は，1999年にMcDermottによって初めて記載された疾患概念である[11]．1型腫瘍壊死因子受容体(TNFR1)の細胞ガイドメインの変異を示す家族性周期性発熱疾患について報告し，その論文で「自己炎症」という用語を初めて用いた．これ以降，次々と単一遺伝子異常と種々の家族性炎症疾患が明らかにされた．現在，遺伝性自己炎症性疾患として，インフラマソーム関連，1型インターフェロン病，NF-κB関連の30以上の疾患が記載されている[12]．最近，UBN1変異を伴うVEXAS (vacuoles, E1-ubiquitin-activating enzyme, X-linked, autoinflammatory, somatic)症候群が報告され，再発性多発軟骨炎類似の病態を呈し，成人に多く認められることからも注目されている[13]．自然免疫系の異常としての自己炎症は，単一遺伝子疾患にとどまらない．これまで典型的な自己免疫疾患であり，獲得免疫系が病態のなかにあると理解されてきたRAにおいても，一部の病態に自己炎症が関与するとされ[14]，自己免疫と自己炎症に対する総合的理解が求められている．このような自己免疫，自己炎症，それらを含めた免疫・炎症病態を基盤として，リウマチ症状を有し，病態の主座が結合組織である疾患群として「膠原病・リウマチ性疾患」を広く捉えることができる(図1)．このよ

I．押さえておきたい基本知識

うな理解に立てば，自己免疫学的機序が想定・証明されていないBehçet病，SpA[8]，PMRなどの多くの疾患が包含されることになる．膠原病・リウマチ性疾患は，運動器を中心とするリウマチ症状を有することが原則であるが（図1左），amyopathic dermatomyositisやリウマチ症状を伴わないループス腎炎などのように，リウマチ症状が明らかでない場合もある．リウマチ症状に加えて，多彩な全身の臓器症状が，さまざまな頻度で各疾患に認められる（図1下）．あらためて，結合組織を病態の主座とした（図1右），非腫瘍性，非感染性の全身性免疫介在性炎症性疾患と定義することができる[15]．

## 文　献

1) Klemperer P, et al：Diffuse collagen disease：acute disseminated lupus erythematosus and diffuse scleroderma. JAMA **119**：331-332, 1942
2) Klemperer P：The concept of collagen disease. Am J Pathol **26**：505-519, 1950
3) Sharp GC, et al：Mixed connective tissue disease-an apparently distinct rheumatic disease syndrome associated with a specific antibody to an extractable nuclear antigen (ENA). Am J Med **52**：148-159, 1972
4) Bywaters EGL：A variant of rheumatoid arthritis characterized by recurrent digital pad nodules and palmar fasciitis, closely resembling palindromic rheumatism. Ann Rheum Dis **8**：1-30, 1949
5) Bywaters EGL：Peripheral vascular obstruction in rheumatoid arthritis and its relationship to other vascular lesions. Ann Rheum **16**：84-103, 1957
6) Bevans M, et al：The systemic lesions of malignant rheumatoid arthritis. Am J Med **16**：197-211, 1954
7) Scott DGI, et al：Systemic rheumatoid vasculitis：a clinical laboratory study of 50 cases. Medicine (Baltimore) **60**：288-297, 1981
8) Kameda H, et al：Non-radiographic axial spondyloarthritis. Mod Rheumatol **31**：277-282, 2021
9) 竹内　勤：免疫・炎症疾患の概要．日医会誌 **149**（特別号2）：30-33，2020
10) El-Gabalawy H, et al：Epidemiology of immune-mediated inflammatory diseases：incidence, prevalence, natural history, and comorbidities. J Rheumatol **37** (Suppl 85)：2-10, 2010
11) McDermott MF, et al：Germline mutations in the extracellular domains of the 55 kDa TNF receptor, TNFR1, define a family of dominantly inherited autoinflammatory syndromes. Cell **97**：133-144, 1999
12) Nigrovic PA, et al：Monogenic autoinflammatory disorders：conceptual overview, phenotype, and clinical approach. J Allergy Clin Immunol **146**：925-937, 2021
13) Beck DB, et al：Somatic mutations in UBA1 and severe adult-onset autoinflammatory disease. N Engl J Med **383**：2628-2638, 2020
14) Szekanecz Z, et al：Autoinflammation and autoimmunity across rheumatic and musculoskeletal diseases. Nat Rev Rheum **17**：585-595, 2021
15) 竹内　勤：膠原病・リウマチ性疾患の概要．日内会誌, in printing

**I. 押さえておきたい基本知識**

# 02 膠原病と自己免疫

## a 免疫の働きと分類

　免疫とは，身体の外部から侵入してくる病原体や異物を認識し，それを攻撃したり排除したりしようとする生体防御機構の一つである．免疫は大きく分けると自然免疫と獲得免疫の2種類の機構がある[1]．

　自然免疫はあらかじめ決められた分子構造に対して即座に反応するもので，感染直後から働くことができる代わりに，多様な病原体のすべてに効率よく対処はできず，また同じ病原体の2回目の感染に備えた免疫記憶ができない．構成細胞としてはマクロファージや好中球が主であり，進化の過程のなかでヒトに害をなしてきた病原微生物に共通する分子構造（マンノースを多く含む多糖，ペプチドグリカン，リポ多糖，非メチル化CpG DNA，2本鎖RNAなど）をパターン認識受容体［PRR：代表的なものとしてToll様受容体（TLR）がある］で認識し，貪食して排除する．細胞がウイルスに感染してしまったときや腫瘍化したときに，すべてのヒトの細胞がもつMHCクラスI分子が変化する（主に発現低下する）のを認識して攻撃するNK細胞も自然免疫に分類される．近年では，傷害された細胞や貪食細胞から産生される初期のサイトカインに反応して，より多様で大量のサイトカインなどを産生し，多くの細胞を動員する機能をもつ自然リンパ球も報告されている[2]が，これも自然免疫に分類される．

　一方で，獲得免疫は自然免疫に引き続いて数日かけて起こる免疫応答で，時間がかかるものの，侵入してきた病原体を効率よく排除でき，さらに次に同じ病原体が感染した際により早く対応するための免疫記憶を残すことができる．構成細胞は，エフェクター細胞としてはB細胞とT細胞の2種類があり，ほかに病原体由来の抗原を提示してリンパ球を活性化する樹状細胞やマクロファージも関わる．B細胞とT細胞はリンパ球が分化する過程で個々の細胞がそれぞれ異なる1種類の抗原受容体をもち［それぞれB細胞受容体（BCR），T細胞受容体（TCR）と呼ばれる］，体内では常に$10^{10}$種類の特異性をもつリンパ球が存在するとされ，ほとんどすべての病原体に対して反応することができる．外部から病原体が侵入すると，レパートリーのうち病原体を特異的に認識できた細胞が爆発的に増殖を始め，数日かけて病原体を攻撃するエフェクター細胞となるほか，一部は再感染時に即座に反応するためのメモリー細胞となって長期に生存する．

　獲得免疫は無限に近いレパートリーをもつため，そのなかには偶然自己成分に反応するリンパ球もできてしまう．ただし，そのような細胞は末梢血に出てくるまでの分化の過程で排除されるか，排除されないまでも抗原に対して反応できないアナジー状態になり，基本的に獲得免疫は自己に対しては攻撃しない．このことは自己寛容と呼ばれている．

## b 獲得免疫の抗原認識機構

　B細胞とT細胞は，ともに遺伝子再構成という機構で多様な受容体をつくり出しているが（詳細は免疫学の教科書に譲る），抗原を認識する方法が異なる．B細胞は膜型の抗体であるBCRを介して直接抗原を認識する．活性化したB細胞は一部が形質細胞に分化し，血清中に豊富に存在する抗体の供給源となる．抗体は病原体に結合することで，他の細胞に貪食され

5

Ⅰ．押さえておきたい基本知識

やすくしたり補体を活性化して直接攻撃し，また毒素であれば結合して働きを阻害する．抗体は高い親和性で標的抗原に直接結合するため，実験的に抗体に対応する抗原を同定するのは，抗体が入手できれば比較的簡単である．

一方でT細胞は，貪食細胞が病原体を貪食して分解し，その一部をペプチドとして細胞膜上のMHCに乗せて提示されたものをTCRで認識する．ヒトではMHCは6種類あり，そのすべてに個人ごとに多型がある．その上に提示されるペプチドも8〜20AAと短く，TCRとMHCとの親和性も抗体に比べ弱い．そのため，実験的には貪食細胞や末梢血由来単核球細胞に病原体もしくはその一部を貪食させ，反応するT細胞がいるか，といった大雑把な確認は可能なものの，標的抗原のペプチドのアミノ酸配列の同定は困難とされる．

## C ┃ 自己免疫と膠原病

獲得免疫系が本来攻撃しないはずの自己成分に対して反応することを自己免疫といい，それが原因で起こる病気を自己免疫疾患と呼ぶ．なぜ自己に反応してしまうかは不明であり，体内の蛋白質が翻訳後に修飾されるなどして変化して自己と見なされなくなる，普段は露出していない複合体の内部などが非自己と見なされる，病原体の特定の構造に似た自己成分が誤って攻撃される，などのさまざまな機序が検討されている．

自己免疫疾患は，臓器特異的自己免疫疾患と全身性自己免疫疾患の2種類に大別される．前者は甲状腺，血小板，皮膚・粘膜などの特定の成分に対する免疫応答が原因である．TSH受容体，血小板表面のGPⅡb/Ⅲa分子，皮膚・粘膜のデスモグレイン分子など，部位特異的に発現している分子が自己抗体の対応抗原であり，基本的にその部位以外は傷害されない．

後者は関節リウマチ（RA）や全身性エリテマトーデス（SLE），炎症性筋疾患など，本書で扱う膠原病が多く含まれる．全身性自己免疫疾患で認められる自己抗体の対応抗原は，RAではIgGのFc領域（リウマチ因子）や翻訳後修飾を受けた蛋白質（抗CCP抗体），SLEでは2本鎖DNAや核内分子であるSm/RNP蛋白質，炎症性筋疾患ではアミノアシルtRNA合成酵素や細胞質に存在するMDA5やTIF1-γなどであり，部位特異性/臓器特異性がなく，細胞内や核内に普遍的に存在するという特徴がある．自験例を含む複数の報告[3,4]により，いくつかの自己抗体は病変部位に浸潤したB細胞が高率に産生していることがわかってきているが，なぜ普遍的に存在する分子への免疫応答が特定の病変部位で起こるのか，また疾患の発症にどのように関与するのかはいまだ不明である．T細胞に関しては先述のとおり対応抗原の特定が難しいこともあり，何に反応しているかはほとんど未解明である．

自然免疫と獲得免疫は互いに補完し合うもので，自己免疫疾患にも自然免疫が関与するが，その程度は疾患によって異なる．自然免疫や獲得免疫は脊椎関節炎，成人発症Still病などの膠原病類縁疾患や気管支喘息などのアレルギー性疾患への関わりも報告されており，免疫が関与する疾患は非常に幅広い．図1に免疫系と疾患の関係の要約を示す．近年，生物学的製剤を中心とした分子標的療法の選択肢がどんどん広がっており，膠原病とその類縁疾患の診療においては，どのように病態が形成され，治療薬がどの部分をターゲットにしているのかを理解することの重要性が高まっている．

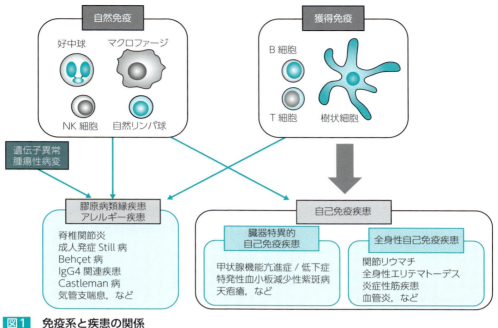

**図1** 免疫系と疾患の関係

## 文献

1) Murphy K, Weaver C：免疫生物学，第9版，笹月健彦，吉開泰信（監訳），南江堂，2019
2) Spits H, et al：Innate lymphoid cells：a proposal for uniform nomenclature. Nat Rev Immunol **13**：145-149, 2013
3) Takeshita M, et al：Antigen-driven selection of antibodies against SSA, SSB, and the centromere "complex", including a novel antigen, MIS12 complex. Ann Rheum Dis **79**：150-158, 2020
4) Takeshita M, et al：Antigen-driven autoantibody production in lungs of interstitial lung disease with autoimmune disease. J Autoimmun **121**：102661, 2021

**Ⅰ．押さえておきたい基本知識**

# 03 膠原病と炎症

　膠原病の特徴は細胞の核の抗原に対する自己抗体産生であり，核に対する免疫応答が特徴といえる．核抗原の主体は核酸および核酸の機能を制御する蛋白質であり，それ自体がパターン認識受容体（PRR）に結合して強い免疫刺激能をもつ．そして核抗原に対する自己抗体の結合は，免疫複合体の形成や臓器における炎症を惹起する．また死細胞からは核抗原だけでなく，さまざまなPRRの刺激能がある構成成分が放出される．これらの内因性のPRRを刺激する分子は合わせてダメージ関連分子パターン（DAMPs）と呼ばれる[1]．DAMPsによるPRRの刺激はさまざまな炎症性サイトカインの産生を惹起する．膠原病ではさまざまな臓器に無菌性の炎症を生じるが，その形成にDAMPsの関与が報告されている．本項では，膠原病の炎症についてDAMPsを中心に解説する．

## a ┃ DAMPsとは

　DAMPsは，細胞死によって放出される内因性分子，つまり内因性の危険信号であり，損傷組織または壊死組織によって活性化された免疫細胞に由来する．DAMPsは自然免疫細胞および自然免疫応答の活性化に加えて，適応免疫応答に直接的または間接的に影響を与える．最近の研究では，好中球細胞外トラップ（NETs），ミトコンドリアDNA（mtDNA），HMGB1，S100蛋白質などの特定のDAMPsが炎症に寄与し，関節リウマチ（RA）や全身性エリテマトーデス（SLE）などの炎症に寄与していると考えられている．

## b ┃ 好中球が産生するNETsと酸化mtDNA

　NETsは，活性化した好中球によって放出される線維構造物質であり，DNA，ヒストン，好中球エラスターゼなどから構成される．NETsは自己免疫疾患における自己抗原の主要な供給源であり，NLRP3および補体系を活性化し，自己寛容を破綻させ，炎症反応を加速させる．NETsは直接T細胞やB細胞を刺激することで，自然免疫系だけでなく適応免疫系にも強力に作用する．SLEでは抗RNP抗体が形成する免疫複合体が好中球を活性化し，その結果NETsが産生される[2]．このNETsに含まれる酸化mtDNAは単球のcGAS-STINGを活性化し，Ⅰ型IFN産生を惹起する．さらに，NETsは形質細胞様樹状細胞を刺激することでもⅠ型IFN産生を惹起する．また，NETsはインフラマソームを活性化し，IL-1βやIL-18産生も誘導する．SLEの皮膚病変では，紫外線などの環境ストレスにより刺激されたケラチノサイトがアポトーシスを起こしつつⅠ型IFNを産生し，紫外線，Ⅰ型IFNなどのサイトカインや死細胞由来のDAMPSが好中球のNETs産生を誘導する．NETsは抗原提示細胞の活性化とIL-12産生を惹起し，Th1細胞を誘導，Th1細胞が産生するIFN-γがCD8陽性T細胞をCXCR3陽性の細胞障害性T細胞に分化させ，基底細胞やケラチノサイトの傷害に至ると考えられている．

　RAではIL-6が滑膜炎症に寄与するが，その作用にはNETs産生も関与している．IL-6は直接好中球に作用するとともに，補体産生を亢進させその産物であるC3aおよびC5aによってNETs産生を惹起する．NETsはさらに補体活性化のプラットフォームとなり，補体活性化とNETs産生のフィードバックループが形成される．NETsは滑膜内の自然免疫経路を活

性化するだけでなく，NETsに含まれるシトルリン化ヒストンが抗シトルリン化蛋白抗体の抗原となり，滑膜炎症形成が促進される．このようにNETs産生はサイトカイン産生と密接に関連し，膠原病における臓器炎症において中心的な役割を果たす．

## c | DAMPsとマクロファージ

　T細胞やB細胞は自己免疫応答の中心であるが，それらだけでは膠原病の臓器炎症の形成には不十分と考えられている．たとえば，特発性炎症性筋疾患では安定期の筋組織には初発時の筋組織に浸潤していたT細胞と同一のクローンが残存している．また，RA滑膜の遺伝子発現解析において，T細胞やB細胞が主体の滑膜のサイトカイン発現は限定的であるが，T細胞やB細胞以外に単球や滑膜線維芽細胞が存在する滑膜では高いサイトカイン発現がみられる[3]．このことはマクロファージなどの抗原提示細胞の活性化の重要性を示している．

　組織におけるマクロファージはDAMPsを産生するとともにDMAPsによって活性化される．DAMPsの一つであるhigh mobility group box protein 1（HMGB1）は核内に存在する非ヒストン核蛋白質であり，DNAと結合しさまざまな転写因子の活性を調節している[4]．炎症性刺激や細胞死によりHMGB1はマクロファージなどの細胞から放出され，NETsにも含まれている．HMGB1はTLR2やTLR4をはじめとするPRRによって認識され，TNF-αやIL-6など炎症性サイトカインの誘導を促進する．SLE患者では血清HMGB1が上昇しており，血清HMGB1レベルは疾患活動性と相関する．HMGB1はマウスSLEモデルの腎臓マクロファージを活性化し，腎炎を増悪させる．RAの滑膜液ではHMGB1の濃度が上昇しており，HMGB1による破骨細胞分化やVEGF産生の誘導が報告されている．

　最近，木村らはアミノアシルtRNA合成酵素（ARS）がDAMPsとして関節炎に関与することを見出した[5]．抗リウマチ薬のbucillamine結合蛋白質を調べるとARSが含まれ，ARSはRAの滑膜液で濃度が上昇していた．ARSはTLR4依存性にマクロファージのIL-6産生を惹起し，ARSの阻害ペプチドはマウス関節炎を改善した．ARSに対する自己抗体は特発性炎症性筋疾患で出現し，抗ARS抗体陽性例ではRA類似の関節炎がみられる．ARSおよび抗ARS抗体は関節炎症に重要な役割を果たしている可能性がある．

## d | 線維芽細胞の役割

　これまでは臓器炎症において免疫細胞が注目されてきたが，最近線維芽細胞の役割が明らかになりつつある．RAにおいて滑膜線維芽細胞はサイトカイン産生のプラットフォームとして炎症形成に寄与している．滑膜線維芽細胞をTNF-α単独で刺激すると，IL-6やMMP3が産生されるが，TNF-αとIL-17や，TNF-α，IL-1β，IFN-γなどのサイトカインの組み合わせで刺激すると，より大量のIL-6やMMP3が誘導される[3]．また，HMGB1やARSなどのDAMPsも滑膜線維芽細胞のIL-6産生を誘導する．よって滑膜線維芽細胞は炎症メディエーターの質に応じてサイトカイン産生を行うことで，炎症の程度を調節しているとみることができる．

　また小松らは，線維芽細胞のなかでもETS1を発現する集団がRANKLを発現して組織破壊型のフェノタイプをもち，破骨細胞分化誘導による骨破壊だけでなく腸炎や癌の病態形成にも関与していることを明らかにした[6]．Öhlundらは，癌関連線維芽細胞が存在し，悪性腫瘍の増殖と発生をサポートすることを報告した．癌関連線維芽細胞は血管新生の促進，線維性マトリックスの発達，転移の媒介，免疫浸潤の調節などに関与しているが，このような線維芽細胞の機能は，間質性肺炎など膠原病の臓器炎症においても重要である可能性がある．

Ⅰ．押さえておきたい基本知識

　膠原病の炎症のメカニズムは非常に複雑である．生物学的製剤の有効性からサイトカインの重要性は明らかであるが，DAMPsによるマクロファージや滑膜線維芽細胞の刺激もサイトカインと協調して炎症をサポートすることが明らかとなってきた．今後の病態解明により疾患間で共通する経路と疾患に特異的な経路が同定され，適切な分子標的治療薬の選択が進展することが期待される．

### 文　献

1) Gong T, et al：DAMP-sensing receptors in sterile inflammation and inflammatory diseases. Nat Rev Immunol **20**：95-112, 2020
2) Lood C, et al：Neutrophil extracellular traps enriched in oxidized mitochondrial DNA are interferogenic and contribute to lupus-like disease. Nat Med **22**：146-153, 2016
3) Nakajima S, et al：Synovial tissue heterogeneity in Japanese patients with rheumatoid arthritis elucidated using a cell-type deconvolution approach. Arthritis Rheumatol **75**：2130-2136, 2023
4) Liu T, et al：HMGB1 in systemic lupus erythematosus. Front Immunol **11**：1057, 2020
5) Kimura A, et al：Extracellular aaRSs drive autoimmune and inflammatory responses in rheumatoid arthritis via the release of cytokines and PAD4. Ann Rheum Dis **82**：1153-1161, 2023
6) Minglu Yan et al,：ETS1 governs pathological tissue-remodeling programs in disease-associated fibroblasts. Nat Immunol **23**：1330-1341, 2022

# Ⅱ. 治療につながる診断力

01. 膠原病の診察のポイント，身体所見のとり方
02. 膠原病の臨床所見
03. 膠原病の検査法と評価法
04. 膠原病の画像診断

## Ⅱ. 治療につながる診断力

# 01 膠原病の診察のポイント，身体所見のとり方

膠原病は全身の臓器障害をきたしうる疾患群で，症状や徴候が多彩かつ異時的に出現する．診断や治療方針決定に必要な情報を入手するため，問診や身体所見の適切な取得は非常に重要である．

## a | 問診・観察

基本的な年齢，性別，既往歴，生活歴，アレルギー，家族歴とともに，患者が女性の場合には妊娠・出産歴を聴取する．その後に現病歴を聴取するが，その際に先入観は禁物である反面，問診の最中から候補となりうる疾患を想起し，必要な情報を適宜広げながら聴取することも重要である．たとえば乾癬性関節炎の場合，患者自身が皮疹と関節痛の関連性を意識せずかつ乾癬を重要視していなかったりすると，積極的に質問しない限り病歴に出てこないこともある．また，陰性症状の確認を review of symptoms (ROS) としてシステマティックに行うことも膠原病診療においては重要である．

また，患者をよく観察することも重要である．患者が診察室に出入りする際の歩き方から，どの関節がどの程度痛いのか，どの程度日常生活に困っているかなどが推測可能である．

## b | 視　診

膠原病では多彩な皮疹を呈する疾患が多く，慎重な視診が重要である．頭皮，結膜，粘膜，皮膚，爪を，手掌や足底なども含めて観察する．全身性エリテマトーデス (SLE) の脱毛，口腔内潰瘍，蝶形紅斑，凍瘡様皮疹，全身性強皮症 (SSc) の爪上皮紅斑，爪郭部毛細血管異常，皮膚筋炎 (DM) の Gottron 徴候，ヘリオトロープ疹，Sjögren 症候群 (SjS) の点状紫斑，血管炎症候群の触知可能な紫斑，Behçet 病の口腔内アフタ，陰部潰瘍，成人 Still 病のサーモンピンク疹などが有名であるが，その他の非定型疹なものを含めてさまざまな皮膚・粘膜病変をきたしうる．乾癬や掌蹠膿疱症など，皮膚疾患に関連した骨関節病変をきたす膠原病もある．皮膚科専門医と協働して評価する．

## c | 触　診

さまざまな局所を触りながら所見をとることは非常に重要である．

### 1）関　節

関節炎，関節周囲炎を呈する膠原病は多く，関節痛か関節炎かを見極めるうえでも重要な診察となる．関節は，熱感を確認し，次に関節を片方の手指で支えて，関節裂隙を他方の母指・示指で押さえて腫脹，圧痛および運動痛を観察する．関節付着部痛，関節のクリック徴候も確認する．仙腸関節の圧痛も，脊椎関節炎 (SpA) 診断の手がかりとなる重要な所見である．

01｜膠原病の診察のポイント，身体所見のとり方

### 2）リンパ節腫脹

膠原病ではしばしば表在リンパ節腫脹が身体所見で確認できる．頸部，腋窩，鼠径リンパ節の大きさ，可動性，圧痛などを確認する．

### 3）肝脾腫

肝脾腫も膠原病に関連する重要な身体所見の一つである．とくに成人Still病では分類基準の一つである．

### 4）橈骨動脈触知

高安動脈炎（TAK）では，橈骨動脈の触知不良や左右差が，診断の一助となることがある．

## d｜聴　診

### 1）呼吸音

膠原病における間質性肺炎は予後に関連する重要臓器障害で，多くの膠原病で認めうる．確定診断は胸部画像所見や組織学的所見となるが，疑うきっかけや増悪・改善などの判定に，胸部で聴取される捻髪音は非常に重要である．

### 2）心　音

TAKに伴う大動脈弁閉鎖不全症では心雑音を聴取する．SSc，SLE，SjSなどでは肺高血圧が非常に重要な臓器障害であり，肺動脈領域でのII音の亢進は重要な聴診所見である．

### 3）血　管

TAKでは，頸動脈，鎖骨下動脈などの罹患血管で血管雑音を聴取する．他の膠原病でも，血管炎をきたした場合に罹患血管に応じて腹部血管などの雑音が聴取されることもある．

## e｜神経学的診察・骨格系診察

### 1）筋　力

多発性筋炎（PM）およびDM，そのほか膠原病における筋炎症状で，筋力低下は重要な身体所見である．またグルココルチコイド（GC）治療に伴うステロイド筋症でも筋力低下をきたす．

### 2）末梢神経障害

中小型血管炎では手袋靴下型の末梢神経障害をきたすことがあり，感覚障害のみならず運動障害をきたすこともある．関節リウマチ（RA）では，頸椎病変や肘部管症候群に伴う神経障害をきたすこともある．

### 3）骨格系

骨格の可動域障害も，RAおよびSpAの診察では非常に重要である．とくにSpAにおける腰椎可動域測定（Schober試験）は簡便に実施可能な身体所見である．

**参考文献**
1）　日本リウマチ財団・日本リウマチ学会（編）：リウマチ病学テキスト，改訂第3版，南江堂，2022

## Ⅱ. 治療につながる診断力

# 02 膠原病の臨床所見

## 02-1 関節痛，関節腫脹

　関節痛などの筋骨格系の症状における問診の最大の目標は，患者が訴える症状を正確に理解することである．たとえば，「指が痛い，手がこわばる」という主訴の患者評価の第一段階は，まずその訴えが本当に関節痛かどうかを見極めることである．初診時，患者は時に症状をうまく表現できないこともある．「手が腫れぼったい」，「握りにくい」，「しびれる」などは，冷感刺激で起こるRaynaud現象や，頸椎疾患による根症状に基づくものであったりもする．

　真に「疼痛」であった場合は，それが①関節痛か（関節型），②関節周囲の問題（非関節型：腱・靱帯・滑液包・筋肉・骨）か，③神経痛や放散痛か，が次に問題となる．真の関節痛をもつ患者では，疼痛は関節に限局し，自動ないし他動運動により痛みが増強される．しばしば関節に一致した腫脹もみられる．一方，非関節型，たとえば腱鞘炎や滑液包炎の場合であれば，圧痛などの他覚所見が関節周囲の傷害部位で認められ，痛みは自動（能動）運動で増強するが，他動運動では増強しないことが多い．以下，診断に重要な問診のポイントをあげていく．

### a ┃ 疼痛の聴取

　「～が痛い」という主訴に対しては，とくに重要な8つの問診項目の頭文字をとってOPQRST3aと覚えるとよい．なお，問診の際はOPQRST3a以外にも，既往歴，家族歴，生活社会歴，渡航・旅行歴，性交歴，服用中の薬剤なども確認することが勧められる．

#### 1）発症（Onset）

　急性発症か慢性発症かを確認する．外傷後の急性発症は骨折や靱帯損傷など何らかの傷害が疑われるが，関節リウマチ（RA）などの炎症性関節炎では緩徐に慢性発症することが多い．

#### 2）場所（Position）

　患者の病歴だけでは痛みの場所はあいまいなことが多い．腰が痛いといっても臀部あるいは大腿部，傍脊柱筋であったりと"場所"はさまざまである．必ず患者に疼痛部位を指差してもらう．関節内の問題で起こった真の関節痛では，痛みが関節上にある場合が多い．一方，痛みが関節と関節の間にある場合は，筋または骨由来，放散痛を疑う．そのほか，痛みが滑液包・腱・靱帯・神経分布に沿う場合は，その部位の病変が最も考えやすい．真の関節痛であっても股関節，仙腸関節などの深部関節では痛みが限局しないこともあり，これは手足の小関節の痛みが限局しやすいのとは異なる．また，痛みが全身性で，解剖学的に説明がつかない場合，甲状腺疾患，精神疾患などの心理的影響，さらには詐病による痛みも疑う．

　真の関節痛で関節炎であった場合，その経時的広がり方にも診断のヒントが隠されている．ある関節の病変が治ってから他の関節に病変が出てくる関節炎を移動性関節炎（migratory arthritis），ある関節の病変が治らないまま他の関節の病変が加わる関節炎を付加的関節炎（additive arthritis）と呼び，**表1**のような鑑別があげられる．

02 | 膠原病の臨床所見

**表1 移動性および付加的関節炎の鑑別疾患**

| 移動性関節炎 | 淋菌，リウマチ熱，ライム病，ウイルス性（風疹，HBV，エコー・コクサッキー），亜急性感染性心内膜炎，サルコイドーシス，回帰性リウマチ，全身性エリテマトーデス（SLE）の一部，Whipple病 |
| --- | --- |
| 付加的関節炎 | RA，SLEの一部，脊椎関節炎（SpA）などの炎症性関節炎 |

**表2 関節痛の随伴症状**

- 発熱
- 皮疹
- こわばり
- 可動域制限
- 腫脹
- 脱力
- 疲労感（疲れ）

### 3）性質（Quality）

しびれ，焼けるような痛みではニューロパチーを考える．手の痛み，腫れたような感じのしびれとして手根管症候群は有名である．鈍い痛みでは関節炎を疑う．

### 4）放散痛（Radiation）

膝の痛み，大腿前方の痛みは，実は腰椎椎間板ヘルニアや脊柱管狭窄症による神経根障害・脊髄病変による放散痛のこともある．

### 5）重症度（Severity）・強さ（intensity）

Visual Analogue Scale（VAS：0～100mm）は痛みの強さを客観的に評価できる．重症度を評価するのも大変重要である．

絶えられないような痛みと泣きながら訴えているにもかかわらず，入退室時の動作がスムースな場合，心理的影響も考慮する．

### 6）時間（Time）として，持続時間（duration）

痛みの持続時間（duration）も重要である．一般的に朝のこわばりの持続時間は，炎症性関節炎では30分以上，変形性関節症などの非炎症性関節炎では30分未満である．朝のこわばりの持続時間はRAの活動性と相関することも知られている．

### 7）増悪因子・寛解因子（Aggravating and Alleviating factor）

安静時も活動時にも増悪する場合はRAなどの炎症性関節炎を，その逆に主に活動時や活動後に痛みが増悪し安静により軽快する場合は変形性関節症のような機械的な痛み（非炎症性）を考える．

### 8）関連症状（Associated symptoms）

関節痛に随伴する症状（**表2**）も診断に大変重要となる．

## b 炎症性か非炎症性かの評価

問診により真の関節痛と診断したら，評価の第二段階はそれが炎症性か非炎症性かを見極めることである（**表3**）．問診上のポイントは朝のこわばりの有無と持続時間，疼痛の増悪パターンである．診察では，関節腫脹，圧痛，熱感，発赤，関節液貯留を確かめる．

Ⅱ．治療につながる診断力

**表3　非炎症性と炎症性を見分けるポイント**

| | 非炎症性（OAなど） | 炎症性（RA，SLEなど） |
|---|---|---|
| 朝のこわばり | 局所的，短時間（＜30分） | かなり，長時間 |
| 全身症状 | なし | あり |
| 症状のピーク | 長時間使った後 | 長時間休んだ後 |
| ロッキングあるいは不安定性 | 遊離体，関節内障，あるいは筋力低下を意味する | まれ |
| 炎症（関節腫脹，圧痛，熱感，発赤，関節液貯留） | 普通はなし | 多い |

[Arthritis Rheum **39**：1, 1996 より改変]

**表4　代表的な炎症性多関節炎**

| | |
|---|---|
| リウマチ膠原病疾患 | RA，SLE，SjS，強皮症，混合性結合組織病（MCTD），Behçet病，SpA*，血管炎，PMR，成人発症Still病 |
| 感染症 | パルボウイルスB19，HBV，HCV，HIV，感染性心内膜炎，リウマチ熱 |
| 結晶性関節炎 | 痛風，偽痛風，アパタイト結晶性関節炎 |
| 薬剤性 | 薬剤誘発性ループス |
| その他 | サルコイドーシス，溶連菌感染後反応性関節炎，Whipple病 |

*：乾癬性・反応性・強直性・炎症性腸疾患関連SpAを含む．

## C ｜ 単関節か多関節かの分布の評価

炎症性関節炎と診断したら，第三段階は罹患関節の数により分類する．

### 1）炎症性単関節炎（1つの関節）

まれな原因を除くと原因は主に2つに分類され，感染性関節炎が約20％，結晶性関節炎が残りの約80％を占める．感染性関節炎は急性の関節腫脹，疼痛，発赤で発症し，無治療の場合，軟骨が24～48時間以内に破壊される可能性があるため速やかな診断・治療が必要である．急性痛風発作は古典的には第1MTP関節（初発では50％，経過中では90％侵される）であるが，足根関節，足首，膝などのいかなる関節も侵される．偽痛風は男女同頻度であり，高齢者では必ず鑑別にあげる必要がある．時に副甲状腺機能亢進症，甲状腺機能低下症，ヘモクロマトーシス，高カルシウム血症，外傷に伴って二次的に発症することもあるので注意が必要である．

これら単関節炎の原因検索に関節液検査，とくに関節液グラム染色，培養，偏光顕微鏡による結晶の証明は，2大原因である感染症/結晶性関節炎の診断に必須である．

### 2）炎症性多関節炎

リウマチ膠原病疾患の多くがこのカテゴリーに属する．急性発症の場合は多関節であれまず感染症の除外が重要となるが，多関節炎の代表的な疾患はRAである．発症時は，少関節（2～4つ）44％，多関節（5つ以上）35％，単関節（1つ）21％でさまざまであるが，数週～数ヵ月の経過で付加的に多関節に広がる．そのほか多関節炎の代表疾患を**表4**に示す．

02 | 膠原病の臨床所見

**表5　関節炎の分布による鑑別疾患**

| 下肢の関節優位 | SpA（反応性関節炎），変形性関節症，サルコイドーシス（足首），淋菌性関節炎，感染性心内膜炎 |
|---|---|
| 手指DIP関節 | 変形性関節症（Heberden結節）＊，乾癬性関節炎，全身性強皮症（SSc），成人発症Still病，多中心性細網組織球症 |
| PIP/MCP/手関節 | RA，SLE |
| MTP関節 | 変形性関節症（第1MTPのみ），結晶性関節炎，SpA，RA |
| 左右対称性 | RA，SLE，ウイルス性，SjS，リウマチ熱，サルコイドーシス，PMR，変形性関節症 |
| 体軸関節（仙腸関節や脊椎） | SpA，Whipple病 |

＊：変形性手指関節症ではほかにPIP関節（bouchard結節），第1CMC関節も侵す.

### 3）炎症性関節炎の分布

　侵された関節の分布も重要となる．たとえば，下肢優位の左右非対称性の多発関節炎患者をみたら必ず全身の皮膚を観察して乾癬病変がないか，クラミジア感染のリスクがないか，下痢や血便など炎症性腸炎を示す所見がないかなどの脊椎関節炎（SpA）を考えるほか，感染性心内膜炎を疑い感染症徴候や心雑音がないかなどもチェックする．表5に関節炎の分布による鑑別疾患を示す．

## 02-2　筋痛，筋力低下

### a｜症状が筋疾患によるものかの評価

　他覚的に筋力低下がある場合，まず神経系疾患，内分泌疾患，電解質異常などを除外する（表6）．丁寧に神経筋所見をとり，知覚障害や麻痺などの神経症状，腱反射の消失があれば，まず筋原性ではない（ただし，筋疾患でも末期で筋萎縮が起これば腱反射の消失がみられる）．
　また，筋疾患では筋力低下の主体は近位筋（腕を上げにくい，階段昇降が困難など）であるが，神経疾患では遠位筋主体（キャップを開けにくい，ドアノブを回しにくいなど）である．筋電図検査は神経系疾患と筋疾患を鑑別することができるため積極的に行う．
　症状が間欠性あるいは日内変動を認める場合，神経筋接合部疾患である可能性が高い．筋症状があり，CKおよびアルドラーゼが上昇している場合，筋病変または筋の血管病変を意味する．無症状でCKが上昇している場合，心筋症，心筋梗塞，薬剤の影響，甲状腺機能低下症，筋挫傷，筋肉注射などを考える．

### b｜発症様式の評価

#### 1）急性発症の場合

　まず薬剤性を除外するとともに，ウイルスや細菌による感染性筋炎を一番に疑う．
- **薬剤性**：コレステロール降下薬，アルコール中毒，麻薬中毒などがCK上昇の原因となり，時に筋症状を伴わないこともある．通常は薬剤の中止のみで軽快する．
- **ウイルス感染症**：筋炎を主体に発症することがあり，自然軽快する．インフルエンザでの筋痛は有名である．しかし，インフルエンザ，コクサッキー，エコー，EBウイルスは横

Ⅱ．治療につながる診断力

#### 表6 筋力低下・筋痛の原因

| | 筋力低下 | 筋痛 | | |
|---|---|---|---|---|
| 神経系疾患 | + | － | ・筋ジストロフィー（Duchenne型およびその他）<br>・筋萎縮性側索硬化症<br>・重症筋無力症，Lambert-Eaton症候群 | ・Guillain-Barré症候群およびその他のニューロパチー（糖尿病性やポルフィリア症） |
| 内分泌疾患 | + | ± | ・甲状腺機能亢進症・低下症，周期性四肢麻痺<br>・副甲状腺機能亢進症 | ・Cushing症候群<br>・Addison病<br>・糖尿病性筋萎縮症 |
| 電解質異常 | + | － | ・低カリウム血症<br>・低マグネシウム血症 | ・低ナトリウム血症<br>・低カルシウム血症 |
| 薬剤性 | + | ± | ・colchicine<br>・コルチコステロイド<br>・コレステロール降下薬<br>・ciclosporin<br>・D-ペニシラミン | ・procainamide（アミサリン®）<br>・amiodarone<br>・zidovudine（レトロビル®）<br>・麻薬中毒<br>・アルコール中毒 |
| 感染性 | －[*1] | + | ・ウイルス性（アデノウイルス，EBウイルス，HIV，インフルエンザウイルス，風疹ウイルス） | ・細菌性（敗血症，心内膜炎，髄膜炎）<br>・寄生虫性（繊毛虫症，トキソプラズマ，住血吸虫症） |
| リウマチ性 | +[*2] | + | ・PM/DM<br>・封入体性筋炎<br>・全身性血管炎 | ・サルコイド筋炎<br>・PMR<br>・線維筋痛症 |
| 代謝性ミオパチー | | | 糖（McArdle病），脂質，プリン体（ミオアデニル酸デアミナーゼ欠損症）代謝異常症，ミトコンドリアミオパチー（筋障害） | |
| その他 | | | ・腫瘍随伴性ミオパチー［筋力低下（+），筋痛（+）］<br>・横紋筋融解症<br>・後縦靱帯骨化症［筋力低下（+），筋痛（－）］<br>・脊柱管狭窄症［筋力低下（+），筋痛（－）］ | |

[*1]：HIVでは筋力低下あり.
[*2]：PMR，線維筋痛症では筋力低下なし.

紋筋融解を起こすことが知られており，CK急上昇による腎障害をきたすこともある.
- **細菌感染**：筋膿瘍やガス壊疽などの筋に限局した感染症は，DM/PMとは明らかに臨床像が異なるので（左右非対称，急性発症，発赤・熱感など）鑑別は難しくない．一方，敗血症や髄膜炎，心内膜炎などの病態で，全身の筋痛，CK上昇がみられることがあり，時に筋痛のないCKの著明上昇もある.
- **寄生虫感染**：旋毛虫症はブタや熊の生肉を食べることで発症し，胃腸炎症状を生じ，筋痛が続発する．末梢血好酸球も上昇する.

### 2）亜急性または慢性発症の場合
薬剤性を除外し，表6の疾患を鑑別していく.
- **薬剤性**（表6）：ステロイド筋症はよく認められ，通常，数ヵ月のグルココルチコイド使用後に発症する．ステロイド筋症ではCK上昇はなく，通常は臨床的にグルココルチコイドの減量あるいは中止で自然軽快することをもって診断する．生検ではⅡ型線維の萎縮がみられるが特異的ではない.

- **リウマチ性疾患**：DM/PMの典型像は数週～数ヵ月かけて進行する左右対称性近位筋の筋力低下である．鑑別として全身性血管炎やサルコイドーシスなどがあげられる．筋痛があるがCK正常の場合，リウマチ性多発筋痛症（PMR）や線維筋痛症が考えられる．また，血管炎症候群で筋の血管が罹患したとき，CK正常であるが筋痛を認めることがある．
- **感染症**：HIV性筋炎が，PMと同様の進行性で近位筋優位の筋炎を生じる．状況に応じてHIV検査も考慮する．
- **腫瘍性**：筋力低下は癌の診断前後いずれでも認められる．DMとの関係がよく知られており，DMの10～20％，PMの5～10％に腫瘍合併があるとされる．
- **代謝性ミオパチー**：若年患者で，ミオパチーの家族歴をもち，治療に反応しない場合，代謝性ミオパチーを疑う．安静時には無症状であるが，運動不耐を示す．筋エネルギー代謝に異常を認めるまれな疾患である．

## 02-3　Raynaud現象

Raynaud現象は非特異的な皮膚症状であるが，膠原病の存在を示唆する有力なサインとして重要である．

### a　診察のコツ

「冷たい水に手をつけると手がしもやけのようになる」や「寒くなると手が紫色になる」，「寒くなると手指がしびれる」などの主訴がある．

寒冷曝露で手指が冷たくなるのは生理的範囲内であるが，Raynaud現象は指先が白くなったり紫色になったりという色調が変化する．正式には血管の攣縮，毛細血管や小静脈への血液うっ滞，反応性の血管拡張に伴い白→青（紫）→赤の順に変化する．実際，一色の変化でも著明であればRaynaud現象と呼んで構わない．

診察時にRaynaud現象が出ていないことも多く，患者や患者家族にカメラでRaynaud現象が起きたときの写真を撮ってもらうのも診断確定のために有用である．客観的診断として冷水負荷皮膚温テストや手指の収縮期血圧（FSBP）の変化の計測などがあるが，一般的には行われていない．

nailfold capillaryの異常などの手指先・爪周囲の虚血性変化は病的血行障害として重要である．

### b　原因検索

Raynaud現象は人口の5％程度にみられる．何の基礎疾患もない原発性Raynaud現象（primary Raynaud's phenomenonあるいはRaynaud病）もあり，これは圧倒的に若年女性に多く（40歳以上は全体の約1/4），家族歴もその1/4にみられ，寒冷曝露に加えてストレス下で誘発されることも多い．診断基準を表7に示すが，あくまで病歴・身体所見から表8にあげる何らかの基礎疾患に伴って起こる二次性Raynaud現象の要因を除外する必要がある．

Ⅱ．治療につながる診断力

### 表7 原発性Raynaud現象の診断基準

- 血管攣縮が寒冷曝露あるいはストレス下で誘発
- 左右対称性で両手指を侵す
- 壊死や壊疽はなし
- 病歴や身体所見にて二次性Raynaud現象の所見なし
- nailfold capillaryは正常
- 赤沈正常
- 血清学的検査異常なし（とくに抗核抗体）

### 表8 二次性Raynaud現象の要因

| 神経・血管の圧迫 | 職業性 | 結合組織疾患 |
|---|---|---|
| ・ 胸郭出口症候群 | ・ 振動機械使用 | ・ MCTD |
| ・ 手根管症候群 | ・ 外傷性動脈閉塞 | ・ SSc |
| 動脈系障害 | ・ 塩化ビニル使用 | ・ SLE |
| ・ 閉塞性血管炎 | 薬剤性 | ・ RA |
| ・ 血栓・塞栓 | ・ エルゴタミン | ・ 筋炎（PM/DM） |
| ・ 動脈硬化 | ・ 交感神経抑制薬（β遮断薬など） | ・ SjS |
| 血液異常 | ・ 化学療法（bleomycinなど） | ・ 血管炎 |
| ・ クリオグロブリン | | その他 |
| ・ 多血症 | | ・ 交感神経異栄養症 |
| ・ 単クローン性ガンマグロブリン血症 | | ・ 甲状腺機能低下症 |
| ・ 冷寒凝集素血症 | | ・ 褐色細胞腫 |
| | | ・ 悪性腫瘍（リンパ腫など） |
| | | ・ 原発性肺高血圧症（PH） |
| | | ・ 異型狭心症 |

## 02-4 皮 疹

　リウマチ性疾患では早期から手指の皮膚症状が出現することが多い．手指の皮膚診察では皮膚の硬化，腫脹，紅斑，潰瘍，角化，爪と爪周囲の変化，皮膚温のチェックを含めた丁寧な視診と触診が必要である．

　皮疹は侵襲も少なく生検アプローチがしやすく，診断の重要な糸口となるため，1mm大の紫斑でも見逃さないように注意深く診察する．中型血管を侵す結節性多発動脈炎（PAN）を疑って生検を依頼する場合にはパンチ生検ではなく，中型血管を含むよう生検を依頼する．免疫複合体の沈着するSLEやとくにIgAの沈着をみるアレルギー性紫斑病などを疑う場合には，蛍光抗体染色も依頼する．

　皮膚および粘膜病変から考えられる鑑別疾患を表9に示すので参考にされたい．

　白血球破砕性血管炎（LCV）は病理所見でよく遭遇するが，LCV＝全身性血管炎の診断ではないことは覚えておかなければならない．LCVの原因としては特発性が多く，そのほかあらゆるリウマチ性疾患，多くの薬剤や感染症，悪性腫瘍関連などでもみられることがあるため，他の臨床所見と総合的に判断する必要がある（表10）．

## 02-5 乾燥症状（ドライアイ，ドライマウス）

　乾燥症状は健常者でも比較的高頻度にみられる症状である．しかし，日常生活に支障が出

## 02｜膠原病の臨床所見

**表9　その他の皮膚および粘膜病変から考える鑑別疾患**

| 臓　器 | 身体所見 | 鑑別疾患 |
|---|---|---|
| 皮膚および粘膜病変 | 伝染性紅斑：レース状紅斑や顔面紅斑 (slapped cheek) | パルボウイルスB19感染（成人では80%で皮疹がみられない） |
| | 蝶形 (頬部) 紅斑 | SLE，パルボウイルスB19感染，HIVに伴う脂漏性湿疹，ライム病 |
| | 鱗屑を伴って肥厚した局面・丘疹 | 乾癬性関節炎，掌蹠膿疱症 (骨関節炎) |
| | ヘリオトロープ疹，Gottron徴候および丘疹 | DM，MCTD |
| | 慢性遊走性紅斑 | ライム病 |
| | 輪状紅斑 | 急性リウマチ熱 |
| | 結節性紅斑 | 特発性，溶連菌後，結核性，サルコイドーシス，IBD，Behçet病 |
| | 壊疽性膿皮症 | IBD，RA，SLE [とくに抗リン脂質抗体症候群 (APS)]，Behçet病，SpA，サルコイドーシス，GPA |
| | 紫　斑 | 過敏性血管炎，Henoch-Schönlein紫斑病，PAN，クリオグロブリン血症性血管炎，白血球破砕性血管炎 (上記) |
| | 網状皮斑 | APS，PANなどの血管炎，コレステロール塞栓 |
| | 膿漏性角皮症 | 反応性関節炎，HIV感染，梅毒 |
| | 円板状紅斑 | 円板状エリテマトーデス，SLE，サルコイドーシス |
| | 紅斑内に膿疱性水疱 | 淋菌性関節炎 |
| | 口内炎 | SLE，Behçet病，IBD，反応性関節炎，GPA，HIV感染症，カンジダ症 |
| | 皮膚潰瘍 | 血管炎症候群，RA |
| | 蕁麻疹 | 蕁麻疹様血管炎，SLE，成人発症Still病 (四肢末梢にも出る) |
| | 毛細血管拡張 | SSc |
| | 皮膚硬化 | SSc，アミロイドーシス，好酸球性筋膜炎 |
| | 脱　毛 | SLE，甲状腺機能低下症 |
| | Raynaud現象 | 強皮症，SLE，MCTD，RA，PM/DM，SjSなど |
| 爪 | 爪甲剥離症 | 乾癬性関節炎，甲状腺機能亢進症 |
| | 点状陥凹 | 乾癬性関節炎 |
| | ばち指 | 肥厚性肺性骨関節症，IBD，甲状腺機能亢進症，Whipple病 |

　るほど症状が強い場合，ドライアイであれば眼科，ドライマウスであれば耳鼻科や歯科・口腔外科にてSjögren症候群 (SjS) を疑われて紹介されることもある．「口やのどは乾きますか」，「目は乾きますか」，「ドライアイはありますか」だけでなく，「パンや，せんべいなどの乾きものを食べているときに飲み込みづらいことはないですか」や「目の中に砂が入ったようにゴロゴロしませんか」など，具体的に問診するとよい．

　乾燥症状＝SjSではなく，たとえば目の酷使からくるドライアイ，精神疾患や薬剤の副作用 (例：抗ヒスタミン薬や睡眠導入剤，抗精神病薬など) からくるドライマウスも日常診療では比較的多く遭遇するため，**表11**に示す事項を念頭に置き鑑別を行う．

**参考文献**
1) 岸本暢将 (編)：すぐに使えるリウマチ・膠原病診療マニュアル：目で見てわかる，関節痛・不明熱の鑑別，治療，

Ⅱ．治療につながる診断力

#### 表10　白血球破砕性血管炎の原因疾患

| 原　因 | 具体例 |
| --- | --- |
| 特発性（最も高頻度50%） | — |
| 感染症 | ウイルス性（HBV，HCV，HIV，EBV，CMV，パルボB19），細菌性，抗酸菌，真菌 |
| 薬　剤 | aspirin，penicillin，サルファ薬，キノロン系，テトラサイクリン系，ヨード，レチノイド，G-CSF，フェノチアジン系，そのほか多くの薬剤 |
| リウマチ性疾患 | SLE，RA，SjS，ANCA関連血管炎，Henoch-Schönlein紫斑病*，クリオグロブリン血症，Goodpasture症候群，IBD，原発性胆汁性肝硬変，亜急性心内膜炎 |
| 悪性腫瘍 | 白血病，多発性骨髄腫などの過粘稠症候群 |
| 長時間の運動 | — |
| 心臓バイパス術後 | — |
| 造影剤使用後 | — |
| 化学薬品 | — |

＊：生検で蛍光抗体染色も行いIgAの沈着をみる．

#### 表11　ドライアイ・ドライマウスの鑑別診断

- Sjögren症状群などの膠原病（サルコイドーシス，IgG4関連疾患）
- 薬剤（例：抗ヒスタミン薬，降圧薬，神経因性膀胱治療薬，抗Parkinson病薬，抗うつ薬や抗不安薬などの抗コリン作用のある薬剤，抗精神病薬，癌化学療法など）
- 脱水，加齢，閉経後，過度の飲酒，喫煙
- 放射線治療後（耳鼻科領域の腫瘍）
- 糖尿病，ビタミン欠乏，アミロイドーシス，AIDS，C型肝炎，GVHD，Alzheimer型認知症，うつ病などの精神疾患
- ［ドライマウス］夜間口呼吸
- ［ドライアイ］コンタクト使用，目の疾患，目の手術後

専門科へのコンサルト，改訂版，羊土社，2015
2) Harris E, et al：Kelly's Textbook of Rheumatology, WB Saunders, 2004
3) Pinals RS：Polyarthritis and fever. N Engl J Med **310**：769-774, 1994
4) Helfgott SM, et al：Case 19-2001-A 50-year-old man with fever and joint pain. N Engl J Med **344**：1929-1935, 2001
5) Richie AM, et al：Diagnosis approach to polyarticular joint pain. Am Fam Physician **68**：1151-1160, 2003
6) Wigley FM：Raynaud's phenomenon. N Engl J Med **347**：1001-1008, 2002
7) Block JA, Sequeria W：Raynaud's phenomenon. Lancet **357**：2042-2048, 2001
8) Shiboski CH, et al：2016 American College of Rheumatology/European League Against Rheumatism classification criteria for primary Sjögren's syndrome：a consensus and data-driven methodology involving three international patient cohorts. Arthritis Rheumatol **69**：35-45, 2017

## 02-6　精神神経症状

　　膠原病における精神神経症状の診断においてゴールデンスタンダードは存在しない．したがって病歴聴取および身体診察において精神神経病変を意識することが治療につながる異常所見を発見する最初かつ唯一の方法である．

## a ┃ 発症様式

　急性期の意識変容や麻痺などをきたすような症状においては画像診断も含めその存在診断は比較的容易ではある．一方，慢性経過にて発症するSLEやSjSに合併した精神症状や末梢神経障害の診断においては，患者自身や場合によっては家族からエピソードを聞くことで病状把握が可能となり，診断のチャンスを逃さず次のインターベンションのきっかけとなることも多い．さらに，RAやSjS，混合性結合組織病（MCTD）などの既知の膠原病性疾患がある患者の場合，SLEがオーバーラップして精神神経症状[1]が新規発症することや，まれであってもBehçet病（BD）における中枢神経病変[2]やRAにも神経症状[3]が合併しうることを専門医として常に考慮しておかなければならない．

## b ┃ 検査，他科との連携

　全身性血管炎に伴う神経症状[4]のような明らかな症状を呈している急性発症の障害の評価と診断は速やかに行い，躊躇することなく初期治療を迅速に開始することが後遺障害を残さないためにも必要である．そのため，適切な生理機能検査や画像検査などを含めた病変検索には精神科・脳神経内科医との連携が欠かせない．急性でも症状が軽微である場合や慢性経過の症状の診断には，患者本にご家族の「いつもと違う」といった感覚を逃さないことが重要であると考える．また，背景疾患による精神神経症状の特徴を知っておくことで治療に結びつく診断を速やかに行うことが可能となる．精神症状の場合，その多くはSLE患者であると考えられ予後もよくない[5]ことから，疑った段階でまず意識障害の有無を確実に診断するために脳波や画像検査を併用する．さらに，スクリーニングも兼ねて髄液検査や心理テスト，認知機能テストを行い必要に応じて定期的にフォローすることで治療のタイミングを逃さないようにする．また，とくにSLEの初発症状が精神症状である場合，他科からコンサルトを受けることが多いと想定されるが，皮膚粘膜症状や血液検査の特徴を膠原病リウマチ医として見逃さないことが重要である．神経症状に関してもその背景疾患による障害の出現の特徴を考慮する必要がある．具他的な例として，SLEやSjSに合併する視神経脊髄炎では初期には軽度の視力障害や体幹部のしびれ，麻痺であるものの数週間で進行し，場合により呼吸中枢が障害されると生命が脅かされることもある[6]．また，BDでは局所症状をきたす急性型と認知機能障害をきたす慢性型の2つの病型が存在する[2]ことも重要な知見である．

　現時点では，膠原病性疾患に特異的な診断マーカーは確立されていないため，患者の変化と背景疾患を意識した診療を行うことが重要であり，このことは治療につながる診断力をもつための一助になると考える．

### 文　献

1) Liang MH, et al：The American College of Rheumatology nomenclature and case definitions for neuropsychiatric lupus syndromes. Arthritis Rheum **42**：599-608, 1999
2) Ishido M, et al：Distinct clinical features between acute and chronic progressive parenchymal neuro-Behçet disease：meta-analysis. Sci Rep **7**：10196, 2017
3) DeQuattro K, Imboden JB：Neurologic manifestations of rheumatoid arthritis. Rheum Dis Clin North Am **43**：561-571, 2017
4) Moore PM：Neurological manifestation of vasculitis：update on immunopathogenic mechanisms and clinical features. Ann Neurol **37** (Suppl 1)：S131-S141, 1995
5) Arinuma Y, et al：Anti-ribosomal P protein antibodies influence mortality of patients with diffuse psychiatric/neuropsychological syndromes in systemic lupus erythematous involving a severe form of the disease. Mod Rheumatol **29**：612-618, 2019
6) Hasegawa Y, et al：The pathogenic role of lupus-specific autoantibodies and interleukin-6 on demyelination of the brainstem and spinal cord in systemic lupus erythematosus. Lupus **32**：401-410, 2023

**II. 治療につながる診断力**

# 03 膠原病の検査法と評価法

## 03-1 免疫・血清学的検査

### a | 抗核抗体（ANA）

　　膠原病は全身性自己免疫疾患と呼ばれるが，その根拠の一つとして患者血清中に高頻度かつ高力価に見出される自己抗体の存在があげられる．膠原病を含め，自己免疫疾患を疑った場合，間接蛍光抗体法（IFA あるいは FANA）による抗核抗体のスクリーニングは必須である．IFA の結果のみで特異的な疾患の診断を確定することは不可能であるが，高力価（≧×160）陽性であった場合には膠原病を疑う根拠となる．現在では，ANA は核内の蛋白質および核酸のみならず，核膜や紡錘体，細胞質抗原に対する自己抗体を包括するとされ，ANA 測定に関する 25 項目のリコメンデーションが欧州リウマチ学会（EULAR）からも示されている[1]．**表1** にその注意点を示す．

　　**表2** に，国際的な分類基準にその抗体が含まれ，診断をするうえで測定必須のものを示す．これらはすべて保険診療で測定できるため，その疾患を疑ったら IFA とは別にオーダーする．

**表1　ANA 測定に関する注意点**

- IFA で陽性といえるのは 80 倍以上
- IFA が陽性であっても膠原病とは限らない（偽陽性がある）
- IFA が陰性であってもすべての膠原病を否定することはできない
- IFA 陽性の場合には，その染色型と抗体価を合わせて報告する
- 抗（ds）DNA 抗体の測定には，酵素抗体法より RIA のほうが特異度が高い
- 酵素抗体法より，二重免疫拡散法（DID）のほうが特異度が高い
- 全身性エリテマトーデス（SLE）の活動性をモニタリングする場合，抗 dsDNA 抗体の測定法は統一する
- 抗アミノアシル tRNA 合成酵素（ARS）抗体，抗 SS-A 抗体は細胞質抗原を認識する抗体で FANA では陰性と判断されることがあるため，別に測定する必要がある
- 抗 U1RNP 抗体が陰性の場合，抗 Sm 抗体は陰性である
- 抗 SS-A 抗体が陰性の場合，抗 SS-B 抗体は陰性である

**表2　膠原病と測定すべき自己抗体**

| | |
|---|---|
| 関節リウマチ（RA） | リウマトイド因子，抗 CCP 抗体 |
| 全身性エリテマトーデス（SLE） | 抗 dsDNA 抗体，抗 Sm 抗体，抗リン脂質抗体 |
| 強皮症 | 抗トポイソメラーゼ I 抗体，抗セントロメア抗体，抗 RNA ポリメラーゼ III 抗体 |
| Sjögren 症候群（SjS） | 抗 Ro/SS-A 抗体，抗 La/SS-B 抗体，リウマトイド因子 |
| PM/DM | 抗 ARS 抗体（抗 Jo-1 抗体を含む），抗 MDA5 抗体，抗 TIF-1γ 抗体，抗 Mi-2 抗体 |
| 混合性結合組織病（MCTD） | 抗 U1RNP 抗体 |
| ANCA 関連血管炎 | MPO-ANCA，PR3-ANCA |

色字は疾患標識自己抗体．
CCP：cyclic citrullinated peptide, Sm：Smith（SLE 患者），ARS：aminoacyl transfer RNA synthetase, MPO：myeloperoxidase, PR3：proteinase 3

とくに全身性強皮症（SSc）や皮膚筋炎（DM）では，疾患標識抗核抗体はほぼ1種類しか認められず，患者の臨床症状や予後を推定することが可能である（各論参照）．

また，疾患活動性とその抗体価が並行するため，診断確定後も定期的に測定すべき抗体として抗（ds）DNA抗体がある．抗DNA抗体はSLE患者の約70％程度に見出され，急性期に高力価陽性であった場合は経時的に測定すべきである．

## b ｜ 抗リン脂質抗体

SLE患者，膠原病が疑われ動静脈血栓症状を呈した患者，また妊娠合併症をきたした場合には測定すべき抗体である．抗カルジオリピン抗体，抗カルジオリピン$\beta_2$グリコプロテインI複合体抗体，ループスアンチコアグラントを測定する．

## c ｜ 抗好中球細胞質抗体（ANCA）

血管炎症候群を疑う症例では測定が必須である．血管炎症候群の診断は，年齢，血管炎の大きさ（臨床症状），ANCAの有無である程度推定できる．ANCAにはミエロペルオキシダーゼ（MPO）-ANCAとプロテイナーゼ3（PR3）-ANCAがあるが，これらが陽性でANCA関連血管炎，あるいはANCA関連腎炎/間質性肺炎と診断された場合には，抗体価が疾患活動性と相関する．なお，MPO/PR3-ANCAが陰性でもANCA関連血管炎の可能性がある場合には，間接蛍光抗体法によりANCAを検査する方法もある（保険適用）．

## d ｜ 免疫複合体

最近は測定される機会が減っているが，もし急性期に陽性で膠原病の診断がついている場合には，疾患活動性の指標となる可能性がある．なお，陽性であっても診断の助けにはならない．

## e ｜ 炎症反応

### 1）C反応性蛋白（CRP）

CRPは多くの膠原病で活動性の指標となる．しかし，SLEでは陽性者が少なく，漿膜炎や関節炎合併例以外では重症病態を有していても陽性になることは少ない．

### 2）赤血球沈降速度（ESR）

古くはCRPの代わりに炎症の指標として使用されたが，貧血や高ガンマグロブリン血症などを合併すると亢進するため，炎症反応としては積極的には使われない．ただし，SLEではCRPよりよい指標となる．炎症が強いと考えられる状況でESRの亢進がない場合には，播種性血管内凝固（DIC）などを鑑別する．

### 3）血清フェリチン

しばしば致命的となる抗MDA5抗体陽性間質性肺炎［筋症状の乏しいDM（clinically amyopathic dermatomyositis：CADM）］，成人発症Still病の活動性マーカーとして重要である．

Ⅱ．治療につながる診断力

# f ｜ その他

## 1）補　体

　低下が認められる場合には自己免疫活性化の根拠となる．SLEや抗リン脂質抗体症候群（APS）で低下することが多い．SLEで低下がある場合には疾患活動性と相関する．C3とC4は正常であるが，CH50のみが低下する場合をcold activationと呼び，肝硬変やC型肝炎患者で認められる．

## 2）免疫グロブリンG（IgG）

　膠原病では異常高値となることが多く，Sjögren症候群（SjS）では高ガンマグロブリン血症性紫斑と関連することがある．高IgG血症が著しい場合，一度は免疫電気泳動を行い，その増加がモノクローナルでないかを確認するべきである．

## 3）クリオグロブリン

　血清を冷やすことで凝集し，加熱すると溶解するγ-グロブリンである．網状青色紫斑など，血管障害が疑われる場合には必ず測定する．C型肝炎感染の関与が知られているが，他の膠原病でも認められることがある．

### 文　献

1) Agmon-Levin N, et al：International recommendations for the assessment of autoantibodies to cellular antigens referred to as anti-nuclear antibodies. Ann Rheum Dis **73**：17-23, 2014

# 03-2 　病理学的検査

　膠原病領域での病理検査の目的は，原疾患の診断のほかに合併病変の診断，重要な鑑別疾患の除外，疾患の病勢把握，治療方針の決定など多岐にわたる．採取される検体もまた，皮膚，腎，肺，筋肉，血管などさまざまである．正しい病理診断を得るためには適切な検体処理方法を理解し，病理医と情報を共有することが重要である．

# a ｜ 病理診断を依頼する際の注意点

　検査の目的により検体の提出方法が異なることに注意したい．通常の組織検体は検体処理の後にホルマリン固定パラフィン包埋（FFPE）ブロックとなり，それを薄切することでヘマトキシリン・エオジン（HE）染色のほか，特殊染色，免疫染色など，多くの染色標本が作製される．昔のFFPEブロックを取り出して，IgG4免疫染色や筋生検のCD8免疫染色をやり直すといったことも可能である．悪性リンパ腫の表面マーカーのほか，methotrexate（MTX）関連リンパ増殖性疾患での *in situ* hybridization法によるEBウイルス（EB virus-encoded RNA：EBER）の証明，アミロイドのCongo red染色などは，すべてFFPEブロックを用いて行われ，診断に必須の検査である．

　表3に特殊な検査法を示す．これらの検査はホルマリンに漬けてしまうと施行できなくなるため，ホルマリン固定検体とは別に検体が必要となる．

　病理検査依頼書は病理医への患者紹介状と考えて，臨床診断，経過，検査の目的を詳細に

03 | 膠原病の検査法と評価法

表3 病理検体の提出方法

| 検　査 | 主な臓器 | 主な対象疾患 | 目　的 | 検体処理方法 |
|---|---|---|---|---|
| 蛍光抗体法 | 腎，皮膚 | 原疾患 | 免疫複合体の沈着 | 凍結組織* |
| 電子顕微鏡検査 | 腎 | 原疾患 | 免疫複合体の沈着 | グルタールアルデヒド固定 |
| フローサイトメトリー | リンパ節など | 悪性リンパ腫 | 細胞表面マーカー | 生検体 |
| 染色体検査 | リンパ節など | 悪性リンパ腫 | 染色体異常 | 生検体（無菌操作） |
| 遺伝子解析 | リンパ節など | 悪性リンパ腫 | 遺伝子転座など | 生検体（凍結保存） |
| 筋生検 | 骨格筋 | 原疾患 | 筋炎の鑑別 | 凍結組織* |
| 細胞診 | さまざま | 腫瘍 | 腫瘍の診断 | アルコール固定（Papanicolaou染色）<br>乾燥固定（Giemsa染色） |

*：蛍光抗体法は病理検査室で通常作製される凍結切片を用いるが，筋生検の場合は依頼先へ問い合わせが必要である．

記載してほしい．多くの病理医は膠原病の診断に精通しておらず，組織検査の目的を明記すると歓迎されるだろう．治療によって病変が完全に消退することや，グルココルチコイドによって好酸球は速やかに消失すること，MTX関連リンパ増殖性疾患がMTXの中止により速やかに消退することなど，治療経過も重要な情報である．

## b | 病理診断・所見のポイント

　成書には膠原病の組織学的特徴が記載されているが，組織像が似て非なる疾患は多数存在し，病理診断の際には鑑別を要する．たとえば，関節リウマチ（RA）と化膿性滑膜炎は組織像が類似することがあり，リウマチ結節をみたときには抗酸菌感染を代表とする感染症の鑑別が必要になる．膠原病のリンパ節病変は組織学的に多彩で，かつそれぞれに鑑別すべき疾患が存在する．多中心性Castleman病との鑑別も容易でない．組織像をもとに病理医が示した鑑別疾患については，臨床的観点からぜひ一緒に検討してもらいたい．また，臨床的に考えていた疾患が鑑別に入っていない場合には，病理医にその目で，再度組織学的評価をしてもらうとよいだろう．

　全身性疾患である膠原病の場合，採取組織はほとんどが生検で，必ずしも典型的な組織像は得られない．そこに膠原病の病理診断の難しさがある．多発血管炎性肉芽腫症（GPA）の副鼻腔生検に血管炎や肉芽腫がまれなことは有名である．とはいえ，苦労して採取した生検組織である．HE標本1枚で終わりにするのでなく，病理医と相談しながらHE標本を追加作製すると（深切りとかdeeper cut sectionsなどと呼ばれる），壊死など新たな所見が得られることもある．筋血管炎の筋生検で血管炎の所見が得られなかった場合も同様である．生検の所見が非特異的であった場合，「矛盾しない」という病理診断が返却されるが，これは診断へのお墨付きではないことに注意を要する．

## c | 病理診断の実例

　最後に，病理診断が重要になる2つの疾患の組織像を紹介する．

### 1）IgG4関連疾患

　IgG4関連疾患は，リンパ球，形質細胞の浸潤と線維化，多数のIgG4陽性細胞の浸潤，花筵状線維化（図1a），閉塞性静脈炎（図1b）などを特徴とする．好中球浸潤や壊死，肉芽組

27

Ⅱ．治療につながる診断力

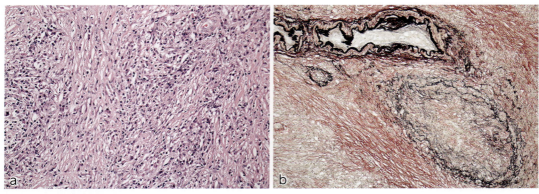

図1　IgG4関連疾患の組織所見
a：花筵状線維化，b：閉塞性静脈炎（EVG染色）

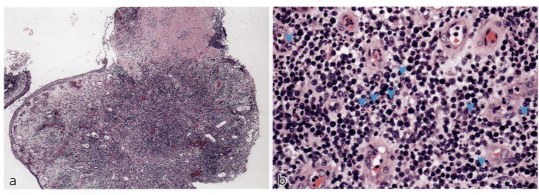

図2　GPAの組織所見
a：上方に壊死があり，下方にびまん性の炎症細胞浸潤がみられる．
b：炎症細胞浸潤は形質細胞が豊富で，一見IgG4関連疾患を思わせるが，内部に好中球（一部を矢印で示す）が散見される点は典型的でない．

織や肉芽腫の形成はIgG4関連疾患ではみられない．生検標本では必ずしも典型的な所見は得られず，診断が難しいこともよく経験される．

### 2）血管炎

　血管炎は，疾患により筋性血管，毛細血管など，炎症のターゲットが異なる．生検では血管炎の像が得られないこともあり，すでに述べたHE標本の追加作製は検討に値する．また，血管炎の周囲には高度の炎症細胞浸潤がびまん性に認められ，さらにIgG4陽性細胞が多いこともあり，生検でこのような部分だけが採取されるとIgG4関連疾患との鑑別に苦慮する（図2）．筆者はIgG4関連疾患と血管炎が鑑別にあがるケースで，好中球浸潤を丁寧に探し，もし見つかれば血管炎の可能性を考慮することにしている．

03｜膠原病の検査法と評価法

## 03-3　遺伝学的検査（遺伝性自己炎症性疾患を中心に）

　自己炎症性疾患は症状が多彩であり，その診断はかならずしも容易ではない．近年，これらの疾患に対して分子標的治療を含めた治療法が開発されているが，適切な治療介入を行うには臨床診断が必要である．これら遺伝性自己炎症性疾患の臨床診断の補助として遺伝子診断が可能である．本項では遺伝性自己炎症性疾患の遺伝子診断について解説する．

### a｜自己炎症性疾患とは

　遺伝性自己炎症性疾患は，臨床的には発熱，関節炎・皮疹，漿膜炎，難聴など多彩な症状，臓器障害を呈する希少な炎症性疾患である[1]．自己炎症性疾患では自然免疫系の異常が推定されており，原因遺伝子としては自然免疫系のなかでも病原体関連物質受容体であるパターン認識受容体およびその関連分子の遺伝子異常が多く報告されている[2]．本邦の自己炎症性疾患の問題点を解決するために2012年度（平成24年度）より厚生省難治性疾患克服研究事業として「自己炎症疾患とその類縁疾患に対する診療基盤の確立」研究班により診療基盤の確立が図られてきた．

### b｜自己炎症性疾患の遺伝子検査の保険収載

　自己炎症性疾患の診療は，診断に遺伝子検査が必要で，その希少性により専門医および主治医からなる患者診療システムの構築が重要である．これまで遺伝性自己炎症性疾患の遺伝子検査はダイレクトシークエンスなどが研究室レベルで行われていたが，大量に塩基配列を決定できる次世代シークエンサーを用いることで大きく変貌した．これらの方法を用いることで，コストの低減のみならず一定の精度で大量に塩基配列を決定できるようになった[3]．本邦では2016年に，クリオピリン関連周期熱症候群，メバロン酸キナーゼ欠損症，化膿性関節炎・壊疽性膿皮症・痤瘡（PAPA）症候群の3疾患の遺伝子検査が保険収載され，2018年には複数の遺伝性自己炎症性疾患の処理がきわめて複雑なパネル検査として保険収載された（保険点数8,000点，表4）これらの遺伝子検査の導入は，前述の自己炎症性疾患とその類縁疾患の全国診療体制整備，重症度分類，診療ガイドライン確立に関する研究班[4]，ならびに日本免疫不全・自己炎症学会（JSIAD）の研究事業の成果によるところが大きい．

### c｜遺伝子解析の実際

　検査実施の手順としては，遺伝子検査を希望する主治医がJSIAD連携施設に症例を紹介し，JSIAD連携施設から検体（全血EDTA採血）がかずさDNA研究所に送付される（遺伝子検査実施の施設基準の要件を満たす医療機関からも可）．かずさDNA研究所では，血液から回収したゲノムDNAから該当する検査対象遺伝子の蛋白質コード領域エクソンとそのイントロン境界について次世代シークエンサーで遺伝子配列決定を行い[5]，検査対象遺伝子の蛋白質コード領域における低出現頻度の塩基配列変化の有無が報告される．

　JSIAD連携施設とかずさDNA研究所とは遺伝子検査提携の契約がなされており，保険請求は検体を提出したJSIAD連携施設からなされる（図3）．遺伝子診断が可能な専門施設はJSIADホームページ内に掲載されているので参照されたい．遺伝子診断に際しては被検者からインフォームドコンセントを得る必要があり，遺伝子診断の目的・方法および精度，とく

29

II．治療につながる診断力

**表4　自己炎症性疾患の遺伝子検査の例**

|  | 報告遺伝子 | 鑑別遺伝子 | 保険点数 |
|---|---|---|---|
| クリオピリン関連周期熱症候群 | NLRP3 | NLRC4, PLCG2, NLRP12 | 5,000 |
| 高IgD症候群 | MVK | MEFV, TNFRSF1A, TNFAIP3, NOD2 | 5,000 |
| TNF受容体関連周期性症候群 | TNFRSF1A | なし | 3,880 |
| PAPA（化膿性関節炎・壊疽性膿皮症・痤瘡）症候群 | PSTPIP1 | なし | 5,000 |
| 家族性地中海熱 | MEFV | なし | 3,880 |
| 遺伝性自己炎症性疾患（panel 1） | ADA2, NLRC4, TNFAIP3 | MEFV, TNFRSF1A, NLRP3, NLRP12, MVK, PLCG2, NOD2 | 8,000 |
| 遺伝性自己炎症性疾患（panel 2） | RNASEH2A, SAMHD1, RNASEH2B, RNASEH2C, TREX1, IFIH1, ADAR | STING1, PSMB8, PSMA3, PSMB4, PSMB9, POMP | 8,000 |

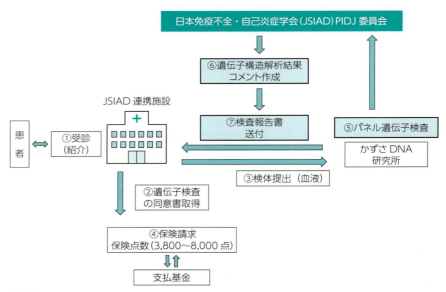

**図3　遺伝子検査の流れ**

に不可避な診断限界などについて正確な情報を説明する．遺伝子検査の同意取得に関しては，日本医学会「医療における遺伝学的検査・診断に関するガイドライン（2022年3月改訂）」に準じ，十分な説明後に書面により同意・了解（インフォームド・コンセント，インフォームド・アセント）などを確認し，各医療機関の遺伝子検査同意書によって同意取得を行う．

## d | 解析結果の報告

　遺伝性自己炎症性疾患の遺伝子検査の対象遺伝子は，**表4**に示すように対象となる疾患の原因遺伝子に加え（報告遺伝子），鑑別に必要な疾患の原因遺伝子（鑑別遺伝子）も報告される．国際的に用いられているヒトゲノムリファレンス配列との比較から，低出現頻度変異の有無を判定する．結果は蛋白質コード領域エクソンとその両端のスプライス部位領域を次世代シークエンサーで解析し，主に検出されたアレル頻度1%以下のまれなバリアントについて報告される．自己炎症性疾患の遺伝子検査の結果はJSIADの専門医による遺伝子解析結果の解釈・コメントが追加され，検体を提出したJSIAD連携施設に返送される．

　遺伝学的検査の結果は以下の3つに大別される．
①遺伝性自己炎症性疾患の原因となる遺伝子の病的バリアントが検出．
②発症リスクに関する意義が明らかになっていないvariant of unknown significance（VUS）が検出．
③解析した遺伝子において病的バリアント・VUSが検出されない．

　①は該当する遺伝性自己炎症性疾患の可能性が高い．②は病的意義が認められない良性（benign）のバリアントである場合は通常報告されないが，浸透率は低いものの発症との関連が示唆されている一部のバリアントもある．この場合，③の病的バリアント・VUSが検出されない症例と合わせて，家族歴，臨床症状を考慮して最終的に臨床診断，あるいは継続的なフォローが推奨される．また，VUSの場合もその解釈は将来修正される可能性があることに留意する必要がある．

　遺伝性自己炎症性疾患の遺伝子検査は厚労省の難病研究班が中心になって構築された．病原性変異の同定成功率はほかの希少疾患と比べても高くなく，また実施した検査で病原性に確信のある遺伝子変異が見出されないこともある．この場合，被験者は遺伝的な発症原因をもたないという結論には必ずしもならず，臨床所見や追跡調査も踏まえたうえでの慎重な臨床診断が重要と思われる．

### 文　献

1) Canna SW, Goldbach-Mansky R：New monogenic autoinflammatory diseases：a clinical overview. Semin Immunopathol **37**：387-394, 2015
2) Manthiram K, et al：The monogenic autoinflammatory diseases define new pathways in human innate immunity and inflammation. Nat Immunol **18**：832-842, 2017
3) Schnappauf O, Aksentijevich I：Current and future advances in genetic testing in systemic autoinflammatory diseases. Rheumatology (Oxford) **58** (Suppl 6)：vi44-vi55, 2019
4) 西小森隆太：自己炎症性疾患とその類縁疾患の全国診療体制整備，移行医療体制の構築，診療ガイドライン確立に関する研究，難治性疾患政策研究事業，令和3年度総括・分担研究報告書，2022
5) Nakayama M, et al：Accurate clinical genetic testing for autoinflammatory diseases using the next-generation sequencing platform MiSeq. Biochem Biophys Rep **9**：146-152, 2016

## Ⅱ. 治療につながる診断力

# 04 膠原病の画像診断

## 04-1 単純X線，関節エコー，MRI

　リウマチ性疾患の診療において，画像は各疾患の診断・評価に役立つ強力なツールである．本項では，関節や関節周囲の病態の評価における，単純X線，関節エコー，磁気共鳴画像（MRI）の活用につき概説する．

### a｜単純X線

　単純X線によりリウマチ性疾患による関節の構造変化を検出することが可能である．一方，リウマチ性疾患の炎症を評価することは難しい．
　単純X線は安価で汎用性があり，多くの医療施設で実施可能であり，豊富なデータと臨床経験により確立された手段である．また，撮像方法のばらつきが比較的少ないため，他施設の画像であっても経時的な変化を比較的容易に評価できる．
　単純X線で描出される病態は以下のとおりである．

#### 1）関節変形

　単純X線では，偏位，脱臼，強直など，粗大な関節変形が描出される（図1～3）．末梢関節の変形は肉眼で確認することが可能であるが，単純X線により，客観的な変形の画像を残すことができ，後述の骨・軟骨病変と併せて経時的な変化を評価することが可能である．

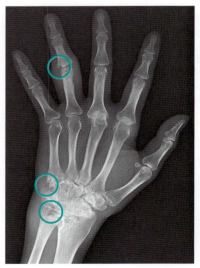

**図1　関節リウマチ（RA）の手の単純X線画像**
35歳女性，RA，左手．中指から小指の尺側偏位を認める．手関節（橈骨手根関節，手根間関節，手根中手関節），MCP関節，PIP関節の一部に関節裂隙狭小化を認め，手関節はほぼ強直をきたしている．明らかな骨びらんを複数箇所に認める（○で囲まれた部位）．MCP関節周囲に骨萎縮を認める．

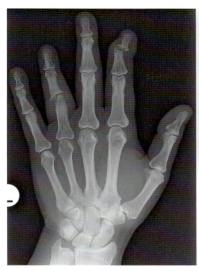
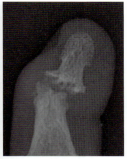

拡大像

**図2** 乾癬性関節炎の手の単純X線画像
60歳女性，乾癬性関節炎，左手．環指PIP関節にpencil-in-cup変形を認める．示指DIP関節にもpencil-in-cup様変化を認めるが，拡大像では周囲に淡い骨新生像を認める．

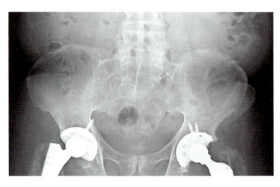

**図3** 強直性脊椎炎の仙腸関節の単純X線画像
68歳男性，強直性脊椎炎，両側人工股関節置換術後．仙腸関節は完全に強直している．

### 2）骨病変

単純X線により，骨びらん（bone erosion）（図1）および骨棘（osteophyte）/付着部棘（enthesophyte）に代表される骨表病変，関節周囲の骨萎縮（図1），軟骨下囊胞性病変などを評価できる．

骨びらん，骨棘，付着部棘は，それぞれ関節リウマチ（RA），変形性関節症（OA），脊椎関節炎（SpA）［乾癬性関節炎（PsA），強直性脊椎炎など］の特徴的な骨変化である．

### 3）軟骨病変

単純X線上，関節の硝子軟骨は関節の裂隙として描出され，関節裂隙狭小化により硝子軟骨の菲薄化を評価できる（図1）．

### 4）石灰化

単純X線ではカルシウム結晶の沈着（石灰化）が描出される．塩基性リン酸カルシウム（BCP）結晶やピロリン酸カルシウム（CPP）結晶の沈着などを評価可能であるが，痛風性関節炎の原因となる尿酸ナトリウム結晶は単純X線では描出されない．

Ⅱ．治療につながる診断力

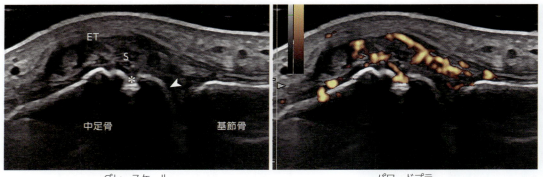

**図4　RAの手指の関節エコー画像**
52歳男性，RA．左第5趾MTP関節，背側面．グレースケールモード（Bモード）では，関節包内に低エコー領域として描出される滑膜肥厚（S）を認め，パワードプラモードでは，滑膜肥厚に一致する中等度の血流シグナルを認める．また，中足骨遠位部に骨びらん（＊印）を認め，中足骨頭の硝子軟骨は菲薄化している（矢頭）．
ET：伸筋腱．

## b 関節エコー

　筋骨格超音波検査（通称，関節エコー）では，皮下から骨表までの軟部組織と骨表の形態評価が可能である．また，ドプラモードにより組織の異常血流（新生血管・血管拡張）を検出し，炎症の評価が可能である．

　関節エコーは単純X線と比べて比較的最近進歩した画像診断であり，撮像が機器や術者の技量に依存する．一方で，関節エコーには放射線被曝がなく，また機器が比較的小さいため，診察室やベッドサイドでの実施が容易であるという利点がある．

　関節エコーで描出される病態は以下のとおりである．

### 1）滑膜炎

　関節エコーでは滑膜炎（synovitis）を評価できる．滑膜炎は炎症細胞浸潤を反映する低エコーの滑膜肥厚として描出され，しばしば無エコーの滑液貯留を伴う．また，炎症による新生血管や血管拡張は，滑膜肥厚に伴うドプラシグナルとして検出され，鋭敏な活動性指標となる（図4）．

　滑膜炎はRAの代表的炎症病態であるが，他の多くのリウマチ性疾患でもみられる．

### 2）腱鞘滑膜炎

　腱鞘滑膜炎（tenosynovitis）は腱鞘における滑膜組織である腱鞘滑膜の炎症である．腱鞘滑膜炎の病理は滑膜炎と同様であり，関節エコーでは腱鞘滑膜肥厚，腱鞘滑液貯留，ならびに腱鞘滑膜肥厚に伴うドプラシグナルとして描出される．

　腱鞘滑膜炎は，RA，SpA，全身性エリテマトーデス（SLE）など，多くの炎症性疾患でみられる病態である．

### 3）滑液包炎

　滑液包炎（bursitis）は関節周囲の滑膜組織である滑液包の炎症である．滑液包炎の病理は滑膜炎と同様であり，関節エコーでは滑膜肥厚，滑液貯留，ならびに滑膜肥厚に伴うドプラ

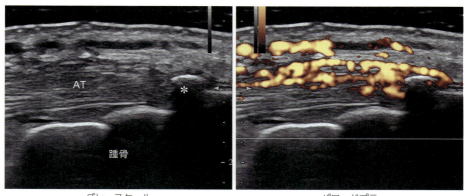

**図5** 強直性脊椎炎のアキレス腱付着部の関節エコー画像
61歳男性，強直性脊椎炎．グレースケールモード（Bモード）では，アキレス腱の輝度がやや低下，線維がやや不明瞭となり，踵骨アキレス腱付着部に付着部棘（＊印）を認める．パワードプラモードでは，踵骨アキレス腱付着部に高度の血流シグナルを認める．
AT：アキレス腱．

シグナルとして描出される．
　滑液包炎はリウマチ性多発筋痛症（PMR），RAなど多くの炎症性疾患でみられるが，外傷や感染が原因であることも多い．

### 4）付着部炎

　付着部炎（enthesitis）は腱や靱帯が骨に付着する部位に生じる炎症である．関節エコーでは腱・靱帯のエコー輝度の低下，肥厚，線維成分の不明瞭化，そして骨付着部近傍のドプラシグナルとして描出される．SpAの代表的病態である．

### 5）骨病変

　関節エコーでは骨びらん，骨棘，付着部棘など，骨表の病変を評価可能である（図5）．

### 6）軟骨病変

　関節エコーでは軟骨の菲薄化を評価することができる（図5）．

### 7）結晶沈着

　関節エコーでは尿酸ナトリウム結晶やCPP結晶などの結晶沈着が高エコー領域として描出される．

## C | MRI

　MRIでは軟部組織と海綿骨の形態評価が可能である．炎症組織は通常水分が豊富となるためT2強調画像で高信号となるが，関節周囲や骨は脂肪が豊富であるため，炎症の評価にはしばしば脂肪抑制画像が用いられる．さらに，造影剤を用いることにより組織の血流が描出され，より正確な炎症の評価が可能となる．
　MRIでは撮像条件の設定が重要であるが，さまざまな病態を評価することが可能である．

MRIで描出される病態は以下のとおりである.

### 1）滑膜炎，腱鞘滑膜炎，滑液包炎

MRI上滑膜組織の炎症は脂肪抑制T2強調画像で高信号領域として描出されるが，生理的あるいは機械的刺激による滑液貯留との鑑別のためには造影剤を用いる評価が望ましい.

### 2）付着部炎

MRIでは付着部炎は脂肪抑制T2強調画像の高信号領域，または造影効果として描出される.

### 3）骨病変

MRIで骨皮質は描出されないが，直下の海綿骨が高信号に描出されるため，骨びらんの評価が可能である.

MRIで描出される特有の骨内病変として，骨炎（osteitis）/骨髄浮腫（bone marrow edema）があげられる.骨炎は造影効果として描出され，骨髄浮腫は脂肪抑制T2強調画像の高信号領域として描出される.

末梢関節の骨炎/骨髄浮腫はRAにおいてしばしば認められ，仙腸関節・椎体の骨炎/骨髄浮腫はSpAにおいてしばしば認められる病変である.

### 4）軟骨病変

MRIで軟骨は低信号を示し，その菲薄化を評価することが可能である.

## d｜関節エコーとMRIの使い分け

関節エコーとMRIはともにリウマチ性疾患の炎症と構造破壊の両者を描出可能である.一方，それぞれ利点・欠点があり，検査目的，患者側の要因，ならびに施設・検者・評価者側の要因を考慮し，最適な方法を選択したい（**表1**）.

要約すると，超音波検査は安価でさまざまに融通がきくこと，MRIは骨病変，大関節に強く，より再現性が高いことが主な利点である.

## e｜診断・モニタリングにおける単純X線・関節エコー・MRIの役割

### 1）RA

#### a 診断における役割

単純X線所見はRAの診断に有用である.単純X線で描出される骨びらんはRAに特異的な所見であり，1987年に米国リウマチ学会（ACR）RA分類基準[1]，ならびに2010年にACR-EULAR RA分類基準[2]に組み入れられている.関節炎症状を有する患者で，単純X線所見で典型的な骨びらんを認めた場合，診断はRAである可能性が高い.しかし実臨床では，骨びらんだけではなく，より早期に出現しやすい関節周囲の骨萎縮ならびに関節裂隙狭小化も評価し，早期の「RAらしさ」を捉える補足材料としたい.

問診，診察，ならびに血液検査によりRAの診断が明らかであり，他の鑑別診断があがらない場合，関節エコーやMRIは必ずしも必須ではない.しかし，診断が明らかでない場合，関節エコーあるいはMRIによる滑膜炎，腱鞘滑膜炎，骨炎/骨髄浮腫，あるいは骨びらんの存在はRAの診断を示唆する所見である.とくに増殖性変化の強い滑膜炎，活動性の高い滑膜炎/腱鞘滑膜炎/骨炎（ドプラシグナル/造影効果），多発する滑膜炎/腱鞘滑膜炎/骨炎，あ

## 04 | 膠原病の画像診断

**表1　関節評価における関節エコーとMRIの比較**

| | 関節エコー | MRI | |
| --- | --- | --- | --- |
| | | 低磁場MRI | 高磁場MRI |
| 観察可能な関節 | ほぼすべて<br>（小関節に強い） | 小関節に限定 | ほぼすべて<br>（大関節に強い） |
| 一度に評価可能な関節部位 | 多数 | 近傍の複数関節 | |
| 撮像時の体勢 | 自由 | 比較的自由 | 限定される |
| 安静の必要性 | 撮像部位，撮像時のみ | 撮像部位のみ | 検査中安静が必要 |
| 体内金属による制限 | なし | ほぼなし | あり |
| 閉所恐怖症による制限 | なし | なし | あり |
| 造影剤の必要性 | 不要 | 使用せず | 使用が望ましい |
| 骨病変の描出 | 骨表のみ | 海綿骨まで描出可 | |
| 動的評価 | 可能 | 不可 | |
| 問診をとりながらの撮像 | 可能 | 可能 | 不可 |
| 直視下での穿刺/注射 | 可能 | 不可 | |
| 撮像者による画像の違い | あり | 比較的少ない | |
| 読影者による評価の違い | あり | 比較的少ない | |
| 費　用 | 比較的安価 | 比較的高価 | 高価 |
| 機器の関節以外への使用 | 多疾患へ使用可能 | 限定される | 多疾患へ使用可能 |
| 機器の設置場所 | 自由（移動可能） | 比較的自由 | 特殊な環境を要する |

るいは活動性滑膜炎に隣接する骨びらんの存在は，RAの診断を強く支持する.

### b　モニタリングにおける役割

　単純X線はRAの関節破壊のモニタリングに有用である．疾患活動性を極力抑え続けるよう治療をしつつ，単純X線の評価により関節破壊の進行が止まっていることを確認し続けるべきである．その評価は画像の比較によりなされるため，初診時の撮像（診断が明らかな場合でも），定期的な撮像（症状が落ち着いている場合でも）が重要である．撮像部位は罹患関節＋両手両足趾，撮像頻度は1年に1回が目安である．両手両足趾はSharpスコアで評価される関節部位であり，骨びらん・関節裂隙狭小化の変化を確認しやすい部位である.

　RAのモニタリングにおいて，関節エコー・MRIを通常の臨床評価に加えることにより診療アウトカムが向上するエビデンスは確立していない．実際に，明らかに炎症が強い時期に関節エコー・MRIを実施する意義は低いと考えられる．しかし，残存炎症が明らかでない場合，長期的な関節破壊進行を予防し，かつ不要な治療強化を避けるためには，関節エコー・MRIによる確認が重要と考えられる.

### 2）SpA

### a　診断における役割

　単純X線はSpAの診断に有用である．体軸性SpA（axSpA）が疑われる場合，仙腸関節・脊椎の単純X線は必須であり，強い骨変化を認める場合，それだけでaxSpAの診断となりうる[3]（図3）．また，付着部の付着部棘，末梢関節の特徴的な骨変化（図2）はSpA診断を支持する所見である[4,5].

　HLA-B27の頻度が低い本邦においては，臨床上疑ってもSpAらしさが十分でないことが

37

Ⅱ．治療につながる診断力

多い．積極的な関節エコーやMRIの使用により他覚的な炎症や早期の骨変化を捉え，より正確なSpA診断を心がけたい．

### ▌b モニタリングにおける役割

単純X線はSpAの関節破壊のモニタリングに有用である．RAと同様に初診時の撮像，定期的な撮像が重要である．撮像部位は罹患関節＋仙腸関節，撮像頻度は1年に1回が目安である．

SpAのモニタリングにおける関節エコー・MRIの役割はまだ不明な点が多い．しかし，RAと同様に残存炎症が明らかでない場合は，関節エコー・MRI画像も参考所見として活用したい．

他の検査と同様，画像も単独で解釈され，臨床診断に用いられるべきではない．問診，診察所見，他の検査所見，それらの経時的な推移と合わせ，より正確な臨床判断を心がけたい．

### 文　献

1) Arnett FC, et al：The American Rheumatism Association 1987 revised criteria for the classification of rheumatoid arthritis. Arthritis Rheum **31**：315-324, 1988
2) Aletaha D, et al：2010 rheumatoid arthritis classification criteria：an American College of Rheumatology/European League Against Rheumatism collaborative initiative. Ann Rheum Dis **69**：1580-1588, 2010
3) Rudwaleit M, et al：The development of Assessment of SpondyloArthritis International Society classification criteria for axial spondyloarthritis (part I)：classification of paper patients by expert opinion including uncertainty appraisal. Ann Rheum Dis **68**：770-776, 2009
4) Rudwaleit M, et al：The Assessment of SpondyloArthritis International Society classification criteria for peripheral spondyloarthritis and for spondyloarthritis in general. Ann Rheum Dis **70**：25-31, 2011
5) Taylor W, et al：Classification criteria for psoriatic arthritis：development of new criteria from a large international study. Arthritis Rheum **54**：2665-2673, 2006

## 04-2　CT（間質性肺疾患を中心に）

膠原病にはしばしば間質性肺疾患が合併する（CTD-ILD）．とくにRA，SSc，PM/DM，SjSにおいて多い．CTD-ILDは，感染の母地となり，また進展して呼吸障害を起こし，生命予後に重大な影響を与えうる．また，CTD治療に用いられる薬剤と関連して急性増悪を起こし生命を脅かすことがありうるので，薬剤を選択する際に考慮すべき因子としても重要である．CTD-ILDの評価にはHRCTが，検出，進展度の評価，予後の予測，治療経過の観察などにおいて，呼吸機能検査と並んで重要な役割を果たす[1]．本項では，ILDの正確な診断・評価が生命予後に直結するRA，SSc，PM/DMの3疾患について，その画像上の特色について記述する．

## a ｜ パターン分類

HRCTでのCTD-ILDの分類は，特発性間質性肺炎の分類が準用され，病理所見との対応を意識して，通常型間質性肺炎（UIP），特発性非特異性間質性肺炎（NSIP），器質化肺炎（COP）パターンなどに分けられている[1,2]．

- ●**UIPパターン**：①下肺野優位，胸膜に沿った分布，②径3～10mmの嚢胞の集合があり，通常2層ないしそれ以上連なってみられる［蜂窩肺（honey-comb）］．③そのほか正常部を介して不均等に広がる網状影，すりガラス影（GGO）を特徴とする．

04 | 膠原病の画像診断

- ●NSIPパターン：①気管支に沿って扇状に分布する均等な網状影，GGO，②胸膜からやや離れた線状～帯状影を呈することもある．
- ●OPパターン：気管支沿いにコンソリデーションやその周囲のGGO.

しかし，画像パターンと病理組織学的パターンとは必ずしも対応するわけではない．たとえば，強皮症においては網状影が主体であるが，病理学的にはNSIPである．また，PM/DMのILDのうち抗MDA5抗体陽性の一群においては画像と病理の乖離が大きく一致率は低いとされる[3].

## b | 関節リウマチ（RA）

RA-ILDにおいては，UIPパターンが最も多いとされるが，NSIPパターンが多いとの説もあり，意見の一致をみない．末梢側に多発嚢胞がある場合，従来，簡単にUIPパターンとされる傾向があったが，本来のUIPパターンの定義に合致しない複雑な所見を呈することも多い．実際，RA-ILDにおいては一見蜂窩肺様にみえても，大きさが10mmを超える嚢胞が多発し，嚢胞と嚢胞の間に正常肺やコンソリデーションを介在させ，また網状影でも胸膜との間が一定距離空く（subpleural sparing）ことも多い．UIPのように不均一ではなく気管支に沿った分布もしばしばみられる[2].これらが，読影者によりパターン分類が一致しない原因である．

### 1）RA-ILDにみられる嚢胞（蜂窩肺様所見）の成立機序

従来，RA-ILDの成立に炎症が関与していることについては多くの研究を通して広範な意見の一致がある．しかし，実際にどのようなプロセスで嚢胞が形成されるかについてはまとまった研究は乏しかった．Takemuraは，VATSで得られた肺標本数例の病理学的検討から，嚢胞は末梢（多く小葉内）の細気管支およびその周囲肺が炎症性に破壊された結果，細気管支拡張として生成されると報告している[4].

図6,7に症例を示す．多くのRA-ILDの画像所見を検討していくと，UIPパターンの要件を満たさず，むしろ末梢気道の炎症性破壊，拡張を想定したほうが説明可能な例が多い[5].このような嚢疱形成の特殊型として，時に図8のような薄壁嚢胞の密集という形がみられることがある（本例は非喫煙者）．嚢疱は大小さまざまで形状も不整であり，蜂窩肺の定義に合致しない．なお，このような薄壁嚢疱のみからなるRA-ILDは通常落ち着いた経過をとり，予後は不良ではない．

### 2）分布様式

RA-ILDの網状影はしばしば気管支に沿って扇状に配列し（このため読影者によってはこのような例はNSIPパターンに分類されうる）（図9a），また胸膜との間に一定の（数mm～10mm）距離を置いている（subpleural sparing）（図9b）.

### 3）進行例

RA-ILDの多くは厳密にいえばUIPパターンではない例が多い[5].病理学的検討により，気道炎症の関与が指摘されつつあるが[4]，これは元来，RA-ILDは炎症性の成り立ちというコンセプトに合致するものである．

図10に進行したRA-ILDを示す．普通はUIPパターンと判定されうるが，丁寧にみるとその分布は気管支中心性であり（NSIPパターン），内部に嚢胞と拡張した気管支との連続性がみられ，成り立ちに気道炎症の関与を強く疑わせる．

Ⅱ．治療につながる診断力

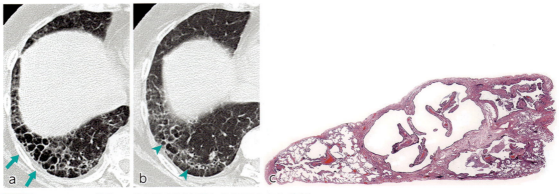

**図6 RA-ILDの囊胞の成立機序が病理から解明された症例**

a, b：肺底部のスライスでは多数の囊胞が集簇し，あたかもUIPパターンのようにみえるが（a：矢印），そのやや頭側では，胸膜から少し離れたところに（subpleural sparing）帯状の陰影があり（b：矢頭），そのなかに大小の気腔（末梢の気管支）が開大しており，大きいものは囊胞となっている．
　　a, bは一連のものであり，したがってこれはUIPパターンとはいえない．むしろ囊胞は開大した末梢気道であることをうかがわせる
c：同部位の外科的肺生検（VATS）標本の病理像．大きい囊胞があり，大きさはほとんど1小葉を占めている．その囊胞壁および囊胞内に気管支構造の残存が認められ，この囊胞が末梢気道の炎症性の破壊によって生じたものであることを示している．CT上，囊胞が胸膜からやや離れていることもこの病理像から了解される．

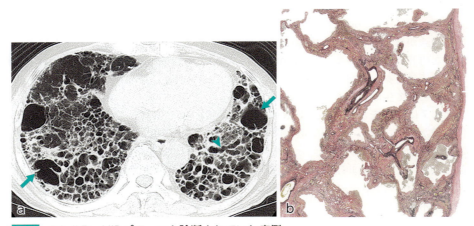

**図7 RA-ILD，UIPパターンと診断されていた症例**

a：CT所見．両下葉に多数の囊胞がみられる．その数は非常に多い（exuberant honeycomb-like cyst formation）．囊胞のなかには小葉を超える大きさのものもある（矢印）．囊胞の壁は厚く，残存肺はすりガラス状で，強い炎症の存在を示唆する．これらに連続する形で蛇腹状に拡張した分岐した気管支がみられる（矢頭）．これらは典型的なUIPパターンとはいえない．
b：剖検肺の病理所見．囊胞にみえたものはすべて拡張した気管支，細気管支であった．

## C｜全身性強皮症（SSc）

　全身性強皮症（SSc）は高率（70〜80％）にILDを合併する．進行は緩徐であるが，しばしば制御困難であり，その場合は予後不良である．抗体別にはScl-70抗体陽性患者に多い．その画像は両下葉優位にすりガラス影，網状影，その内部には牽引性気管支拡張がみられ，下葉の容積減少を伴う（図11）．最近は蜂窩肺形成に至ることは少ない[2]．

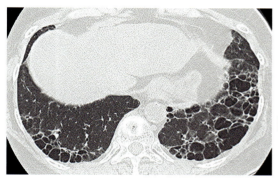

**図8　RA-ILDの特殊型**
薄壁囊胞が多発し，胸膜沿いに分布しているが，UIPパターンではではない．囊胞は末梢気道の炎症性破壊によって生じたものである．非喫煙者．

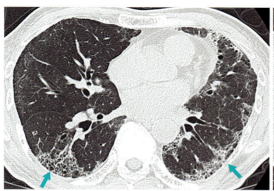 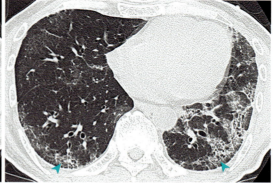

**図9　RA-ILD**
網状影が多発しているが，その分布は気管支に沿って扇状であり (a：矢印) (NSIPパターン)，胸膜から少し離れている (b：矢頭) (subpleural sparing)．

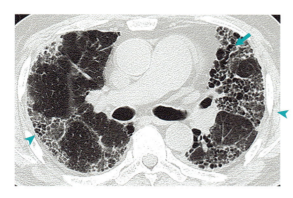

**図10　RA-ILDの進行例**
通常UIPパターンに分類されるが，その分布は気管支に沿って中枢にまで及んでおり（矢頭），これはNSIPパターンともいえる．また蜂窩肺様の構造のなかに拡張した気管支もみられ（矢印），両者は連続しており，その成立には気道炎症が関与していることが推定される．

## d | 多発性筋炎／皮膚筋炎（PM/DM）

　PM/DMのILDについては，近年展開が目覚ましい．各種筋炎特異的自己抗体が測定可能となり，それらがILDの合併頻度，パターン，進行性などを規定することがわかってきた．抗体として抗アミノアシル合成酵素tRNA抗体（抗ARS抗体），抗MDA5抗体などがある．

Ⅱ．治療につながる診断力

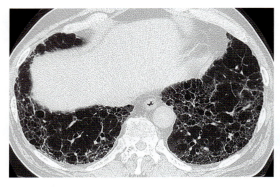

**図11　強皮症のILD（典型例）**
気管支周囲性に分布する網状影，すりガラス影，牽引性気管支拡張がみられる．

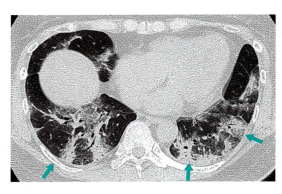

**図12　急速に進行したPM/DM（抗ARS抗体陽性）のILD**
気管支に沿って分布する肺炎様のコンソリデーションであり，NSIP＋OPパターンである（矢印）．

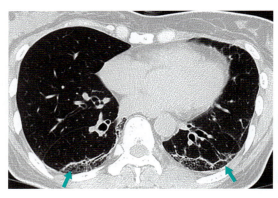

**図13　PM/DMの慢性ILD**
両下葉背側に胸膜から少し離れて弓状に広がる陰影（胸膜下線状影）があり（矢印），この線と胸膜との間に網状影がある．両下葉は容積が著明に減少している．これらの所見は，RAも含めて膠原病ILD全般にみられるパターンの一つである．

　抗ARS抗体陽性の急性経過例では，CT所見は両側下肺野に気道に沿って展開するコンソリデーション〜すりガラス影がみられる（NSIPパターン）（図12）ことが多い．治療反応性は比較的良好であるが，再発が多い．
　慢性経過例では，両下葉肺底部に，胸膜から少し離れて線状〜帯状影を呈し，その周囲に網状影がみられることもある．両側下葉には著明な容積縮小がみられる（図13）．なお，これらの所見は，RAも含めて膠原病ILD全般にみられるパターンの一つである．
　抗MDA5抗体陽性では，急速に進行し重篤な呼吸不全を呈する例が多い．下肺野優位に多発性のコンソリデーションやその周囲のGGOを認め，OPパターン，またびまん性肺胞傷害パターンをとる．予後はしばしば不良である[2,3]．

## 文 献

1) Palmucci S, et al：Clinical and radiological features of lung disorders related to connective-tissue diseases：a pictorial essay. Insights Imaging **13**：108, 2022
2) 杉浦弘明ほか：膠原病肺. 胸部のCT, 第4版, 村田喜代史ほか（編）, MEDSi, p496-532, 2018
3) Chen X, et al：Clinical, radiological and pathological features of anti-MDA5 antibody-associated interstitial lung disease. RMD Open **9**：e003150, 2023
4) Takemura T：Pathology of interstitial lung disease in patients with rheumatoid arthritis. Lung Diseases Associated with Rheumatoid Arthritis, Gono T, et al (eds), Springer, p91-116, 2018
5) 徳田　均：関節リウマチの間質性肺炎. リウマチ科 **65**：51-60, 2021

## 04-3　PET，シンチグラフィ

　近年，膠原病診療，とくに全身の炎症性疾患における［$^{18}$F］-fluorodeoxyglucose（FDG）-ポジトロン断層撮影（PET）の有用性が多く報告されている[1]．本邦では2018年に大型血管炎の診断が確定している患者において，「ほかの検査で病変の局在または活動性の判断のつかない患者に使用する」ことで適用拡大となった．本項では膠原病診療において用いられるPET・シンチグラフィの現状の有用性について概説する[1]．

### a ｜ PET-CT

　本項では高安動脈炎（TAK）および巨細胞性動脈炎（GCA）を中心に概説する．2018年にEULARは，大型血管炎の画像検査の有用性についてのリコメンデーションを出した[2]．それによると，頭蓋内病変に対してはCTやPETは推奨されないが，頭蓋外病変に対しては壁の炎症や狭窄を検討するのに超音波，PET，MRが推奨されている．2022年のACR/EULARのGCAの新分類基準[3]では，large-vesselの全身症状とともに，側頭部の超音波所見に加えて，PETによる大動脈全体の活動性評価が組み込まれている．一方で，TAKの新分類基準[4]ではPET検査は項目に含まれていない．PETで所見を認めないからといって血管炎を否定することはできない．逆に，動脈硬化性病変[5]，感染性大動脈瘤，Behçet病（BD）の動脈病変[1]などでもPETで陽性になるため，注意が必要である．

　大型血管炎を検討したDCVASコホートではGCA，TAKで多様な血管病変の罹患パターンが報告されている[6]．大型血管炎では，進行すると狭窄や閉塞などをきたし，重篤な虚血性病変をもたらすため，診断とともに早期からPETを用いて罹患動脈を評価することは重要である．

　大型血管炎の疾患活動性としてCRPや赤沈が有用であるが，CRPや赤沈を真に血管炎の活動性指標としてよいかは異論がある．**図14**の自験例[7]では治療経過中，CRPが陰性化して1.5ヵ月後のPETで血管病変へのFDGの集積は低下していた（**図14b**）にもかかわらず，その後すぐに発熱，CRPの上昇を認め，再燃した．FDGの集積は長期にわたり残存しうることも報告されている[5]．今後，PETを大型血管炎の活動性評価にどのように利用するのが妥当か，検討が必要である．

　PETは大型血管炎のほかにサルコイドーシス，IgG4関連疾患，多発血管炎性肉芽腫症（GPA）[1]などの疾患の病変範囲や活動性評価にも有用で，膠原病科がしばしば立ち会う不明熱診療においても有用な検査の一つである．PETは陽性所見のみでは確定診断を行うことはできず，病変の局在診断または活動性の評価目的での使用に留まる．

Ⅱ．治療につながる診断力

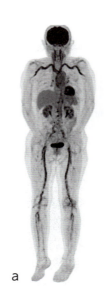
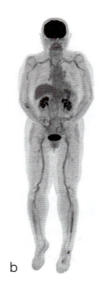

**図14** GCA例のPET所見（79歳女性）
a：診断時，広範囲の動脈にFDGの集積を認める．両側頭部にも軽度FDGの集積を認める．
b：CRP陰性化後1.5ヵ月後の所見．各動脈の集積は前回より大幅に低下しているが残存．

## b シンチグラフィ

膠原病領域においてはさまざまなシンチグラフィが用いられる．使用に際しては，保険適用に留意が必要である．

### 1）ガリウムシンチグラフィ

膠原病の保険適用はないが，サルコイドーシス，間質性肺炎，関節炎などの炎症性疾患の活動性評価に用いられる．不明熱や感染症の病巣検索，リンパ腫疑いなどの際に用いられることもある．

### 2）骨シンチグラフィ

SpAの脊椎病変，仙腸関節や股関節などの深部関節の炎症評価に用いられる．図15に四肢に広範な乾癬を伴い頸胸腰椎病変をきたしたPsA自験例のX線，CT，骨シンチグラフィを示す．

### 3）その他

- **蛋白漏出シンチグラフィ**：SLEなどでみられる蛋白漏出性胃腸症の補助診断に用いられる．
- **肺血流シンチグラフィ**：肺塞栓症や肺高血圧症（PH）の成因検索の際，慢性血栓塞栓性肺高血圧（CTEPH）の鑑別に用いられる．
- **唾液腺シンチグラフィ**：厚生労働省研究班のSjögren症候群（SjS）の改訂診断基準の検査の一つにあげられている．
- **脳SPECT**：MRIやCTでは捉えられない早期の脳血流障害の検出や神経症状の責任病巣の検出，脳の機能評価などに有用とされる．SLE，BDなどで精神神経病変を検索する際に用いられる．

画像検査の進歩は著しい．PETの有用性については周知の事実であり，今後さらに普及していくことが予想されるが，撮像可能な施設が限定されることや保険適用下でも高額な検査

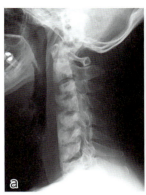
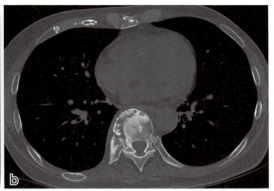
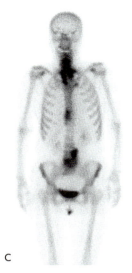

**図15** PsAの画像所見（59歳女性）
a, b：頸部X線および胸部CT．椎体右側に広範な骨増殖像を認める．
c：骨シンチグラフィ．骨病変に一致して強い集積を認める．

であることなどの短所もある．PET，シンチグラフィはそのモダリティの特性を活かし，膠原病診療に用いられることが望まれる．

#### 文　献

1) Subesinghe M, et al：2-deoxy-2[18F]fluoro-D-glucose positron emission tomography-computed tomography in rheumatological diseases. Rheumatology (Oxford) **61**：1769-1782, 2022
2) Dejaco C, et al：EULAR recommendations for the use of imaging in large vessel vasculitis in clinical practice. Ann Rheum Dis **77**：636-643, 2018
3) Ponte C, et al：2022 American College of Rheumatology/EULAR classification criteria for giant cell arteritis. Ann Rheum Dis **81**：1647-1653, 2022
4) Grayson PC, et al：2022 American College of Rheumatology/EULAR classification criteria for Takayasu arteritis. Ann Rheum Dis **81**：1654-1660, 2022
5) Quinn KA, et al：Use of 18F-fluorodeoxyglucose positron emission tomography to monitor tocilizumab effect on vascular inflammation in giant cell arteritis. Rheumatology (Oxford) **60**：4384-4389, 2021
6) Gribbons KB, et al：Patterns of arterial disease in Takayasu arteritis and giant cell arteritis. Arthritis Care Res (Hoboken) **72**：1615-1624, 2020
7) Aonuma K, et al：Pneumatosis intestinalis developed in a patient with giant cell arteritis while in a clinically sustained remission phase. Intern Med **61**：2067-2072, 2022

## 04-4　心エコー

　近年，膠原病の診断・治療の進歩は著しく，免疫抑制薬や生物学的製剤，分子標的治療薬の開発，適応拡大により，その機能および生命予後は改善してきている．一方，PHに代表される心血管病変の合併は，依然として膠原病の予後に関わる因子として診療上重要なポイントとされている．心血管病変の検出，評価には非侵襲的な心エコー図検査が重要な役割

Ⅱ．治療につながる診断力

**表2　膠原病に代表的な心血管病変と心エコーでみるポイント**

| | 合併しやすい膠原病 | 心エコーでみるポイント |
|---|---|---|
| 肺高血圧 | MCTD，SLE，SSc，RA，SjSなど | 推定肺動脈圧，推定肺血管抵抗，右室流出路血流波形，右室拡大，右室機能障害（TAPSE，右室ストレイン），三尖弁逆流，下大静脈径 |
| 急性心外膜炎 | SLE，RA | 心嚢液，右室の虚脱，心室流入波形の呼吸性変動，下大静脈径 |
| 無菌心内膜炎（Libman-Sacks心内膜炎） | SLE | 弁や心内構造物に付着する疣腫，新規弁膜症 |
| 心筋炎/心筋障害 | SLE，RA，（EGPA） | 心腔拡大/心筋肥大，左室/右室機能障害，心室内血栓 |
| 冠動脈病変 | SSc，RAなど | 局所壁運動異常 |
| 弁膜症 | MCTD，PM/DM | 弁機能異常（逆流/狭窄） |

EGPA：好酸球性多発血管炎性肉芽腫症，MCTD：混合性結合組織病，PM/DM：多発性筋炎/皮膚筋炎，RA：関節リウマチ，SLE：全身性エリテマトーデス，SSc：全身性強皮症，TAPSE：三尖弁輪収縮期移動速度
[小坂橋俊美：心エコー **23**：26-34，2022，Shirai Y, et al：Rherumatology 51：1846-1854, 2012をもとに作成]

を担い，必要に応じて心臓カテーテル検査や心筋生検などより侵襲的な検査へ橋渡しをする．本項では心エコー図検査の膠原病診療における役割を概説し，膠原病において注目すべきポイント，PHの診療で期待される心エコーの役割について述べる．

## a｜膠原病診療における心エコー図検査の役割

　膠原病診療における心エコーの役割は大きく，膠原病に合併する心血管病変の検出・評価・モニタリング，血行動態の評価，治療効果の判定に分けられる．膠原病に合併する心血管病変は疾患ごとに種類や頻度，重要性が異なるため，どの疾患にどの心血管病変が合併しやすいかを把握しておく必要がある[1]．また，膠原病で使用される薬剤のなかには心筋障害をきたすものもあるため，上記に加え治療前後での心機能障害の有無を評価することも重要である．

## b｜多岐にわたる膠原病の心血管病変

　膠原病に合併する心血管病変の代表格はPHであるが，それ以外の心血管病変も予後や病勢に関わる．表2に合併しやすい心血管病変と診断・診療のために心エコーでみるべきポイントを示す．とくに心外膜炎・心筋炎は急速に出現・進行し，予後に直結する可能性があるため，初期の異常を見逃さないこととモニタリングが重要となる[1]．心エコーはPHのスクリーニングだけでなく，他の心疾患の確認・評価を行ううえでゲートキーパーとして重要な役割を果たす．

## c｜膠原病におけるPHとその診断

　膠原病による肺高血圧は，肺血管リモデリングを原因とするPH分類の第1群，肺動脈性肺高血圧（結合組織病関連肺動脈性肺高血圧：CTD-PAH）に分類される．PAH合併頻度の最も高い膠原病は混合性結合組織病（MCTD）で，次いでSLE，SScと報告されているが，他の膠原病でも合併しうる．PAHを合併した膠原病は予後不良であり，早期の診断，治療介入が望まれる[2]．日常診療においては確定診断に必要な右心カテーテル検査を行うタイミ

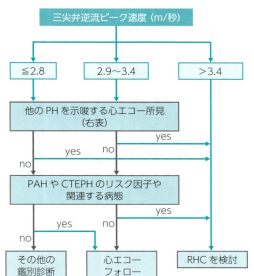

**図16** PH診療の流れ
［日本循環器学会ほか：肺高血圧症治療ガイドライン（2017年改訂版），Eur Heart J **43**：3618-3731, 2022をもとに作成］

ングを見極めることが重要である．また，PH分類の第Ⅱ群（左心性心疾患に伴うPH），第Ⅲ群（肺疾患および/または低酸素血症に伴うPH），第Ⅳ群（CTEPH）を合併することがあるため，注意深い評価が求められる．

　本邦におけるPHの診断基準は，2023年7月現在，安静時右心カテーテル検査（RHC）での平均肺動脈圧（mPAP）が25mmHg以上と定義され，スクリーニングで用いられる心エコー指標は原因にかかわらず上記基準を満たす可能性があるPH疑いの患者を効率よく拾い上げることを目的とする．心エコーによる肺高血圧の評価は三尖弁逆流ピーク血流速度（TRV）に基づき行われ，それにPHを示唆するその他の心エコー所見，患者の疾患背景を加えて，方針を決定する（図16, 17）．

　心エコーではTRVを用いた簡易Bernoulli式や下大静脈径や呼吸性変動を用いて以下の式により推定収縮期肺動脈圧（sPAP）を算出することが可能であるが，各推定法のエラーの問題を小さくするためにスクリーニングではTRVを用いている．

　　sPAP＝4×TRV$^2$＋（下大静脈から推定した右房圧）

　TRVが3.4m/秒を超えていれば，肺高血圧が強く疑われRHCを行うことが推奨される．2.9〜3.4m/秒の症例は左室の圧排像などのその他の心エコー所見を組み合わせて肺高血圧の可能性を吟味，方針を決定する．2.8m/秒以下の場合は，さらにPAHや慢性肺血栓塞栓症のリスクや関連する病態を考慮しRHCを行うべきかを判断する[3,4]．

## d｜肺高血圧診断基準の改定[4]

　2022年に発表された欧州心臓病学会・呼吸器学会のガイドラインでは，PHの診断基準がmPAPは25mmHgから20mmHg，肺血管抵抗は3WUから2WUに引き下げられた．さらに負荷前後の肺動脈圧と心拍出量（CO）の変化の比（mPAP/CO slope）により定義される運動負荷誘発性肺高血圧が血行動態分類に加わった．近年のPAH診療の進歩と知見により，

Ⅱ．治療につながる診断力

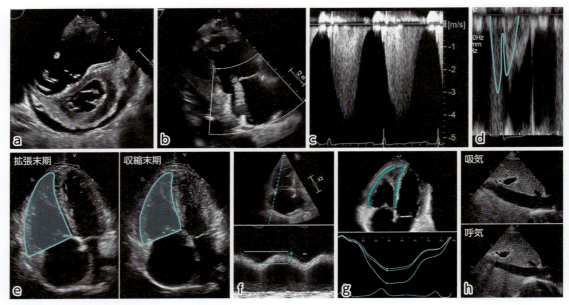

**図17** PH評価における心エコー図指標
a：左室のD-shape
b：三尖弁逆流
c：三尖弁逆流のピーク血流速度
d：二峰性右室流出路波形
e：右室面積変化率（FAC）
f：三尖弁輪収縮期移動速度（TAPSE）
g：右室ストレイン
h：下大静脈径

　早期の診断・治療の重要性が再認識されたことを受けた診断基準の改定と考えられる．同ガイドラインでは，過去のデータを踏まえての判断で心エコー指標の基準変更は行われていないが，「三尖弁輪収縮期移動速度（TAPSE）とsPAPの比（TAPSE/sPAP）」，「肺動脈径＞大動脈基部径」が加えられた．前者は肺動脈圧に対する右室機能の影響を加味した右室-肺動脈連関の指標として，後者は正常例では肺動脈径＜大動脈基部径となる症例がほとんどいないことから特異度の高い指標として導入された．本邦でも今後欧州ガイドラインにならい肺高血圧の診断が引き下げられる可能性がある．心エコー指標の基準には大きな変更はないが，従来の指標にTAPSE/sPAPや肺動脈径と大動脈基部の比を加えたより精度の高いスクリーニング，モニタリングが肺高血圧診療における心エコーの役割として期待される．

### 文　献

1) 小坂橋俊美：膠原病の心合併症を心エコーで診る．心エコー 23：26-34，2022
2) Shirai Y, et al：Clinical characteristics and survival of Japanese patients with connective tissue disease and pulmonary arterial hypertension：a single-centre cohort. Rherumatology 51：1846-1854, 2012
3) 日本循環器学会ほか：肺高血圧症治療ガイドライン（2017年改訂版）．https://www.j-circ.or.jp/cms/wp-content/uploads/2017/10/JCS2017_fukuda_h.pdf［アクセス年月日：2024年6月1日］
4) 2022 ESC/ERS Guidelines for the diagnosis and treatment of pulmonary hypertension. Eur Heart J 43：3618-3731, 2022

## 04-5 nailfold video capillaroscopy（爪郭部毛細血管ビデオ顕微鏡）

　膠原病診療において身体所見，血液検査，組織検査と並んで重要な役割を担っているのが画像診断である．たとえば，RAでは典型的なX線所見があればそれだけで分類可能となり，TAKでは造影CTなしでの診断はありえない．画像所見のなかでもX線やCT，腹部エコーなどの一般的に使用されるものから，関節エコーや本項で述べる爪郭部毛細血管ビデオ顕微鏡（nailfold video capillaroscopy：NVC）のように膠原病診療に特化したものまであり，とくに後者は専門性が高いため検査技師の教育が難しく，医師が直接行っている施設が多い．本項では，NVCに関して，強皮症を中心に概説する．

### a｜強皮症におけるNVC

　NVCは文字どおり爪郭部の毛細血管を直接透見する検査である．爪郭部は，爪上皮（いわゆる甘皮）のすぐ体側の部分を指し，解剖学的に真皮が非常に薄いため，毛細血管を直接観察することができる[1]．強皮症では爪郭部の毛細血管異常が認められることが知られ，強皮症の分類基準にも爪郭部の毛細血管異常が診断基準に含まれている[2]．

　健常人における爪郭部の毛細血管は「細く，まっすぐ伸びた毛細血管が数多く存在」する（図18a）．しかしながら強皮症では，毛細血管の太さ，方向，数のすべてにおいて変化が現れ，とくに毛細血管数の減少に加えて毛細血管の拡張（図18b）と毛細血管周囲の出血（図18c）が重要な所見と考えられている．これらの所見は倍率10倍程度のダーモスコピーでもある程度は代用可能であるが，毛細血管数や性状を正確に把握するにはNVCが必要となる．

　これまでの多くの知見から強皮症の診断におけるNVCの位置づけは確立しており，先述の分類基準においても，手指腫脹のみで皮膚硬化がなくても爪郭部の異常を確認することで強皮症の早期診断を行うことが可能となった．また，Raynaud現象の鑑別にもNVCは重要である．Raynaud現象は発作時には指が蒼白化し，数分後紫藍色となり，びまん性紅潮へ変化する．この色調の変化はそれぞれ小動脈の収縮，小静脈のうっ血，反応性の細小動脈の拡張を意味しており，基礎疾患のない原発性Raynaud現象ではNVC異常を認めることはない．そのためNVCは，Raynaud現象の存在や疾患特異的抗体の上昇など強皮症を疑った場合にはまず行うべき検査と考えられる．

　さらに重要な点は，NVCと臓器障害との関連である．NVCでは強皮症の血管障害を大ま

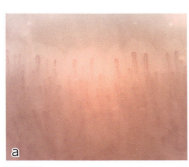 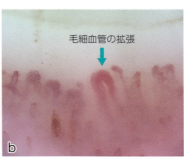 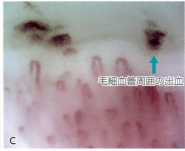

図18　NVCによる爪郭部毛細血管の透見（×200）

かな病期に分けることができ，その所見が進行すればするほどPAHやILDの合併が多くなる[3]．また，NVC異常は強皮症における免疫調整不全との関連[3]や線維化との関連[4]がみられており，強皮症の病態である「自己免疫」，「線維化」，「血管障害」の解明への応用にも期待される．

## b ┃ 他疾患における爪郭部毛細血管ビデオ顕微鏡

　強皮症における爪郭部毛細血管ビデオ顕微鏡の意義は他の疾患と比べると突出しており，完全に確立している．一方で，特発性炎症性筋疾患（IIM）やMCTDでもその有用性が示されている．IIMでは強皮症や健常人とは異なる比較的疾患特異的なNVC異常が見出され，とくに抗MDA5抗体や抗TIF1-γ抗体陽性例では8割近くの患者にみられる[5]．MCTDにおいても，頻度はやや低いが強皮症と同様のNVC異常がみられ，PAH合併との関連が強くみられる[6]．非常に重要な点として，強皮症におけるNVC異常は治療によって改善することはほぼないが，IIMやMCTDでは多くの患者がグルココルチコイドGCや免疫抑制薬による治療によってNVC異常が改善する．これは，強皮症とIIMやMCTDでは異なる機序によって微小血管障害が存在することを示しており，微小血管障害の病態への関与が異なることを示唆している．

　RAにおける分子標的治療から始まり，現在ではPsA，SLE，血管炎症候群，強皮症など，多くの疾患に異なる分子標的治療が承認されてきている．このような治療開発はマウスモデルだけでは解き明かすことができない臨床上のクリニカルクエスチョンに向き合うことによって支えられている．NVCはそれらの解明の一助になりうるものであり，とくに若い世代の医師には習熟してほしい検査の一つといえる．

### 文　献

1) Kubo S, et al：The role of nailfold videocapillaroscopy in patients with systemic sclerosis. Immunol Med **41**：113-119, 2018
2) van den Hoogen F, et al：2013 classification criteria for systemic sclerosis：an American College of Rheumatology/European League against Rheumatism collaborative initiative. Arthritis Rheum **65**：2737-2747, 2013
3) Kubo S, et al：Distinctive association of peripheral immune cell phenotypes with capillaroscopic microvascular patterns in systemic sclerosis. Rheumatology (Oxford) **58**：2273-2283, 2019
4) Kubo S, Tanaka Y：Scleroderma in an ice-cream shop worker. Rheumatology (Oxford) **58**：1120-1121, 2019
5) Kubo S, et al：Significance of nailfold videocapillaroscopy in patients with idiopathic inflammatory myopathies. Rheumatology (Oxford) **58**：120-130, 2019
6) Todoroki Y, et al：Nailfold microvascular abnormalities are associated with a higher prevalence of pulmonary arterial hypertension in patients with MCTD. Rheumatology (Oxford) **61**：4875-4884, 2022

# Ⅲ. 治療薬とその使い方

01. グルココルチコイド（GC）
02. 免疫調節薬
03. 免疫抑制薬
04. 生物学的製剤
05. その他の分子標的治療薬
06. 今後臨床導入が見込まれる治療薬
07. 血漿交換療法

# Ⅲ．治療薬とその使い方

## 01 グルココルチコイド（GC）

### 一覧表

| 一般名(商品名) | 剤 形 | 膠原病領域における適応 |
|---|---|---|
| cortisone acetate<br>（コートン） | 25mg錠 | 関節リウマチ (RA)，若年性RA (Still病を含む)，リウマチ熱 (リウマチ性心炎を含む)，エリテマトーデス (全身性および慢性円板状)，乾癬性関節炎，Reiter症候群，Behçet病 (眼症状のない場合) |
| hydrocortisone<br>（コートリル） | 10mg錠 | RA，若年性RA (Still病を含む)，リウマチ熱 (リウマチ性心炎を含む)，エリテマトーデス (全身性および慢性円板状)，全身性血管炎 [高安動脈炎 (TAK)，結節性多発動脈炎 (PAN)，顕微鏡的多発血管炎 (MPA)，多発血管炎性肉芽腫症 (GPA) を含む]，多発性筋炎 (PM) [皮膚筋炎 (DM)]，強皮症 |
| hydrocortisone sodium phosphate<br>（水溶性ハイドロコートン） | 5%注射液：<br>100mg (2mL)，<br>500mg (10mL) | 外科的ショックおよびショック様状態における救急，または術中・術後のショック (いずれも膠原病領域の疾患に合併した場合) |
| hydrocortisone sodium succinate<br>（ソル・コーテフ） | 注射用：100mg (2mL)<br>静注用：250mg (2mL)，<br>500mg (4mL)，<br>1,000mg (8mL) | リウマチ熱 (リウマチ性心炎を含む)，エリテマトーデス (全身性および慢性円板状) |
| prednisolone<br>（プレドニン，プレドニゾロン） | 1mg・2.5mg・5mg錠 | リウマチ疾患：RA，若年性RA (Still病を含む)，リウマチ熱 (リウマチ性心炎を含む)，リウマチ性多発筋痛<br>膠原病：エリテマトーデス (全身性および慢性円板状)，全身性血管炎 (TAK，PAN，MPA，GPAを含む)，PM (DM)，強皮症，川崎病の急性期 (重症であり，冠動脈障害の発生の危険がある場合) |
| prednisolone sodium succinate<br>（水溶性プレドニン） | 注射液：10mg，<br>20mg，50mg | リウマチ性疾患：RA，若年性RA (Still病を含む) リウマチ熱 (リウマチ性心炎を含む) リウマチ性多発筋痛<br>膠原病：エリテマトーデス (全身性および慢性円板状)，全身性血管炎 (TAK，PAN，MPA，GPAを含む)，PM (DM)，強皮症，川崎病の急性期 (重症であり，冠動脈障害の発生の危険がある場合)<br>【疾患によって静注，点滴，関節内など用法に制限あり】 |
| methylprednisolone<br>（メドロール） | 2mg・4mg錠 | リウマチ熱 (リウマチ性心炎を含む)，エリテマトーデス (全身性および慢性円板状)，PM (DM)，全身性血管炎 (TAK，PAN，MPA，GPAを含む) |
| methylprednisolone acetate<br>（デポ・メドロール） | 水懸注：20mg，40mg，<br>各1mL | リウマチ熱 (リウマチ性心炎を含む)，エリテマトーデス (全身性および慢性円板状)，全身性血管炎 (TAK，PAN，MPA，GPAを含む)，PM (DM) |
| methylprednisolone sodium succinate<br>（ソル・メドロール） | 静注用：<br>40mg/蒸水1mL付，<br>125mg/2mL付，<br>500mg/8mL付，<br>1,000mg/16mL付 | 治療抵抗性の下記リウマチ性疾患：全身性血管炎 [MPA，GPA，PAN，好酸球性多発血管炎性肉芽腫症 (EGPA)，TAKなど]，全身性エリテマトーデス (SLE)，PM，DM，強皮症，混合性結合組織病 (MCTD)，および難治性リウマチ性疾患 |
| triamcinolone acetonide<br>（ケナコルト-A） | 筋注用関節腔内用水懸注：40mg/1mL (同類の皮内用関節腔内用水懸注：50mg/5mLとは添付文書の記載は細部では異なるが，この表では省略した) | 筋肉内投与：RA，若年性RA (Still病を含む)，リウマチ熱 (リウマチ性心炎を含む)，エリテマトーデス (全身性および慢性円板状)，全身性血管炎 (TAK，PAN，MPA，GPAを含む)，PM (DM)，強皮症<br>関節腔内注射：RA，若年性RA (Still病を含む)，強直性脊椎炎 (リウマチ性脊椎炎) に伴う四肢関節炎，変形性関節症，外傷後関節炎，非感染性慢性関節炎<br>軟組織内注射：関節周囲炎，腱炎，腱周囲炎<br>腱鞘内注射：関節周囲炎，腱鞘炎，腱周囲炎<br>滑液嚢内注入：関節周囲炎，腱周囲炎，滑液包炎 |
| dexamethasone<br>（デカドロン） | 0.5mg・4mg錠 | RA，若年性RA (Still病を含む)，リウマチ熱 (リウマチ性心炎を含む)，リウマチ性多発筋痛，エリテマトーデス (全身性および慢性円板状)，全身性血管炎 (TAK，PAN，MPA，GPAを含む)，PM (DM)，強皮症 |
| betamethasone<br>（リンデロン） | 散：0.1%<br>錠：0.5mg | RA，若年性RA (Still病を含む)，リウマチ熱 (リウマチ性心炎を含む)，リウマチ性多発筋痛，エリテマトーデス (全身性および慢性円板状)，全身性血管炎 (TAK，PAN，MPA，GPAを含む)，PM (DM)，強皮症 |

| 代表的な副作用 | 禁 忌 |
|---|---|
| 誘発感染症，感染症の増悪，続発性副腎皮質機能不全，糖尿病，消化性潰瘍，膵炎，精神変調，うつ状態，痙攣，骨粗鬆症，大腿骨および上腕骨などの骨頭無菌性壊死，ミオパチー，緑内障，後嚢白内障，血栓症 | 本剤の成分に対し過敏症の既往歴のある患者，desmopressin（男性における夜間多尿による夜間頻尿）を投与中の患者 |
| 感染症，続発性副腎皮質機能不全，糖尿病，消化性潰瘍，骨粗鬆症，大腿骨および上腕骨などの骨頭無菌性壊死，ミオパチー，緑内障，後嚢白内障，眼圧亢進，血栓症 | 本剤の成分に対し過敏症の既往歴のある患者，desmopressinを投与中の患者，免疫抑制が生じる量の本剤を投与中の患者には生ワクチンまたは弱毒生ワクチンを接種しないこと |
| 誘発感染症，続発性副腎皮質機能不全，消化性潰瘍，糖尿病，精神障害 | 本剤の成分に対し過敏症の既往歴のある患者，desmopressinを投与中の患者 |
| ショック：呼吸困難，全身潮紅，血管浮腫，蕁麻疹などのアナフィラキシー，感染症，続発性副腎皮質機能不全，骨粗鬆症，骨頭無菌性壊死，胃腸穿孔，消化管出血，消化性潰瘍，ミオパチー，血栓症，頭蓋内圧亢進，痙攣，精神変調，うつ状態，糖尿病，緑内障，後嚢白内障，気管支喘息，心破裂（急性心筋梗塞を起こした患者），うっ血性心不全，食道炎，Kaposi肉腫，腱断裂 | 本剤の成分に対し過敏症の既往歴のある患者，desmopressinを投与中の患者，感染症のある関節腔内または腱周囲（免疫機能を抑制し，宿主防御能を低下させるので，感染症を悪化させる恐れがある），動揺関節の関節腔内（関節の不安定化が起こり，症状を悪化させる恐れがある），免疫抑制が生じる量の本剤を投与中の患者には生ワクチンまたは弱毒生ワクチンを接種しないこと |
| 誘発感染症，感染症の増悪，B型肝炎ウイルスの増殖による肝炎，続発性副腎皮質機能不全，糖尿病，消化管潰瘍，消化管穿孔，消化管出血，膵炎，精神変調，うつ状態，痙攣，骨粗鬆症，大腿骨および上腕骨などの骨頭無菌性壊死，ミオパチー，緑内障，後嚢白内障，中心性漿液性網脈絡膜症，多発性後極部網膜色素上皮症，血栓症，心筋梗塞，脳梗塞，動脈瘤，硬膜外脂肪腫，腱断裂 | 本剤の成分に対し過敏症の既往歴のある患者，desmopressinを投与中の患者 |
| ショック，アナフィラキシー，誘発感染症，感染症の増悪（B型肝炎ウイルスの増殖による肝炎など），続発性副腎皮質機能不全，糖尿病，消化管潰瘍，消化管穿孔，消化管出血，膵炎，精神変調，うつ状態，痙攣，骨粗鬆症，大腿骨および上腕骨などの骨頭無菌性壊死，ミオパチー，緑内障，後嚢白内障，中心性漿液性網脈絡膜症，多発性後極部網膜色素上皮症，血栓症，心筋梗塞，脳梗塞，動脈瘤，喘息発作の増悪 | 本剤の成分に対し過敏症の既往歴のある患者，感染症のある関節腔内，滑液嚢内，腱鞘内または腱周囲（免疫機能抑制作用により，感染症が増悪することがある），動揺関節の関節腔内（関節症状が増悪することがある），desmopressinを投与中の患者 |
| 感染症，続発性副腎皮質機能不全，骨粗鬆症，骨頭無菌性壊死，脊椎圧迫骨折，病的骨折，大腿骨および上腕骨などの骨頭無菌性壊死，胃腸穿孔，消化管出血，消化性潰瘍，ミオパチー，血栓症，心筋梗塞，脳梗塞，動脈瘤，頭蓋内圧亢進，痙攣，精神変調，うつ状態，糖尿病，緑内障，後嚢白内障，中心性漿液性脈絡網膜症，多発性後極部網膜色素上皮症，心破裂，うっ血性心不全，食道炎，Kaposi肉腫，腱断裂，アナフィラキシー | 本剤の成分に対し過敏症の既往歴のある患者，desmopressinを投与中の患者，免疫抑制が生じる量の本剤を投与中の患者には生ワクチンまたは弱毒生ワクチンを接種しないこと |
| アナフィラキシー，感染症，続発性副腎皮質機能不全，骨粗鬆症，骨頭無菌性壊死，脊椎圧迫骨折，病的骨折，大腿骨および上腕骨などの骨頭無菌性壊死，胃腸穿孔，消化管出血，消化性潰瘍，ミオパチー，血栓症，頭蓋内圧亢進，痙攣，精神変調，うつ状態，糖尿病，緑内障，後嚢白内障，中心性漿液性脈絡網膜症，多発性後極部網膜色素上皮症，心破裂，うっ血性心不全，食道炎，Kaposi肉腫，腱断裂，失明，視力障害，気管支喘息発作の悪化 | 本剤の成分に対し過敏症の既往歴のある患者，desmopressinを投与中の患者，感染症のある関節腔内，滑液嚢内，腱周囲，動揺関節の関節腔内，免疫抑制が生じる量の本剤を投与中の患者には生ワクチンまたは弱毒生ワクチンを接種しないこと |
| ショック（0.08%），心停止，循環性虚脱，不整脈，感染症（2.54%），続発性副腎皮質機能不全，骨粗鬆症，骨頭無菌性壊死（0.36%），脊椎圧迫骨折，病的骨折，大腿骨および上腕骨などの骨頭無菌性壊死，胃腸穿孔（0.02%），消化管出血（0.80%），消化性潰瘍（0.02%），ミオパチー，血栓症（腸間膜動脈血栓症など），心筋梗塞，頭蓋内圧亢進，痙攣，精神変調（0.06%），うつ状態（0.02%），糖尿病（3.95%），緑内障，後嚢白内障（0.09%），中心性漿液性脈絡網膜症，多発性後極部網膜色素上皮症，気管支喘息，心破裂，膵炎（0.03%），うっ血性心不全（0.02%），食道炎，Kaposi肉腫，腱断裂，肝機能障害（1.21%），黄疸 | 本剤の成分に対し過敏症の既往歴のある患者，desmopressinを投与中の患者，免疫抑制が生じる量の本剤を投与中の患者には生ワクチンまたは弱毒生ワクチンを接種しないこと |
| 誘発感染症，感染症の増悪，続発性副腎皮質機能不全，糖尿病，消化性潰瘍，膵炎，精神変調，うつ状態，痙攣，骨粗鬆症，大腿骨および上腕骨などの骨頭無菌性壊死，ミオパチー，緑内障，後嚢白内障，血栓症，ショック，アナフィラキシー，喘息発作の増悪，失明，視力障害，腱断裂 | 本剤の成分に対し過敏症の既往歴のある患者，感染症のある関節腔内・滑液嚢内・腱鞘内または腱周囲・動揺関節の関節腔内，desmopressinを投与中の患者 |
| 誘発感染症，感染症の増悪，続発性副腎皮質機能不全，糖尿病，消化性潰瘍，消化管穿孔，膵炎，精神変調，うつ状態，痙攣，骨粗鬆症，大腿骨および上腕骨などの骨頭無菌性壊死，ミオパチー，脊椎圧迫骨折，長骨の病的骨折，緑内障，後嚢白内障，血栓塞栓症 | 本剤の成分に対し過敏症の既往歴のある患者，次の薬剤を使用中の患者：desmopressin（低ナトリウム血症の恐れ），rilpivirine，rilpivirine/tenofovir alafenamide/emtricitabine，rilpivirine/tenofovir disoproxil/emtricitabine，rilpivirine/dolutegravir，daclatasvir，asunaprevir，daclatasvir/asunaprevir/beclabuvir（本剤のCYP3A4誘導作用により，これらの薬剤の代謝が促進される可能性あり） |
| 誘発感染症，感染症の増悪，続発性副腎皮質機能不全，糖尿病，消化管潰瘍，消化管穿孔，膵炎，精神変調，うつ状態，痙攣，骨粗鬆症，大腿骨および上腕骨などの骨頭無菌性壊死，ミオパチー，緑内障，後嚢白内障，血栓症 | 本剤の成分に対し過敏症の既往歴のある患者，desmopressinを投与中の患者 |

Ⅲ．治療薬とその使い方

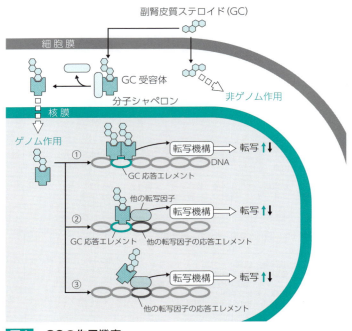

**図1** GCの作用機序
[伊豆津宏二ほか（編）：今日の治療薬2024，南江堂，2024より許諾を得て転載]

　一覧表には主要な合成グルココルチコイド（GC）のなかで，膠原病疾患に使用することが多い内服薬，注射剤の一部を掲載した．なお，表の記載は各薬剤の添付文書から抜粋したもので内容はかなり異なるようにみえるが，本質的にはGC間に大きな違いはない．

## 治療薬の概要

　ステロイドは，3つのイス型六員環と1つの五員環が連結した4縮合環構造を有する内因性ホルモンおよび類似物質の総称であるが，GCのほか，ミネラルコルチコイドや性ホルモンなど多様な生理活性物質を含んでいる．しかし，GCは強力な抗炎症作用と免疫抑制作用を有する主要な治療薬として広く使用されてきたため，歴史的にGCを副腎皮質ステロイド（adrenocorticosteroidまたはcorticosteroid），また単にステロイドと呼ぶことがある．なお，「ステロイド薬」のように物質名であるGCに「薬」を付ける表現をみることがあるが，世界的には使われていない本邦独特の慣用語であり，避けることが望ましい．

### 1）作用機序

　GCの作用機序を大別すると，GC受容体（GR）が種々の遺伝子の転写因子として作用するゲノム作用と，転写制御を介さない非ゲノム作用がある（**図1**）[1]．免疫疾患の治療で求められる抗炎症作用と免疫抑制作用については，一般にゲノム作用で説明されている[2]．一方で非ゲノム作用の報告も少なくないが，中心的な作用機序とは考えられていない．
　細胞質でGRにGCが結合して分子シャペロンが離れると，GC-GR複合体は核内に移行してDNAあるいは他の転写因子に①〜③の様式で結合する．①では，GRは二量体としてDNAのGC応答エレメントに結合し，たとえばIL-10，IL-1受容体アンタゴニスト，ホスホリパーゼ$A_2$阻害蛋白であるアネキシンA1など多くの炎症や免疫に抑制的に働く遺伝子の

**表1 主な合成グルココルチコイド (GC) の特徴**

| 合成GC | | 半減期 (時間) | | コルチコイド作用 (力価比) | | 概算同等用量 (mg) |
|---|---|---|---|---|---|---|
| | | 血　中 | 生物学的 | グルコ- | ミネラル- | |
| 1群 | ヒドロコルチゾン | 1.2 | 8～12 | 1 | 1 | 20 |
| | コルチゾン | 1.2 | 8～12 | 0.8 | 0.8 | 25 |
| 2群 | プレドニゾロン | 2.5 | 12～36 | 4 | 0.8 | 5 |
| | prednisone* | 3.3 | 12～36 | 4 | 0.8 | 5 |
| 3群 | メチルプレドニゾロン | 2.8 | 12～36 | 5 | 0.5 | 4 |
| | トリアムシノロン | 3～5 | 12～36 | 5 | 0 | 4 |
| 4群 | デキサメタゾン | 3.5 | 36～72 | 25 | 0 | 0.75 |
| | ベタメタゾン | 3.3 | 36～72 | 25 | 0 | 0.75 |

\* : プレドニゾロンに転換して作用するプロドラッグ (欧米で一般的に使われているが, 本邦未承認).
ヒドロコルチゾン＝コルチゾール
[今日の治療薬2024, 南江堂, 2024, Goodman & Gilman's The Pharmacological Basis of Therapeutics, 14th Ed, McGraw Hill LLC, 2023をもとに作成]

転写を促進し, これらの分子の発現を増加させる.

②と③の作用を発揮するには, GRのみならず他の転写因子が必要である[2]. ②はGC応答エレメントを巻き込んだ複合的な経路である. ③はAP-1 (activator protein 1) やNFκB (nuclear factor-κB) といった転写因子に直接結合する経路で, それにより炎症性サイトカインなどの産生を抑制する.

ゲノム作用は, 上記のように転写の促進と抑制がさまざまに混在する. 本来GCは内因性ホルモンであることから, 生理的用量のGCは体内の恒常性を保つことが本来的な機能である. 炎症反応や免疫反応はいずれも生体防御に必須の機能であり, 生理的用量のGCはその増強や維持を担っている. 一方, 免疫疾患では過剰な炎症反応や免疫反応が生じており, それに対するGC治療では高用量が投与されることにより, さまざまな遺伝子の転写のバランスが変化し, 逆に抗炎症および免疫抑制に向かうものと思われる. ただ, この作用もストレス下では視床下部-下垂体-副腎系が活性化されることを考慮すると, 短期的な生体防御の一環とも考えられる.

### 2) 種　類

表1に主な合成GCの薬理学的な特徴をまとめた[1,3]. 世界で初めて臨床で使われたコルチゾンは内因性ホルモンであるが, それをもとに水酸基, 二重結合, フッ素, メチル基の導入などにより多くのGCが合成された. 加えて, 水溶剤や懸濁剤, また皮膚塗布や吸入で用いられる外用薬などを含めれば, 合成GCの種類は膨大である.

主な合成GCは4群に大別できる. すなわち, 内因性ホルモンである1群, 適度なGR結合親和性と半減期に加え, やや弱いミネラルコルチコイド作用のため臨床で使いやすい2群, ミネラルコルチコイド作用をさらに減弱させて超高用量投与を可能にした3群, および少量でも強力に作用する4群である. 種類によって力価比が異なるのは, GR結合親和性, 血中半減期, 代謝経路, 蛋白結合性, 体内分布などの違いによる.

一覧表にある力価比を根拠として, 種類が異なるときの用量調節が行われる. たとえばprednisolone (PSL) 5mgは, hydrocortisone (コルチゾール) 20mgまたはdexamethasone 0.75mgに相当する. こうした力価比は, 基礎研究ばかりでなく関節リウマチ (RA) 患者などに対する有効性の検証によってもたらされた概算値である点には留意したい. その

Ⅲ．治療薬とその使い方

ため，成書によっても若干異なる記載もある．

### 3）剤形と用法

　GC内服薬はほとんど100％が消化管から吸収される．一般に臨床では一覧表のPSL錠が使われることが多い．注射剤には，主に点滴など静脈注射に用いられる水溶剤と，筋肉や関節腔などへの局所注射に使われる懸濁剤がある．水溶剤はリン酸またはコハク酸エステル製剤が用いられており，体内でエステラーゼにより速やかにGCに代謝されて全身に拡散される．懸濁剤は局所に留まる性質があり，注射部位に強力かつ長期に，または全身に緩徐に作用させたいときに使用する．なお，一覧表では省略したが外用薬には多くの吸入剤や塗布剤などがある．

　用法については，同量の1回投与であれば，朝よりは夜投与がより有効である．また，1回投与よりは同量を分割投与したほうが剤形にかかわらず有効である．そのため，GCの剤形を変更する場合には，用量のみならず用法にも注意が必要である．一方で，副作用の副腎不全を回避するためには朝1回投与，さらに隔日投与などが行われている．ただし，たとえばRAなどで隔日投与を行うと，非投与日に症状が悪化することがある．

## 効果的な使い方（用量・パルス療法・減量中止法）

　非ストレス下の健常成人では副腎皮質からhydrocortisone換算で約10mg（7mg/m$^2$）/日が分泌されている．そのため副腎不全の補充療法では，ストレスや日内変動も考慮してhydrocortisone 15〜25mg/日が朝1回で使われることが多い．「ハリソン内科学」[4]によると，GCの低用量はPSL換算で0.07〜0.3mg/kg/日（概ね5〜20mg/日），高用量は0.5〜1mg/kg/日（概ね30〜60mg/日）としているため，それに基づいて以下にまとめる．

### 1）低用量（PSL換算5〜20mg/日）

　疾患にもよるが，低用量GCが投与されると関節炎などの炎症症状は多くの例で速やかに改善する．また，RAでは生理的分泌量に近いPSL換算1〜4mg/日といった少量投与でも有効性がみられることがある．一方，低用量では十分な免疫抑制効果は得られない．

### 2）高用量（PSL換算30〜60mg/日）

　高用量GCには十分な免疫抑制作用があり，一般に免疫疾患の予後不良病態に用いられる．しかし，たとえばSLEでも，高用量GCの長期予後に関する有効性については，十分なエビデンスがあるとはいいがたい．GCの短期効果が確実なだけに，重症の臓器障害や生命予後をみる長期のランダム化比較試験を計画することは倫理的に困難であるため，今後も確実な根拠は得られない可能性が高い．最近のSLE治療では，免疫抑制薬や生物学的製剤などの積極使用もあり，GC療法はより低用量，より短期使用の方向に向かっている．ちなみに他分野であるが，敗血症性ショックのような急性病態に対する高用量GC療法についてはランダム化比較試験が複数行われており，生命予後に対する効果は改善・不変・悪化とさまざまである．

### 3）パルス療法

　GCパルス療法は，歴史的にはmethylprednisolone（mPSL）水溶剤1,000mgの点滴を3日間連続投与し，後療法としてPSL換算60mg/日を投与するループス腎炎に対する治療法であったが，mPSLを500mg，かつ後療法を30mg/日以下にするなどの変法も行われている．パルス療法をよいとする報告の多くはオープン試験や症例報告であり，パルス療法が通常の

**表2　GCの副作用**

| とくに注意すべき副作用<br>（高頻度かつ重症化） | 他の注意すべき副作用 | 高頻度の軽症副作用 |
|---|---|---|
| ・感染症（全身性および局所）の誘発・増悪<br>・骨粗鬆症・骨折，幼児・小児の発育抑制，骨頭無菌性壊死<br>・動脈硬化病変（心筋梗塞，脳梗塞，動脈瘤，血栓症）<br>・副腎不全，GC離脱症候群<br>・消化管障害（食道・胃・腸管からの出血，潰瘍，穿孔，閉塞）<br>・糖尿病の誘発・増悪<br>・精神神経障害（精神変調，うつ状態，痙攣） | ・生ワクチン*による発症<br>・不活化ワクチン・mRNAワクチンなどの効果減弱<br>・白内障，緑内障，視力障害，失明<br>・中心性漿液性網脈絡膜症，多発性後極部網膜色素上皮症<br>・高血圧，浮腫，うっ血性心不全，不整脈，循環性虚脱<br>・脂質異常症<br>・低K血症<br>・尿路結石，尿中カルシウム排泄増加<br>・ミオパチー，腱断裂，ムチランス関節症<br>・膵炎，肝障害 | ・異常脂肪沈着（中心性肥満，満月様顔貌，野牛肩，眼球突出）<br>・痤瘡，多毛症，皮膚線条，皮膚萎縮，皮下出血，発汗異常<br>・月経異常（周期異常，無月経，過多・過少月経）<br>・食欲亢進，体重増加，種々の消化器症状<br>・白血球増加<br>**まれな報告例・因果関係不詳の副作用**<br>・アナフィラキシー，過敏症<br>・Kaposi肉腫<br>・気管支喘息，喘息発作<br>・ショック，心破裂，心停止<br>・頭蓋内圧亢進，硬膜外脂肪腫 |

\*：麻疹・風疹・流行性耳下腺炎・水痘（帯状疱疹）の一部・ロタウイルス・BCG

［伊豆津宏二ほか（編）：今日の治療薬2024，南江堂，2024より許諾を得て転載］

高用量GCに比べて予後改善効果に優るというエビデンスは必ずしも確立していない．したがって，パルス療法の適応については症例ごとの十分な検討が必要である．

### 4）減量および中止

　GCの漸減法は，十分なエビデンスがないため経験的に行われている．疾患にもよるが，高用量の1〜2週間治療で一定の反応性があれば，その後は数日〜1週ごとなど目標を立てて漸減し，反応を観察しつつ3〜6ヵ月以内にはPSL換算で5〜20mg/日の維持量，または最近では中止も目指す．低用量が4週間以内であれば，減量や中止の際に大きな懸念は不要である．一方，長期にわたる高用量GCにより副腎萎縮に至った場合，副腎機能の回復には少なくとも9ヵ月以上が必要である．

## 主な副作用

　表2[1]のようにGCの副作用はきわめて多彩であるが，一般に用量依存性に発現する．以下に重要な副作用について紹介するが，一部の副作用については他項でも詳しく解説されているので参照されたい．

### 1）感染症

　感染症はGCの用量依存性に増加し，高用量，さらにパルス療法では著増する．また，たとえ低用量であっても高齢者，肺や腎などの臓器障害を有する患者，さらに生物学的製剤や免疫抑制薬などを使用中の患者では感染症合併リスクが高い．

　感染予防対策としてのワクチン接種は，GC使用者には一般に推奨されるが，弱毒生ワクチンは発症を惹起する可能性があることから，添付文書上「免疫抑制が生じる量の本剤を投与中の患者」は禁忌とされている（一覧表参照）．禁忌とされるGC用量については，PSL換算で20mg/日未満なら生ワクチン接種も可能であるという米国疾病予防管理センター（CDC）の専門家の意見が知られている．

Ⅲ．治療薬とその使い方

**表3　GC療法における注意点**

- 経口，筋注，静注，関節腔内など剤形により用法が異なるので，それぞれの添付文書などを十分に参照する
- 妊婦は禁忌ではないが，高用量では胎児の副腎不全や動物実験における催奇形性（口蓋裂）などの説明を要する
- 妊婦投与では，PSLの胎盤移行性は少なく安全性が高い
- 授乳婦投与では，低用量なら乳児に影響はない
- 小児では，成人の副作用に加えて発育抑制が問題となる
- 高齢者では，いずれの副作用も発現しやすい
- 腎不全，肝障害のある患者では一般に作用・副作用が強い
- 添付文書で併用禁忌のdesmopressinは海外の高度低Na血症の報告を根拠としているが，機序や頻度など十分に明確とはいえない
- 強力なCYP3A4誘導薬（rifampicin，phenytoinなど）は，併用するとGCの効果を減弱させる
- 重大副作用以外でも，中心性肥満，多幸症，食欲亢進，体重増加，筋肉量減少，月経異常，低K血症，座瘡，皮膚菲薄化，白血球（顆粒球）増多，リンパ球減少などの副作用には留意する

### 2）骨粗鬆症

　GC治療は骨粗鬆症の重大なリスク因子の一つであり，用量依存性に骨折が増加する．すでにGC性骨粗鬆症の治療ガイドラインが公表されており，一定の条件でビスホスホネート投与などの骨折予防策が推奨されている．

### 3）動脈硬化病変・脂質異常症

　GC治療では，低比重リポ蛋白のみならず，動脈硬化発症には抑制的な高比重リポ蛋白も増加する．また，GC治療は抗炎症作用を介して動脈硬化の進行を遅くする可能性も報告されている．ただし，GCは糖代謝異常，高血圧，肥満などの動脈硬化リスク因子を誘導することから，総合的には動脈硬化の増悪因子と考えられている．それぞれの病態に対応した治療をすべきである．

### 4）副腎不全・GC離脱症候群

　GC療法の重大副作用として視床下部-下垂体-副腎軸の抑制がある．短期使用を除き，原則として急な中止は避ける必要がある．

## 注意点

　GC療法における注意点を**表3**にまとめた．詳細は他書[5]などを参照されたい．

#### 文　献

1) 伊豆津宏二ほか（編）：今日の治療薬2024，南江堂，2024
2) Cain DW, Cidlowski JA：Immune regulation by glucocorticoids. Nat Rev Immunol **17**：233-247, 2017
3) Hupfeld CJ, Iñiguez-Lluhí JA：Adrenocorticotropic hormone, adrenal steroids, and the adrenal cortex. Goodman & Gilman's The Pharmacological Basis of Therapeutics, 14th Ed, Brunton LL, Knollmann BC (eds), McGraw Hill LLC, p1003-1021, 2023
4) 福井次矢，黒川　清（日本語版監修）：ハリソン内科学，第4版，MEDSi，2013
5) 川合眞一（編）：ステロイドのエビデンス：ステロイドの使い方の答えはここにある，羊土社，2015

## TOPIC ①
# ステロイド誘発性骨粗鬆症と最新管理

日本骨代謝学会による2023年改訂版のガイドライン[1)]で従来のステロイド性骨粗鬆症という呼称から国際的な呼称に合わせてグルココルチコイド（GC）誘発性骨粗鬆症（GIOP）とすることとなった．骨粗鬆症および関連骨折はGCの副作用のうちで最も頻度が高く，続発性骨粗鬆症のなかで最も頻度が高いのもGIOPである．骨折リスクの観点からはGC投与量の安全域はなく，投与後3～6ヵ月で骨折リスクはピークに達する．GC開始後の骨量減少率は初めの数ヵ月間は8～12％と高く，その後は2～4％/年の割合で減少する．以上より，積極的な骨折予防のための介入，とくに一次予防が望まれる．

### a GIOPの病因（図1）

GCによる骨形成低下と骨吸収促進による骨量減少とともに，生理的コラーゲン架橋の低形成，海綿骨と皮質骨の構造異常などによる骨質劣化と筋に対する影響に伴う転倒リスクの亢進が加わり，骨折リスク増加をきたす．

### b GIOPのガイドラインに関する歴史

1996年のACRの推奨以来，GIOPに関するガイドラインが各国より提唱され，改訂もなされてきた．そして，日本骨代謝学会より本邦初のガイドライン2004年版が発表されている．

WHOによる個々の患者の10年間の絶対骨折危険率を判定するツールであるFRAX®[2)]の発表があり，その後のガイドラインの多くが薬物治療開始基準にFRAX®を採用してきた．しかし，FRAX®のGCの使用に関しては，過去に3ヵ月以上の全身GC投与を受けたことがあり，1日平均投与量が2.5～7.5mgの投与例でリスクが計算されているため，現在使用中の例では過少評価となり，GCの投与量が7.5mgを超す例でも過少評価となる．そのほかにも使用可能な年齢の制限や算出される骨折危険率に形態学的椎体骨折が含まれていないなどの問題点から，2014年版の本邦のガイドライン改訂ではFRAX®を採用しないこととした．

### c 本邦の2014年版ガイドライン[3)]

本ガイドラインでは，リスク評価の考え方をとり入れ，骨折リスクをスコアで評価することとした．スコア作成と検証のために解析した対象はいずれも追跡調査期間が2～4年の5つのコホートである．抽出されたリスク因子は，年齢，1日平均GC投与量，腰椎骨密度，既存椎体骨折であり，骨折リスク因子の連続変数からカテゴリー化を行い，各リスク因子のハザード比を求めた．その際のパラメータ推計値

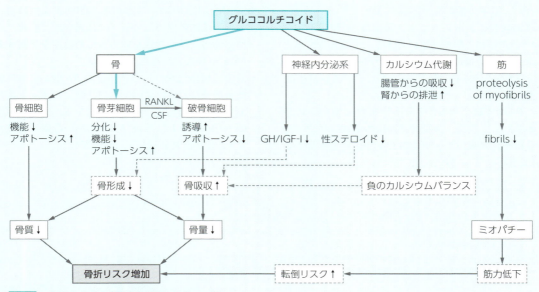

**図1** GIOPおよび骨折に至るメカニズム

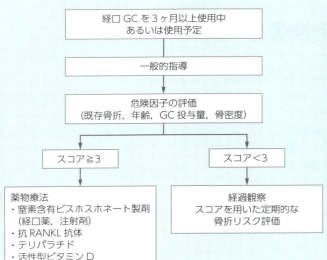

**図2** GIOPの診療アルゴリズム

[一般社団法人日本骨代謝学会グルココルチコイド誘発性骨粗鬆症の管理と治療のガイドライン作成委員会（編）：グルココルチコイド誘発性骨粗鬆症の管理と治療ガイドライン2023，南山堂，2023より許諾を得て転載]

をもとにして，骨折リスク因子ごとにスコア付けを行った．カットオフ値を感度が80％以上となる3とすることとした．

### d｜本邦の2023年度版ガイドライン（図2）[1]

薬物治療開始基準については2014年版ガイドラインのスコアとそのカットオフ値を用いるが，骨密度は腰椎に限定しないこととした．

薬物療法については，システマティックレビューを行い，以下の推奨文が記載された．

- 窒素含有ビスホスホネート製剤はGC使用予定または使用中の患者に対して腰椎，大腿骨骨密度の増加効果や椎体，非椎体骨折予防効果のエビデンスがあり使用を推奨する（エビデンスレベルA，推奨度1）．
- 抗RANKL抗体はGC使用予定または使用中の患者に対して腰椎，大腿骨骨密度の増加効果や椎体骨折予防効果のエビデンスがあり使用を推奨する（エビデンスレベルB，推奨度1）．
- PTH1受容体作動薬のうちテリパラチドはGC使用予定または使用中の患者に対して腰椎骨密度の増加効果や椎体骨折の予防効果のエビデンスがあり，骨折の危険性の高い症例に使用を推奨する（エビデンスレベルB，推奨度1）．
- エルデカルシトール等の活性型ビタミンD薬はGC使用予定または使用中の患者に対して腰椎骨密度増加効果，非椎体骨折予防効果を示すため使用を推奨する（エビデンスレベルB，推奨度1）．
- SERMはGIOPのリスクのある閉経後女性において骨折予防効果のエビデンスは無いが，腰椎，大腿骨骨密度増加効果を認めるため使用を提案する（エビデンスレベルC，推奨度2）．
- 遺伝子組換型テリパラチドと抗RANKL抗体は椎体骨折予防効果においてはビスホスホネート製剤よりも効果が高く，使用を推奨する．遺伝子組換型テリパラチドは骨折リスクの高い症例に推奨する（エビデンスレベルB，推奨度1）．

### 文献

1) 一般社団法人日本骨代謝学会グルココルチコイド誘発性骨粗鬆症の管理と治療のガイドライン作成委員会（編）：グルココルチコイド誘発性骨粗鬆症の管理と治療ガイドライン2023，南山堂，2023
2) Kanis JA：Assessment of osteoporosis at the primary health care level. WHO Collaborating Center for Metabolic Bone Diseases, University of Sheffield, 2007
3) Suzuki Y, et al：Guidelines on the management and treatment of glucocorticoid-induced osteoporosis of the Japanese Society for Bone and Mineral Research：2014 update. J Bone Miner Metab 32：337-350, 2014

## TOPIC ②

# ステロイド性糖尿病と最新管理

グルココルチコイド（GC）治療による耐糖能異常をステロイド性糖尿病と呼ばれる．GCは副腎皮質束状層から分泌されインスリンの拮抗ホルモンである．メタ解析によれば，GC投与で1/3未満の非糖尿病患者にステロイド性糖尿病が発症するとされている[1]．

GCは，肝臓，脂肪細胞，筋肉などのインスリン標的臓器で，ブドウ糖の産生，利用の両側面から拮抗的に作用する[2,3]．ステロイド性糖尿病の病態の中心は，肝臓からの糖新生による糖放出の亢進と脂肪細胞および筋肉におけるインスリン抵抗性による糖取り込みの抑制である．さらに，グルカゴンの上昇や末梢組織からのアミノ酸放出，インスリン分泌能低下などもステロイド性糖尿病の発症機序として考えられている．高齢，糖尿病の家族歴，肥満などがリスク因子である．

## a ｜ ステロイド性糖尿病の診断

低容量GC治療中の炎症性リウマチ疾患患者150例のうち68％が空腹時血糖は正常なのに対し，75g経口ブドウ糖負荷試験では20％が耐糖能異常または糖尿病を呈する[4]．このように，ステロイド性糖尿病では，空腹時血糖は正常であるのに対し，食後血糖は高値になるため，血糖コントロールの指標となるHbA1cに反映されない症例も存在し，耐糖能異常が見逃されている可能性もある．GC投与は生理的コルチゾールの日内変動に準じ，午前中の投与が多く，それによる耐糖能異常は午後からが出現しやすい．また，長期投与により副腎萎縮が進んだ場合は，早朝の内因性ステロイドホルモン分泌が低下するため，早朝空腹時血糖は低血糖傾向となることが多いことにも注意が必要である．そのため，ステロイド性糖尿病の診断には，GC投与後の午後の随時血糖測定が重要であり，昼食後2時間後が比較的高血糖を捉えやすいとされている．発現時期はさまざまだが，高用量GC治療を受けた非糖尿病患者は，86％が144mg/dL，70％が180mg/dLの血糖上昇を1回以上認め，その94％は投与開始後48時間以内に認めていた[5]．このように高用量GC治療の際は投与早期から高血糖となる可能性が高く開始時から血糖測定を推奨する．

## b ｜ ステロイド性糖尿病の治療・管理

治療では，GC療法開始時の血糖コントロールが

比較的良好な場合，GC使用が短期間，投与量が低用量であれば，一時的に血糖コントロールが増悪してもGC投与中止とともに改善することが多い．しかし，重度の高血糖，既存の糖尿病患者，長期間GC治療が必要な患者に対しては，インスリン療法が推奨される[6]．高血糖の程度，使用するGCの種類，患者の併存疾患などで大きく変わりやすく，個別対応が必要である．午後からの血糖上昇に対し，朝食前，昼食前のインスリン量が増えやすいが，早朝空腹時血糖は低血糖傾向のために夕食前のインスリン量や持効型インスリンの量には注意が必要である．

ステロイド性糖尿病に対する薬物療法では食後高血糖を改善させる薬剤を選択する．副作用が少なく使用頻度が高い薬剤としてDPP-4阻害薬と速効型インスリン分泌促進薬である．2剤ともにインスリン分泌系の薬剤であるが，DPP-4阻害薬は血糖依存的にインスリン分泌を促すため低血糖のリスクが少ない．まれに，水疱性類天疱瘡を発症することがあり注意する．速効型インスリン分泌促進薬は血糖非依存的にインスリン分泌を促す薬剤であるが，作用時間が3〜4時間と短く食後高血糖状態を改善する．ただし，食事摂取量が不安定な場合は低血糖に注意が必要である．小腸でブドウ糖吸収を遅延させるαグルコシダーゼ阻害薬も効果はあるが，血糖降下作用は弱い．腸管ガス増加による腹満感や放屁がみられ，腸閉塞などの副作用に注意する必要がある．

ステロイド性糖尿病の病態の一つであるインスリン抵抗性の改善薬であるビグアナイド薬やチアゾリジン薬は治療薬として有効といえる．しかし，ビグアナイド薬は高齢者，腎機能低下患者などで重篤な副作用の乳酸アシドーシスを引き起こす可能性があり，「メトホルミンの適正使用に関するRecommendation」を遵守のうえで使用する．チアゾリジン薬も，体重増加や浮腫・心不全増悪，骨折などの副作用があり高齢者では使用しにくい．

GLP-1受容体作動薬は，血糖依存的にインスリン分泌をする薬剤であるが，グルカゴン分泌の抑制や中枢性の食欲抑制，胃排泄遅延などの作用による体重減少作用もあるため，ステロイド性糖尿病の病態に対して理にかなった治療といえる．健常人の検討で，GLP-1受容体作動薬であるexenatideの投与が，グルカゴン分泌抑制・胃排泄遅延・インスリン感受性改善を介して，GCによる血糖上昇を抑制するという報告もある[7]．最近は週1回の注射製剤や

経口内服薬も登場し，今後使用機会は増えると思われる．

　SGLT2阻害薬は，インスリン作用を介さずに尿中にブドウ糖を排泄して血糖値を下げる．尿路感染症などの副作用もあり，高用量のGC使用による易感染性状態では慎重に導入を検討すべきである．「糖尿病治療におけるSGLT2阻害薬の適正使用に関するRecommendation」を遵守のうえでの使用を推奨する．最近では，中間型インスリン注射との比較検討によりステロイド性糖尿病に対するSGLT2阻害薬の安全性と有効性について，多施設共同前向き無作為化試験EANITIATEが開始されている[8]．

　新規経口血糖降下薬であるimegliminは，血糖依存的にインスリン分泌を促進する薬剤として分類される．ミトコンドリア機能を改善させて膵インスリン分泌促進と肝臓や骨格筋でのインスリン抵抗性改善という2種類の血糖降下作用をもたらす特徴があり，ステロイド性糖尿病の病態に対して有効な治療になりうる．imegliminはビグアナイド薬のmetforminと類似した構造であるが，作用の細部は異なっており乳酸アシドーシスは起こらないとされている．

　以上のように，ステロイド性糖尿病に対して有効性が期待できる糖尿病薬が登場してきているが，それぞれのメリットやデメリットもあるために患者の状態を十分に把握したうえでの薬剤選択が望ましい．

## 文　献

1) Liu XX, et al：Hyperglycemia induced by glucocorticoids in nondiabetic patients：a meta-analysis. Ann Nutr Metab **65**：324-332, 2014

2) Bonaventura A, Montecucco F：Steroid-induced hyperglycemia：an underdiagnosed problem or clinical inertia?：a narrative review. Diabetes Res Clin Pract **139**：203-220, 2018

3) Swarbrick M, et al：Mechanisms in endocrinology：local and systemic effects of glucocorticoids on metabolism：new lessons from animal models. Eur J Endocrinol **185**：R113-R129, 2021

4) Nowak KM, et al：High prevalence of steroid-induced glucose intolerance with normal fasting glycaemia during low-dose glucocorticoid therapy：an oral glucose tolerance test screening study. Rheumatology (Oxford) **60**：2842-2851, 2021

5) Fong AC, Cheung NW：The high incidence of steroid-induced hyperglycaemia in hospital. Diabetes Res Clin Pract **99**：277-280, 2013

6) Elena C, et al：Hyperglycemia and diabetes induced by glucocorticoids in nondiabetic and diabetic patients：revision of literature and personal consid-erations. Curr Pharm Biotechnol **19**：1210-1220, 2018

7) van Raalte DH, et al：Glucagon-like peptide-1 receptor agonist treatment prevents glucocorticoid-in-duced glucose intolerance and islet-cell dysfunction in humans. Diabetes Care **34**：412-417, 2011

8) Klarskov CK, et al：Study rationale and design of the EANITIATE study (EmpAgliflozin compared to NPH Insulin for sTeroId diAbeTEs)：a randomized, controlled, multicenter trial of safety and efficacy of treatment with empagliflozin compared with NPH-insulin in patients with newly onset diabetes following initiation of glucocorticoid treatment. BMC Endor Disord **20**：86, 2020

## TOPIC ③

# グルココルチコイドおよび免疫抑制薬使用下のニューモシスチス肺炎，その他の日和見感染症の最新管理

## a ｜ ニューモシスチス肺炎（PCP）

PCP は *Pneumocystis jirovecii* による日和見感染症であり，グルココルチコイド（GC）使用下やヒト免疫不全ウイルス（HIV）感染などの免疫抑制状態で肺炎を発症する．発熱，乾性咳嗽，呼吸困難で発症することが多く，血清β-D-グルカン値，喀痰やBAL中の *P. jirovecii* の存在（鏡検やPCR法）で診断する．GC使用下でのPCPは，HIV感染下でのPCPに比べて経過が早く菌量が少ないという特徴があり，真菌増殖による呼吸器症状よりも真菌に対する免疫応答が病態に関与していると考えられる．

アジア人の全身性エリテマトーデス（SLE）における GC下でのPCPの発症頻度は0.2～1.9%，死亡率は33～60%である[1]．Parkらは，prednisolone（PSL）30mg/日を4週間以上使用した膠原病患者で，予防を行わなかった1,260例ではPCPの発生率は2.37/100人年であったと報告している．多発血管炎性肉芽腫症/顕微鏡的多発血管炎（GPA/MPA）で多く 12.14/100人年であり，SLEでは 2.42/100人年であった．GC開始後平均3.4ヵ月で発症し，90%が6ヵ月以内に発症する．50%の患者が発症時 PSL 30mg/日以上であり，10%が15mg/日以下であった．死亡率は33%であった[2]．同じグループからの PSL 30mg/日以下を4週間以上使用した患者での報告では，PSL 15mg/日以上ではPCPの発生率は0.5/100人年であり，cyclophosphamideの併用，リンパ球減少がリスク因子であった．一方，PSL 15mg/日以下では発症率は0.01であり，5mg以下ではほとんど起こらない[3]．以上より，PSL 15mg/日以上でリスク因子をもつ患者，PSL 30mg/日以上で開始する患者でPCPが発症する可能性があり，GC投与開始後1～6ヵ月の間に起こることが多いといえる．

発症すると予後はよくないため，予防が重要である．EULARでは，高用量のグルココルチコイド（GC）を使用している自己免疫性炎症性リウマチ性疾患患者，とくに免疫抑制薬を併用している場合は，PCPの予防を推奨している．具体的にはPSL 15～30mg/日以上を2～4週間以上使用する場合に，免疫抑制薬の併用，リンパ球減少，高齢，既存肺病変などの因子を勘案して予防を考慮する．予防薬としてはトリメトプリム/スルファメトキサゾール（ST）合剤が第一選択であり，ほぼ100%に近い効果を期待できるが，20%程度で副作用が起こる．代替薬としては，atovaquone，pentamidine吸入である．予防投与の中止時期に関する一定の決まりはない．

発症した場合には，第一選択としてST合剤を2～3週間内服する．皮疹，肝障害，電解質異常などで十分に使用できない場合にはatovaquoneを使用する．動脈血液ガスが70mmHg以下，A-aDO$_2$が35mmHg以上である場合は，HIV感染時のPCP治療に準じてGCを併用する．PSL 80mg×5日間→40mg×5日間→20mg×11日間と漸減するプロトコールが一般的である．

## b ｜ サイトメガロウイルス（CMV）再活性化

強い免疫抑制下ではCMV再活性化が起こりやすいため，血清の抗原検査による定期的なモニタリングが必要である．CMV再活性化による症状は多彩であり，CMV腸炎では血清の抗原検査の陽性率が低いことに留意する．当科における抗MDA5抗体陽性皮膚筋炎の間質性肺炎の治療経過ではCMV抗原の陽性化率は85%である．造血細胞移植においては，ganciclovirによる先制治療が行われることがあるが，膠原病領域ではコンセンサスはない．

## c ｜ 帯状疱疹

SLEでは健常人の4倍の頻度で帯状疱疹を発症する．免役抑制下にある患者では乾燥弱毒生水痘ワクチン接種は禁忌であるが，近年，乾燥組換え帯状疱疹ワクチン（RZV）が使用可能となった．米国CDCでは，19歳以上の免疫能の低下した人にRZVの接種を推奨している．本邦でも，帯状疱疹を発症するリスクが高いと考えられる18歳以上の成人にも接種対象が拡大された．可能であれば，抗体価への影響を低減させるため免疫抑制の弱い時期に接種することが勧められる[4]．

### 文 献

1) Oku K, et al：Prevention of infective complications in systemic lupus erythematosus：a systematic literature review for the APLAR

consensus statements. Int J Rheum Dis **24** : 880-895, 2021

2) Park JW, et al : Prophylactic effect of trimethoprim-sulfamethoxazole for pneumocystis pneumonia in patients with rheumatic diseases exposed to prolonged high-dose glucocorticoids. Ann Rheum Dis **77** : 644-649, 2018

3) Park JW, et al : Pneumocystis pneumonia in patients with rheumatic diseases receiving prolonged, non-high-dose steroids-clinical implication of primary prophylaxis using trimethoprim-sulfamethoxazole. Arthritis Res Ther **21** : 207, 2019

4) Fragoulis GE, et al : 2022 EULAR recommendations for screening and prophylaxis of chronic and opportunistic infections in adults with autoimmune inflammatory rheumatic diseases. Ann Rheum Dis **82** : 742-753, 2023

# TOPIC ④
# ステロイド誘発性大腿骨頭壊死と最新管理

## a ┃ 特発性大腿骨頭壊死症とは

特定の原因がないにもかかわらず非外傷性に大腿骨頭に無菌性の阻血性壊死をきたし，大腿骨頭の変形や圧壊から二次性の股関節症に至る疾患が特発性大腿骨頭壊死症と定義される．グルココルチコイド（GC）の投与歴やアルコール多飲歴が疾患発症に関与していると考えられるが[1]，その疾患発症機序については明らかではなく，厚生労働省によりいわゆる難病に指定されている．

## b ┃ 症　状

骨頭の変形や圧壊を生じていない時は無症状のことが多く，壊死があっても気づかない無症候性のものであるが，歩行時の踏み外しなどで骨頭の壊死部への圧が高まった際に壊死部において軟骨下骨の圧壊をきたすなどして急激な股関節痛で発症することもある．

## c ┃ 診　断

まずは疑うことであるが，ステロイド性のものはパルス療法など，短期間に大量のGCの投与を受けたことがないかといった既往歴や薬物投与歴の問診が重要である．GCの大量投与が行われるさまざまな疾患にステロイド性の特発性大腿骨頭壊死症が発症しうるが，なかでも全身性エリテマトーデスが最多とされている．一方で，関節リウマチのように少量のGCが長期間投与される症例では特発性大腿骨頭壊死症の発症頻度は高くない．

診断は厚生労働省特発性大腿骨頭壊死症調査研究班の診断基準に照合し，X線所見と検査所見の5つの項目のうち2つ以上を満たせば確定診断とする（表1）[2]．単純X線画像では正確な正面像と側面像が重要であり，とくに側面像では股関節を90度屈曲，45度外転し，骨盤正面位で撮影する，とされている．また同班の病期分類（表2）と病型分類（図1）は予後予測や治療方針決定に有用である．MRIは早期診断に有用であり，GC大量投与の1〜2週間後には壊死が発生し，4〜6週間程度で画像に変化がみられるとされている．T1強調画像で壊死分界部が低信号となる帯状硬化像を示す特徴的な画像所見を示す．

## d ┃ 治療・管理

一般に壊死範囲が小さく，非荷重部に壊死が存

### 表1　特発性大腿骨頭壊死症の診断基準

（診断基準）

X線所見（股関節単純X線の正面像および側面像で判断する．関節裂隙の狭小化がないこと，臼蓋には異常所見がないことを要する）

1. 骨頭圧壊あるいはcrescent sign（骨頭軟骨下骨折線像）
2. 骨頭内の帯状硬化像の形成

検査所見

3. 骨シンチグラム：骨頭のcold in hot像
4. MRI：骨頭内帯状低信号域（T1強調画像でいずれかの断面で，骨髄組織の正常信号域を分界する像）
5. 骨生検標本での骨壊死像（連続した切片標本内に骨および骨髄組織の壊死が存在し，健常域との界面に線維性組織や添加骨形成などの修復反応を認める像）

診断のカテゴリー

上記項目のうち，2つ以上を満たせばDefiniteとする

除外診断

腫瘍および腫瘍類似疾患，骨端異形成症は診断基準を満たすことがあるが，除外を要する．なお，外傷（大腿骨頸部骨折，外傷性股関節脱臼），大腿骨頭すべり症，骨盤部放射線照射，減圧症などに合併する大腿骨頭壊死，および小児に発生するペルテス病は除外する

[Sugano N, et al：J Orthop Sci **7**：601-605, 2002 より引用]

### 表2　特発性大腿骨頭壊死症の病期分類

| stage 1 | X線像の特異的異常所見はないが，MRI，骨シンチグラム，または病理組織像で特異的異常所見がある時期 |
|---|---|
| stage 2 | X線像で帯状硬化像があるが，骨頭の圧壊がない時期 |
| stage 3 | 骨頭の圧潰があるが，関節裂隙は保たれている時期<br>3A：圧壊が3mm未満<br>3B：圧壊が3mm以上 |
| stage 4 | 明らかな関節症性変化が出現する時期 |

[Sugano N, et al：J Orthop Sci **7**：601-605, 2002 より引用]

在する場合（type A・B）では保存療法や経過観察を行い，日常生活にも若干の制限を課す．一度生じた壊死巣は圧壊などを起こさなければ拡大することはあまりないとされているが，荷重や運動を制限して長期に生活するのは心理的にも負担となる．一方，type Cまたは壊死が荷重部にある場合や圧壊がある

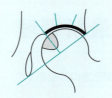
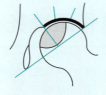
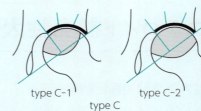

**図1** 特発性大腿骨頭壊死症の病型分類

type A：壊死域が臼蓋荷重面の内側1/3未満にとどまるもの，または壊死域が非荷重部のみに存在するもの．
type B：壊死域が臼蓋荷重面の内側1/3以上2/3未満の範囲に存在するもの．
type C：壊死域が臼蓋荷重面の内側2/3以上に及ぶもの．
　　　　type C-1：壊死域の外側端が臼蓋縁内にあるもの．
　　　　type C-2：壊死域の外側端が臼蓋縁を越えるもの．
注1）X線/MRIの両方またはいずれかで判定する．
注2）X線は股関節正画像で判定する．
注3）MRIはT1強調像の冠状断骨頭中央撮像面で判定する．
注4）臼蓋荷重面の算定方法：臼蓋縁と涙痕下縁を結ぶ線の垂直2等分線が臼蓋と交差した点から外側を臼蓋荷重面とする．

［難病情報センターより引用］

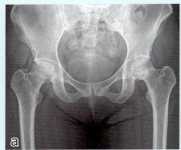
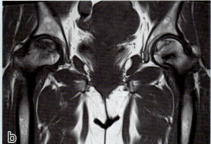
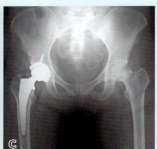

**図2** ステロイド性大腿骨頭壊死症

ステロイド大量投与により右股関節部痛出現，単純X線画像で右大腿骨頭の圧壊像を認め（a），MRIでも右大腿骨頭に壊死像を認めた（b）．荷重部の広範な壊死で骨頭圧壊も認めたため全人工股関節置換術が施行された（c）．左大腿骨頸部骨折後のため，左大腿骨頭にも一部壊死像を認めた．

場合は手術が行われる場合がある．壊死範囲が比較的狭く（大腿骨頭における健常部分が3分の1以上残存するなど）関節症に至っていない患者などは骨切り術や血管柄付き骨移植術などの関節温存手術が，壊死範囲が広く骨頭圧壊を生じていたり，関節症の発症がある者や比較的高齢の患者では人工関節置換術が選択される場合がある（図2）．

### 文献

1) 田中　栄（編）：大腿骨頭壊死症．標準整形外科学，第15版，医学書院，p646-650, 2022
2) Sugano N, et al：The 2001 revised criteria for diagnosis, classification, and staging of idiopathic osteonecrosis of the femoral head. J Orthop Sci **7**：601-605, 2002

## TOPIC ⑤

# NSAIDs との併用時の胃酸分泌抑制薬の管理

本邦における胃十二指腸潰瘍（消化性潰瘍）の二大病因は Helicobacter pylori の感染と非ステロイド性抗炎症薬（NSAIDs）の使用である。日本消化器病学会による「消化性潰瘍診療ガイドライン」の改訂第3版（以下，ガイドライン）が2020年に策定された[1]。本項ではガイドラインでの記載をもとに NSAIDs とその併用時の胃酸分泌抑制薬の管理について述べる。

酸分泌抑制薬で予防治療がなされていない場合の胃潰瘍の発生頻度は10～15%，十二指腸潰瘍の発生頻度は3%，消化管出血の発生頻度は約1%である。NSAIDs の服用中は潰瘍発生のリスクは継続するが，とくに投与3ヵ月以内の発生リスクが高い。また，NSAIDs 内服による消化性潰瘍（以下，NSAIDs 潰瘍）は消化管出血を起こす場合でも無症状の割合が高く，注意が必要である。発生部位についてはH. pylori 陽性潰瘍は胃では胃角部から胃体部に多く，十二指腸では球部が多いが，NSAIDs 潰瘍では胃幽門部に多く，浅い胃潰瘍が多発する傾向がある。出血性潰瘍既往歴，消化性潰瘍既往歴，高用量 NSAIDs や NSAIDs の併用，抗凝固薬・抗血小板薬やグルココルチコイド（GC），ビスホスホネートの併用が NSAIDs 潰瘍の主なリスク因子である。

NSAIDs はシクロオキシゲナーゼ（COX）を阻害することで，プロスタグランジン類の合成を抑制し，鎮痛・解熱・抗炎症作用を発揮する。COX には恒常的に発現している COX-1 と炎症などで誘導的に発現する COX-2 とがある。古典的な NSAIDs（非選択的 NSAIDs）は COX-1 と COX-2 の双方を阻害し，臓器恒常性維持に必要な COX-1 も阻害するため胃粘膜傷害が生じやすくなるが，COX-2 選択的阻害薬は COX-2 を選択的に阻害するため，非選択的 NSAIDs と比べて潰瘍発生率が低い。NSAIDs の投与方法には経口投与，坐薬，貼付剤がある。経口投与と坐薬では潰瘍発生率に差がないことが報告されている。最近，本邦から報告されたジクロフェナクナトリウムを含有する全身性貼付剤（DF 全身性貼付剤）とロキソプロフェンナトリウム錠（LOX 錠）とのランダム化並行群間比較試験では，DF 全身性貼付剤は LOX 錠よりも上部消化管粘膜への影響が少ない傾向であり興味深い成績である[2]。

NSAIDs 潰瘍は NSAIDs 内服を中止することで高率に治癒するが，NSAIDs を中止することにより患者の QOL は低下する。NSAIDs 中止が不可能な場合，第一選択薬としてプロトンポンプ阻害薬（PPI）の投与が推奨されている。

NSAIDs 潰瘍の予防には潰瘍の既往のない患者に対する一次予防と潰瘍の既往のある患者に対する二次予防とがある。現時点で PPI が保険適用になっているのは二次予防のみである。ガイドラインにおいては NSAIDs 潰瘍の発生予防は潰瘍治療歴がない患者においても必要であり，PPI による予防を行うよう提案するとされている。また，NSAIDs 投与予定例（NSAIDs-naive）が H. pylori 陽性の場合，潰瘍発生予防目的の H. pylori 除菌が推奨されている。2015年より新たな機序でプロトンポンプを阻害するカリウムイオン競合型アシッドブロッカー（P-CAB）である vonoprazan が保険適用になったが，潰瘍既往歴のある患者の NSAIDs 潰瘍の予防には PPI を推奨し，vonoprazan を提案するとされた。出血性潰瘍既往歴のある患者の NSAIDs 出血性潰瘍の再発予防には，COX-2 選択的阻害薬に PPI 併用を推奨するとされている。高用量 NSAIDs，抗血栓薬，GC，ビスホスホネートの併用者，高齢者および重篤な合併症を有する患者といった潰瘍高リスク患者における潰瘍予防については GC および抗血栓薬併用例では，COX-2 選択的阻害薬の使用を推奨し，高齢者および重篤な合併症を有する患者では PPI 投与を推奨するとされている。前述のように，COX-2 選択的阻害薬は潰瘍発生率が低く，COX-2 選択的阻害薬服用時に胃十二指腸潰瘍既往歴のない患者では潰瘍予防薬の併用は必要ないが，胃十二指腸潰瘍や潰瘍出血の既往歴がある患者では PPI による潰瘍発生予防治療を行うことを推奨するとされている。

以上のように，NSAIDs 潰瘍の予防においては酸分泌抑制が重要である。

## 文　献

1）日本消化器病学会（編）：消化性潰瘍診療ガイドライン2020，改訂第3版，南江堂，2020
2）深瀬広幸ほか：健康中高年男女を対象としたジクロフェナクナトリウム含有全身性貼付剤による上部消化管粘膜への影響の内視鏡を用いた検討：実薬対照ランダム化比較試験．薬理と治療 51：341-350，2023

## Ⅲ. 治療薬とその使い方

# 02 免疫調節薬

## 一覧表

| 一般名（商品名） | 剤形 | 膠原病領域における適応 | 代表的な副作用 | 禁忌 |
|---|---|---|---|---|
| hydroxychloro-quine sulfate（プラケニル） | 内服薬 | 皮膚エリテマトーデス，全身性エリテマトーデス（SLE） | ヒドロクロロキン網膜症，皮膚過敏症，下痢 | 本剤の成分に対し過敏症の既往歴のある患者，網膜症（ただし，SLE網膜症を除く）あるいは黄斑症の患者またはそれらの既往歴のある患者，6歳未満の幼児 |

## 02-1 hydroxychloroquine (HCQ)

### 治療薬の概要

　　抗マラリア薬のHCQは，海外では半世紀以上前より皮膚エリテマトーデス（CLE）およびSLE，関節リウマチ（RA）に対して広く使用されている．HCQはエンドソーム内のToll様受容体（TLR）-7およびTLR-9を阻害し，形質細胞様樹状細胞による1型インターフェロンの産生を抑制する．本邦ではchloroquine（CQ）による網膜症が深刻な薬害となり販売中止となった影響で，CQより網膜毒性が低いHCQは開発されなかったが，2015年に治験を経て，CLEとSLEに対して承認された[2]．現在RAに対する適応拡大が検討されている[1]．EULARのSLE治療ガイドラインではHCQは禁忌のないすべてのSLE患者に推奨している．2019年の日本リウマチ学会のSLE診療ガイドラインでは，「HCQは，SLEの皮膚症状（エビデンスレベルA），関節症状（エビデンスレベルB），腎症（エビデンスレベルC）を改善させる可能性があり，それらの症状を有するSLE患者への使用を考慮する．SLEの再発抑制に有用で，新規臓器障害病変の抑制や生命予後の改善効果の可能性が示唆されるため，すべてのSLE患者で使用を考慮する（エビデンスレベルC）」と記載された．

### 効果的な使い方

　　CLE患者では外用薬で効果不十分な場合の第一選択薬である．急性・亜急性の紅斑の場合は効果の出現は比較的早いが，慢性の鱗屑を伴う病変では効果が出るまでに半年以上かかることもある．

　　発症初期の軽症のSLEであればHCQ単剤でコントロールできる可能性がある．中等症以上のSLEではprednisolone（PSL）でまず疾患活動性を抑えたうえで，HCQを導入する．一方，PSL 5mg/日で長期寛解しているSLE患者でもHCQを併用することによりPSLが減量中止できる患者も少なくない．

　　HCQは脂肪にほとんど蓄積されないため，用量は本来，除脂肪体重（理想体重）に基づくべきと考えられる．本邦の用量は2011年の米国眼科学会の推奨していた用量に準じて，理想体重1kgあたり6.5mgを超えない3通りの用量［200mg/日，300mg/日（200mg/400mg隔日），400mg/日］である．たとえば，154cm以上173cm未満の女性の場合，1日1回1錠（200mg）と1日1回2錠（400mg）を1日おきに経口投与する．るい痩が強い（実体重が理想体重より低い）患者の場合は投与量を1段階下げる．なお，本邦の用量で血中濃度は500～1,000ng/mLとなることが示されている[3]．

海外では，2016年に米国の眼科学会が実体重1kgあたり5mgを超えない用量を推奨した影響で，減量される患者が増加したが，再燃の増加も報告され，2023年EULAR SLE治療ガイドラインでは5mg/kg/日を目標用量としてすべての患者に推奨するが再燃のリスクや網膜毒性に基づいて個別化することを推奨した[4]．

たとえば，寛解を達成するまでは有効性に配慮し，添付文書の用量で投与し（200mg/400mg，隔日），以降は長期使用時の網膜症のリスクに配慮して減量（200mg/日）して継続するのも合理的と考えられる．

## 主な副作用・その対策

市販後調査では薬疹（疑い）を7.0％，下痢を3.2％に認めた．薬疹は通常投与開始後1〜4週間で生じる．過敏症の既往は禁忌であるが，軽度の過敏反応でHCQ投与が望ましい場合，少量から漸増を試すことも考慮される[5]．長期使用時の副作用として皮膚の色素沈着は少なくないが，HCQは継続できることが多い．一方，重篤な副作用として網膜症，ニューロミオパチー，心毒性があげられる．

網膜症の頻度は，最近の米国の報告では開始10年間の発症率は2.5％であった[6]．HCQ網膜症は無症状であることが多く，SD-OCTを含む眼科スクリーニングを開始時および開始後に定期的に行うことが重要である．海外では最初の5年間は眼科スクリーニング不要とされているが，本邦では5年以内の網膜症の発症が報告されており[7]，年1回は眼科スクリーニングを行う．機能障害が進行するほど網膜症の発症は増加する．本邦では「皮膚エリテマトーデスおよびSLEに対するヒドロキシクロロキン使用のための簡易ガイドライン（2015.10.20版）」に記載しているとおり，GFRが30mL/分/1.73m$^2$未満の患者には投与を控えるべきである．

## 注意点

SLE合併妊娠に関して，本邦のガイドラインでは，妊娠中の薬物治療の中心はPSLとHCQであり，これらの必要に応じた投与を推奨する（エビデンスレベルB）と記載されている．HCQの催奇形性と胎児毒性は否定的で，最近のシステマティックレビューとメタ解析では，生児獲得率，SGA/低出生体重児，胎児奇形のリスクを変えず，妊娠高血圧症のリスクを減少する効果が示されている8)．母乳にもごく微量（0.06〜0.2mg/kg）含まれるため添付文書では授乳は控えることとなっているが，児への影響はないレベルと考えられ，本邦のガイドラインでも授乳は許容されると記載されている．

## 文　献

1) Yokogawa N, et al：Effects of hydroxychloroquine in patients with cutaneous lupus erythematosus：a multicenter, double-blind, randomized, parallel-group trial. Arthritis Rheumatol 69：791-799, 2017

2) Takei H, et al：Clinical and immunological effects of hydroxychloroquine in patients with active rheumatoid arthritis despite antirheumatic treatment. Mod Rheumatol 34：50-59, 2023

3) Morita S, et al：Population pharmacokinetics of hydroxychloroquine in Japanese patients with cutaneous or systemic lupus erythematosus. Ther Drug Monit **38**：259-267, 2016

4) Fanouriakis A, et al：EULAR recommendations for the management of systemic lupus erythematosus：2023 update. Ann Rheum Dis 83：15-29, 2024

5) Takamasu E, et al：Simple dose-escalation regimen for hydroxychloroquine-induced hypersensitivity reaction in patients with systemic lupus erythematosus enabled treatment resumption. Lupus **28**：1473-1476, 2019

6) Melles RB, et al：Hydroxychloroquine dose and risk for incident retinopathy：a cohort study. Ann Int Med 176：166-173, 2023

7) Ozawa H, et al：Ocular findings in Japanese patients with hydroxychloroquine retinopathy developing within 3 years of treatment. Jpn J Ophthalmol **65**：472-481, 2021

8) Liu Y, et al：Hydroxychloroquine significantly decreases the risk of preeclampsia in pregnant women with autoimmune disorders：a systematic review and meta-analysis. Clin Rheumatol 42：1223-1235, 2023

## Ⅲ. 治療薬とその使い方

# 03 免疫抑制薬

## 一覧表

| 一般名(商品名) | 剤形 | 膠原病領域における適応 | 代表的な副作用 | 禁 忌 |
|---|---|---|---|---|
| azathioprine<br>(イムラン,アザニン) | 錠 | 治療抵抗性膠原病,リウマチ性疾患 | 消化器症状,肝障害,骨髄障害 | 白血球数3,000/$\mu$L以下,mercaptopurine過敏症<br>併用禁忌:生ワクチン,febuxostat |
| mycophenolate mofetil<br>(セルセプト) | カプセル | ループス腎炎(LN) | 骨髄障害,下痢 | 妊婦<br>併用禁忌:生ワクチン |
| methotrexate<br>(リウマトレックス) | 錠<br>カプセル<br>注射剤 | 関節リウマチ(RA) | 間質性肺炎,骨髄障害,肝障害 | 妊婦・授乳婦,胸腹水,骨髄抑制,腎障害,活動性結核 |
| cyclophosphamide<br>(エンドキサン) | 錠<br>注射剤 | 治療抵抗性膠原病,リウマチ性疾患 | 骨髄障害,出血性膀胱炎 | 重症感染症 |
| tacrolimus<br>(プログラフ) | 錠<br>カプセル<br>注射剤 | LN,RA,多発性筋炎(PM)/皮膚筋炎(DM)に合併する間質性肺炎 | 腎障害,高血圧,耐糖能異常 | 併用禁忌:生ワクチン,ciclosporin,bosentan,K保持性利尿薬 |
| ciclosporin<br>(サンディミュン,ネオーラル) | カプセル<br>注射剤 | Behçet病(眼症状) | 腎障害,高血圧,耐糖能異常 | 併用禁忌:生ワクチン,tacrolimus,bosentan,pitavastatin,rosuvastatin |
| mizoribine<br>(ブレディニン) | 錠 | LN,RA | 高尿酸血症 | 白血球数3,000/$\mu$L以下,妊婦<br>併用禁忌:生ワクチン |

## 03-1 azathioprine (AZP)

### 治療薬の概要

　膠原病・リウマチ性疾患に対する免疫抑制薬において,AZPは高い臨床効果が証明されている.AZPはどちらかというと寛解維持療法やsteroid-sparing effectを目的として使用されることが多く,2010年10月に医薬品部会での公知申請の事前評価が終了し,今後追加される予定の効能・効果および用法・用量についての保険適用が可能になった.膠原病・リウマチ性疾患に対して長期にわたる使用経験がある薬剤であり,有効性と安全性も高く,今後も免疫抑制薬として重要な一剤であると考えられる.

　6-メルカプトプリンの誘導体であり,細胞の核酸合成を阻害する「代謝拮抗薬(プリン合成阻害薬)」である.1950年代に開発され,下記に記す膠原病関連疾患で汎用されているが,作用機序として,細胞の分化増殖,とくにリンパ球に対して増殖抑止効果が,抗体産生抑制やこれら細胞のサイトカイン産生阻害につながると考えられている.総論である文献も参考にされたい[1].

### 効果的な使い方

　膠原病・リウマチ性疾患では治療抵抗性の下記リウマチ性疾患に保険適用可能となった.
- 全身性血管炎[顕微鏡的多発血管炎(MPA),多発血管炎性肉芽腫症(GPA),好酸球性多発血管炎性肉芽腫症(EGPA),結節性多発動脈炎(PAN),高安動脈炎(TAK)など]

03 | 免疫抑制薬

- 全身性エリテマトーデス（SLE）
- PM/DM
- 強皮症
- 混合性結合組織病（MCTD）
- 難治性リウマチ性疾患

単剤ではなく，グルココルチコイド（GC）などとの併用を考慮する旨の記載がある．用法・用量に関しては，1日量として1～2mg/kg相当量を経口投与する．なお，症状により適宜増減可能であるが，1日量として3mg/kgを超えないこととされる．使用上の注意としては，本剤の治療効果が認められた際には効果を維持できる最低用量まで維持量を減量することを検討する旨の記載がある．

臨床現場では，やはり寛解導入より維持療法として使われることが多く，上記記載に加えて，膠原病・リウマチに伴う間質性肺炎の維持療法にも用いられる．ただし，間質性肺炎を起こすことも指摘されており，注意が必要である．

### 主な副作用・その対策

AZPの副作用としては消化器症状（食欲不振，悪心・嘔吐，下痢など）の頻度が高い．また頻度は高くはないが重大な副作用として，間質性肺炎，肝機能障害，骨髄障害などがあげられる．代謝拮抗薬であるので，白血球数が3,000/mm$^3$以下の人は投与禁忌とされ，投与初期は1～2週間ごとに血算や肝機能検査などを行うほうが望ましい．生ワクチンとの併用は禁忌であり，感染症を有する（B型，C型肝炎も含む）患者には原則投与をしない．

NUDT15はDNA障害を引き起こすチオプリンの代謝産物を無毒化する酵素である．この遺伝子多型，とくに139番目のアミノ酸がアルギニン（Arg）からシステイン（Cys）に変化する多型の場合，重篤な副作用を発症するリスクが高いといわれる．日本人の約1%がCys/Cys型で，この場合はAZPの投与を控える．Arg/Cysの場合は減量して開始する．

### 注意点

痛風（高尿酸血症）治療薬のallopurinolはAZPの代謝酵素であるキサンチンオキシダーゼを阻害するため，血中濃度が上昇し，副作用リスクを高めるとされる．併用が避けられない場合には用量を半量程度に減量して対処する．

また，妊婦・授乳婦への投与では2018年にAZPの添付文書の改訂が行われ，妊婦，産婦，授乳婦などへの投与は禁忌でなく，有益性投与に変更された．

## 03-2 mycophenolate mofetil (MMF)

### 治療薬の概要

もともと腎移植後のGVHDに対し用いられていたが，2015年8月にループス腎炎（LN）に対し保険適用となった．MMFはミコフェノール酸のプロドラッグで，DNA合成阻害によりT細胞・B細胞の活性化を抑制する．LNⅢ～Ⅴ型の寛解導入にGCと併用し使用される．また，GCの減量を目的とし寛解維持療法に開始されることもある．副作用として消化器症状（下痢）や骨髄抑制が生じることがある．また催奇形性のリスクがあり妊婦には禁忌である．

71

Ⅲ．治療薬とその使い方

## 効果的な使い方

　MMFは細胞増殖抑制効果，とくにTリンパ球・Bリンパ球の増殖を抑制し，抗体産生を抑制すると考えられる．本邦における適応症は，膠原病領域ではLNのみであることに留意が必要である．ALMS試験などのLNの寛解導入において，cyclophosphamide（CY）との有効性が非劣性であることが証明され，寛解導入では1日2～3g/分2（アジア人では2gを超えないほうがよいとの意見もある），維持療法では1～2g/分2で調整されている．

　また，線維芽細胞への増殖抑制効果も知られており，強皮症や間質性肺炎など，線維化を抑制する可能性が示唆されている．

## 主な副作用・その対策

　MMFの主な副作用として，消化器症状（とくに下痢），骨髄抑制，催奇形性などがあげられる．下痢に関しては腸管粘膜の障害が主因とされ，導入時は少量から開始し，消化器症状や骨髄抑制に留意しながら目的用量までの増量を行う場合が多い．またMMFは催奇形性があるため，妊孕性のある女性に使用する際には十分な避妊指導を行う必要がある．また，妊娠，出産を希望する場合には少なくとも6週間前にはMMFを中止し，授乳も避けるべきである．

## 注意点

　MMFは内服薬であることの利便性，CYと比較した際の毒性の低さや有効性から，キードラッグとしての使用が増えてきている．免疫抑制作用に加えて，抗線維化作用も有する可能性があり，適応外ではあるが，間質性肺疾患（ILD）にも使用されるようになってきている．一方，消化器症状，骨髄抑制，催奇形性などの有害事象もあり，適切なリスクマネジメントが必要であろう．

## 03-3　methotrexate（MTX）

### 治療薬の概要

　元来は葉酸代謝拮抗薬に属する抗癌薬であり，「週に1回」投与することで，他に比べて分裂が盛んなリンパ球の増殖を抑えて免疫を抑制する．MTXは効果の発現が2～4週間以内と早いこと，そして何よりも高い有効性が特徴である．ところが1999年国内で関節リウマチ（RA）への使用が承認されて以来8mg/週までの使用しか認められておらず，また既存の抗リウマチ薬を少なくとも1種類使用しそれが無効であった場合にしか使用が認められていなかった．しかし，2011年2月23日公知申請が認められ16mg/週までの使用が可能となり，また第一選択薬として使用することも可能となった．また，皮下注製剤が2022年9月に承認され，薬剤による悪心や下痢の副作用軽減や有効性が高まることが期待されている．日本リウマチ学会の小委員会から最新版の手引きが刊行されたので参照されたい[2]．

### 効果的な使い方

　投与法は週1回，または分割して1～2日間かけて経口投与するが，8mg/週を超えて投与するときは分割投与が望ましい．増量の際の目安は10～12mg/週で，効果不十分な場合は16mg/週まで漸増や，他の抗リウマチ薬を併用する．また，皮下注製剤はプレフィルドシリンジで，7.5mgから15mgまで2.5mg刻みで4用量の設定がある．

## 主な副作用・その対策

　副作用は，間質性肺炎，骨髄障害，肝機能障害，消化管障害（口内炎，嘔気）などがある．間質性肺炎はとくに注意が必要で，頻度は約0.5％といわれているが，もともと高度の呼吸器障害を合併しているRA患者には禁忌である．骨髄障害はしばし致死的となるため，リスク因子を考案し，末梢血液でのMCV上昇（相対的葉酸欠乏と考えられる，絶対値ではなく推移に注意）にも留意しながら投与量を調整する．骨髄障害をきたした場合は緊急を要するため活性型葉酸製剤の投与を行い，十分な輸液も行う．MTXは腎排泄（44〜100％）でありGFR＜30mL/分の患者には投与してはならない．よって高齢者への使用は慎重に行う．MTXなどの免疫抑制薬使用下でのリンパ増殖性疾患が報告されており，発症時にはまずMTX休薬を行うが，自然退縮しない症例もある．年齢，MTX投与量などが発症と関連があるとされている．

## 注意点

　MTXは安価で効果の高い薬剤であり，今後もRA診療のアンカードラッグとして使われると思われる．また，皮下注製剤の承認もあり使用の幅が広がった．比較的特徴的な副作用があるので，留意しながら，また漫然と継続投与するのではなく，腎機能や血液検査でのMCVなどを勘案して寛解を維持できる用量への減量を考慮していく．

# 03-4　cyclophosphamide（CY）

## 治療薬の概要

　長らく保険適用外の状態で使用されてきたが，2011年に保険適用となった．プロドラッグであり，免疫抑制作用の機序としてはTおよびBリンパ球数の減少，それに伴う抗体産生の低下やT細胞応答の減弱が想定されている．重症病態（LNⅢ・Ⅳ型，NP-SLE，自己免疫性溶血性貧血，間質性肺炎など）を有する場合の寛解導入には，CY 500〜1,000mgの点滴静注を2〜4週間隔で繰り返すIVCY（エンドキサン・パルス療法）がGCに併用されることがある．効果発現までに2週間程度を要する．骨髄抑制，出血性膀胱炎などの急性障害のほか，長期的には卵巣機能障害（不妊）や発癌性の問題もあり，使用時には十分なインフォームドコンセントを要する．

## 効果的な使い方

　重要な臓器障害（腎や中枢神経）を伴うSLE，全身性血管炎，また，RA，強皮症やPM/DMに伴う急速進行性の間質性肺炎などに対して，寛解導入目的で使われることが多い．
　経口（POCY）と点滴（IVCY）があるが，寛解導入率には大きな差がなく，総投与量がIVCYのほうが少なく済むため，IVCYが一般的に用いられている．

## 主な副作用・その対策

　主な副作用として，短期的には骨髄抑制とそれに伴う感染症，出血性膀胱炎，長期的には妊孕性の低下，膀胱癌をはじめとする悪性腫瘍の発生などが問題となる．
　骨髄抑制はIVCY後1〜2週後にみられることが多い．IVCY投与量は白血球数3,000/$\mu$L以上，好中球数1,500/$\mu$L以上となるよう調節し，血球減少時には回復するまで投与を延期することを考慮する．高用量のGCと併用するケースが多く，ニューモシスチス肺炎（PCP）

やサイトメガロウイルス感染症にはとくに留意する.

出血性膀胱炎は検尿検査でモニターするが，1～2Lの十分な補液，飲水で尿量を確保し，アクロレインの毒性を弱める効果のあるmesnaを使用することもある．CYによる二次性悪性腫瘍の発生は積算投与量によると考えられ，計10gを超えないで使用を考慮する．性腺機能不全は卵巣，精巣どちらにも影響がみられ，投与時年齢，積算量の重要性が示唆されている．挙児希望のある場合は，卵子もしくは精子保存，配偶者がいる場合は凍結胚の保存について検討が必要と考えられる．また，催奇形性があるため，妊婦には原則投与しない．

### 注意点

膠原病領域でCYの有効性は多く認められるが，注意すべき副作用も多く，代替療法としてのMMFやrituximabなどの療法が普及してきており，CYの使用頻度は減ってくると思われる．しかしながら，代替療法で寛解導入できない，再燃例や重篤進行性の間質性肺炎など，今後も重要な役割を果たす局面は存在し，使用法に関しては熟知しておく必要がある．

## 03-5 tacrolimus（TAC）

### 治療薬の概要

カルシニューリン阻害薬であり，T細胞の活性化を抑制する．筑波山土壌中の放線菌の代謝物として発見された．SLEにおいては主に寛解維持期に使用される．妊婦に対しては禁忌であったが，2018年7月に「有益性投与」（治療による有益性が危険性を上回ると判断される場合には投与可能）となった．

### 効果的な使い方

既存治療で抵抗性のRA，LN，PM/DMに合併する間質性肺炎に適応が認められている．T細胞の活性化段階に働く細胞内分子カルシニューリンの活性化を阻害し，転写因子NFATの核内移行を制御する．FK506 binding protein（FKBP）と複合体を形成し，カルシニューリン阻害効果を発揮し，それによりIL-2などT細胞が媒介する各種サイトカインを抑制し，免疫抑制効果を発揮する．代謝は主として肝臓で行われ，

成人で3mgを1日1回夕食後に経口投与するが，高齢者では1.5mgを1日1回夕食後で開始し，症状により1日1回3mgに増量する．筋炎に合併する間質性肺炎に対しては1日2回で開始し，以降トラフ値5～10ng/mLを目指す．文献も参考にされたい[3]．

### 主な副作用・その対策

副作用として，用量依存的な腎血管収縮作用によると考えられる腎機能障害や高血圧がみられることがあり，注意が必要である．糖尿病を増悪させる可能性があり，HbA1cをモニターする．免疫抑制薬であるので，細菌，真菌，あるいはウイルスにより重篤な感染症を併発することがある．生ワクチンは禁忌であるが，感染予防のための不活化ワクチンは積極的に行うことが推奨される．一般的に細胞毒性の骨髄抑制はみられない．筋炎合併間質性肺炎に対してのTAC投薬の際には，バクタなどのPCP予防措置を考慮する．また，可逆性後頭葉白質脳症（PRES）などにより中枢神経障害が現れることがあるので，痙攣や意識障害，視覚障害など症状が現れた場合にはCTやMRIによる画像診断を行うとともに，血圧のコントロールなど適切な処置を行うことが重要である．

03｜免疫抑制薬

## 注意点

移植における高用量の使用経験，血中濃度も測定でき，骨髄抑制も強くないことから，比較的安全性の高い薬剤と評価されている．妊娠・授乳の期間も肝代謝であるが，CYP3A4で代謝される他の薬物との併用により，血中濃度が増加するため，臨床での多剤併用には注意が必要である．また，妊婦，産婦，授乳婦などへの投与は禁忌でなく，有益性投与に変更された．

## 03-6　ciclosporin

TACと同種同薬効のカルシニューリン阻害薬で，適応疾患もBehçet病の眼病変と限定的である（一覧表および「IV章-D-04-2. Behçet病：眼病変」参照）．

## 03-7　mizoribine

使用頻度が減っている（一覧表参照）．

### 文　献
1) 松本　功：アザチオプリン．日内会誌 **100**：2924-2928，2011
2) 日本リウマチ学会MTX診療ガイドライン小委員会（編）関節リウマチにおけるメトトレキサート（MTX）使用と診療の手引き2023年版，羊土社，2023
3) 松本　功：カルシニューリン阻害薬．リウマチ病学テキスト，改訂第2版，公益財団法人日本リウマチ財団教育研修委員会，一般社団法人日本リウマチ学会生涯教育委員会（編），診断と治療社，p509-510，2015

75

## TOPIC ⑥

# cyclophosphamide 使用と最新の卵子保存

### a｜自己免疫疾患と不妊症

　自己免疫疾患の原因は種々の因子の関与が考えられているが，妊娠可能な年齢層の女性に好発し，性ホルモンが発症に関与することも示唆されており，しばしば妊娠との関連性が問題になることがある[1]．

　自己免疫疾患における慢性的な炎症は排卵の根幹である視床下部一下垂体一卵巣軸の機能障害を引き起こし，ゴナドトロピン放出ホルモンや性腺刺激ホルモンの分泌を妨げ，排卵抑制や月経異常を引き起こすことがある．そのため，妊娠へのタイミングをとることが難しくなる．また，妊娠によって自己免疫疾患が増悪する可能性，患者の自己抗体が胎児に移行し同様の疾患を発生する可能性，さらに自己免疫疾患の治療薬が胎児に影響する可能性もある[1]．

　とくに，全身性エリテマトーデス（SLE）は，妊孕性のある世代の女性に好発するため，SLE女性が挙児を希望した場合，妊娠予後を改善するためには妊娠前に少なくとも6ヵ月間の寛解期にあることが望ましく[2]，計画的な妊娠が重要である．

### b｜自己免疫疾患治療薬（cyclophospha-mide）と生殖機能

　自己免疫疾患患者の妊娠は，病状の安定を保ちながら治療薬による胎児への影響を最小限にする必要がある．SLEおよびループス腎炎，血管炎など重度の疾患再燃時に寛解を得るためには，しばしばアルキル化剤であるcyclophosphamide（CY）が用いられる．CYは卵巣機能に対して最も毒性が強く，永久的な卵巣機能不全が生じる可能性がある．投与総量に依存されることがわかっており，一般的に40歳以上で$5g/m^2$以上，20歳未満では$7.5g/m^2$以上でそのリスクが高い[3,4]．低用量であっても卵巣予備能の指標となる抗Müller管ホルモン（AMH）の値が治療後に低下することが知られている[5]．したがって，妊孕性温存を必要とする患者にCYを投与する場合は，治療前に卵子・胚・卵巣凍結法など妊孕性温存に関する情報提供を行なっておく必要がある．

### c｜自己免疫疾患と妊孕性温存治療

　世界各国で若年癌患者に対する妊孕性温存の必要性が認識され，癌・生殖医療が発展してきた．本邦においても若年癌患者のみならず，自己免疫疾患などの非癌疾患でも，妊孕性低下および喪失につながる可能性のある治療を行う場合は，その前に妊孕性温存を行うことが広まってきている．

　表1に各種妊孕性温存治療の特徴をまとめる．未受精卵子凍結は，卵子獲得までは一般の生殖補助医療の体外受精と同様の手順で行う．受精前の未受精卵を凍結させるため，未婚の女性にも適応となる．受精卵凍結は，受精させる都合上，配偶者がいる場合に限られる．卵巣組織凍結は，初経前の小児にも適応になることや治療期間が短いなどのメリットも多いが，実施施設はまだ少ない．ここでは卵子凍結について説明する．

**表1　妊孕性温存治療**

| | 受精卵凍結 | 未受精卵子凍結 | 卵巣組織凍結 |
|---|---|---|---|
| 対象疾患 | 白血病，乳癌，Hodgkinリンパ腫，非Hodgkinリンパ腫など | 白血病，乳癌，Hodgkinリンパ腫，非Hodgkinリンパ腫など | 乳癌，Hodgkinリンパ腫，非Hodgkinリンパ腫など |
| 対象年齢 | 16〜45歳 | 初経〜40歳 | 0〜40歳（小児でも可能） |
| 婚姻 | 既婚 | 未婚・既婚 | 未婚・既婚 |
| 治療期間 | 2〜8週間 | 2〜8週間 | 1〜2週間 |
| 凍結方法 | ガラス化凍結法 | ガラス化凍結法 | 緩慢凍結法，ガラス化凍結法 |
| 費用 | 30〜50万円 | 20〜40万円 | 60〜70万円（＋移植60〜70万円） |
| 出産例 | 多数 | 世界で6,000例以上 | 世界で100例以上 |
| 特徴・問題点 | 受精卵1個あたり妊娠率30〜40% | 卵子1個あたり妊娠率4.5〜12% | 多量の卵母細胞を凍結できる移植1個あたり妊娠率20〜30%移植により原病再発の可能性 |

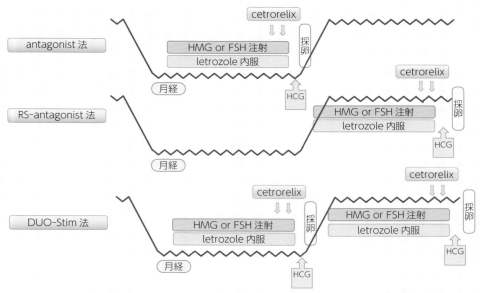

HMG：ヒト下垂体性性腺刺激ホルモン製剤，FSH：卵胞刺激ホルモン製剤，HCG：ヒト絨毛性性腺刺激ホルモン製剤

**図1　調節卵巣刺激法**

### 1）卵子凍結の実際

卵子凍結の場合，基本的には通常の体外受精の技術を用いて採卵を行う．通常は一周期あたり排卵する卵子は1〜2個であるが，採卵のためには一度に複数の卵子を育てるため，連日ヒト下垂体性性腺刺激ホルモン（HMG）製剤または卵胞刺激ホルモン（FSH）製剤での刺激を約2週間程度行う．卵が成熟したら経腟的に採卵を行い，受精前の卵子を凍結する．

古典的な卵巣調節刺激法は月経期より開始するが，治療開始希望時が卵胞期初期でない場合，次周期まで待機すると原病の治療開始が数週間遅れることになる．しかし近年，月経周期のどの時期から卵巣刺激を開始しても卵胞が発育することが示されてきた．その仕組みを利用したのがランダムスタート法（RS法）である．さらに，古典的な卵巣調節刺激法と組み合わせることで，月経一周期に2回採卵することも可能となった（Duo-Stim法）．これにより原病に対する治療開始までに時間がない場合に，短期間に多くの卵子を獲得する機会を作ることが可能になった．（図1）

### 2）自己免疫疾患自体への影響[5]

排卵誘発，ホルモン補充などで不妊治療期間中にはさまざまな薬剤が用いられるものの，薬剤単独の効果による自己免疫疾患に対するリスク上昇はとくに報告されていない．

しかし体外受精で実施される過排卵刺激においては，血中エストラジオール濃度が上昇し凝固作用が亢進するため，血栓生成の素地のあるSLE患者では血栓症発症のハイリスクとなる．

また，エストロゲンは抗炎症作用を有するとされており，SLE患者では，IL-2などのTh2優位のサイトカイン産生に影響していると考えられ，病勢を悪化する可能性が懸念される[6]．

### 3）卵巣過剰刺激症候群のリスクとその対策

卵巣過剰刺激症候群とは，排卵誘発剤による過剰な刺激により卵巣腫大，胸腹水貯留などの症状が起こることをいう．病態生理としては，過排卵刺激によって腫大した卵巣から産生・分泌される血管作動因子によって起こる血管透過性の亢進である．高エストラジオール血症がその主たる要因であり，前述のように血栓形成の素地のあるSLE患者ではとくにその対策が必要となる．

卵巣刺激においては，エストラジオール産生を抑制し，高エストラジオールを回避できるアロマターゼ阻害薬（フェマーラ®）の使用が推奨される．卵巣刺激法は，比較的マイルドなGnRHアンタゴニスト（セトロタイド®）を用いたアンタゴニスト法あるいは，より低刺激なクロミッド療法などを推奨する．さらにリスク軽減のためには，採卵直前の卵子の最終的な成熟を目的としたトリガーについてもヒト絨毛性性腺刺激ホルモン（HCG）製剤よりはGnRHア

ゴニスト（スプレキュア®）点鼻薬の使用が望ましい場合もある[5].

## d | 今後の展望

自己免疫疾患患者はその多彩な症状に悩まされることが多く，将来の原病の増悪への不安だけでなく，結婚や妊娠・出産への不安も少なくないと考えられる．

卵子凍結の成績は，個々の症例によって卵巣予備能や原病の状態，治療法も異なるため一定ではない．しかし，妊孕性が低下する可能性のある治療を行う前に，このような妊孕性温存治療の情報提供を行うことで，患者に選択肢を与え，機会を作ることは有意義なことと考える．今後，この分野のさらなる発展が期待される．

### 文　献

1) 柴原浩章ほか：全身性エリテマトーデス×女性不妊．薬局 **68**：334–337，2017
2) Ruiz-Irastorza G, Khamashta MA：Lupus and pregnancy：integrating clues from the bench and bedside. Eur J of Clin Invest **41**：672–678, 2011
3) Lee SJ, et al：American Society of Clinical Oncology Recommendations on fertility preservation in cancer patients. J Clin Oncol **24**：2917–2931, 2006
4) Levine J, et al：Fertility preservation in adolescents and young adults with cancer. J Clin Oncol **28**：4831–4841, 2010
5) 内田　浩：免疫性疾患と不妊．薬局 **73**：2579–2583，2022
6) 寺内公一：全身性エリテマトーデス（SLE）．産と婦 **80**：1640–1643，2013

## Ⅲ. 治療薬とその使い方

# 04 生物学的製剤

## 一覧表

| 一般名（商品名） | 剤形 | 膠原病領域における適応 | 代表的な副作用 | 禁　忌 |
|---|---|---|---|---|
| rituximab<br>（リツキサン，リツキシマブ BS） | 注射剤<br>（点滴） | 免疫抑制状態下の CD20 陽性 B 細胞性リンパ増殖性疾患，多発血管炎性肉芽腫症（GPA），顕微鏡的多発血管炎（MPA），慢性特発性血小板減少性紫斑病，後天性血栓性血小板減少性紫斑病，全難治性のネフローゼ症候群（頻回発生型あるいはステロイド依存性を示す場合*，全身性硬化症（SSc）*，ループス腎炎（LN）（公知）*<br>*：リツキサンのみ承認（2023 年 7 月現在） | アナフィラキシー，重篤な感染症，B 型肝炎ウイルスの再活性化による劇症肝炎・肝炎の増悪 | 本剤への過敏症の既往，重篤な感染症 |
| belimumab<br>（ベンリスタ） | 注射剤<br>（点滴，皮下） | 既存治療で効果不十分な全身性エリテマトーデス（SLE） | 重篤な感染症，過敏症，うつ病・自殺念慮および自殺企図 | 本剤への過敏症の既往，重篤な感染症，活動性結核 |
| anifrolumab<br>（サフネロー） | 注射剤<br>（点滴） | 既存治療で効果不十分の SLE | アナフィラキシー，重篤な感染症 | 本剤への過敏症の既往，重篤な感染症，活動性結核 |
| **TNF 阻害薬** | | | | |
| infliximab<br>（レミケード，インフリキシマブ BS） | 注射剤<br>（点滴） | 既存治療で効果不十分な下記疾患：関節リウマチ（RA），Behçet 病による難治性網膜ぶどう膜炎，尋常性乾癬，乾癬性関節炎，膿疱性乾癬，乾癬性紅皮症，強直性脊椎炎，腸管型 Behçet 病*，神経型 Behçet 病*，血管型 Behçet 病*，川崎病の急性期*<br>*：レミケードのみ承認（2023 年 7 月現在） | 感染症，結核，重篤な infusion reaction，脱髄疾患，遅発性過敏症，抗 dsDNA 抗体の陽性化を伴うループス様症候群 | 重篤な感染症，活動性結核，本剤に対する過敏症の既往，脱髄疾患およびその既往，うっ血性心不全 |
| etanercept<br>（エンブレル，エタネルセプト BS） | 注射剤<br>（皮下） | 既存治療で効果不十分な下記疾患：RA（関節の構造的損傷の防止を含む），多関節に活動性を有する若年性特発性関節炎（JIA）*<br>*：エタネルセプト BS のみ承認（2023 年 7 月現在） | 感染症，結核，重篤なアレルギー反応，脱髄疾患，抗 dsDNA 抗体の陽性化を伴うループス様症候群 | 重篤な感染症，活動性結核，本剤に対する過敏症の既往，脱髄疾患およびその既往，うっ血性心不全 |
| adalimumab<br>（ヒュミラ，アダリムマブ BS） | 注射剤<br>（皮下） | 既存治療で効果不十分な下記疾患：多関節に活動性を有する JIA，RA（関節の構造的損傷の防止を含む），尋常性乾癬，乾癬性関節炎，膿疱性乾癬，強直性脊椎炎，腸管型 Behçet 病，非感染性の中間部，後部または汎ぶどう膜炎 | 重篤な感染症，結核，ループス様症候群，脱髄疾患，重篤なアレルギー反応 | 重篤な感染症，活動性結核，本剤に対する過敏症の既往，脱髄疾患およびその既往，うっ血性心不全 |
| golimumab<br>（シンポニー） | 注射剤<br>（皮下） | 既存治療で効果不十分な RA（関節の構造的損傷の防止を含む） | 敗血症性ショック・敗血症・肺炎などの重篤な感染症，結核，脱髄疾患，うっ血性心不全，重篤なアレルギー反応，ループス様症候群 | 重篤な感染症，活動性結核，本剤に対する過敏症の既往，脱髄疾患およびその既往，うっ血性心不全 |
| certolizumab pegol<br>（シムジア） | 注射剤<br>（皮下） | RA（関節の構造的損傷の防止を含む），既存治療で効果不十分な尋常性乾癬，乾癬性関節炎，膿疱性乾癬，乾癬性紅皮症 | 重篤な感染症，結核，重篤なアレルギー反応，脱髄疾患，抗 ds-DNA 抗体の陽性化を伴うループス様症候群 | 重篤な感染症，活動性結核，本剤に対する過敏症の既往，脱髄疾患およびその既往，うっ血性心不全 |

79

Ⅲ. 治療薬とその使い方

| ozoralizumab<br>（ナノゾラ） | 注射剤<br>（皮下） | 既存治療で効果不十分な RA | 重篤な感染症，結核，ループス様症候群，脱髄疾患，重篤なアレルギー反応 | 重篤な感染症，活動性結核，本剤に対する過敏症の既往，脱髄疾患およびその既往，うっ血性心不全 |
|---|---|---|---|---|
| **IL-6 阻害薬** | | | | |
| tocilizumab<br>（アクテムラ） | 注射剤<br>（点滴，皮下） | 既存治療で効果不十分な下記疾患：RA（関節の構造的損傷の防止を含む），JIA（多関節炎型・全身型）*，成人Still病*，Castleman病*，高安動脈炎（TAK）**，巨細胞性動脈炎（GCA）**<br>*：点滴のみ承認<br>**：皮下注射のみ承認 | アナフィラキシーショック，感染症，腸管穿孔，無顆粒球症，白血球減少，好中球減少，血小板減少 | 活動性結核，本剤に対する過敏症の既往，重篤な感染症 |
| sarilumab<br>（ケブザラ） | 注射剤<br>（皮下） | 既存治療で効果不十分な RA | 感染症，無顆粒球症，白血球減少，好中球減少，血小板減少，腸管穿孔，ショック，アナフィラキシー | 重篤な感染症，活動性結核，本剤に対する過敏症の既往 |
| **IL-1 阻害薬** | | | | |
| canakinumab<br>（イラリス） | 注射剤<br>（点滴） | クリオピリン関連周期熱症候群（家族性寒冷自己炎症症候群，Muckle-Wells症候群，新生児期発症多臓器系炎症性疾患），高IgD症候群（メバロン酸キナーゼ欠損症），TNF受容体関連周期性症候群，既存治療で効果不十分な家族性地中海熱，既存治療で効果不十分な全身型JIA | 重篤な感染症，好中球減少 | 重篤な感染症，活動性結核，本剤への過敏症の既往歴 |
| **IL-17 阻害薬** | | | | |
| secukinumab<br>（コセンティクス） | 注射<br>（皮下） | 既存治療で効果不十分な下記疾患：尋常性乾癬，乾癬性関節炎，膿疱性乾癬，強直性脊椎炎，X線基準を満たさない体軸性脊椎関節炎（SpA） | 重篤な感染症，過敏性反応 | 重篤な感染症，活動性結核，本剤への過敏症の既往歴 |
| ixekizumab<br>（トルツ） | 注射<br>（皮下） | 既存治療で効果不十分な下記疾患：尋常性乾癬，乾癬性関節炎，膿疱性乾癬，乾癬性紅皮症，強直性脊椎炎，X線基準を満たさない体軸性SpA（axSpA） | 重篤な感染症，重篤な過敏性反応 | 重篤な感染症，活動性結核，本剤への過敏症の既往歴 |
| brodalumab<br>（ルミセフ） | 注射<br>（皮下） | 既存治療で効果不十分な下記疾患：尋常性乾癬，乾癬性関節炎，膿疱性乾癬，乾癬性紅皮症，強直性脊椎炎，X線基準を満たさないaxSpA | 重篤な感染症，重篤な過敏性反応 | 重篤な感染症，活動性結核，本剤への過敏症の既往歴 |
| bimekizumab<br>（ビンゼレックス） | 注射<br>（皮下） | 既存治療で効果不十分な下記疾患：尋常性乾癬，膿疱性乾癬，乾癬性紅皮症，乾癬性関節炎，強直性脊椎炎，X線基準を満たさないaxSpA | 重篤な感染症，重篤な過敏性反応 | 重篤な感染症，活動性結核，本剤への過敏症の既往歴 |
| **IL-12/23 阻害薬** | | | | |
| ustekinumab<br>（ステラーラ） | 注射<br>（皮下，点滴） | 既存治療で効果不十分な下記疾患，尋常性乾癬*，乾癬性関節炎*<br>*：皮下のみ承認 | アナフィラキシー，重篤な感染症，結核 | 重篤な感染症，活動性結核，本剤への過敏症の既往歴 |
| guselkumab<br>（トレムフィア） | 注射<br>（皮下） | 既存治療で効果不十分な下記疾患：尋常性乾癬，乾癬性関節炎，膿疱性乾癬，乾癬性紅皮症，掌蹠膿疱症 | 重篤な感染症，重篤な過敏症 | 重篤な感染症，活動性結核，本剤への過敏症の既往歴 |
| risankizumab<br>（スキリージ） | 注射<br>（皮下） | 既存治療で効果不十分な下記疾患：尋常性乾癬，乾癬性関節炎，膿疱性乾癬，乾癬性紅皮症，掌蹠膿疱症 | 重篤な感染症，重篤な過敏症 | 重篤な感染症，活動性結核，本剤への過敏症の既往歴 |
| tildrakizumab<br>（イルミア） | 注射<br>（皮下） | 既存治療で効果不十分な尋常性乾癬 | 重篤な感染症，重篤な過敏症 | 重篤な感染症，活動性結核，本剤への過敏症の既往歴 |

## 04 | 生物学的製剤

## 04-1　rituximab（RTX）

### 治療薬の概要

　　RTXは，キメラ型抗CD20モノクローナル抗体製剤である．当初はB細胞リンパ腫に対する分子標的治療薬として承認されたが，その後B細胞が関与する多彩な免疫疾患や免疫抑制療法下のCD20陽性B細胞リンパ増殖性疾患にも適応が拡大された．また，2023年に難治性ループス腎炎（LN）に対する適応が公知承認された．海外では関節リウマチ（RA）に対しても使用されている．

### 効果的な使い方

　　キメラ型抗体であり，infusion reactionを防止するため，本剤投与の30分前に抗ヒスタミン薬，解熱鎮静薬，副腎皮質ホルモン剤などの前投与を行ったうえで投与する．
　　ほとんどの適応疾患で1回量375 mg/m$^2$を1週間隔で4回点滴投与する．疾患によっては，その後の維持療法として半年おきに1回375 mg/m$^2$を繰り返すことがある．

### 主な副作用・その対策

　　約90％にアナフィラキシーなどのinfusion reactionが報告されている．通常，抗ヒスタミン薬，解熱鎮静薬，副腎皮質ホルモン剤などの前投与を行ったうえで投与するが，その場合でも重篤なinfusion reactionが発現したとの報告があり注意を要する．
　　また，B型肝炎ウイルスの再活性化による劇症肝炎または肝炎の増悪による肝不全が現れることがあり，死亡に至った症例が報告されている．異常が認められた場合には，ただちに抗ウイルス薬を投与するなどの適切な処置を行うこと．

### 注意点

　　初回コース終了後の投与間隔が半年ごとと長く，長期にわたりCD20陽性B細胞の枯渇をきたすことが知られている．本剤投与下におけるワクチン接種時にはワクチンの抗体誘導が減弱ないし遮断する恐れがある点に留意する．また，重篤な感染症やB型肝炎，帯状疱疹などのウイルス再活性化に留意する．

## 04-2　belimumab

### 治療薬の概要

　　belimumab（BLM）は，Bリンパ球刺激因子（BLyS）に対する完全ヒト型モノクローナル抗体製剤である．B細胞表面上に発現するBLySを阻害することにより，B細胞の活性化シグナルを抑制する．点滴と皮下注射の2つの投与経路を選択可能で，皮下投与の場合は在宅自己注射も認められている．BLISS試験においてSLE Responder Index 4（SRI4）による疾患活動性評価でプラセボ群と比べ有意な改善効果を示し[1]，既存治療で効果不十分なSLEに対する適応を獲得した．次いでBLISS-LN試験でLNへの有効性が示された[2]．

### 効果的な使い方

　　既存治療で効果不十分のSLE患者に対して，BLMの追加併用を考慮する．本剤の減量・

81

Ⅲ. 治療薬とその使い方

休薬に関するエビデンスはないが，本剤併用時のグルココルチコイド（GC）の減量効果と再燃抑制効果が認められている．

## 主な副作用

重篤な感染症（敗血症，結核，Ｂ型肝炎の再活性化による劇症肝炎・肝炎の悪化など），過敏症，うつ病・自殺念慮および自殺企図が報告されている．

## 注意点

BLISS試験，BLISS-LN試験では精神神経ループスを併存する症例が除外されている．これらの併存症を有する症例に対する有効性および安全性のエビデンスは確立されていない点に注意を要する．また，うつ病・自殺念慮および自殺企図の発症例がプラセボ群と比べ多くみられたことから，うつ病の既往を有する症例や，精神神経ループスを合併する症例の場合，本剤の適応を慎重に検討すべきである．

## 04-3　anifrolumab

### 治療薬の概要

Ⅰ型インターフェロン（IFN）受容体に対するヒト型モノクローナル抗体製剤である．IFN-$\alpha$，IFN-$\beta$などのⅠ型IFNのシグナルを阻害することで薬効を発揮する．TULIP試験において British Isles Lupus Assessment Group based Composite Lupus Assessment（BICLA）による疾患活動性評価で有意に優れた効果を認めた[3]ことからSLEに対する適応を取得した．

### 効果的な使い方

皮疹をはじめとするⅠ型IFN過剰産生に伴う一連の症状にとくに効果的であり，SLEにおける皮膚合併症に優れた効果を有する．既存治療で効果不十分のSLE患者に対して，anifrolumabの追加併用を考慮する．本剤の減量・休薬に関するエビデンスはないが，本剤併用時のGCの減量効果と再燃抑制効果が認められている．

### 主な副作用・その対策

アナフィラキシー，重篤な感染症が報告されている．IFNは抗ウイルス作用を有するため，これを阻害することによりウイルス感染症に対する防御機構が減弱することが予想される．とくに肺炎，播種性帯状疱疹，Ｂ型肝炎の再活性化などに注意すべきである．

### 注意点

TULIP試験では活動性LNおよび精神神経ループスを併存する症例が除外されている．これらの併存症を有する症例に対する有効性および安全性のエビデンスは確立されていない点に注意を要する．なお，活動性LNに対する臨床試験（TULIP-LN）が進行中である[4]．

## 04-4 TNF阻害薬

### 治療薬の概要

TNF阻害薬は本邦でRAに対する最初の抗体製剤として2003年に登場し，現在まで6種類のオリジナル製剤と3種類のバイオシミラー製剤が発売されている．

- **infliximab (IFX)**：キメラ型抗TNF-αモノクローナル抗体で，TNF阻害薬では唯一の点滴製剤である．バイオシミラーも使用可能である．RA以外では，Behçet病（BD），乾癬性関節炎（PsA），強直性脊椎炎（AS）などに承認されている．
- **etanercept**：TNF受容体とIgGのFc領域との融合蛋白製剤で，皮下注射製剤である．バイオシミラーも使用可能である．在宅自己注射が可能である．RA以外では，JIAにも適応を有する（バイオシミラー製剤のみ）．
- **adalimumab**：ヒト型抗TNF-αモノクローナル抗体で，皮下注射製剤である．バイオシミラーも使用可能である．在宅自己注射が可能である．RA以外では，JIA，PsA，AS，腸管型BD，ぶどう膜炎などに承認されている．
- **golimumab**：ヒト型抗TNF-αモノクローナル抗体で，皮下注射製剤である．アダリムマブと比べさらにヒトIgGとの相同性が高く，免疫原性が低いという特徴を有する．在宅自己注射が可能である．適応症はRAのみである．
- **certolizumab pegol**：ポリエチレングリコール（PEG）化抗TNF-αモノクローナル抗体で，皮下注射製剤である．在宅自己注射が可能である．Fc領域を有さないため胎盤通過性がきわめて低く，妊娠中の患者に対して使用されることがある．RA以外では，PsAなどに承認されている．
- **ozoralizumab**：ラマやアルパカなどのラクダ科哺乳類に存在する重鎖のみからなる単一ドメイン抗体（VHH抗体，ナノボディ®）を人工的に合成し，2つの抗ヒトTNF-αナノボディ®分子と1つの抗ヒト血清アルブミン（HSA）ナノボディ®分子を融合させた三量体構造を有する．ヒトIgGと比べ分子量が小さく，速やかな効果発現が期待される．現在のところ本邦のみで承認されている新規TNF阻害薬である．適応症はRAのみである．

### 効果的な使い方

TNF阻害薬の使用経験は主にRAを中心に蓄積されてきたが，そのほかにも乾癬・PsA，AS，BD，炎症性腸疾患（IBD）などに対しても有効性が示され適応追加されている．なかでも，脊椎関節炎（SpA）はIFX，adalimumab，certolizumab pegolの3剤が本邦でも適応追加されており，RAに次ぐ選択肢を誇る．

SpAは，RAと同様に関節炎を主徴とする疾患であり，TNF-αが病態形成に関与する点も共通であるが，TNF阻害薬を用いる際にはRAと異なる用量・用法が設定されている点に注意を要する．IFXではPsA，ASとも5mg/kgで開始する（RAでは3mg/kg）．また，添付文書上は乾癬・PsAでは10mg/kg（8週ごと）または6mg/kg（4週ごと）までの増量・投与間隔短縮が可能であるが，ASでは増量への言及がない．adalimumabは単剤投与の場合には，乾癬・PsAでは初回のみ80mg，以後40mg（2週ごと）を皮下投与，ASではRAと同様に初回から40mgを皮下投与し，いずれも効果不十分な場合には1回80mgまで増量できる．ただしmethotrexate（）を併用する場合80mgは認められていない．certolizumab pegolは1回400mg（2週ごと）を継続的に投与することが可能（RAでは初回，2週後，4週後のみ1回400mg，以後1回200mg）で，症状安定後には1回200mg（2週ごと）または1回400mg（4週ごと）への減量・投与間隔延長も可能である．

SpAでは，IBDの併存例が少なからず存在する．一方，TNF阻害薬と同様にSpAに対し適応を有するIL-17阻害薬は，IBDの増悪リスクが指摘されている．したがって，腸管合併症を有するSpAに対してはTNF阻害薬がよい適応といえよう．

寛解達成・維持後のTNF阻害薬の減薬に関して，RAでは治療オプションとして提案されている．一方，SpAでは減薬のエビデンスは乏しく，むしろ高率な再燃リスクを示唆する報告が散見されるため，承認用量・用法の範囲を超えて減薬が容認される根拠がない点に留意すべきである．

### 主な副作用・その対策

TNF阻害薬に共通して，重篤な感染症，結核，重篤なアレルギー反応，脱髄疾患，抗dsDNA抗体の陽性化を伴うループス様症候群などの副作用が知られている．導入前の全身スクリーニングにより，一覧表に示す禁忌事項の除外と感染症などのリスク評価を行い，必要に応じてワクチン接種や抗結核薬(isoniazid)，ST合剤の予防投与などを検討すべきである．

また，IFXのみキメラ型抗体製剤であり，infusion reactionを防止するため，本剤投与の30分前に抗ヒスタミン薬，解熱鎮静薬，副腎皮質ホルモン剤などの前投与を行ったうえで投与する．

### 注意点

TNF阻害薬はうっ血性心不全を有する患者および脱髄疾患の既往を有する患者に対して禁忌であり，投与を避ける．また，投与中に脱髄疾患が出現した場合には速やかにTNF阻害薬の投与を中止し，脳神経内科専門医へのコンサルトを行う．

## 04-5 IL-6阻害薬

### 治療薬の概要

tocilizumab (TCZ)，sarilumabはいずれも抗IL-6受容体に対する抗体製剤である．前者はヒト化抗体，後者はヒト型抗体の構造を有する．

TCZはわが国で開発された抗体製剤である．投与経路は静脈内と皮下があり，皮下投与では在宅自己注射が認められている．Castleman病，JIA，RA，大型血管炎 (GCA，TAK)，成人発症Still病のほか，COVID-19 (重症) やCAR-T細胞輸注療法に伴うサイトカイン放出症候群にも適応を有する．一覧表のとおり，適応症には点滴のみ承認のものと，皮下注射のみ承認のものがあり，注意を要する．

sarilumabはTCZと比べIL-6受容体への親和性が高いとの報告がある．皮下投与製剤で在宅自己注射が認められている．適応症はRAのみである．

そのほか視神経脊髄炎スペクトラム障害に適応を有する抗IL-6受容体に対するリサイクリング抗体製剤satralizumabも眼科領域で使用されている．

### 効果的な使い方

大型血管炎 (GCA，TAK) に対しては，従来GCを中心とした治療が行われ，維持療法期にはMTXやazathioprineの併用が試みられることが多かったが，難治例・再発例に対する有効な治療オプションがなく，長期にわたりGC投与を余儀なくされていた．このため，大型血管炎 (GCA，TAK) に対する分子標的治療薬の開発が切望されていた．

GiACTA試験[5]はGCAに対するTCZ 162 mg皮下投与の有効性を検証する目的で行われた第III相二重盲検ランダム化比較試験で，プラセボ対照群と比べ有意な52週後寛解達成率とGC累積投与量の減少効果が証明され，本邦でも2017年に適応承認に至った．一方，TAKT試験[6]は，TAKに対するTCZ 162 mg皮下投与の有効性を検証する目的で本邦において遂行された医師主導治験で，プラセボ群と比べ有意に優れたsystemic feature score (SFS) 改善とGC減量効果が示され，GCAと同時に本邦での適応承認を取得した．

大型血管炎は，血管の機械的脆弱化に伴う血行力学的損傷（動脈瘤・大動脈弁閉鎖不全症）が不可逆性に進行すると予後不良となるうえ，GCは種々の内分泌・代謝異常を惹起し動脈硬化を促進させることから，発症早期からのTCZによる治療介入によって，単に炎症制御に有効であるのみならず，長期的な生命予後およびHR-QOLの改善に貢献することが期待される．

## 主な副作用・その対策

IL-6阻害薬に共通して，感染症，無顆粒球症・血球減少，腸管穿孔，ショック・アナフィラキシーが知られている．導入前の全身スクリーニングにより，一覧表に示す禁忌事項の除外と感染症などのリスク評価を行い，必要に応じてワクチン接種や抗結核薬 (isoniazid)，ST合剤の予防投与などを検討すべきである．

## 注意点

IL-6は肝臓におけるCRP産生を促進するサイトカインであり，IL-6阻害薬投与時には感染症などの炎症性疾患の発症に血清CRP値の上昇が著しく抑制されるため過小評価となりうることに注意すべきであり，この点を患者にも十分説明しておくことが望ましい．


## 04-6　IL-1阻害薬

### 治療薬の概要

canakinumabはヒト型抗IL-1$\beta$モノクローナル抗体製剤である．IL-1$\beta$はIL-18とともにインフラマソームにより活性化されたカスパーゼ1により前駆体から成熟体に切り出され，高熱，関節炎，皮疹などの激しい炎症を惹起する．このメカニズムは，家族性地中海熱 (FMF)，クリオピリン関連周期熱症候群，TNF受容体関連周期性症候群 (TRAPS)，高IgD症候群といった自己炎症性疾患（遺伝性周期性発熱症候群），および全身型JIA (Still病) や痛風発作において共通にみられる．canakinumabは遺伝性自己炎症性疾患に対して適応を有する唯一の抗体製剤である．なお，海外では同様にIL-1阻害薬であるanakinra (Kineret®) がRAなどに用いられるが，本邦では承認されていない．

### 効果的な使い方

FMFではコルヒチンに対し不耐ないし効果不十分の症例に対しcanakinumabが用いられる．自己炎症性疾患では炎症の持続遷延によってCRPとともに急性炎症反応物質であるアミロイドA蛋白が高濃度で維持され，続発性アミロイドーシスが問題となる．炎症制御が不十分な自己炎症性疾患では，単に解熱や発作回数の低減のみならず，アミロイドーシス進展阻止を目指してcanakinumabの適応を考慮すべきである．

Ⅲ．治療薬とその使い方

## 主な副作用

重篤な感染症，好中球減少などが知られている．

## 注意点

イラリスはオーファン・ドラッグ（希少疾病用医薬品）に指定されており，イラリス皮下注射液150mgの薬価は1,526,075円/瓶と非常に高額である．投与にあたっては指定難病患者への医療費助成制度の活用を検討することが望ましい．


## 04-7　IL-17阻害薬

### 治療薬の概要

secukinumabとixekizumabはヒト型抗IL-17Aモノクローナル抗体製剤，brodalumabはヒト型抗IL-17受容体Aモノクローナル抗体製剤，bimekizumabはヒト化抗IL-17A/IL-17Fモノクローナル抗体製剤である．

いずれもIL-17シグナルを阻害することによりTh17細胞の活性化を抑制し，臨床効果を発揮する．また，いずれも在宅自己注射が認められている．

### 効果的な使い方

IL-17阻害薬は一般に末梢型ないし体軸型のSpAのいずれにも有効である．

MTXで効果不十分のPsAに対し，EULAR recommendation[7]およびGRAPPA recommendation[8]のいずれも，TNF阻害薬，IL-17阻害薬，IL-12/23阻害薬またはIL-23p19阻害薬のいずれかの追加併用を推奨している．

体軸型SpAに関するEULAR recommendationでは，非ステロイド性抗炎症薬（NSAIDs）が第一選択薬であり，効果不十分の場合にIL-17阻害薬の追加併用が推奨される[9]．

### 主な副作用

共通する副作用として，重篤な感染症，重篤な過敏性反応があげられる．

### 注意点

SpAでは，IBDの併存例が少なからず存在する．一方，IL-17阻害薬はIBDの増悪リスクが指摘されている．したがって，腸管合併症を有するSpAに対してはIL-17阻害薬を避け，TNF阻害薬など他の機序を有する治療法の選択が望ましい．


## 04-8　IL-12/23阻害薬

### 治療薬の概要

IL-12はp35/p40からなり，IL-23はp19/p40からなるヘテロダイマーである．p40はIL-12とIL-23の両者に共通するサブユニットである．

ustekinumabはヒト型抗IL-12/23p40モノクローナル抗体製剤である．点滴と皮下注射の2つの剤型があるが，点滴の適応症はCrohn病，潰瘍性大腸炎のみで，尋常性乾癬，PsA

には皮下注射のみが承認されている．皮下注射製剤は在宅自己注射が認められている．

　guselkumabはヒト型抗ヒトIL-23p19モノクローナル抗体製剤，risankizumab，tildra-kizumabはヒト化抗ヒトIL-23p19モノクローナル抗体製剤である．いずれも原則皮下注射製剤であるが，投与間隔が長く（guselkumabは8週，risankizumab，tildrakizumabは12週），在宅自己注射は認められていない．

## 効果的な使い方

　MTXで効果不十分のPsAに対し，EULAR recommendation[7]およびGRAPPA recom-mendation[8]のいずれも，TNF阻害薬，IL-17阻害薬，IL-12/23阻害薬またはIL-23p19阻害薬のいずれかの追加併用を推奨している．guselkumabとrisankizumabは掌蹠膿疱症に対する適応を有する．

## 主な副作用

　重篤な感染症，重篤な過敏症があげられる．

## 注意点

　IL-12/23p4阻害薬およびIL-23p19阻害薬はaxSpA・ASに対する適応を有さない．またtildrakizumabの適応症は既存治療で効果不十分な尋常性乾癬のみである．

### 文　献

1) Navarra SV, et al：Efficacy and safety of belimumab in patients with active systemic lupus erythemato-sus：a randomised, placebo-controlled, phase 3 trial. Lancet **377**：721-731, 2011
2) Furie R, et al：Two-year, randomized, controlled trial of belimumab in lupus nephritis. N Engl J Med **383**：1117-1128, 2020
3) Morand EF, et al：Trial of anifrolumab in active systemic lupus erythematosus. N Engl J Med **382**：211-221, 2020
4) Jayne D, et al：Phase II randomised trial of type I interferon inhibitor anifrolumab in patients with ac-tive lupus nephritis. Ann Rheum Dis **81**：496-506, 2022
5) Stone JH, et al：Trial of tocilizumab in giant-cell arteritis. N Engl J Med **377**：317-328, 2017
6) Kaneko Y, et al：Tocilizumab in patients with adult-onset still's disease refractory to glucocorticoid treatment：a randomised, double-blind, placebo-controlled phase III trial. Ann Rheum Dis **77**：1720-1729, 2018
7) Gossec L, et al：EULAR recommendations for the management of psoriatic arthritis with pharmacolog-ical therapies：2019 update. Ann Rheum Dis **79**：700-712, 2020
8) Coates LC, et al：Group for Research and Assessment of Psoriasis and Psoriatic Arthritis (GRAPPA)：updated treatment recommendations for psoriatic arthritis 2021. Nat Rev Rheumatol **18**：465-479, 2022
9) Ramiro S, et al：ASAS-EULAR recommendations for the management of axial spondyloarthritis：2022 update. Ann Rheum Dis **82**：19-34, 2023

## Ⅲ．治療薬とその使い方

# 05　その他の分子標的治療薬

## 一覧表

| 一般名（商品名） | 剤形 | 膠原病領域における適応 | 代表的な副作用 | 禁　忌 |
|---|---|---|---|---|
| **JAKファミリー（JAK1/JAK2/JAK3/TYK2のいずれかまたは複数）** | | | | |
| tofacitinib（ゼルヤンツ） | 錠剤 | 関節リウマチ（RA），潰瘍性大腸炎 | 感染症（帯状疱疹，肺炎），肝機能障害 | 本剤の成分に対し過敏症の既往歴のある患者，重篤な感染症の患者，活動性結核の患者，重度肝機能障害を有する患者，好中球<500/μL，リンパ球数<500/μL，ヘモグロビン<8g/dL，妊婦または妊娠している可能性のある女性 |
| baricitinib（オルミエント） | 錠剤 | RA | 感染症（帯状疱疹，肺炎），好中球減少，リンパ球減少，肝機能障害 | 本剤の成分に対し過敏症の既往歴のある患者，活動性結核の患者，重度腎機能障害を有する患者，重度肝機能障害を有する患者，好中球<1,000/μL，リンパ球数<500/μL，ヘモグロビン<8g/dL，妊婦または妊娠している可能性のある女性 |
| peficitinib（スマイラフ） | 錠剤 | RA | 感染症（帯状疱疹，肺炎），好中球減少，リンパ球減少，ヘモグロビン減少，肝機能障害 | 本剤の成分に対し過敏症の既往歴のある患者，重篤な感染症の患者，活動性結核の患者，重度肝機能障害を有する患者，好中球<500/μL，リンパ球数<500/μL，ヘモグロビン<8g/dL，妊婦または妊娠している可能性のある女性 |
| upadacitinib（リンヴォック） | 錠剤 | 乾癬性関節炎（PsA），X線基準を満たさない体軸性脊椎関節炎（SpA），強直性脊椎炎 | 感染症（帯状疱疹，肺炎），好中球減少，リンパ球減少，肝機能障害 | 本剤の成分に対し過敏症の既往歴のある患者，重篤な感染症の患者，活動性結核の患者，重度肝機能障害を有する患者，好中球<1,000/μL，リンパ球数<500/μL，ヘモグロビン<8g/dL，妊婦または妊娠している可能性のある女性 |
| filgotinib（ジセレカ） | 錠剤 | RA，潰瘍性大腸炎 | 感染症（帯状疱疹，肺炎），肝機能障害 | 本剤の成分に対し過敏症の既往歴のある患者，重篤な感染症の患者，活動性結核の患者，末期腎不全，重度肝機能障害を有する患者，好中球<1,000/μL，リンパ球数<500/μL，ヘモグロビン<8g/dL，妊婦または妊娠している可能性のある女性 |
| **チロシンキナーゼ** | | | | |
| nintedanib（オフェブカプセル） | カプセル | 全身性強皮症（SSc）に伴う間質性肺疾患（ILD） | 下痢，肝機能障害 | 妊婦または妊娠している可能性のある女性，本剤の成分に対し過敏症の既往歴のある患者 |
| **ホスホジエステラーゼ4** | | | | |
| apremilast（オテズラ） | 錠剤 | 局所療法で効果不十分なBehçet病による口腔潰瘍 | 感染症，過敏症，下痢 | 本剤の成分に対し過敏症の既往歴のある患者，妊婦または妊娠している可能性のある女性 |
| **ホスホジエステラーゼ5** | | | | |
| sildenafil（レバチオ） | 錠剤フィルムドライシロップ | 肺動脈性肺高血圧症（PAH） | 頭痛，めまい，紅潮，低血圧，ほてり，下痢，腹痛，悪心，鼻出血，鼻閉，呼吸困難，色視症，皮膚瘙痒症， | 本剤の成分に対し過敏症の既往歴のある患者，硝酸薬投与中あるいは一酸化窒素供与薬投与中，重度肝機能障害ある患者，ritonavir含有製剤投与中，darunavir含有製剤投与中，itraconazole投与中およびcobicistat含有製剤投与中の患者，可溶性グアニル酸シクラーゼ刺激剤投与中の患者 |
| tadalafil（アドシルカ） | 錠剤 | | | 本剤の成分に対し過敏症の既往歴のある患者，硝酸剤または一酸化窒素供与剤を投与中の患者，可溶性グアニル酸シクラーゼ刺激剤（riociguat）投与中の患者，重度の腎障害のある患者，重度の肝障害のある患者，チトクロームP450 3A4（CYP3A4）を強く阻害する薬剤を投与中の患者，CYP3A4を強く誘導する薬剤を長期的に投与中の患者 |
| **C5a** | | | | |
| avacopan（タブネオスカプセル） | カプセル | 顕微鏡的多発血管炎（MPA），多発血管炎性肉芽種症 | 感染症（肺炎），肝機能障害 | 本剤の成分に対し過敏症の既往歴のある患者 |

## 05 | その他の分子標的治療薬

## 05-1　JAK阻害薬

### 治療薬の概要

　一覧表に示す5剤が本邦で承認されている．JAKがリンパ球を中心とした獲得免疫機構の分化と恒常性維持に必須の分子であることを根拠に開発された薬剤群である．JAKは広範なサイトカインとホルモンにより活性化される分子であることから，多様な作用機序を有すると考えられる．炎症性疾患を中心として承認されており，既存の生物学的製剤と類似した治療効果がみられている．

### 効果的な使い方

　関節リウマチ（RA），乾癬性関節炎（PsA），脊椎関節炎（SpA）で有効性を示す．RAでは合成抗リウマチ薬のうちとくにmethotrexateとの併用で生物学的製剤と同等またはそれ以上の有効性が示されている．また，抗リウマチ薬を併用しないJAK阻害薬単剤療法の有用性も示されているため，抗リウマチ薬の内服が困難な患者では単剤治療の候補としてあげられることが多い．また，単剤治療の有用性を考慮して，抗リウマチ薬との併用療法からJAK阻害薬単剤治療への移行も行われることが多い．一方，JAK阻害薬の投与中止は多くの症例で疾患活動性の再燃をもたらすことが臨床研究より示されており，1日投与量の減量が経済的負担を軽減しつつ再燃頻度を抑える現実的な方法である．PsAとSpAでの抗リウマチ薬併用は必ずしも有効性向上と関連することは証明されておらず，JAK阻害薬単剤治療で治療効果を期待できる．用量は，臓器障害に応じて各薬剤の通常用量を投与する．体外排泄経路として，肝臓代謝・胆汁排泄と腎排泄の薬剤があるため，臓器障害を考慮のうえ，適切な薬剤を選択し，可能な限り通常用量を投与し治療効果の最大化を試みる．減薬方法は規定されていないが，生物学的製剤を含めたこれまでの休薬研究に基づいて寛解状態を6ヵ月以上維持できた患者との共同意思決定プロセスにより減薬を考慮する．RA同様，休薬は再燃をきたす患者が多いと考えられ，現状では控えたほうがよいと考えられる．

### 主な副作用・その対策

　主だった副作用は上気道感染，鼻咽頭炎などの感染症に加えて帯状疱疹の増加があげられる．人種にかかわらず帯状疱疹が増加することは広く知られている．また，本邦では2014年から小児に対する水痘ワクチン定期接種が開始されて以降，成人の水痘曝露機会が減少したことから，成人以降の帯状疱疹発症率が増加している．JAK阻害薬投与いかんにかかわらず，RA患者での帯状疱疹発症は健常人の2～3倍であることから，病原性を有しない不活化ワクチンの接種が理想的である．接種タイミングや接種時抗リウマチ薬の減薬・休薬に明確なエビデンスは存在しない．原則，原病の増悪を回避した対応を行うべきである．いずれのJAK阻害薬も60歳以上の患者で使用される傾向が強い．とくに，感染症のリスクを有する症例では必要に応じてsulfamethoxazole/trimethoprim合剤の予防投与を考慮すべきである．

### 注意点

　現在，本剤の有用性以上にその副作用に対する関心が高まっている．北米を中心に主要心血管イベントと悪性腫瘍発現について，TNF阻害薬との非劣性証明を目的とした試験において非劣性が証明されなかったためである．その後，欧米を中心に実臨床情報に基づいた観察研究やデータベース研究により，TNF阻害薬とJAK阻害薬の間にこれら有害事象の発現率に違いがないことを示す論文が多数発表されているが，結論に至るには長期間の実臨床情

89

Ⅲ．治療薬とその使い方

報集積を待つしかないと思われる．本邦では，RA患者で主要心血管イベントが増加する傾向はなく，元来血栓症は本邦で少ないことからも欧米と本邦では状況が異なると考えられる．一方，悪性腫瘍については獲得免疫を抑制するJAK阻害薬の作用機序からは，投与開始時にその存在は否定しておくことは重要である．元来，RAでは肺癌，リンパ腫などの癌発症率が一般人口より高いことが知られ，疾患活動性はリスク因子の一つであることから，JAK阻害薬投与のいかんにかかわらず，疾患活動性が高く治療強化を行う患者では悪性腫瘍の否定は重要である．

## 05-2　nintedanib

### 治療薬の概要

本剤は生体の線維化過程に深く関与する血管内皮成長因子（VEGF），線維芽細胞成長因子（FGF）および血小板由来成長因子（PDGF）を阻害可能な薬剤として開発されている．肺線維化の進行を遅らせる効果が認められており，難治性病態の進行抑制により間質性肺疾患（ILD）を有する膠原病の生命予後を改善することが期待される薬剤である．消化器症状の副作用を伴う頻度が高いため，投与に際しては工夫が必要なことが多い．

### 効果的な使い方

膠原病に合併するILD（CTD-ILD）に幅広く投与されており，肺容量と機能低下の抑制効果が疾患横断的にみられているため，CTD-ILDを有する患者では早期の投与開始が望ましいと考えられる．生命予後を規定するILDの進行を抑制する薬剤であるため，内服継続を可能とする工夫が重要である．とくに下痢を中心とした消化器症状に対しては，止痢薬，整腸剤，用量調整などを行いつつ，患者の症状を丁寧に聴取しながら適切に対応することが投与継続には重要である．

### 主な副作用・その対策

下痢を中心とした消化器症状の高い発現率が投与継続を困難とすることが多い．これに対しては，内服開始当初はこまめな経過観察とともに止痢薬，整腸剤などの積極的投与と本剤の減量により内服継続率の改善が期待できる．また，投与開始時に，短期入院により呼吸機能評価と同時に短期的副作用出現と対策を試みることも一つの方法である．

### 注意点

作用機序として血管内皮細胞増殖を抑制する作用を有することから創傷治癒遅延を引き起こす可能性がある．

## 05-3　apremilast

### 治療薬の概要

ホスホジエステラーゼ4（PDE4）を阻害することで細胞内cAMP濃度を上昇させる．cAMPは，細胞内キナーゼのうち主にプロテインカイネースA（PKA），プロテインカイネー

スC（PKC）とG蛋白共役型受容体（GPCR）の細胞内シグナル伝達を修飾し，炎症性サイトカイン産生低下と抗炎症性サイトカイン産生の上昇を促す．Behçet病（BD）に伴う口内炎とPsAに対する治療薬として承認されている．

## 効果的な使い方

BDによる口腔潰瘍に対する改善と疼痛軽減効果が示されている．加えて，実臨床では，陰部潰瘍，皮膚病変，腸管病変への有効性も示唆されている．定期的な治療効果判定を行うことでグルココルチコイド（GC）を投与している患者ではGCの漸減効果も期待できると思われる．PsAに対しては，体軸関節炎以外の付着部炎や朝のこわばりに対する改善効果によりADLの改善をもたらす．投与開始1週間の間に1日量10mgから60mgまで漸増する．サリドマイドと類似した構造を有しており，妊婦，妊娠している可能性のある女性では投与禁忌である．

## 主な副作用・その対策

主に下痢，悪心，上気道感染，頭痛などであるが，投与中止に至る患者は多くない．長期継続試験の安全性からも有意な有害事象の増加は認められていない．副作用を軽減し，認容性を高めるには，少量より開始し漸増する漸増法が推奨される．通常，治療開始より段階的に増量し，治療開始後約1週間で目標用量に到達するように調節する．漸増法は，消化器症状を軽減するのに効果的である．

## 注意点

重度腎機能障害を有する患者では減量のうえで慎重に投与する必要がある．胚胎児毒性を有することから妊娠可能な女性は，適切な避妊を行うように指導する必要がある．

# 05-4  sildenafil/tadalafil

## 治療薬の概要

ホスホジエステラーゼ5（PDE5）を阻害することで細胞内環状グアノシン一リン酸（cGMP）濃度を上昇させる．cGMPはプロテインカイネースG（PKG）活性化を介して平滑筋細胞を弛緩させ，血管抵抗を軽減する作用を有する．肺高血圧症（PH）患者のQOLと生命予後を改善することが期待される薬剤である．

## 効果的な使い方

sildenafilは通常，1日10mgより開始して60mgまで漸増する．腸粘膜から吸収されるため，食事の影響を受けやすい．とくに脂質の多い食事後には油脂膜のため吸収が妨げられ，最高血漿中濃度到達時間の延長と最高血漿中濃度の低下が認められている．そのため，最大限の効果発現には空腹時に内服することが肝要である．治療効果が十分に得られない場合にはプロスタサイクリン製剤，エンドセリン受容体拮抗薬の併用を積極的に考慮する．

## 主な副作用・その対策

最も頻度の高い副作用は頭痛，紅潮と鼻閉である．漸増と症状の強度により用量調節を行うことで認容性を高めることは可能である．めまい，霧視などの視野以上を認めることがあ

Ⅲ．治療薬とその使い方

るため自動車などの運転や機械操作に従事する患者では注意し，就業先や産業医との相談を促す必要がある．

## 注意点

　sildenafilは当初，QT間隔延長が懸念されamiodaroneとの併用は禁忌とされていた．sildenafilと同様の作用機序を有するvardenafilの臨床試験でQT間隔延長作用が認められ，強いQT間隔延長作用を有するamiodaroneとの併用禁忌とされていたためである．しかし，PAHでは頻拍性不整脈に対して心機能抑制をきたしにくいamiodaroneがしばしば投与され，頻拍発作予防に必要であること，sildenafilは小児を含めて広範に使用されており，重篤不整脈をきたした患者では併用が必要になることから併用注意が必要な薬剤へと変更されている．加えて，国内特定使用成績調査と国内外症例でQT間隔延長のリスク上昇を示す根拠はなく，sildenafilとamiodarone併用による事象は国内外でみられていない．本剤は，主に肝臓で代謝されることから重度の肝機能障害がある患者（Child-Pugh分類class C）では血中濃度が上昇する可能性があるため投与禁忌である．

## 05-5　avacopan

### 治療薬の概要

　C5a受容体に結合して受容体の構造変化をもたらすことでC5aの結合を阻害するアロステリック阻害薬である．好中球活性化を抑制することでANCA関連血管炎に対する治療効果を示す．GCの投与量が多くなることが多いANCA関連血管炎の治療において，その開始用量・総投与量の減少により副作用軽減が期待される薬剤である．

### 効果的な使い方

　通常，1回30mgを1日2回内服する．ANCA関連血管炎に対してrituximab（RTX）との併用によりGCの併用が不要な治療として期待されている．本剤とRTXの併用療法を行ったADVOCATE試験では，GC漸減治療と比較して26週目の寛解率に違いはみられていないが，52週目の寛解率はavacopan治療で有意に寛解率が高かったと同時に，GC毒性も低かった．しかし，本邦と欧米のANCA関連血管炎の特徴は臓器障害を含めて異なっており，本邦におけるGCを回避した治療の有用性はいまだ明確でないため，実臨床での情報集積が必要である．

### 主な副作用・その対策

　肝機能障害，消化器症状（下痢），感染症への注意が必要であり，重度肝機能障害（Child-Pugh C）を有する患者では肝機能が悪化する可能性がある．投与中は定期的なモニタリングを行い，副作用がみられた際には減少または休薬の対応を行う．

### 注意点

　妊婦，授乳中の安全性は確立されていないため，妊娠中または妊娠の可能性のある女性，授乳中の女性では投与しないことが望ましい．動物を用いた毒性試験では，骨格変異の増加，流産が認められている．

## Ⅲ. 治療薬とその使い方

# 06 今後臨床導入が見込まれる治療薬

リウマチ・膠原病領域における分子標的治療薬の導入は関節リウマチ (RA) や乾癬性関節炎を中心に進んできたが，近年は全身性エリテマトーデス (SLE) へのbelimumab (BLM) やanifrolumab (ANFL)，進行性線維化を伴う間質性肺疾患 (ILD) へのnintedanibなど，膠原病への分子標的治療薬の導入も進んできた．医薬品医療機器総合機構 (PMDA) のホームページでは治験情報が公開されており，主たる治験情報および拡大治験情報が閲覧できる．リウマチ・膠原病では疾患の増悪に関連する分子やシグナルに類似性があり，ANFLやBLMの強皮症に対する治験やupadacitinibのSLEや巨細胞性動脈炎 (GCA) の治験などが進行している．本項ではリウマチ・膠原病で新たに適応取得を試みている分子標的治療薬の例を紹介する．

## a | ianalumab

B cell activating factor belonging to the tumor necrosis factor family (BAFF) の受容体にはB細胞に主に発現する3つ，すなわちBAFF受容体 (BAFF-R)，transmembrane activation and calcium-modulator and cyclophilin ligand interactor (TACI)，B cell maturation antigen (BCMA) があり，BAFFシグナルは成熟B細胞の生存・増殖・分化・クラススイッチなどを促進させ，また，SLEやSjögren症候群 (SjS) の血清で高値を示す．ianalumabはBAFF-Rに対するモノクローナル抗体でBAFF-Rを介するシグナルを遮断し，さらに，抗体依存性細胞傷害作用も有することでB細胞を効率よく除去できるように設計され，SLEやSjSなどへの有効性が期待されている．ここでは第Ⅱb相用量設定試験の結果が報告されたSjS[1] について簡潔に述べる．対象は中等度から高疾患活動性 (ESSDAI≧6点)，ESSPRI≧5点，抗Ro/SSA抗体陽性，刺激唾液分泌量＞0.1mL/分の一次性SjS患者で，プラセボ (49例)，ianalumabの5mg (47例)，50mg (50例)，300mg (47例) を4週ごとに24週間にわたり皮下注射する二重盲検無作為下プラセボ対象比較試験である．プライマリアウトカムは24週時点でのベースラインからのESSDAIスコアの変化量であり，ianalumabのすべての群でESSADAIは時間経過とともに低下し，300mgで最も顕著であった．血清BAFF濃度上昇，CD19陽性B細胞数減少，血清IgG値低下も検出された．有害事象はianalumab 300mg群においてプラセボ群との比較で軽度高かったが，有害事象の大部分は軽度～中等度であった．以上より，現在は300mgの用量でianalumabの第Ⅲ相試験が進捗中である．

## b | cenerimod

脂質メディエーターの一つであるスフィンゴシン―リン酸 (SIP) は，5つのG蛋白質共役型受容体 (S1P$_1$受容体-SIP$_5$受容体) に刺激を伝達する．S1Pはリンパ球の二次リンパ組織 (リンパ節) から体循環への遊走において，リンパ球や血管内皮細胞に強く発現するS1P$_1$受容体を介してその過程を制御するが，S1P$_1$受容体調節薬はリンパ球のリンパ組織からの移動を阻害し，病変部位へのリンパ球遊走を抑制して薬効を現すことが期待されている．S1P受容体調節薬はすでに多発性硬化症で臨床応用されているが，選択的S1P$_1$受容体調節薬であるcenerimodのSLEに対するproof-of-concept試験の結果が報告された[2]．これはプラセボ (17例)，cenerimod 0.5mg/日内服 (12例)，1mg/日内服 (12例)，2mg/日内服 (13例)，

4mg/日内服（13例）を12週間にわたり評価する二重盲検無作為下プラセボ対象比較試験である．プライマリエンドポイントは12週時点でのベースラインからのリンパ球数の変化量であり，これは用量依存的に認められた（プラセボ＝－5％，0.5mg＝－12％，1mg＝－48％，2mg＝－52％，4mg＝－69％）．探索的解析ではベースラインからのmodified SLEDAI-2Kスコアの有意な低下が2mg群と4mg群で認められ，抗dsDNA抗体価の減少も検出された．安全性についてはすべての群で認容性は高く，プラセボ群と比較しての治療に関連する有害事象の有意な上昇は認めなかった．以上より，現在4mg/日内服の用量でcenerimodの第Ⅲ相試験が進捗中である．

## C | dapirolizumab pegol

CD40リガンド（CD40L）は主に活性化T細胞に発現する共刺激分子である．自己反応性T細胞におけるCD40Lの高発現は，CD40を発現する自己反応性B細胞，マクロファージ，非免疫系細胞の過剰な活性化を介して，自己免疫疾患の増悪に関わることが示唆されている．これらよりCD40L-CD40相互作用の阻害は自己免疫疾患の魅力的な標的と考えられ，ヒト化抗CD40L抗体のruplizumab[3]とtoralizumab[4]が開発されたが，これらは血小板のCD40Lと結合したこれら抗体製剤のFc領域が血小板のFc受容体と結合し，血小板凝集を惹起した結果の血栓塞栓症の報告がなされ，開発は中止された．そこで，この安全性の問題を回避するためにポリエチレングリコール（PEG）化した抗CD40L Fab'抗体であるdapirolizumab pegol（DZP）のSLEに対する第Ⅱb相の二重盲検無作為下プラセボ対象比較試験の結果が報告された[5]．これはプラセボ（45例），DZP 6mg/kg（45例），24mg/kg（45例），45mg/kg（47例）を4週ごとに24週間にわたり静脈注射する二重盲検無作為下期間と，その後の24週間にわたり，治験薬の投与なしで標準治療を継続する期間からなる試験である．プライマリオブジェクティブは24週時点における用量依存性のBILAG-Based Composite Lupus Assessment（BICLA）responder ratesであり，これは未達成であったが，DZP投与群はBICLA，SRI-4，SLEDAI-2K，PGA，BILAGトータルスコアの改善，抗dsDNA抗体価の減少，C3とC4の上昇を認めた．治療に関連する有害事象はDZP投与群で多かったが，重篤なものは4群間で差はなく，血栓塞栓症の増加はなかった．現在，DZP 24mg/kgの用量での第Ⅲ相試験が計画されている．

本項では3つの臨床試験の経過を概説した．これら以外にも多くの分子標的治療薬の試験は計画・実施されており，今後への注視が必要である．

### 文　献

1) Bowman SJ, et al：Safety and efficacy of subcutaneous ianalumab (VAY736) in patients with primary Sjögren's syndrome：a randomised, double-blind, placebo-controlled, phase 2b dose-finding trial. Lancet **399**：161-171, 2022

2) Hermann V, et al：First use of cenerimod, a selective S1P1 receptor modulator, for the treatment of SLE：a double-blind, randomised, placebo-controlled, proof-of-concept study. Lupus Sci Med **6**：e000354, 2019

3) Kawai T, et al：Thromboembolic complications after treatment with monoclonal antibody against CD40 ligand. Nat Med **6**：114, 2000

4) Kalunian KC, et al：Treatment of systemic lupus erythematosus by inhibition of T cell costimulation with anti-CD154：a randomized, double-blind, placebo-controlled trial. Arthritis Rheum **46**：3251-3258, 2002

5) Furie RA, et al：Phase 2, randomized, placebo-controlled trial of dapirolizumab pegol in patients with moderate- to-severe active systemic lupus erythematosus. Rheumatology **60**：5397-5407, 2021

Ⅲ. 治療薬とその使い方

# 07 血漿交換療法

## a 治療法の概要

　血漿交換療法はアフェレシス療法の一種である．アフェレシスは血液中から特定の細胞や物質を分離することを意味する．血漿成分を分離するプラズマフェレシス（plasmapheresis），血球成分を分離するサイタフェレシス（cytapheresis）に大別され，広義には血液透析や末梢血幹細胞採取も含まれる．プラズマフェレシスのうち交換操作を伴わない血漿吸着を除くものが狭義の血漿交換療法となるが，広義には血漿吸着療法も含まれる．

　血漿交換療法では，まず体外循環により取り出した血液を膜分離法（場合によっては遠心分離法）で血漿成分と血球成分に分離する．その後の処理法によって単純血漿交換，選択的血漿交換，二重膜濾過血漿交換，血漿吸着に分類されるが，これらは血漿中の除去したい物質と，その物質の分子量によって選択される．血漿交換に関係する主な物質の分子量としてはIgMが大きく，フィブリノゲン，IgG，アルブミンの順に小さくなっている．

　単純血漿交換では分離した血漿はすべて廃棄し，置換液［アルブミンまたは新鮮凍結血漿（FFP）］を補充する．分子量にかかわらず原因物質の除去が可能であるが，多くの置換液が必要となる．選択的血漿交換は膜孔径の小さい分離膜を使用することで分子量の大きい凝固因子は除去せず維持し，IgGを含む小分子を除去する方法である．置換液はアルブミンを用いる．二重膜濾過血漿交換では分離した血漿をさらに血漿成分分画器で分画濾過し，分子量の大きいグロブリン分画を廃棄し分子量の小さいアルブミン分画を体内に戻す．膜孔径の異なる血漿成分分画器を使い分けることにより原因物質の選択的な除去が可能である．血漿吸着では分離した血漿をさらに血漿吸着器に通して原因物質を除去し，残りを体内に戻すため，置換液は不要である．それぞれ長所と短所があり，まとめると**表1**のようになる[1]．

　アフェレシス療法のガイドラインについては，本邦では2021年に日本アフェレシス学会で診療ガイドラインが作成された[2]．エビデンスレベル，推奨カテゴリー，施行上のポイントや施行回数・終了の目安などが記載され，疾患領域ごとにまとめられている．

## b 効果的な使い方

　血漿交換療法では血漿中に含まれる自己抗体が除去される．免疫抑制薬投与によって自己

**表1　各治療法の特徴**

| | 長　所 | 短　所 |
|---|---|---|
| 単純血漿交換 | 分子量によらず原因物質が除去できる<br>FFP置換で凝固因子などの補充が可能 | 置換液の量が多い<br>FFPによるアレルギーなど |
| 選択的血漿交換 | 置換液がアルブミンでも凝固因子が維持される | 分子量が大きいIgMなどは除去できない |
| 二重膜濾過血漿交換 | 置換液（アルブミン）の量が少ない | 分子量が小さい物質は除去できない<br>免疫グロブリンや凝固因子の欠乏 |
| 血漿吸着 | 置換液が不要 | 特定の物質を除去できるが除去効率は低い |

［JBスクエア：血漿交換の基礎と実際をもとに作成］

抗体の産生を減らすのには時間を要するが，血漿交換を施行することにより早期の治療効果発現が期待される．また免疫抑制療法のみでは対応できない，すでに産生された免疫複合体やサイトカインを除去することによる効果も期待される．血栓性血小板減少性紫斑病（TTP）ではFFPを置換液として用いることでADAMTS13インヒビターの除去とADAMTS13の補充を同時に行うことができるため，TTP診療ガイドでも後天性TTPに対してはFFPを用いた血漿交換療法が推奨度1Aの治療とされている[3]．

## C 主な副作用・その対策

血漿交換療法の施行には体外循環のためのバスキュラーアクセスが必要であるため，穿刺時の合併症や長期留置時の血流感染等が生じうる．また血漿の廃棄と置換液の補充による循環への負荷にも注意が必要である．置換液としてFFPを用いた場合は，FFPに含まれるクエン酸による血中カルシウムイオンの低下が起こるため，対策としては血液透析の併用やカルシウム製剤投与を行う．輸血と同様に感染症や皮疹・アナフィラキシーなどアレルギーの問題もある．軽度のアレルギー発症時は輸血時のアレルギーに準じた抗ヒスタミン薬やグルココルチコイドでの対応を行う．置換液としてアルブミンを用いることも対策の一つであるが，この場合は免疫グロブリンや凝固因子の欠乏が問題となり，FFPの補充が必要となる場合もある．血漿吸着療法において陰性荷電の強い吸着材を用いた場合には血液中のブラジキニンが増加するが，ACE阻害薬によってその分解が抑制されアナフィラキシー様の症状を起こす可能性があるため，ACE阻害薬の中止が必要である．

## d 注意点

血漿交換療法が有用とされる疾患は多いが，設備や人員の問題から施行可能な施設は限定されている．また置換液としてFFPやアルブミンを使用するため高コストの治療法となる．保険適用のある疾患は限られており，また適応がある場合でも**表2**のように検査データや施行回数などに条件があるため注意が必要である[4]．

**文　献**
1) JBスクエア：血漿交換の基礎と実際．https://www.jbpo.or.jp/med/jb_square/aph/expert/ex01/01.php［アクセス年月日：2024年6月1日］
2) 日本アフェレシス学会：診療ガイドライン2021．https://www.apheresis-jp.org/136492.html［アクセス年月日：2024年6月1日］
3) 厚生労働科学研究費補助金難治性疾患政策研究事業「血液凝固異常症等に関する研究班」TTPグループ：血栓性血小板減少性紫斑病診療ガイド2023．https://ketsuekigyoko.org/wp-content/uploads/2023/10/TTP_GL_2023.pdf［アクセス年月日：2024年11月10日］
4) 厚生労働省：診療報酬の算定方法の一部改正に伴う実施上の留意事項について（通知）．https://www.mhlw.go.jp/content/12404000/000984041.pdf［アクセス年月日：2023年7月15日］

07 | 血漿交換療法

## 表2　膠原病関連疾患の保険適用

| 疾　患 | 条　件 | 回数 |
|---|---|---|
| 悪性関節リウマチ | 都道府県知事によって特定疾患医療受給者と認められた者であって，血管炎により高度の関節外症状（難治性下腿潰瘍，多発性神経炎および腸間膜動脈血栓症による下血など）を呈し，従来の治療法では効果の得られない者に限る | 週1回を限度 |
| 全身性エリテマトーデス | 以下のいずれも該当する者に限る<br>ア　都道府県知事によって特定疾患医療受給者と認められた者<br>イ　血清補体価（CH50）の値が20単位以下，補体蛋白（C3）の値が40mg/dL以下および抗DNA抗体の値が著しく高く，ステロイド療法が無効または臨床的に不適当な者<br>ウ　急速進行性糸球体腎炎または中枢神経性ループスと診断された者 | 月4回を限度 |
| 血栓性血小板減少性紫斑病 | 記載なし | 本療法の開始後1月を上限として，原則として血小板数が15万/μL以上となった日の2日後まで* |
| 抗糸球体基底膜抗体（抗GBM抗体）型急速進行性糸球体腎炎 | 急速進行性糸球体腎炎（RPGN）と診断された患者のうち，抗糸球体基底膜抗体（抗GBM抗体）が陽性であった患者 | 1連につき2クールを限度<br>1クール（2週間に限る）につき7回を限度 |
| 抗白血球細胞質抗体（ANCA）型急速進行性糸球体腎炎 | 急速進行性糸球体腎炎（RPGN）と診断された患者のうち，抗白血球細胞質抗体（ANCA）が陽性であった患者 | 1連につき2クールを限度<br>1クール（2週間に限る）につき7回を限度 |
| 川崎病 | 免疫グロブリン療法，ステロイドパルス療法または好中球エラスターゼ阻害薬投与療法が無効な場合または適応とならない場合に限る | 1連につき6回を限度 |

*：ただし，血小板数が15万/μL以上となった後1月以内に血栓性血小板減少性紫斑病が再燃した場合など，医学的な必要性により別途実施する場合には，診療録および診療報酬明細書の摘要欄にその理由および医学的な必要性を記載する．

[厚生労働省：診療報酬の算定方法の一部改正に伴う実施上の留意事項について（通知）をもとに作成]

# Ⅳ. 疾患別の最新診療指針

A. 全身性自己免疫疾患
B. 血管炎
C. 関節炎・腱付着部炎・骨炎を主体とする疾患
D. 自己炎症性疾患
E. その他の全身性疾患
F. 小児膠原病

# IV. 疾患別の最新診療指針　A. 全身性自己免疫疾患

## 01 全身性エリテマトーデス（SLE）

### 01-1 総論

#### a 疫学・予後

　全身性エリテマトーデス（SLE）は若年女性を中心に発症する全身性炎症性自己免疫疾患である．本邦における特定医療費（指定難病）受給者証所持者数は2021年度（令和3年度）末で6万4,304件であり，年齢分布のピークは40〜50歳台である．医療機関の未受診者および指定難病の未申請者を加えるとおよそ10万人の罹患患者がいると推定されている．欧州および米国での有病率は0.05〜0.1％である[1]．白人に比して，アジア系，アフリカ系，ヒスパニック系でより重症になりやすい．本疾患は再燃と寛解を繰り返し，疾患および治療による障害が蓄積し，死亡に至る．海外の報告では，5・10・15年生存率はそれぞれ高収入国では95・89・82％，低収入国では92・85・79％である．1950年までは主な死因は腎疾患によるものが最多であったが，グルココルチコイド（GC）を中心とした治療の進歩および診療の質の向上により，近年では悪性腫瘍，心肺疾患が最多となっている．予後に関連する因子として，人種，喫煙などの環境要因，社会経済的要因，疾患活動性，腎臓と中枢神経などの重要臓器病変の有無，医療へのアクセス，治療内容，心血管疾患や重篤感染症などの合併症が知られている．

#### b 病態のメカニズム

　SLEは遺伝，環境，性ホルモンなどを要因として，感受性状態から免疫寛容が破綻し，自己抗体の出現と自己免疫現象の増幅により発症する[2]．基本病態は核成分（DNAおよびRNA結合蛋白）に対する抗体産生と免疫複合体の形成，それに引き続く補体経路の活性化による組織障害である．Toll様受容体を介した樹状細胞を含む抗原提示細胞の活性化によりI型インターフェロンが産生され，自然免疫系から獲得免疫系への反応が介在される．さらに好中球および好中球細胞外トラップの形成が病態を促進し，自己反応性T細胞およびB細胞の活性化と形質細胞への分化により多彩な自己抗体が産生される．免疫担当細胞上の受容体およびリガンド，種々の細胞から産生される複数のサイトカイン，ケモカインを含む蛋白質が相互作用により複雑な病態を形成する．大規模ゲノム研究により免疫炎症関連の遺伝的リスク要因が同定されている．遺伝的要因は一卵性双生児における発症の一致率から25％程度と推定されているが，人種差と新規報告が散見されることから想定よりも多い可能性が指摘されている．環境要因として，紫外線，喫煙，薬剤，ウイルス感染，腸管免疫が病態促進の引き金になりうる．病態ネットワークのあり方は個体差がある．

01 | 全身性エリテマトーデス（SLE）

### 表1　ACR改訂分類基準（1997年）

1. 顔面（頬部）紅斑
2. 円板状皮疹（ディスコイド疹）
3. 光線過敏症
4. 口腔潰瘍
5. 非びらん性関節炎（2関節以上）
6. 漿膜炎　a）胸膜炎または　b）心膜炎
7. 腎障害　a）0.5g/日以上または3＋以上の持続性蛋白尿または　b）細胞性円柱
8. 神経障害　a）痙攣または　b）精神障害
9. 血算異常　a）溶血性貧血，b）白血球減少症（＜4,000/μL），c）リンパ球減少症（＜1,500/μL），d）血小板減少症（＜10万/μL）
10. 免疫異常　a）抗DNA抗体，b）抗Sm抗体，c）抗リン脂質抗体の陽性（①IgGまたはIgM抗カルジオリピン抗体の異常値，②ループス抗凝固因子陽性，③梅毒血清反応生物学的偽陽性のいずれか）
11. 抗核抗体陽性

［判定］
11項目中4項目以上を満たす場合SLEと分類する．

［Hochberg MC：Arthritis Rheum **40**：1725, 1997をもとに作成］

## C ｜ 診断について

### 1）診断の概説

SLEの診断は自己免疫現象を背景とした臨床症状，理学所見，検査所見，病理所見，分子生物学的所見などから総合的かつ臨床的になされる[3]．下記分類基準は一定の感度特異度をもって，診断の補助として有用である．抗核抗体陰性のSLEは非常にまれであるが，否定はできないため，時期を異にして複数回検査をする．

### 2）分類基準

1997年ACR改訂分類基準（**表1**），2012年Systemic Lupus International Collaborating Clinics（SLICC）分類基準（**表2**），2019年EULAR/ACR分類基準（**表3**）を組み合わせることで早期の分類が可能である[1]．後者2つは分類に抗核抗体陽性が必要である．初期における感度はSLICCおよびEULAR/ACRで高く，後者は特異度も優れている．

### 3）鑑別疾患についての考え方

SLEの臨床症状は多岐にわたるため，それぞれの臓器障害における鑑別疾患を考慮する必要がある．発熱，リンパ節腫脹を含む全身症状の場合は，パルボウイルス，Epstein-Barrウイルス，ヒト免疫不全症ウイルスを含む感染症，結核，悪性リンパ腫，サルコイドーシスが鑑別の上位にあがる．また，血管炎症候群，他の膠原病および類縁疾患も鑑別疾患として重要であるが，感染症を契機にSLEが発症および再燃することや，他の膠原病を合併することもしばしばある．

### 4）罹患臓器の概説

**表4**に示すように，初発症状として最も多く認められる症状は，発熱，関節痛，皮疹である[1]．重要臓器障害ではループス腎炎（LN）が最多でおよそ40～50％に認める．中枢神経症状，ループス腸炎，ループス肺臓炎，肺胞出血は，頻度は低いが生命および機能を脅かすリスクが高い重要臓器障害であるため，迅速な対応が求められる．罹患臓器の出現時期と種類は多様で個々により異なるが，遅発性にLNが出現することがある．

101

Ⅳ．疾患別の最新診療指針 ｜ A．全身性自己免疫疾患

**表2　SLICC分類基準（2012年）**

| Clinical Criteria |
|---|

1. 急性皮膚ループス：頬部紅斑を含む（頬部ディスコイドは含まない），水疱性ループス，中毒性表皮壊死症（TEN）亜型，丘疹状 lupus rash
2. 慢性皮膚ループス：ディスコイド疹，肥大性（疣贅性）ループス，ループス脂肪組織炎，粘膜ループス，腫瘍性紅斑性狼瘡，凍瘡状ループス
3. 口腔内潰瘍：口蓋，口腔，舌，鼻腔の潰瘍（多くは無痛性であるが，時に疼痛を伴う），他の原因［血管炎，Behçet病，感染（とくにヘルペス），炎症性腸疾患（IBD），反応性関節炎，酸性の強い食べ物など］を除外する
4. 非瘢痕性脱毛（びまん性の毛髪の菲薄化または脆弱性）：他の原因（円形脱毛症，薬剤，鉄欠乏，男性ホルモン性脱毛）を除外する
5. 2関節以上における関節滑膜炎：30分以上の朝のこわばりを特徴とする
6. 漿膜炎：1日以上持続する典型的な胸膜炎または胸水または胸膜摩擦音または1日以上持続する典型的な心臓周囲痛（臥位にて増強，坐位にて改善），または心嚢液貯留，または心膜膜摩擦音，または心電図上の心膜炎所見　他の原因［感染性のもの，尿毒症，心筋梗塞後の心膜炎（Dressler症候群）を除外する］
7. 腎病変：尿蛋白/Cr比≧0.5g/gCr，または24時間蓄尿蛋白≧0.5g，または赤血球円柱
8. 神経障害：
   痙攣発作または精神症状または多発単神経炎：他の病因（一次性血管炎性脊髄炎など）を除外する
   末梢性あるいは脳神経性ニューロパチー：他の原因（血管炎，感染症，糖尿病など）を除外する
   急性錯乱状態：他の原因（急性薬物中毒，尿毒症，代謝性疾患など）を除外する
9. 溶血性貧血
10. 白血球減少症（<4,000/$\mu$L）：他の原因（Felty症候群，薬剤性，門脈圧亢進症など）を除外する
    またはリンパ球減少症（<1,000/$\mu$L）：他の原因（グルココルチコイド使用など薬剤性，感染症など）を除外する
11. 血小板減少（<100,000/$\mu$L）：他の原因（薬剤性，門脈圧亢進症，TTPなど）を除外する

| Immunological Criteria |
|---|

1. 抗核抗体≧施設基準値上限（40倍）
2. 抗dsDNA抗体≧施設基準値上限（ELISAでは上限の2倍以上）
3. 抗Sm抗体陽性
4. 抗リン脂質抗体陽性：以下のいずれかでも可
   ループス抗凝固因子陽性，梅毒生物学的偽陽性（RPR＋，TPHA－），抗カルジオリピン抗体陽性（中等度以上），抗$\beta_2$GPⅠ抗体陽性
5. 低補体血症：C3，C4低値またはCH50低値
6. 直接Coombs試験陽性（ただし，溶血性貧血がない場合に限る）

［判定］
1) 少なくともClinical/Immunological Criteriaのうち1項目以上を満たし，かつ4項目以上を満たす．
2) ループス腎炎の組織診断があり，かつ抗核抗体または抗dsDNA抗体陽性．
→1) または2) のいずれかを満たす場合，SLEと分類する．

[Petri M, et al：Arthritis Rheum **64**：2677-2686, 2012をもとに作成]

### 5）診断・病勢評価に必要な検査の概説

　　診断には抗核抗体，抗Sm抗体，抗dsDNA（DNA）抗体，抗リン脂質抗体，直接Coombs試験，血清補体価，免疫複合体を含む免疫学的検査に加えて，血球減少や腎機能障害の有無を評価するための血液および尿検査が必要である．また，臨床症状に応じて，腎，皮膚，リンパ節の生検が診断および他疾患の除外のために必要となるため積極的に考慮する．漿膜炎の評価にX線，心電図，心および腹部エコー図検査，CT，貯留体液の培養，細胞診を評価する．中枢神経病変の評価に髄液中の細胞数，蛋白，IL-6，脳波，MRI，SPECTを用いる．前述の鑑別疾患の除外を意識する．
　　病勢評価はSLE全体の指標としてSLE disease activity index（SLEDAI）（**表5**），British Isles Lupus Activity Group Index（BILAG）（**表6**），医師による全般的評価（PGA）がある[1]．SLEDAIは一定期間内に認められた活動性病変によって点数の重みづけがされている．

01 | 全身性エリテマトーデス（SLE）

**表3　ACR/EULAR分類基準（2019年）**

〈エントリー基準〉
少なくとも1回の抗核抗体80倍以上陽性

| | カテゴリー | 項　目 | 点数 |
|---|---|---|---|
| 臨床所見 | 全　身 | ・発熱＞38.3℃ | 2 |
| | 皮　膚 | ・非瘢痕性脱毛 | 2 |
| | | ・口腔潰瘍 | 2 |
| | | ・亜急性皮膚エリテマトーデス | 4 |
| | | ・急性皮膚エリテマトーデス | 6 |
| | 関　節 | ・関節病変（2関節以上の腫脹や滑液貯留を伴う滑膜炎，または2関節以上の疼痛と30分以上の朝のこわばり） | 6 |
| | 神　経*1 | ・せん妄 | 2 |
| | | ・精神障害 | 3 |
| | | ・痙攣（全般発作，部分発作，焦点発作） | 5 |
| | 漿膜炎 | ・胸水または心嚢液貯留 | 5 |
| | | ・急性心外膜炎*2 | 6 |
| | 血　液 | ・白血球減少症（＜4,000/$\mu$L） | 3 |
| | | ・血小板減少症（＜10万/$\mu$L） | 4 |
| | | ・自己免疫性溶血性貧血 | 4 |
| | 腎　臓 | ・0.5g/日（あるいは同等のUPCR）以上の尿蛋白 | 4 |
| | | ・腎生検でクラスⅡまたはⅤのループス腎炎 | 8 |
| | | ・腎生検でクラスⅢまたはⅣのループス腎炎 | 10 |
| 免疫異常 | 抗リン脂質抗体 | ・抗カルジオリピンIgG抗体の中等度以上陽性［＞40 APL/GPL/MPL unitまたは＞99パーセンタイル，抗$\beta_2$GPⅠ抗体（IgA/IgG/IgM）陽性，またはループスアンチコアグラント陽性］ | 2 |
| | 補　体 | ・C3またはC4の一方のみ低値 | 3 |
| | | ・C3，C4ともに低値 | 4 |
| | 特異抗体 | ・抗dsDNA抗体陽性 | 6 |
| | | ・抗Sm抗体陽性 | 6 |

SLE以外で説明される所見で加点しない.
症状は経過中一度でも出現すれば加点し，同時期に出現する必要はない.
各項目で高いほうの点を採用する.
*1：せん妄は，1）集中力低下を伴う意識や覚醒レベルの変化，2）数時間から2日未満での症状完成，3）症状の日内変動，4）急性/亜急性での認知の変化（記憶障害や見当識障害など），または行動/気分/感情の変化（落ち着きのなさ，睡眠/覚醒サイクルの逆転など）．精神障害は見当識を欠く妄想や幻覚だが，せん妄のない状態.
*2：以下の2つ以上を満たす．1）心膜性の胸痛（典型的には鋭い，吸気で悪化，前傾で改善する痛み），2）心膜摩擦音，3）心電図にて広範誘導でのST上昇またはPR低下，4）新規または増悪した心嚢液の画像所見（超音波，X線，CT，MRIなど）.
［判定］
臨床項目1つ以上を含み，かつ合計点数≧10点でSLEと分類する（感度96.1％，特異度93.4％）.

[Arthritis Rheumatol **71**：1400-1412, 2019をもとに作成]

簡便であるが，重症度は加味されず，網羅されていない臓器病変がある．BILAGは直近1ヵ月とその1ヵ月前との病変の変化を捉えることが可能で，重症度を加味しており臓器病変は網羅されているが，日常臨床では煩雑である．また，これらを組み合わせたSLE Responder Index（SRI），BILAG-based Composite Lupus Assessment（BICLA）などの総合評価指標は治療反応性を評価できるため臨床試験で用いられる．さらに，臓器特異的指標（たとえば腎炎については尿蛋白量を含めた検尿所見とeGFRなど）を組み合わせて病勢評価を行う．病勢のみならずGCなどの治療による障害を含めた不可逆的な障害の蓄積は，SLICC/ACR damage indexを用いて評価する.

Ⅳ．疾患別の最新診療指針 │ A．全身性自己免疫疾患

#### 表4　SLE診断時の症状と頻度

| 症　状 | 頻度（%） |
|---|---|
| 発熱/全身症状 | 30 |
| 頬部紅斑 | 30〜60 |
| 円板状皮疹 | 3〜10 |
| 光線過敏症 | 25〜35 |
| 口腔内潰瘍 | 10〜35 |
| 関節炎 | 40〜75 |
| 漿膜炎 | 5〜25 |
| 血液障害 | 15〜65 |
| 腎障害 | 10〜50 |
| 神経障害 | 5〜20 |

施設および報告により頻度が異なる．

#### 表5　SLEDAI

| | 項　目 | 点数 |
|---|---|---|
| 中枢神経 | 痙攣発作 | 8 |
| | 精神症状 | 8 |
| | 器質性脳症候群 | 8 |
| | 視力障害（眼底異常所見） | 8 |
| | 脳神経異常（新規） | 8 |
| | ループス頭痛（麻薬性鎮痛薬にも不応性） | 8 |
| | 脳血管障害（新規） | 8 |
| 血管炎 | 潰瘍，壊死，爪囲梗塞など | 8 |
| 筋関節炎 | 多発性関節炎（≧ 2 関節） | 4 |
| | 筋炎 | 4 |
| 腎　炎 | 赤血球円柱 | 4 |
| | 赤血球尿（＞5 RBC/HPF） | 4 |
| | 蛋白尿（＞0.5 g/日） | 4 |
| | 白血球尿（＞5 WBC/HPF） | 4 |
| 皮　膚 | 炎症性の皮疹 | 2 |
| | 脱毛 | 2 |
| | 粘膜潰瘍（口腔または鼻腔） | 2 |
| 漿膜炎 | 胸膜炎 | 2 |
| | 心膜炎 | 2 |
| 検査所見 | 低補体血症（C3，C4，CH50の正常下限以下の低下） | 2 |
| 抗DNA抗体高値 | Farr法で＞25%の結合能 | 2 |
| 血小板減少 | Plt＜10万/μL | 1 |
| 白血球減少 | WBC＜3,000/μL | 1 |
| 発　熱 | BT＞38℃（感染などその他の項目は除外） | 1 |

SLEDAIは24の項目からなり，最高点は105点である．
［活動性評価］
寛解：SLEDAI 0点
低疾患活動性：1〜5点
中等度疾患活動性：6〜10点
高度疾患活動性：11〜19点
超高度疾患活動性：≧20点
［Gladman DD, et al：J Rheumatol **29**：288-291, 2002，Cook RJ, et al：J Rheumatol **27**：1892-1895, 2000をもとに作成］

## d │ 治療選択における考え方

　　SLEの治療目標は疾患活動性の制御，臓器障害蓄積の予防，生活機能およびQOLの確保，生命予後の改善である[4]．治療の基本的な考え方はTreat to Target戦略に則り，治療標的臓器と重症度を評価し，患者の意向を考慮しつつ，適切な治療強度で寛解導入と維持を行うことである[5]．さらに，目標達成に向けた定期的な治療の見直しと，長期的な視点で疾患活動性制御と合併症および薬剤毒性を最小限にする必要がある．Definitions of Remission in SLE（DORIS）は，疾患活動性，GC量，医師の全般的評価に規定された寛解の指標である．

## 01｜全身性エリテマトーデス（SLE）

### 表6　BILAG 2004

[総論事項]

1988年に英国のグループ（British Isles Lupus Assessment Group：BILAG）から提唱され，2004年に改定された
評価対象はSLEの活動性によると判断されるもので，薬剤や感染症によるもの，不可逆性のもの（骨壊死，皮膚硬化など）
は対象としない
4週間前のBILAGスコアによるdisease activityと比較する
→各項目について，①改善，②不変，③悪化，④新規出現を評価する

#### BILAGカテゴリーごとの治療方針

| カテゴリー | 治療方針 |
|---|---|
| A | 以下の治療を要するような重度の疾患活動性<br>1. 高用量の経口ステロイドPSL換算＞20mg/日<br>2. ステロイドパルス療法：mPSL換算≧500mg/日<br>3. 免疫抑制薬：生物学的製剤，IVIG，plasma pheresisを含む<br>4. 高用量ステロイドや免疫抑制薬，抗凝固療法の併用<br>（例：warfarin使用，target range PT-INR 3〜4） |
| B | 以下の治療を要するような中等度の疾患活動性<br>1. 低用量経口ステロイドPSL換算≦20mg/日<br>2. ステロイド筋注，関節腔内注射，軟部組織への注射：mPSL換算＜500mg/日<br>3. 局所ステロイドの使用（外用薬？）<br>4. 局所的免疫抑制薬の使用（外用薬？）<br>5. 抗マラリア薬，サリドマイドなど<br>6. 対症療法（例：炎症性関節炎に対するNSAIDs使用） |
| C | 軽度の疾患活動性であり，安定した状態 |
| D | 現在の活動性はないが既往エピソードあり |
| E | 過去，現在ともに臓器障害のエピソードなし |

#### 一般全身症状

| | 定　義 |
|---|---|
| A | 「発熱（＞37.5℃）」が2（不変），3（悪化），4（新たな出現）のいずれかおよび以下2つ以上が2（不変），3（悪化），4（新たな出現）<br>・5％以上の体重減少　・リンパ節腫脹/脾腫<br>・食欲低下 |
| B | 「発熱（＞37.5℃）」が2（不変），3（悪化），4（新たな出現）または以下2つ以上が2（不変），3（悪化），4（新たな出現）であるが，カテゴリーAの基準は満たさない<br>・5％以上の体重減少　・リンパ節腫脹/脾腫<br>・食欲低下 |
| C | 「発熱（＞37.5℃）」が1（改善）または以下の1項目が2（不変），3（悪化），4（新たな出現）であるが，カテゴリーA，Bの基準は満たさない<br>・5％以上の体重減少　・リンパ節腫脹/脾腫<br>・食欲低下 |
| D | 一般的全身症状の既往はあるが，現在は症状消失 |
| E | 一般的全身症状の既往なし |

#### 皮膚粘膜症状

| | 定　義 |
|---|---|
| A | 以下のいずれか1項目が2（不変），3（悪化），4（新たな出現）<br>・重症皮疹　・重症の血管浮腫　・重症粘膜潰瘍<br>・重症の脂肪織炎あるいは水疱性ループス<br>・皮膚血管炎/血栓 |
| B | カテゴリーAが1（改善）または以下のいずれか1項目が2（不変），3（悪化），4（新たな出現）<br>・軽症皮疹　・軽度の脂肪織炎<br>・指尖部の梗塞または結節性血管炎　・重度の脱毛 |
| C | カテゴリーAまたはカテゴリーBのいずれかの項目が（改善）または以下のいずれか1項目が陽性<br>・血管浮腫（mild）　・軽度の粘膜潰瘍　・軽度の脱毛<br>・爪周囲紅斑または凍瘡様皮疹　・線状出血 |
| D | 粘膜皮膚症状の既往はあるが，現在は症状消失 |
| E | 粘膜皮膚症状の既往なし |

（次ページへつづく）

Ⅳ．疾患別の最新診療指針 ｜ A．全身性自己免疫疾患

（表6つづき）

## 神経系症状

| | 定 義 |
|---|---|
| A | 以下のいずれか1項目が2（不変），3（悪化），4（新たな出現）<br>・無菌性髄膜炎　・脳血管炎　・脱髄疾患　・脊髄症<br>・急性錯乱状態　・精神症状（lupus psychosis）<br>・急性炎症性脱髄性多発ニューロパチー（AIDP）<br>・多発単神経炎あるいは単神経炎　・神経叢障害<br>・多発ニューロパチー　・てんかん重積状態<br>・小脳失調 |
| B | カテゴリーAが改善または以下のいずれか1項目が2（不変），3（悪化），4（新たな出現）<br>・脳神経障害　・てんかん発作　・認知障害<br>・運動障害　・自律神経障害　・重度の頭痛<br>・頭蓋内圧亢進による頭痛 |
| C | カテゴリーBのいずれかの項目が1（改善） |
| D | 神経系症状の既往はあるが，現在症状消失 |
| E | 神経系症状の既往なし |

## 筋骨格系症状

| | 定 義 |
|---|---|
| A | 以下のいずれか1項目が2（不変），3（悪化），4（新たな出現）<br>・重症筋炎　・重度の関節炎 |
| B | カテゴリーAが1（改善）または以下のいずれか1項目が2（不変），3（悪化），4（新たな出現）<br>・軽症筋炎　・中等度の関節炎/腱炎/腱鞘滑膜炎 |
| C | カテゴリーBのいずれか1項目が1（改善），または以下の存在<br>・軽度の関節炎あるいは関節痛または筋痛 |
| D | 筋骨格系症状の既往はあるが，現在は消失 |
| E | 筋骨格系症状の既往なし |

## 心血管系および呼吸器系

| | 定 義 |
|---|---|
| A | 以下のいずれか1項目が2（不変），3（悪化），4（新たな出現）<br>・心不全　・不整脈　・新規発症の弁膜症<br>・心タンポナーデ　・呼吸困難を伴う胸水貯留<br>・肺胞出血/血管炎　・間質性肺炎<br>・shrinking lung症候群　・大動脈炎　・冠動脈血管炎 |
| B | カテゴリーAが1（改善）または以下のいずれか1項目が2（不変），3（悪化），4（新たな出現）<br>・軽度の心筋炎　・軽度の漿膜炎（胸膜あるいは心膜痛） |
| C | カテゴリーBのいずれか1項目が1（改善） |
| D | 心血管系および呼吸器系の既往はあるが，現在は症状消失 |
| E | 心血管系および呼吸器系の既往なし |

## 消化管症状

| | 定 義 |
|---|---|
| A | 以下のいずれか1項目が2（不変），3（悪化），4（新たな出現）<br>・腹膜炎　・ループス腸炎あるいは大腸炎<br>・偽性腸閉塞　・急性ループス胆嚢炎<br>・急性ループス膵炎 |
| B | カテゴリーAが1（改善）または以下のいずれか1項目が2（不変），3（悪化），4（新たな出現）<br>・漿膜炎および/または腹水　・吸収不良症候群<br>・蛋白漏出性胃腸症　・ループス肝炎 |
| C | カテゴリーBのいずれかの項目が1（改善） |
| D | 消化管症状の既往はあるが，現在は症状消失 |
| E | 消化管症状の既往なし |

## 腎症状

| | 定 義 |
|---|---|
| A | 以下1，4，5のいずれか1項目を含む2項目以上に該当<br>1. 増悪する尿蛋白（a：定性2＋以上の増加，b：24時間尿蛋白量＞1g/日かつ≧25％の改善がないもの，c：尿蛋白Cr比＞1g/gCrかつ25％の改善がないもの）<br>2. 悪性高血圧<br>3. 腎機能悪化（a：SCr＞1.5mg/dLで前値の13倍以上に増加，b：GFR＜80mL/分かつ前値の67％未満へ減少，c：GFR＜50mL/分への減少，ただし前値50mL/分の場合）<br>4. 活動性尿沈渣：膿尿（＞5WBC/HPF），血尿（＞5RBC/HPF），または赤血球円柱の出現<br>5. 3ヵ月以内に活動性腎炎の組織所見が得られている<br>6. ネフローゼ症候群 |
| B | 1. カテゴリーAのいずれかの項目のみに該当または以下のいずれか1項目に該当<br>2. 蛋白尿：カテゴリーAの基準を満足しないが，a：尿蛋白定性の1＋以上の増加によって定性2＋以上へ上昇，b：24時間尿蛋白量＞0.5g/日かつ≧25％の改善がないもの，c：尿蛋白Cr比0.5g/gCr，かつ≧25％の改善がないもの<br>3. SCr＞1.5mg/dLかつ前値の1.15倍以上/1.3倍以下への増加 |
| C | 以下のいずれか1項目に該当<br>1. 軽度尿蛋白（a：尿蛋白定性1＋以上であるがカテゴリーA，Bの基準を満たさない，b：1日尿蛋白＞0.25g/日であるがカテゴリーA，Bの基準を満たさない，c：尿蛋白Cr比＞0.25g/gCrであるが，カテゴリーA，Bの基準を満たさない）<br>2. 血圧上昇（血圧140/90mmHg以上であり，a：収縮期30mmHg以上かつ，b：拡張期15mmHg以上の上昇があるが，カテゴリーA，Bの基準を満たさない） |
| D | 腎症の既往はあるが，現在は消失 |
| E | 腎症の既往なし |

（次ページへつづく）

(表6つづき)

## 血液所見

| | 定義 |
|---|---|
| A | TTPまたはループスに起因する以下のいずれか1項目が2（不変），3（悪化），または4（新たな出現）<br>・溶血所見とHb＜8g/dL　・血小板数＜2.5万/μL |
| B | TTPが1（改善）またはループスに起因する以下のいずれか1項目に該当<br>・溶血とHb 8〜9.9g/dL，または溶血所見のないHb＜8g/dL<br>・白血球数＜1,000/μL　・好中球数＜500/μL<br>・血小板数2.5〜4.9万/μL |
| C | ループスに起因する以下のいずれか1項目に該当<br>・溶血とHb＞10.0，または溶血所見のないHb 8〜10.9g/dL<br>・白血球数 1,000〜3,900/μL<br>・好中球数 500〜1,900/μL<br>・血小板数 5.0〜14.9万/μL<br>・リンパ球数＜1,000/μL<br>・Coombs試験陽性（ただし，溶血所見を伴わない） |
| D | 血液異常の既往はあるが，現在活動性なし |
| E | 血液異常の既往なし |

## 眼症状

| | 定義 |
|---|---|
| A | 以下のいずれか1項目が2（不変），3（悪化），4（新たな出現）<br>・眼窩内筋炎/眼球突出　・視力障害を伴う重症角膜炎<br>・視力障害を伴う重症後部ぶどう膜炎および/または網膜血管炎　・重症強膜炎　・網膜/脈絡膜血管閉塞症<br>・視神経炎　・前部虚血性視神経炎 |
| B | カテゴリーAが1（改善）または以下のいずれか1項目が2（不変），3（悪化），または4（新たな出現）<br>・視力障害を伴わない軽症角膜炎　・前部ぶどう膜炎<br>・視力障害を伴わない軽症後部ぶどう膜炎および/または網膜血管炎　・軽症強膜炎 |
| C | カテゴリーBのいずれか1項目が（改善），または以下の存在<br>・上強膜炎　・綿花状白斑 |
| D | 眼症状の既往はあるが，現在は消失 |
| E | 眼症状の既往なし |

[Isenberg DA, et al：Rheumatology **44**：902-906, 2005をもとに作成]

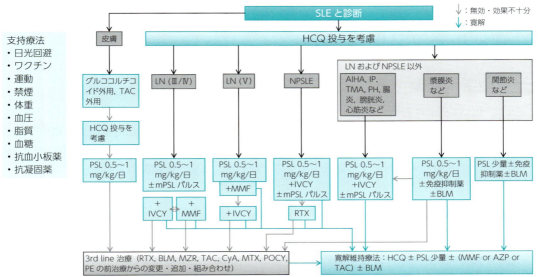

LN：ループス腎炎（ISN/RPS分類），NPSLE：神経精神ループス，AIHA：自己免疫性溶血性貧血，IP：間質性肺炎，TMA：血栓性微小血管症，PH：肺高血圧症，POCY：cyclophosphamide経口療法，PE：血漿交換

**図1　SLEの診療アルゴリズムの例**

※各薬剤の添付文書を参照し，リスク・ベネフィットバランスを考慮して使用する．
[Fanouriakis A, et al：Ann Rheum Dis **80**：14-25, 2021，全身性エリテマトーデス診療ガイドライン2019，南山堂，2019をもとに作成]

実際はDORISの達成および維持は低頻度であるため，実現可能な治療目標として低疾患活動性状態（LLDAS）がある．図1に示すように，hydroxychloroquine（HCQ）は皮膚関節症状のみならず再燃リスク，心血管系リスクおよび死亡リスクの軽減に寄与することから全例検討すべきであるが，眼科医による網膜症の定期的なスクリーニングが必須である[3]．GC，免疫抑制薬，生物学的製剤を組み合わせて寛解導入を行い，長期的な維持を目指す．臓器障害の蓄積は疾患そのものに加えて，GCを含む薬剤の長期使用による種々の副作用によって増加することから，必要最小限の投与量，投与期間を個々の症例で調整し，可能ならば中止を目指す[4]．生物学的製剤は上記治療で疾患活動性を有する場合に追加投与することが多いが，近年新たなエビデンスの登場により，最適な使用方法と標的臓器について検証されつつある．

### 文 献

1) Fanouriakis A, et al：Update on the diagnosis and management of systemic lupus erythematosus. Ann Rheum Dis **80**：14-25, 2021
2) Crow MK：Pathogenesis of systemic lupus erythematosus：risks, mechanisms and therapeutic targets. Ann Rheum Dis **82**：999-1014, 2023
3) 厚生労働科学研究費補助金難治性疾患等政策研究事業自己免疫疾患に関する調査研究（自己免疫班），日本リウマチ学会（編）：全身性エリテマトーデス診療ガイドライン2019，南山堂，2019
4) Fanouriakis A, et al：2019 update of the EULAR recommendations for the management of systemic lupus erythematosus. Ann Rheum Dis **78**：736-745, 2019
5) Parra Sánchez AR, et al：Treat-to-target in systemic lupus erythematosus：advancing towards its implementation. Nat Rev Rheumatol **18**：146-157, 2022

## 01-2　ループス腎炎（LN）

### a｜疫学・予後

　LNはSLEにおいて生命予後に寄与する重篤な臓器病態の一つであり，成人SLEの約30～60％および小児SLEの70％が罹患する．LNの合併により，とくに若年層での標準化死亡率が上昇することも報告されているほか，適切な治療がなされなければ診断後5年以内に10～20％の患者が末期腎不全に進行するリスクがあり，生命予後に関与する．

### b｜病　態（図2）

　ゲノムワイド関連研究により，アポトーシス細胞のクリアランス，内因性の核酸抗原および免疫複合体形成に関連する遺伝子がLN発症に関与することが報告されている．腸内細菌叢の異常も自己反応性T/B細胞への交差活性により，LNの免疫病態に寄与する可能性が指摘されており，遺伝要因および環境要因がLNの病態に寄与すると考えられている．LNの基本病態としては陽性荷電の抗dsDNA抗体などの自己抗体が陰性荷電の糸球体基底膜のヘパリン硫酸と相互作用し，免疫複合体の沈着および補体カスケードの局所的活性化を引き起こすと考えられている．補体経路が活性化され骨髄系細胞が遊走すると，IgGを含む免疫複合体によりFcγR依存的に活性化され，炎症性メディエーターとプロテアーゼや活性酸素種（ROS）の産生や放出をきたすことでポドサイト損傷，メサンギウム細胞および壁側上皮細胞の増殖を誘発する．好中球が活性化すると，好中球細胞外トラップ（NET）の放出および

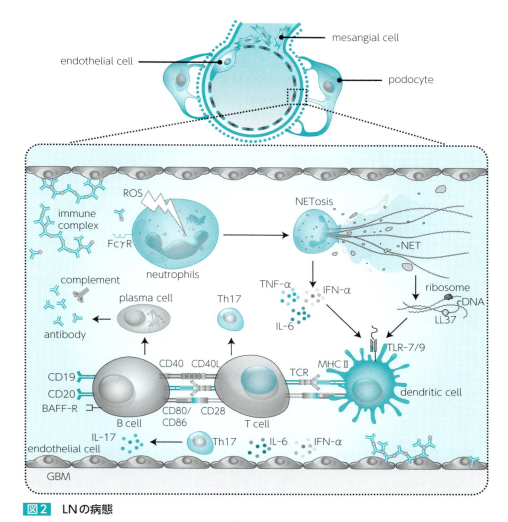

図2 LNの病態

[Yu C, et al：J Autoimmun 132：102871, 2022より引用]

これに伴う自己抗体の持続産生を促進する．NETは形質細胞様樹状細胞からのIFN-αの放出を促進し，これがNET放出をさらに増強する．IFN-αはDCおよびMφによる抗原提示，自己反応性T/B細胞の生存，B細胞の分化/クラススイッチ，抗体産生を促進する．

近位尿細管細胞は自己抗体による損傷を受けやすく，曝露されるとROSを生成し，NF-κBおよび下流の炎症シグナル伝達経路を活性化，TGF-βおよびコラーゲン合成が増加する．損傷を受けた近位尿細管細胞は，炎症性フェノタイプに変化し，多くの炎症因子を産生することで，LNの免疫応答を促進する．

## C 自覚症状，身体所見，検査所見

### 1）自覚症状・身体所見

症状および身体所見がない患者もいることに注意する必要がある一方で，重症ネフローゼ症候群に伴う浮腫や，アルブミン低下に伴う胸腹水による呼吸苦や腹満，体重増加，尿の泡立ちなどを呈する場合がある

Ⅳ．疾患別の最新診療指針 ｜ A．全身性自己免疫疾患

### 2）検査所見（検体検査および画像・生理学的検査所見）

　血液検査では腎機能低下とともに抗dsDNA抗体の上昇や補体低下，免疫複合体の陽転化がLNの発症や再燃・病勢と相関することが知られているが，これらの血液マーカーに変動がみられないこともあり留意する．尿所見異常としては尿蛋白や尿潜血の出現，管内細胞増多を反映し顆粒円柱や白血球円柱がみられ，多量の尿蛋白が長期に持続する場合にはろう様円柱，基底膜破綻や尿細管炎（毛細血管炎）がある場合には赤血球円柱がみられる．

## d ｜ 診断方法および鑑別疾患

　SLE患者において腎炎が疑われるような腎機能および尿所見異常があった場合，禁忌がない限り腎生検の施行が推奨される．2019年のEULAR/ERA-EDTAガイドライン[2]では，蓄尿での蛋白尿≧0.5g/日またはUPCR≧0.5g/gCrまたはGFR低下がある場合，糸球体性血尿あるいは活動性を示唆する尿沈渣所見がある場合には，腎生検が実施されるべきであるとしている．また，腎機能悪化や治療抵抗性の経過およびLB再燃を疑う場合には腎予後推定，他の腎病理所見の出現，AI/CIの変化を検討するために再生検が検討されるべきとしている．これは予後情報を提供し，他の病理を検出するためにも役立つ．ただし，出血リスクの高い患者に対しては，リスクベネフィットバランスを考慮する必要がある．腎生検はLNをクラス分類するだけでなく，疾患活動性，尿細管および血管病変の評価，そして他の原因による腎ダメージの影響の検討にも有用である．SLEと診断された患者において腎生検適応と判断され施行した場合，その多くがLNの病像を呈するが，5～10％程度で別病態を考える必要があり，巣状分節性糸球体硬化症，高血圧性腎硬化症，糖尿病性腎症，基底膜菲薄化症などに加えIgA腎症，サルコイドーシス腎症の合併などの報告もあることに留意する[3]．

## e ｜ 重症度評価

　腎生検所見によって，LNはⅠ～Ⅵの6クラスに分類され（**表7**），その重症度評価には活動性病変指標（Activity Index：AI）・慢性病変指標（Chronicity Index：CI）が用いられる．
　2003年のISN/RPS分類がLNの腎生検評価のゴールデンスタンダードとされていたが，国際腎病理学会のワーキンググループにおいて，ISN/RPS分類の改訂が提案され2018年に発表された[4]．変更点のサマリーとして以下の点があげられる．今後これらの定義の有意性と再現性，および改訂された分類の重要性が検証される．

- IgA腎症Oxford分類との整合性を図るため，Ⅱ型LNでメサンギウム細胞増殖の閾値が「3細胞以上」から「4細胞以上」に修正された．
- Ⅲ/Ⅳ型LNにおける内皮細胞「増殖」という表現は内皮細胞「増多」に置換された．
- 半月体の細胞成分と線維基質成分の割合が明記され，細胞性は75％以上の細胞成分と25％未満の線維成分，線維性は75％以上の線維成分と25％未満の細胞成分，線維細胞性は25％以上75％未満の細胞成分を有する半月体とされた．
- Ⅳ型LNについて有病変の糸球体の50％以上が全節性のglobal（G）と分節性のsegmental（S）を分けて表記していたが，メタ解析でこれらの分類間に有意差がなかったことから，クラス分類上はG/Sの区別をなくした（ただし，レポート記述する必要があるとされた）．
- 活動性病変と慢性病変の記載をActivity/Chronicity Index（AI/CI）で行うため修正された（**表8**）．
- 尿細管間質の病変，血管病変についての定義を記載した．

01 | 全身性エリテマトーデス（SLE）

#### 表7　LNのクラス分類

| クラス | 名　称 | 特　徴 |
|---|---|---|
| Ⅰ | 微小メサンギウムLN | 光顕ではほぼ正常．蛍光抗体法ではメサンギウムに免疫沈着物 |
| Ⅱ | メサンギウム増殖性LN | 光顕ではメサンギウム細胞や基質が増加．蛍光抗体法や電顕では上皮化や内皮下に沈着物が少量あってよい |
| Ⅲ | 巣状増殖性LN | 全糸球体の50%未満に分節性または全節性の管内性または管外性病変 |
| Ⅳ | びまん性増殖性LN | 全糸球体の50%以上に分節性または全節性の管内性または管外性病変 |
| Ⅴ | 膜性LN | 光顕，蛍光抗体法，電顕で上皮化に免疫沈着物を呈する．Ⅲ/Ⅳ型に合併する場合は，膜性病変が広範（50%を超える糸球体で，50%を超える係蹄に病変）であれば，Ⅲ/Ⅳ＋Ⅴ型と記載する |
| Ⅵ | 硬化性LN | 90%以上の糸球体が全節性硬化し，活動性病変はない |

#### 表8　Activity/Chronicity Index（AI/CI）

| 活動性病変指標（AI） | 定　義 | score |
|---|---|---|
| 管内細胞増多 | 全糸球体のうち左記所見が陽性の割合：<br><25%（1+），25～50%（2+），or >50%（3+） | 0～3 |
| 好中球浸潤/核崩壊 | 同上 | 0～3 |
| フィブリノイド壊死 | 同上 | (0～3)×2 |
| ヒアリン沈着 | 同上 | 0～3 |
| 細胞性/線維細胞性半月体 | 同上 | (0～3)×2 |
| 間質炎症 | 間質皮質のうち<25%（1+），25～50%（2+），or >50%（3+）に白血球浸潤 | 0～3 |
| 慢性病変指標（CI） | 定　義 | score |
| 糸球体硬化（全節性and/or分節性） | 全糸球体のうち<25%（1+），25～50%（2+），or >50%（3+） | 0～3 |
| 線維性半月体 | 同上 | 0～3 |
| 尿細管萎縮 | 皮質尿細管のうち<25%（1+），25～50%（2+），or >50%（3+） | 0～3 |
| 間質線維化 | 間質皮質のうち<25%（1+），25～50%（2+），or >50%（3+） | 0～3 |

## f｜管理・治療の実践

### 1）すべてのLN患者に共通した原則，治療

#### a　治療目標と管理原則

　LNの治療目標は，蛋白尿を減少させ，腎機能悪化の進行を遅らせ，LN再燃率と死亡率を低下させることである．治療は，腎臓の組織学的分類に基づいて行われるが，GC単剤ではなく免疫抑制薬の併用が推奨される．2019年のEULAR/ERA-EDTAガイドライン[2]では，治療開始3ヵ月：蛋白尿を25%減少，6ヵ月：蛋白尿を50%減少かつUPCR<3g/gCrの達成（partial clinical response：PCR），12ヵ月：蛋白尿をUPCR<0.5～0.7g/gCrにする（complete clinical response：CCR）ことを治療目標としている．2021年のKDIGOガイドライン[5]では，CCRは治療開始6～12ヵ月以内にUPCR<0.5g/gCrまでの減少かつ腎機能安定/改善（eGFR基準値の±10～15%）を得ることと定義している．ネフローゼ範囲の蛋白尿を有する患者では，CCRを達成するまでに6～12ヵ月の追加治療期間を要する場合があ

111

ることを指摘しており，蛋白尿が軽減している場合には即時の治療変換は必要ないとしている．

### b hydroxychloroquine (HCQ)

LN患者に対して，禁忌がない限りHCQなどの抗マラリア薬の投与が推奨される．HCQはすべてのSLE患者において管理上重要な薬剤であり，とくに生命予後改善効果，再発率低下効果が示されているほか，脂質プロファイルの改善，抗血栓作用なども報告されている．詳細は他項に譲る．

### c CKD管理

詳細は他項（「Ⅴ章-07．CKD管理」）に譲るが，LNにおいても適切なCKD管理としてARBなどを用いた血圧および脂質異常症，貧血管理が必要である．

## 2）class Ⅰ/Ⅱ/ⅥLNに対する治療

class Ⅰ/ⅡLNは，一般的に特定の免疫抑制療法を必要としないとされているが，lupus podocytopathyがあり，ネフローゼレベルの蛋白尿がある場合には，微小変化群（MCD）の治療を参考にする．class Ⅵの場合は硬化性病変が主体であり，透析療法などが考慮されるが，免疫抑制療法の適応はない．

## 3）class Ⅲ/Ⅳおよびclass Ⅴ LNに対する治療

初期3〜6ヵ月の寛解導入療法と，その後の維持療法に用いられる薬剤について各ガイドラインの内容を表9（class Ⅲ/Ⅳ LN）と表10（class Ⅴ LN）に示す．2023 EULAR recommendationにおいて，class Ⅴ LN 患者の腎予後がclass Ⅲ/Ⅳと同様に不良であることが重視され，その治療についてclass Ⅲ/Ⅳと大きく区別しないことや，これら全例でカルシニューリン阻害薬やbelimumab（BLM）を併用することが推奨される旨の報告がなされた．使用される薬剤についての解説を下記に示す．

### a GC療法

**ステロイドパルス療法**
- methylprednisolone 250〜1,000mg/日，3日間を点滴で施行

**後療法**
- prednisolone（PSL）0.5〜1mg/kg，他の免疫抑制薬を併用し，3〜6ヵ月をかけてPSL 5〜7.5mg/日を目指し漸減

2021 KDIGO ガイドラインでは，GCの開始および減量レジメン例が示されており，参考にできる（表11）．

### b cyclophosphamide（CY）

**Euro-lupus protocol（低用量プロトコル）**
- cyclophosphamide大量静注療法（IVCY）0.5g/回，2週ごと計6回

**NIH protocol（高用量プロトコル）**
- IVCY 0.5〜1.0g/m$^2$*，4週ごと計6回
  - *：最大0.75mg/m$^2$，最大1,500mg/回までとする場合もある．NIH原法では月ごとに6Kurの後，3ヵ月ごとにパルスを2年時点まで施行するが，6Kurで終了とする修正レジメンが記載されていることが多い．

**経口CY療法（POCY）**
- cyclophosphamide 1.0〜1.5mg/kg/日（最大150mg/日まで），2〜6ヵ月内服

01｜全身性エリテマトーデス（SLE）

**表9 Class Ⅲ/Ⅳ LNに対する治療推奨**

| | ACR 2012[6] | EULAR/ERA-EDTA 2019[2] | JCR 2019[7] | KDIGO 2021[5] |
|---|---|---|---|---|
| グルココルチコイド | mPSL pulse 500～1,000mg×3日後，PSL（0.5～1mg/kg[*]）<br>[*]半月体がある場合は1mg/kg<br>以後漸減 | mPSL pulse 500～2,500mg total/3日）後，PSL（0.3～0.5mg/kg，4週間），3～6ヵ月で7.5mg/日以下に減量<br>以後漸減 | PSL（0.5～1mg/kg）±mPSL pulse 250～1,000mg×3日<br>以後漸減 | mPSL pulse 250～500mg[*]，1～3日）後，PSL（0.6～1.0mg/kg），数ヵ月で7.5mg/日以下に減量<br>[*]RPGN，半月体形成，血管病変がある場合は必須，以後漸減 |
| 免疫抑制薬（寛解導入） | MMF（2～3g[*]/日：黒人とヒスパニックに推奨）またはIVCY（NIH）or IVCY（Euro-Lupus：白人に推奨）<br>[*]半月体がある場合：3g/日<br>改善しない場合はMMF⇔CYをスイッチ，さらに改善なければRTXまたはCNI考慮 | MMF（2～3g/日）を推奨，ネフローゼの場合：MMF（1～2g/日）+TACも考慮<br>予後不良因子（GFR低下，半月体orフィブリノイド壊死，高度な間質の炎症）がある場合：IVCY（NIH：0.75～1g/m²）を考慮<br>難治の場合RTX考慮 | MMF（2～3g/日）[*]あるいはIVCY（NIH）or IVCY（Euro-Lupus）を推奨<br>[*]本邦における至適用量は不明<br>MMF+TACも考慮 | MMF（2～3mg/日）[*]IVCY（NIH：MMFあるいはEuroレジメンのエビデンスの少ない重症例で考慮）or IVCY（Euro-Lupus：白人のエビデンスのみ）or POCY（1～1.5mg/kg/日）<br>[*]2～6ヵ月あるいはマルチターゲットMMF 1g/日+TAC（トラフ目安5.5ng/mL）：ただし中国人エビデンス |
| 免疫抑制薬（維持期） | MMF 1～2g/日 or AZP 2mg/kg/日 | MMF 1～2g/日（初期治療MMFだった場合により推奨）or AZP 2mg/kg/日（妊娠検討する場合） | MMF推奨，場合によりAZP考慮，TACについても提案，MZRも使用は許容されるがエビデンスに乏しい | MMF 1～2g/日（初期治療MMFだった場合により推奨）＞AZP 1.5～2mg/kg/日（妊娠検討する場合）＞TACトラフ4～6ng/mLあるいはCyAトラフ60～100ng/mL，MZR 3mg/kg/日も考慮 |

■c **mycophenolate mofetil（MMF）**

　Aspreva Lupus Management Study（ALMS）では，MMFがLNの初期治療においてIVCYに劣らず，維持療法においてAZPとほぼ同等であることが示されている．

　アジア人においてはMMF群の感染症などによる有害事象中止（22.8%）はIVCY群における有害事象中止（5.1%）よりも多かったことに留意が必要であり，アジア人では2g/日をターゲットとするという記載もある．

　eGFR＜25mL/分/1.73m²未満の患者では血中濃度が上昇するリスクがあり，1回投与量は1,000mgまで（1日2回）とする．

　代謝産物であるMPAの薬効力学は患者間で大きく異なることが示されており，これは腎機能，血清アルブミン濃度，薬物相互作用，遺伝学などの要因に影響を受ける可能性がある．

【処方例】
●mycophenolate mofetil 1回250～1,500mg[*]を1日2回12時間ごと
[*]：1日3,000mgまで

113

Ⅳ．疾患別の最新診療指針 ｜ A．全身性自己免疫疾患

## 表10 class Ⅴ LNに対する治療推奨

| | ACR 2012[6] | EULAR/ERA-EDTA 2019[2] | JCR 2019[7] | KDIGO 2021[5] |
|---|---|---|---|---|
| グルココルチコイド | PSL 0.5mg/kg 不応の場合0.5〜1mg/kg考慮 以後漸減 | ネフローゼレベル以上あるいはARB使用にもかかわらず*，UPCR＞1g/gCrの場合，mPSL pulse total 500〜2,500mg/3日)後，PSL 20mg開始，3ヵ月で5mg/日以下に減量 | PSL 0.5mg/kg，必要に応じて1mg/kg以後漸減 | ネフローゼレベル以上あるいはネフローゼ症候群をきたしている場合* PSL 0.5mg/kg 以後漸減 |
| 免疫抑制薬（寛解導入） | MMF（2〜3mg/日）を推奨 不応の場合 IVCY（NIH）考慮，CyAについてはコンセンサスに至らず | MMF（2〜3mg/日）を推奨，ネフローゼの場合はマルチターゲット療法としてMMF＋TACも考慮，MMFの代替としてCY，CNI（とくにTAC）を考慮 難治の場合RTX（1,000mg, day 0, day 14）を考慮 | MMF（2〜3mg/日）を推奨，必要に応じてCY or MMF/CY使用困難な場合にTACを検討 | MMF, CY, CNI, RTX, AZPを考慮 *いずれも具体的用量の記載なし |
| 免疫抑制薬（維持期） | MMF 1〜2g/日 or AZP 2mg/kg/日 | MMF 1〜2g/日 or AZP 2mg/kg/日 腎毒性を考慮したうえでTACも検討 | MMF, AZP, TAC/CyA提案 | MMF, CNI, RTX, AZPでの維持を考慮 *いずれも具体的用量の記載なし |

*：蛋白尿がネフローゼ域以下のLN Ⅴ型患者に対して免疫抑制薬で治療すべき信憑性のあるデータは少ない．特発性膜性腎症と比較して，LN Ⅴ型は自然寛解することは原則ないため，ネフローゼ域以下の蛋白尿を有するLN Ⅴ型患者に対してまず降圧薬を含む腎保護療法を行うことが推奨されている．これらの治療によって30〜50％の患者の蛋白尿が減少する報告もある．

## 表11 LNに対するグルココルチコイドの開始および減量レジメンの例

| | 標準レジメン | 中等量レジメン | 減量レジメン |
|---|---|---|---|
| mPSLパルス療法 | なし または0.25〜0.5g/日を3日間 | 0.25〜0.5g/日を3日間 | 0.25〜0.5g/日を3日間 |
| 経口PSL（/日） | | | |
| 0〜2週 | 0.8〜1.0mg/kg (max 80mg) | 0.6〜0.7mg/kg (max 50mg) | 0.5〜0.6mg/kg (max 40mg) |
| 3〜4週 | 0.6〜0.7mg/kg | 0.5〜0.6mg/kg | 0.3〜0.4mg/kg |
| 5〜6週 | 30mg | 20mg | 15mg |
| 7〜8週 | 25mg | 15mg | 10mg |
| 9〜10週 | 20mg | 12.5mg | 7.5mg |
| 11〜12週 | 15mg | 10mg | 5mg |
| 13〜14週 | 12.5mg | 7.5mg | 2.5mg |
| 15〜16週 | 10mg | 7.5mg | 2.5mg |
| 17〜18週 | 7.5mg | 5mg | 2.5mg |
| 19〜20週 | 7.5mg | 5mg | 2.5mg |
| 21〜24週 | 5mg | <5mg | 2.5mg |
| >25週 | <5mg | <5mg | <2.5mg |

01 | 全身性エリテマトーデス（SLE）

### d カルシニューリン阻害薬（CNI）

中国で実施されたRCTで，class Ⅲ/Ⅳ型LNに対しtacrolimus（TAC）併用の寛解導入療法の有効性がMMFと同等であったとするものがある．

MMFとTACを併用するマルチターゲット療法についてもここで解説する．中国で実施された多施設RCT研究において，TAC 4mg/日とMMF 1g/日の併用療法が，IVCYと比較して，24週時点でより高い寛解率を示し，マルチターゲット療法の有効性が報告された．

各種ガイドラインにもネフローゼ症候群を呈する場合などにマルチターゲット療法を考慮すると記載されているが，中国からのエビデンスが主体であり，本邦においてはTAC 4mg/日の使用は保険適用外であること，エビデンスも乏しいことに留意する必要がある．

**【処方例】**
- tacrolimus 3mgを1日1回，夕食後

### e B細胞ターゲット療法
**belimumab（BLM）**

第Ⅲ相試験であるBLISS-LNでは，BLM＋標準療法の併用は，プラセボと標準治療を併用した患者と比較して，治療反応率を有意に改善させることが示されたほか，プラセボ群に比して有意な有害事象発生率の上昇はなく，米国FDAは2020年12月にBLMをLNの治療に承認した．

**【処方例】**
- 皮下注：belimumab 1回200mgを1週間隔で投与
- 点滴静注：belimumab 1回10mg/kgを初回，2週後，4週後に投与し，以後4週間隔で投与

**rituximab（RTX）**

本邦においてLNを含むSLEに対し抗CD20抗体であるRTXが2023年8月より保険収載され，下記のエビデンスがあり難治性LNに対し使用が検討されることがある．

LUNAR試験は，クラスⅢ/Ⅳ型LN患者を対象にした臨床試験であり，1年の治療後の臨床転帰にはプラセボと比して有意な改善がみられなかったものの，LUNAR試験の事後解析ではRTXで治療されたLN患者の末梢血B細胞除去が達成された患者では完全寛解率が高かった．

RITUXILUP試験では，RTXの投与により，LNの治療において経口GC大量療法を回避できる可能性が示されたており，KDIGOおよびEULAR/ERA-EDTAガイドラインでは，CYやMMFに治療抵抗性のLN患者などにRTXの使用を考慮することを推奨している．

## 4）LN治療において今後期待される薬剤

### a anifrolumab（ANFL）

第Ⅱ相臨床試験（TULIP-LN）では，活動性のⅢ/Ⅳ型LNの患者において，ANFL（900mg×3，以降300mg）をMMFおよびGCと併用した場合，プラセボと比較して完全寛解率が有意に改善されたことを示し，経口GCの投与量を持続的に減少させる効果も示した．

### b voclosporin

2023年7月現在本邦では保険適用となっていないが，新規のカルシニューリン阻害薬であるvoclosporinをMMFとGCの免疫抑制療法に組み合わせた初期治療として用いることで，LNの寛解導入率が高く，安全性も比較的維持されることが確認されている．

115

Ⅳ. 疾患別の最新診療指針 │ A. 全身性自己免疫疾患

## 文　献

1) Yu C, et al：Lupus nephritis：new progress in diagnosis and treatment. J Autoimmun **132**：102871, 2022

2) Fanouriakis A, et al：2019 Update of the Joint European League Against Rheumatism and European Renal Association-European Dialysis and Transplant Association (EULAR/ERA-EDTA) recommendations for the management of lupus nephritis. Ann Rheum Dis **79**：713-723, 2020

3) Baranowska-Daca E, et al：Nonlupus nephritides in patients with systemic lupus erythematosus：a comprehensive clinicopathologic study and review of the literature. Hum Pathol **32**：1125-1135, 2001

4) Bajema IM, et al：Revision of the International Society of Nephrology/Renal Pathology Society classification for lupus nephritis：clarification of definitions, and modified National Institutes of Health activity and chronicity indices. Kidney Int **93**：789-796, 2018

5) KDIGO 2021 Clinical Practice Guideline for the Management of Glomerular Diseases. Kidney Int **100**：S1-S276, 2021

6) Hahn BH, et al：American College of Rheumatology guidelines for screening, treatment, and management of lupus nephritis. Arthritis Care Res (Hoboken) **64**：797-808, 2012

7) 厚生労働科学研究費補助金難治性疾患等政策研究事業自己免疫疾患に関する調査研究（自己免疫班），日本リウマチ学会（編）：全身性エリテマトーデス診療ガイドライン2019，南山堂，2019

# 01-3　NPSLE（SLEに伴う精神神経症状）

## a │ 疫学・予後

　SLEにおけるNPSLEの合併率は報告により12～95％と異なり，アジア系人種はアフリカ系人種と並んで白人種に比べて合併頻度が高く，重症度は比較的低い．SLE発症後の早い時期に合併することが多く，39～50％の患者ではSLE発症時の合併症である．高齢発症のSLEでは合併率が低い．NPSLEの5年生存率は55～85％であり，死亡リスク因子は急性錯乱状態（ACS），高齢発症や14歳未満の発症，昏睡，脳卒中，AKI合併などがあげられる[1]．

## b │ 病　態

　1999年のACR nomenclature and classification criteriaはNPSLEのterminologyを統一し，研究や実臨床に用いる目的で作成された．12の中枢神経系（CNS）症状と7個の末梢神経系症状に分けられ，さらにびまん性病変と局所病変に分けて定義された[2]（**表12**）．

　病態機序は自己抗体，炎症性メディエーター（IL-6，IL-8，IL-10，IFN-$\alpha$など），血管障害などの多因子が関与する．大別して，精神病などのびまん性病変は炎症性メディエーターを介した神経障害が，局所病変は血栓症など血管障害が主体となり，それぞれに自己抗体が関与する．自己抗体はCNS内で産生されるか，CNSへの関門が破壊され血液から流入する［血液脳関門（BBB）より脳室周囲脈絡叢に存在する血液脊髄関門（BCSFB）の破壊が重要との説もある］．

## c │ 自覚症状，身体所見，検査所見

### 1）自覚症状，身体所見

　症状や身体所見は非特異的である．自覚症状で高頻度なものとしては，頭痛，不安症状，認知障害や痙攣があげられるが，たとえばNPSLEに特徴的な頭痛の病型はなく，他の原因による頭痛の鑑別が重要である．認知障害はSLEの50％近くに認めるが，多くはmildで

01｜全身性エリテマトーデス（SLE）

**表12　NPSLEの分類（ACR Nomenclature System）**

| 中枢神経系 | 局所病変（徴候） | ・無菌性髄膜炎<br>・脳血管疾患<br>・脱髄疾患<br>・頭痛<br>・運動障害（舞踏病）<br>・脊髄症<br>・痙攣 |
|---|---|---|
| | びまん性病変（徴候）<br>（ループス精神病） | ・急性錯乱状態<br>・不安障害<br>・意識障害<br>・気分障害<br>・精神病（統合失調様精神病） |
| 末梢神経系 | | ・急性炎症性脱髄性多発神経根障害<br>・自律神経障害<br>・単・多発単神経炎<br>・重症筋無力症<br>・脳神経障害<br>・神経叢障害<br>・多発ニューロパチー |

予後良好である．痙攣は単回発作が多く，再発例は12〜22％である．精神病はSLEの2〜10％程度に認める．ACSはせん妄に相当し，さまざまなレベルの意識障害が短時間で変化しうる．舞踏病はSLEのhallmark徴候といわれてきた運動障害でSLEの2％前後に合併するが，半数以上は数日〜数ヵ月で自然軽快し再発しない．脊髄症は3椎体以上の長大病変，横断性脊髄炎を急性に呈する．

## 2）検査所見

### a　自己抗体

抗リン脂質抗体（aPL）は血栓性疾患などの局所病変に関与するが，舞踏病，痙攣にも関連するなど，直接的な神経障害能も指摘される．びまん性病変（精神病）には血清中の抗Sm抗体や抗リボゾームP抗体が相関する．抗Sm抗体はとくにACSと相関し，抗リボゾームP抗体は認知障害にも関与する．さらに，抗NR2抗体は精神病（とくにACS）や認知障害に関与するが，動物モデルではBBBの障害がなければ神経症状を発症させず，感染症，薬剤などによるBBB障害により髄液中に本抗体が移行し発症に関与するので髄液中の抗体測定が有意義である[3]．

### b　画像所見

頭部MRI検査が局所病変の診断の一助になる．また，ACS重症例でMRIのfocalな所見を認めた場合は予後不良であるなど，びまん性病変でも治療方針の決定に重要である．ただし，神経症状を認めないSLEでも白質や脳室周囲の病変を認めることはあるため注意が必要である．局所病変の径が1cmを超えると有意にNPSLEの診断と結びつくと報告されている．

### c　髄液検査

好中球優位の髄液細胞数の上昇は感染症が除外されれば血管炎を示唆し，aPLを伴う血栓症では軽度の蛋白上昇と細胞数上昇を認めることが多い．髄液Q-albuminの上昇は脳炎，横断性脊髄炎，脳梗塞を中心に1/3で認められる．髄液中IL-6はびまん性病変で上昇し，

117

Ⅳ. 疾患別の最新診療指針 ｜ A. 全身性自己免疫疾患

4.3 pg/mL以上でSLE以外の精神症状との鑑別上有用であるが，感染症や血管障害などでも上昇するので留意する．カットオフ値31.8 pg/mL以上の高値では，ACSの陽性・陰性的中率がいずれも80%以上になる[4].

## d ｜ 診断方法および鑑別疾患

血液・髄液・画像検査の結果を参考にACR nomenclatureに基づいて分類するが，特異性が十分に高いマーカーや症状は乏しく，除外・鑑別疾患は重要である．除外・鑑別疾患は数多あるが，GC治療による精神病様症状を指す慢性炎症性脱髄性多発ニューロパチー（CIPD）や，可逆性脳症［可逆性後頭葉白質脳症（PRES），可逆性脳血管攣縮症候群（RCVS）］，視神経脊髄炎（NMO），進行性多巣性白質脳症（PML）などがあげられる．

- CIPD：高用量GC治療を契機に出現する精神症状で，PSL 40 mg/日以上の投与が発症リスクである．発症前に画像検査を行うとMRIやSPECTで異常所見が指摘されるケースが多く，CNS異常を背景とした大量GC投与による脳血流低下が発症の一因との見解もある．
- PRES：血管性浮腫による可逆性脳症で，主に後頭葉であるが脳幹など他部位にも認めうる．原因は高血圧，免疫抑制薬や偏頭痛，膠原病などである．RCVSは中年女性に好発し，数分程度続く雷鳴性頭痛を繰り返す．機序は脳動脈の部分的攣縮で，妊娠や血管攣縮性薬剤などがリスク因子であり，免疫抑制薬や膠原病との関連は不明であるが，SLEでの報告が散見される．NPSLEの虚血性病変において鑑別すべきである．
- NMO：抗アクアポリン4抗体が血清中に出現する視神経・脊髄の炎症性疾患で重篤な視力障害や麻痺・感覚障害を認め神経予後は不良である．SLEの脊髄炎で鑑別される．
- PML：腎臓などに不顕性感染するJCウイルス（JCV）が宿主の免疫能低下に伴いオリゴデンドロサイトなどで溶解感染（ウイルス産生性感染）し，脱髄疾患をきたして多彩な神経症状を認め高率に死亡に至る．髄液中のJCV DNA検査や脳病理検査で診断される．治療法はないため免疫再構築が重要である．診断時は免疫抑制薬の中止や抗体製剤投与例では血漿交換も検討される．

## e ｜ 重症度評価

NPSLEの重症度評価は今日に至るまでいまだ一定の見解が得られていない．昏睡，脳卒中，痙攣は予後不良の徴候であり，死亡や神経障害の後遺症を防ぐためには積極的な評価と治療が必要である．また，精神病も予後不良なケースが多い．脳卒中や精神症状に対する全般的な重症度評価法も参考にする

## f ｜ 管理・治療の実践

自己免疫病態や炎症の関与が想定されるびまん性病変（精神症状など）は免疫抑制療法が適切であり，とくに炎症性病態は短期的な治療改善効果（寛解率）が75%前後である．GC製剤のほかにCYの投与や，効果不十分例ではRTX投与が行われる．その他の薬剤としてHCQやmycophenolate mofetil（MMF）などが用いられる[5].

局所病変は血管性（多くは血栓性）病変が多く，抗血小板薬などの抗血栓療法が用いられ，急性期治療とともに，慢性期の二次的な血栓予防治療が行われる．APSに伴う脳梗塞に対して海外ではwarfarinを3.0〜3.5程度の高いINR相当量で投与するが，日本人は体格が小さく，また脳内出血リスクが海外に比べて高いため，より低値のINRに設定される．

01 | 全身性エリテマトーデス（SLE）

> 【処方例】
> **びまん性病変**
> ● prednisolone 高用量（1 mg/kg/日）＋cyclophosphamide 大量静注療法（IVCY）1 回 500 mg を 2 週ごと，計 6 回
> ● mPSL パルス療法：methylprednisolone 1,000 mg/日 ×3 日間 ×1〜3 コース
> ● 難治例では rituximab 投与を検討
> **血栓性病変を有する例**
> ● バイアスピリン（100 mg/日）±warfarin INR2.0 前後

**文　献**

1) Pamuk ON, et al：Neuropsychiatric lupus in late and early onset systemic lupus erythematosus patients：a systematic review and meta-analysis. Rheumatology (Oxford) **63**：8-15, 2023
2) The American College of Rheumatology nomenclature and case definitions for neuropsychiatric lupus syndromes. Arthritis Rheum **42**：599-608, 1999
3) Cocco C, et al：Brain-reactive autoantibodies in neuropsychiatric systemic lupus erythematosus. Front Immunol **14**：1157149, 2023
4) Katsumata Y, et al：Diagnostic reliability of cerebral spinal fluid tests for acute confusional state (delirium) in patients with systemic lupus erythematosus：interleukin 6 (IL-6), IL-8, interferon-alpha, IgG index, and Q-albumin. J Rheumatol **34**：2010-2017, 2007
5) 厚生労働科学研究費補助金難治性疾患等政策研究事業自己免疫疾患に関する調査研究（自己免疫班），日本リウマチ学会（編）：全身性エリテマトーデス診療ガイドライン 2019，南山堂，2019

# 01-4　発　熱

## a｜疫学・予後

　発熱は SLE の一般的な症状であるが，その頻度は 1950〜1960 年代には 85％前後と報告されていたのが，1990 年代の報告では発症時には 36％，経過中でも 52％と低下している[1]．これは，非ステロイド性抗炎症薬（NSAIDs）が頻用されるようになったことや，他の原因を除外することが臨床医に認知されてきたことが原因と推測されている．2019 年改訂分類基準では，38.3℃超の発熱が項目の一つとして復活した．

## b｜病　態

　SLE に起因する発熱の詳細なメカニズムは不明であるが，SLE 患者において，発熱の程度（体温）と IFN-α の血清濃度が相関したが，IL-1β や TNF-α の血清濃度とは相関しなかったという報告がある[2]．

## c｜自覚症状，身体所見，検査所見

　SLE 自体の発熱としては特徴的な熱型はない．微熱から 41℃の高熱まで生じうる．SLE の他の症状に伴うこともあれば，発熱単独で生じることもあり，SLE の診断確定前に初発症状として生じることもある．したがって，SLE に直接起因する発熱と診断するためには，感染症などの他の原因を慎重に除外することが必須である．

119

## d | 診断方法および鑑別疾患

SLE患者においても細菌感染症による発熱では，悪寒戦慄や白血球・好中球増多を伴うことが多く，SLEに直接起因する発熱では白血球減少や抗dsDNA抗体価上昇，低C3血症を伴うことが多い．ただし，感染症がSLE活動性上昇のきっかけになることや，両者が併存することもあるので，必ずしも単純に区別できるものではない．CRP高値は感染症を支持するが，軽度〜中等度のCRP値上昇はSLEの活動性でも生じ，とくに漿膜炎や関節炎では6.0mg/dL超になることもある．プロカルシトニンは細菌感染症の診断についてはCRPよりも有用であるが[3]，サイトカインストームにおいても上昇すること，軽度の上昇はSLEの活動性によっても生じうること，一方でウイルス感染症では上昇しないことに留意する必要がある．発熱SLE患者において，SLEの活動性と感染症を鑑別するアルゴリズムとして，発熱の日数・抗dsDNA抗体価・CRP値を用いたモデル，年齢・総白血球数・CRP値を用いたモデル[4]が提案されているが，これらだけでは鑑別には不十分であり，やはり感染症の一般的なワークアップが必須である．

## e | 重症度評価

発熱がSLEに起因すると判断されたなら，SLEの疾患活動性指標を用いてSLEの活動性として記録されるが，指標によってその基準が異なることに注意が必要である．たとえば，SLE Disease Activity Index（SLEDAI）およびその改訂版では38℃超と定義されているが，British Isles Lupus Assessment Group Index（BILAG）およびその改訂版では37.5℃超と定義されている．なおBILAGでは，他の症状と共通であるが，prednisolone（PSL）換算20mg/日超のGCを要する症状はA（重症），20mg/日以下のGCを要する症状はB（中等症）と定義されている．また，EULARの推奨では，発熱などの全身症状や，BILAGでBが1つだけの症例は軽症に分類されるが，BILAGでAがあると重症に分類される．

## f | 管理・治療の実践

SLEに起因する発熱の治療に関してレベルの高いエビデンスは見当たらないが，日常診療では経験的に，即効性と確実性を期待してGCが投与されることが多い．その用量について明確な指針はないが，米国の連続22例の発熱SLE患者の研究では，11例がSLEによる発熱と最終診断され，PSL換算で20〜40mg/日（平均28mg/日）のGCが投与され，通常24時間以内に完全に抑えられた[5]．感染症と最終診断された11例の患者は，24時間に35〜1,800mgのGCが投与されたが，解熱しなかった．一方，中国からの報告では，SLE関連の発熱患者206例中166例において，100mg/日以下のPSLで1〜5日以内に発熱が抑制された[6]．しかし，20〜40mg/日のPSLでは50例が，40〜100mg/日のPSLでは59例がSLEの発熱を抑えられなかったとも報告されているため，高用量のGCを要することも少なくないと考えられる．なお，150〜300mg/日のPSLでも抑えられなかった4例の内訳は，3例がループス脳炎，1例が血球貪食症候群であったため，とくにこれらの病態は難治性の発熱を呈する可能性があるといえる．したがって，実際にはSLEによる発熱と判断したら，まずは中等量のGCを処方し，2〜3日以内に解熱しなければ増量を試み，高用量のGCにも反応しない場合は感染症や難治性病態について再検討するのがよいと考えられる．

01 | 全身性エリテマトーデス（SLE）

### 文　献

1) Cervera R, et al：Systemic lupus erythematosus：clinical and immunologic patterns of disease expression in a cohort of 1,000 patients：the European Working Party on Systemic Lupus Erythematosus. Medicine (Baltimore) **72**：113-124, 1993
2) Kanayama Y, et al：Possible involvement of interferon alfa in the pathogenesis of fever in systemic lupus erythematosus. Ann Rheum Dis **48**：861-863, 1989
3) Yu J, et al：Serum procalcitonin and C-reactive protein for differentiating bacterial infection from disease activity in patients with systemic lupus erythematosus. Mod Rheumatol **24**：457-463, 2014
4) Mehta P, et al：Differentiating flare and infection in febrile lupus patients：derivation and validation of a calculator for resource constrained settings. Lupus **31**：1254-1262, 2022
5) Rovin BH, et al：Clinical significance of fever in the systemic lupus erythematosus patient receiving steroid therapy. Kidney Int **68**：747-759, 2005
6) Zhou WJ, Yang CD：The causes and clinical significance of fever in systemic lupus erythematosus：a retrospective study of 487 hospitalised patients. Lupus **18**：807-812, 2009

## 01-5　皮疹，皮膚症状

### a ｜ 疫学・予後

　皮疹，光線過敏（～69％），粘膜潰瘍（～45％）［口絵❶］，非瘢痕性脱毛（9～40％）［口絵❷］の頻度が高い[1]．皮疹はSLE初発時に約20％，全経過で55～85％に出現する．SLEの皮疹は皮膚エリテマトーデス（CLE）と呼ばれるが，CLEは皮膚限局型を指す場合もある．CLEはループス特異疹［急性皮膚ループス（ACLE），亜急性皮膚ループス（SCLE）［口絵❸］，および円板状エリテマトーデス（DLE）［口絵❹］を代表とする慢性皮膚ループス（CCLE）］，あるいは非特異疹に分けられる．非特異疹として，光線過敏，粘膜潰瘍，脱毛のほか，血管炎や血管症などの皮膚血管病変，石灰化や爪変形などの他病変がある．ACLEとSCLEは色素沈着することがあるが瘢痕は伴わない．DLEでは慢性脱毛，皮膚瘢痕形成および皮膚潰瘍が障害として残ることがあり，脱毛と合わせ整容面の問題となる．

### b ｜ 病　態

　CLE発症には遺伝的要因，環境因および薬剤が関与する．遺伝的要因として補体欠損症やインターフェロン反応・抗原提示能の遺伝子多型がある．紫外線や可視光線はCLEの強い誘因となり，喫煙はDLEのリスクとなる．薬剤はSCLEの誘因となる．CLEではIFN-$\kappa$が高発現し，角化細胞は紫外線およびⅠ型/Ⅱ型IFNに高感受性を示す[2]．IFNによりケモカイン産生を介したリンパ球誘導や毛髪の菲薄化が起こる．

### c ｜ 自覚症状，身体所見，検査所見

#### 1）自覚症状

　光線過敏が最も頻度が高い．ACLEは蝶形紅斑が典型であるが，ほかに日光曝露部にも出現する．まれに中毒性表皮壊死症様となる．SCLEも光線過敏を呈すが，顔面側方，Ｖネック部，上肢伸側が好発部位となる．DLEは病変が頸部より頭側の顔面，頭皮，耳に出現する限局性と，足側にも出現する播種状（SLEが多い）に分けられる．口腔内潰瘍は無痛性が典型である．

121

## Ⅳ．疾患別の最新診療指針 │ A．全身性自己免疫疾患

### 2）身体所見

ACLE，SCLE，CCLEそれぞれ以下の所見を呈す[3]．硬口蓋の粘膜潰瘍やびまん性の非瘢痕性脱毛が活動期に出現し，DLEは瘢痕性脱毛を呈しうる．

- ●**ACLE**：鼻唇溝を避ける蝶形紅斑，光線過敏性紅斑，斑点状丘疹，水疱，中毒性表皮剝離症．
- ●**SCLE**：環状紅斑，乾癬様皮疹．
- ●**CCLE**：DLE，疣贅状，脂肪織炎，粘膜，tumid，凍瘡様皮疹を呈する．循環障害徴候として，Raynaud現象，爪周囲紅斑，爪周囲梗塞，網状皮斑．

### 3）検査所見

SLEで認める検査所見を参考とする．CLEでは抗核抗体などの自己抗体が陰性となりうる．

## d │ 診断方法および鑑別疾患

問診，視触診，検査所見により診断するが，必要に応じて皮膚生検を施行する．診断困難例において，ループスバンドテストによる免疫グロブリンや補体の表皮-真皮接合部への沈着の確認が有用なことがある．

薬剤性CLE（抗真菌薬，Ca拮抗薬，プロトンポンプ阻害薬，サイアザイド系薬など）は薬剤開始後，最短で数日～平均6週で出現し，SCLEが多い．ACLEの鑑別として脂漏性皮膚炎や酒さなどの皮膚疾患がある．

## e │ 重症度評価

皮膚病変は，SLEDAIやBILAGなど，SLEの全般性評価指標の項目となり，SLEDAIでは炎症性皮疹，脱毛，粘膜潰瘍が含まれる．さらに皮疹の活動性評価指標としてCutaneous Lupus Erythematosus Disease Area and Severity Index（CLASI）が作成され，活動性病変と慢性病変を区別し評価する．活動性病変は4項目（紅斑，鱗屑/肥厚，粘膜症状，脱毛），慢性病変は3項目（色素異常・沈着，瘢痕形成/萎縮/脂肪織炎，頭部瘢痕形成）からなる．全身の13部位において点数をつけ，値を合計する．活動性スコアは治療により低下するが，慢性病変スコアは経時的に上昇する．

## f │ 管理・治療の実践

### 1）一般事項

他のSLE所見の有無が重要であり，他臓器障害に対する治療により皮疹の改善を認めることが多い．一方で，臓器障害が初発症状の平均3.8年後に顕在化するという報告もあり[1]，初発時に皮疹を主体とし臓器障害が乏しい症例も注意して経過観察をすることが望ましい．

SLEの皮膚症状に対して，日光曝露の回避，サンスクリーンによる紫外線曝露予防と禁煙を指導する．非典型例や難治例では皮膚生検による再検討が望ましい．限局型の皮疹に対しては局所療法（GC，TAK外用薬）を初期治療とし，効果不十分の際にHCQを使用する．重症，びまん型では，GC内服を含む全身療法を考慮するが，近年は生物学的製剤の有効性も報告され選択肢となる．難治例には免疫抑制薬の使用も考慮する．

### 2）局所療法

部位や症状に応じ，GC外用薬とTAK外用薬を使用する．

### ■a　GC外用薬

限局型病変では第一選択とし，病変部位により異なる強度の外用薬を使用する．皮膚萎縮，毛細血管拡張（3〜4週の使用）に注意する．

**【処方例】**
- 頭部・顔面：weak/Ⅴ群あるいはmedium/Ⅳ群，軟膏
- 体幹・四肢：medium/Ⅳ群あるいはstrong/Ⅲ群，軟膏
- 手掌・足底：very strong/Ⅱ群あるいはstrongest/Ⅰ群，軟膏

### ■b　TAK外用薬

strongest GC外用薬と同等の効果報告もあるが，皮膚萎縮や毛細血管拡張のリスクがなく，皮膚が薄い部分にも使用可能である．高分子量のため角質層の浸透は不良で非角化性病変に有効である．皮膚刺激感の出現，紫外線曝露に伴う皮膚癌発症の可能性，皮膚感染症に注意する[3]．

**【処方例】**
- tacrolimus軟膏（保険適用外）

## 3）hydroxychloroquine（HCQ）

外用薬で改善のない皮疹，あるいは全身症状を伴う皮疹に使用する．本邦の多施設共同二重盲検並行群間比較試験では，有意な群間差はないもののCLASI改善がプラセボ3.2に対しHCQ 4.6であり，プラセボ群のHCQ切り替え後に改善が得られ，医師全般評価は有意に改善した[4]．

**【処方例】**
- hydroxychloroquine 1回200mgを1日1回，理想体重により増量

## 4）GC内服

局所療法で改善が得られない，あるいは重症・広範囲の皮疹に短期でのGC内服が選択肢となる．DLEに対して長期使用は避ける．

**【処方例】**
- prednisolone 1回15mgを1日2回，重症度に応じて増減

## 5）生物学的製剤

ANFLは，12週で50％以上のCLASI低下が，複数の試験でプラセボ群に比して有意に認められ（43.6〜48.0％ vs 15.4〜25％）[5]，皮疹への有効性が高い．BLMは，SLEDAIやBILAGの皮膚ドメイン項目の改善が報告されており，皮疹への使用も選択肢となる．

**【処方例】**
- anifrolumab 1回300mgを4週間ごと静注
- belimumab 1回200mgを1週間ごと皮下注

## 6）免疫抑制薬

初期治療への反応不良は40％ともされ，methotrexate（MTX）有効例のほか，レチノイ

Ⅳ．疾患別の最新診療指針 ｜ A．全身性自己免疫疾患

ド製剤，diaphenylsulfone，MMFが報告される．

【処方例】
- methotrexate 6mg/日，週1回，症状により増減（保険適用外）
- mycophenolate mofetil 1回500mgを1日2回，症状により増減（保険適用外）

### 文　献

1) Wallace DJ, et al：Dubois' Lupus Erythematosus & Related Syndromes, 9th Ed, Elsevier, p395-406, 2018
2) Psarras A, et al：Emerging concepts of type I interferons in SLE pathogenesis and therapy. Nat Rev Rheumatol **18**：575-590, 2022
3) 厚生労働科学研究費補助金難治性疾患等政策研究事業自己免疫疾患に関する調査研究（自己免疫班），日本リウマチ学会（編）：全身性エリテマトーデスの皮膚症状．全身性エリテマトーデス診療ガイドライン2019，南山堂，p84-105，2019
4) Yokogawa N, et al：Effects of hydroxychloroquine in patients with cutaneous lupus erythematosus：a multicenter, double-blind, randomized, parallel-group trial. Arthritis Rheumatol **69**：791-799, 2017
5) Tanaka T, et al：Anifrolumab, a monoclonal antibody to the type I interferon receptor subunit 1, for the treatment of systemic lupus erythematosus：an overview from clinical trials. Mod Rheumatol **31**：1-12, 2021

## 01-6　筋骨格症状（主に関節炎）

### a ｜ 疫学・予後

　筋骨格症状は，SLEの最も一般的な症状の一つである．関節痛と関節炎は初発症状として半数以上，全体の90％の症例にみられ[1]，軽症から高度な関節炎までさまざまである．関節炎には3つのタイプがあり，ほとんどが非変形性・非びらん性関節炎で，そのほか長期の罹患で骨破壊を伴わない関節変形をきたすJaccoud関節炎，関節リウマチ（RA）の要素とSLE要素が重複して骨破壊による関節変形を伴うRhupusに分類される[2]（**表13**）．筋肉痛も多い症状で，筋炎は4〜16％程度にみられ[3]，重症病態は少ない．筋骨格症状は初期のGC治療により改善することが多く見逃されやすいが，軽微なものでも患者のQOLを落とすことを念頭に置いて診療することが重要である．

### b ｜ 病　態

　非変形性・非びらん性関節炎とJaccoud関節炎は，関節滑膜で滑膜細胞の過形成が生じないか，生じても軽度の滑膜炎である．Jaccoud関節炎は，関節包および腱鞘の炎症と線維性肥厚主体で，靱帯の弛緩と関節亜脱臼が生じる．通常はX線で軟骨や骨の破壊を伴わないとされるが，関節エコーやMRIでは軽度の滑膜炎に加え，骨びらんが認められることも近年示されている[4]．RhupusはRA様関節炎で，組織学的にはRAと同様に滑膜の炎症と増殖を伴い，軟骨破壊や骨びらんが生じる．筋炎は，壊死性筋炎（50％）や皮膚筋炎（DM）（38％）の病理を示すものが多い[5]．

## 01 ｜ 全身性エリテマトーデス（SLE）

**表13　SLEの関節炎（種類と特徴）**

| タイプ | 非変形性・非びらん性関節炎 | Jaccoud関節炎 | Rhupus |
|---|---|---|---|
| 頻　度 | 80〜85% | 5〜15% | 数% |
| 臨床的特徴 | 軽症で短期間，一過性で移動性のこともある | 腱鞘炎や付着部炎が主体で，長期罹患によりX線で骨びらんを認めない関節変形が生じる | リウマトイド因子陽性や抗CCP抗体陽性で，RAの要素をもつびらん性多発関節炎 |
| CRP | 陽性のことがある | 通常陰性 | 陽性 |
| 主な超音波・MRI所見 | 腱炎，腱鞘炎と軽度の滑膜炎 | 腱炎，腱鞘炎 | 滑膜炎，骨びらん |

## C ｜ 自覚症状，身体所見，検査所見 (表13)

### 1）非変形性・非びらん性関節炎

手指関節に多い対称性多関節炎で，最も多い関節炎型である．膝関節を含めた全身の他の関節にも認められる．一過性（1〜3日）・移動性のものも多く，関節痛のみで関節腫脹を認めないものもあり，関節機能は比較的保たれる．朝のこわばりは認められるが，RAに比較すると短時間で，CRPは時に軽度陽性，関節変形は通常生じない．

### 2）Jaccoud関節炎

関節周辺部位の腱や付着部炎が主体で，CRPは陰性のことが多く，長期の罹患ではX線画像で骨びらんを伴わない整復可能な関節亜脱臼による尺側偏位，スワンネック変形，ボタン穴変形，母指Z変形などを認める．

### 3）Rhupus

リウマトイド因子や抗CCP抗体陽性で，RAとSLEの要素が重複する多発関節炎である．RAと同様の関節破壊を生じ，皮下結節も認められる．

## d ｜ 診断方法および鑑別疾患

一過性・移動性の関節炎である場合，初期のRAと鑑別することが難しい症例が存在する．CRPが高値でなくても，補体の低下やSLEの特異抗体陽性で症状があれば，SLEによる関節炎と診断できるが，Rhupusのように炎症反応が強いと補体は見かけ上正常かむしろ増加することもある．筋炎は，PM/DMのオーバーラップ症候群を念頭に置く必要があるが，筋生検で筋炎所見がみられてもCKなどの筋原生酵素が上昇する頻度は低い．最終的には，ACR/EULARの分類基準に合致した関節炎や筋炎であるかを見極めることが診断の根拠となる．

## e ｜ 重症度評価

SLEの重症度を評価するSLE Disease Activity Index（SLEDAI）2Kスコアにも示されているように，関節炎では2関節以上の関節痛あるいは炎症所見，筋炎では，CK・アルドラーゼの上昇を伴う近位筋の疼痛・筋力低下，あるいは筋電図変化，筋生検における筋炎所見があれば4点として，活動性があると評価する．ただし，たとえば関節炎ではこの評価システ

ムでは28ヵ所の関節のみの評価で，より重度の関節炎の評価はできないため，関節炎の範囲や重症度は個別の評価を行う．

## f ┃ 管理・治療の実践

　GCは有効で，他の臓器障害治療目的で中等量以上のGCが使用された場合，関節炎や筋炎は改善していることがほとんである．治療対象が関節炎の場合は，NSAIDsを併用して可能な限りGCを少量で使用するが，基本的には以下の関節炎に有効な薬剤を併用し，GCは減量中止を考慮する．軽度の関節炎にはHCQが効果的であり，Rhupusを含めRAの要素が強いまたは合併が考慮されるケースはRAに準じた治療を考慮する．通常，MTXのほか，SLEとRAに効果的なTAK，mizoribine，難治例や他の臓器障害のある場合は，BLMやANFLなどの生物学的製剤も有効であるため，使用を検討する．

### 文　献

1) Ball EMA, et al：Lupus arthritis：Do we have a clinically useful classification? Rheumatology **51**：771-779, 2012
2) Ceccarelli F, et al：Joint involvement in systemic lupus erythematosus：from pathogenesis to clinical assessment. Semin Arthritis Rheum **47**：53-64. 2017
3) O'Grady J, et al：Immune-mediated necrotizing myopathy, associated with antibodies to signal recognition particle, together with lupus nephritis：case presentation and management. J Clin Med Res **7**：490-494, 2015
4) Dörner T, et al：A narrative literature review comparing the key features of musculoskeletal involvement in rheumatoid arthritis and systemic lupus erythematosus. Rheumatol Ther **9**：781-802, 2022
5) Tiniakou E, et al：Clinical and histopathological features of myositis in systemic lupus erythematosus. Lupus Sci Med **9**：e000635, 2022

## 01-7　心血管および呼吸器（主に漿膜炎と急性ループス肺炎，肺胞出血）

　SLE関連の胸郭内病変は多彩であり，胸水・心嚢水などの漿膜病変，横隔膜の機能障害（shrinking lung），急性ループス肺炎，びまん性肺胞出血（DAH），亜急性あるいは慢性間質性肺炎（IP），肺動脈性高血圧症，肺塞栓症を認める[1-5]．本項ではそれらのなかで，頻度は最も高いが致死率は低い漿膜炎（胸膜炎・心膜炎）と頻度は低いが致死率の高い急性ループス肺炎・肺胞出血について述べる．

## a ┃ 疫学・予後

　胸膜炎は，SLEの約35％で生じるが[1]，剖検例においてはその80〜90％以上に認めると報告されている[2]．心膜炎も同様に症候性では約25％で生じ，心エコー図検査によって認める無症候性のものを含めると50％以上に生じる．両者は併存することも多く，通常は治療反応性・予後は良好である．

　一方，急性ループス肺炎および肺胞出血はSLEの約1％に生じ，しばしば致死的で，死亡率は50％以上とされるほど予後不良な経過をとる[3]．

01 | 全身性エリテマトーデス (SLE)

## b | 病　態

　胸膜炎において胸水ではフィブリン沈着を伴う非特異的な炎症像がみられ，好中球やマクロファージ由来の核崩壊像がみられる．胸膜生検では，リンパ球や形質細胞の浸潤を伴う線維化病変を認め，免疫グロブリンの沈着を伴う[4]．心膜炎の心囊液も好中球を主体とした滲出液で，心膜生検では単核球の浸潤，線維化，免疫複合体の沈着を伴う．

　急性ループス肺炎では，免疫複合体が沈着することにより組織障害が引き起こされると考えられ，いわゆるびまん性肺胞傷害の所見を呈する．肺胞出血は，肺胞毛細血管炎のため血管が破綻することにより，びまん性に肺胞内に出血をきたす．剖検例では肺組織で免疫グロブリンの沈着を認めることが多いものの，認めない場合もあり，肺胞出血は必ずしもSLEに特異的ではない．また，SLEの初発時では少なく再燃時が多く，腎炎（73％）や血球減少（71％）の合併が多いとされる[5]．

## c | 自覚症状，身体所見，検査所見

### 1）自覚症状

　胸膜炎では，胸膜の炎症のため鋭い痛みが肋骨横隔膜角付近に片側性あるは両側性に出現し，深呼吸により悪化する．心膜炎では前胸部の痛みが生じ，典型例では深呼吸時や臥位で増強し，座位で軽減する．

　急性ループス肺炎・肺胞出血では，数日～数週間で急に進行する呼吸困難，発熱，乾性咳嗽，頻呼吸，胸痛，血痰などを呈する．肺胞出血は，急性多量であれば呼吸困難とともに喀血を生じる．

### 2）身体所見

　胸膜炎では，胸膜摩擦音，心膜炎では心膜摩擦音を聴取することがあり，大量の胸水・心囊水貯留がある際は呼吸音・心音の減弱を認める．

　急性ループス肺炎・肺胞出血では，頻呼吸のほか，頻脈，低酸素血症，肺底部crackleなどを認める．肺胞出血があれば貧血を認める．

### 3）検査所見

　胸膜炎は胸部X線や胸部CT検査，超音波検査で一般的には少量～中等量の胸水を認める．胸水は通常，混濁した黄色で好中球やリンパ球を多く含む．また抗核抗体が高率に陽性となる．

　急性ループス肺炎・肺胞出血では，胸部X線や胸部CT検査で肺底部優位のびまん性肺胞浸潤影を認め，約50％で胸水貯留を認める（図3）．

## d | 診断方法および鑑別疾患

　胸膜炎では，胸水中の抗核抗体は80倍以上を陽性とした場合，感度91％，特異度83％，陰性的中率97％と報告されており[6]．陰性であればほぼSLEによる胸膜炎は否定されるが，陽性であっても他の可能性は否定できない．GCや免疫抑制療法下での発症ならばニューモシスチス肺炎（PCP），サイトメガロウイルス肺炎，結核を鑑別する必要がある．

　急性ループス肺炎・肺胞出血では感染症のほかGoodpasture症候群やANCA関連血管炎，薬剤性（抗凝固薬，抗血小板薬，amiodarone，penicillamineなど）を鑑別する．ただし，SLEによる肺胞出血でもANCA陽性例があることに留意する．

127

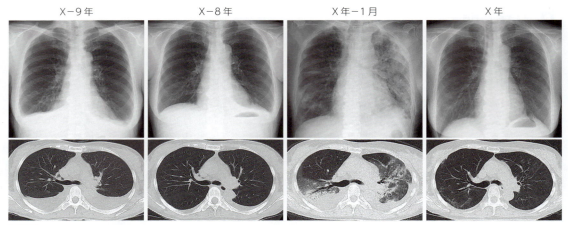

**図3 9年前に胸膜炎を発症し治療により軽快後，急性ループス肺炎を発症した症例**

66歳，SLE．X-9年側腹部痛から医療機関を受診し，CTで胸水を指摘され紹介入院となった．感染症が否定され，また顔面紅斑，関節炎，抗核抗体陽性，血小板8万/μLと低下，漿膜炎からSLEと診断された．PSL 50mg（1mg/kg）/日が開始され胸水は改善したが，血小板減少が進行したためCY大量静注（IVCY）療法で改善し退院した．以後外来でAZPを併用のもとPSLは漸減されX-6年にAZP中止，X-4年にPSL中止とされた．X年-1月に発熱，咳嗽，呼吸苦あり，抗菌薬を投与されたが効果なく，mPSLパルス療法が開始されたものの改善に乏しいため救急搬送となる．人工呼吸器管理のもと，再度mPSL療法，IVCY療法を行い1ヵ月後に改善した．

## e 重症度評価

漿膜炎は通常，中等量以上のGC投与により比較的速やかに軽快するため，GCに抵抗性を示す場合は重症と判断される．

急性ループス肺炎・肺胞出血においては，数時間〜日単位で急激に進行することから，どのタイミングで診断されるかが鍵となる．進行度と肺野病変の広がりによって重症度は異なり，血中酸素飽濃度（$SpO_2$），動脈血酸素分圧（$PaO_2$），胸部単純X線やCT画像で評価する．

## f 管理・治療の実践

漿膜炎では中等量以上のGCや免疫抑制薬で治療が奏効することが多い．治療抵抗例ではCYなどの免疫抑制薬を用いる．

急性ループス肺炎・肺胞出血に対する治療は，大量GC（呼吸不全合併時はmethylprednisoloneパルス療法）が用いられる．抵抗性の場合，CY大量静注（IVCY）療法あるいはMMFの追加治療を行い，これらに不応性の場合，その他の免疫抑制薬，RTX，免疫グロブリン大量静注療法（IVIG），血漿交換療法の併用が行われる．

> **【処方例】**
> **漿膜炎**
> - prednisolone（PSL）1回10〜25mgを1日2回
>
> 上記に抵抗性を示す場合，以下のいずれかを用いる．
> - IVCY 1回500mgを2週ごと，計6回
> - mycophenolate mofetil（MMF）1回250〜1,000mgを1日2回，12時間ごと

01｜全身性エリテマトーデス（SLE）

> **急性ループス肺炎またはびまん性肺胞出血（呼吸不全合併例）**
> - methylprednisolone 1,000mgを1日1回点滴静注×3日，その後PSL 1mg/kg/日，経口投与
>   ±
> - IVCY 1回500mgを2週ごと，計6回
>   あるいは
> - MMF 1回250〜1,000mgを1日2回，12時間ごと
>   あるいは
> - rituximab 1回375mg/m$^2$を1週間隔で4回点滴静注
>   ±
> - 大量$\gamma$-グロブリン療法ヒト免疫グロブリン400mg/kg/日を5日間点滴静注
>   ±
> - 単純血漿交換療法

### 文　献

1) Mittoo S, et al：Clinical and serologic factors associated with lupus pleuritis. J Rheumatol **37**：747-753, 2010
2) Quadrelli SA, et al：Pulmonary involvement of systemic lupus erythematosus：analysis of 90 necropsies. Lupus **18**：1053-1060, 2009
3) Martinez-Martinez MU, Abud-Mendoza C：Predictors of mortality in diffuse alveolar haemorrhage associated with systemic lupus erythematosus. Lupus **20**：568-574, 2011
4) Keane MP, Lynch JP：Pleuropulmonary manifestations of systemic lupus erythematosus. Thorax **55**：159-166, 2000
5) Ednalino C, et al：Systematic review of diffuse alveolar hemorrhage in systemic lupus erythematosus. J Clin Rheumatol **21**：305-310, 2015
6) Chen DY, et al：ANA positivity and complement level in pleural fluid are potential diagnostic markers in discriminating lupus pleuritis from pleural effusion of other aetiologies. Lupus Sci Med **8**：e000562, 2021

## 01-8 消化管病変

### a｜疫学・予後

　SLEはほとんどすべての臓器に影響を及ぼす多臓器疾患であり，そのなかには消化器系も含まれる．過去の報告では，潜在的なものを含めるとSLE患者の50％以上が経過中に消化器症状を発症するとされている[1]．消化器系は筋骨格系，皮膚，腎，心血管系，血液，中枢神経系の病変ほど一般的ではないが，消化管症状がSLEの初発症状であることもあり，このような場合はSLEの診断が遅れる可能性がある．とくにループス腸炎はSLE患者の0.2〜9.7％に合併する[2]とされているが，致命的な経過をたどる症例もあるため，臨床的に重要である．

### b｜病　態

　消化管病変には食道，胃，小腸・大腸，膵臓，肝臓などの臓器に障害を認めるが，基本的には免疫複合体を介した補体活性化による血管炎や微小血管障害，虚血が主体の病態である[2]．食道運動異常にはさらに筋萎縮や食道筋の炎症が関与し，腸管病変においては炎症に

129

Ⅳ. 疾患別の最新診療指針 ｜ A. 全身性自己免疫疾患

よって腸管浮腫をきたし，血管透過性の亢進を引き起こすと考えられている．膵臓や肝臓においては血管炎や抗リン脂質抗体に続発する微小血栓，細動静脈の閉塞に起因する臓器炎症が起こるとされている．

## c ｜ 自覚症状，身体所見，検査所見

### 1）自覚症状

最も一般的な消化器症状は，嘔気や嘔吐（53％），食欲不振（49％），腹痛（19％）など非特異的なものである[3]．腹痛は急激に出現することがあり，その根本的な原因は腸間膜血管炎，胃腸炎，肝胆道系疾患，膵炎，虫垂炎などである．

### 2）身体所見

一般的な腹部身体所見に準ずる．心窩部や腹部全体の圧痛がみられることがある．腹膜炎を合併した場合には反跳痛が出現することがある．腹膜炎ないし麻痺性イレウスの際は腸管蠕動運動が消失するため，グル音は聴取されない．蛋白漏出性胃腸症を合併した場合には著明な低アルブミン血症に伴う浮腫が認められる[4]．

### 3）検査所見

上部下部内視鏡検査では，虚血や粘膜潰瘍化の徴候を示すことがある．典型的な病理組織学的所見は，通常腸壁下粘膜の中型サイズの腸間膜動脈よりも小さな動脈や静脈レベルに認められる．血管炎による病変は分節的で局所的な傾向があり，免疫組織染色では血管外膜および中膜に免疫複合体，C3などの補体およびフィブリノーゲンの沈着がみられることがある．また，フィブリノイド壊死，血栓症やリンパ球，形質細胞，組織球および好中球からなる急性または慢性の炎症細胞浸潤も認められる．腹部CTはループス腸炎の診断に最も有用なツールである[2]．造影CTではdouble haloもしくはtarget sign（腸管の垂直スライスで認める同心円状構造）（図4a）を伴う局所的またはびまん性の腸壁肥厚，腸間膜脂肪織濃度上昇（図4b），腸間膜動脈拡張を示すcomb signや腹水を示すことがある．

## d ｜ 診断方法および鑑別疾患

基本的には問診や身体所見によって，SLE以外の要因を否定し，さらにCT検査や内視鏡検査，病理組織像によって確定診断を進める．消化器症状で最も多いのが，NSAIDsや抗マラリア薬，GC，免疫抑制薬などの薬剤に起因するものである．薬剤中止後も症状が遷延する場合には，SLEそのものに起因する消化器病変の存在を考慮する．また腸管においては感染性腸炎，小腸アニサキス症，サイトメガロウイルス腸炎，腸結核，血管性浮腫，炎症性腸疾患（IBD），上腸間膜静脈血栓症，悪性リンパ腫，血管炎はループス腸炎と類似の小腸病変をきたすことがあるので，鑑別に重要である．

## e ｜ 重症度評価

SLEの消化管病変の重症度を測る特異的な指標はないが，ループス腸炎では，虚血性腸炎，腸管梗塞に伴う出血，穿孔，腹膜炎など重症度の高い合併症を起こす可能性があるため，とくに注意が必要である．

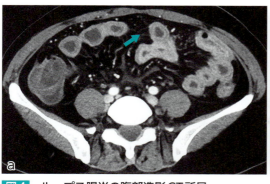
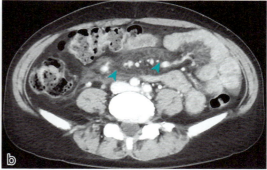

**図4** ループス腸炎の腹部造影CT所見
a：回腸の腸管浮腫およびtarget sign（矢印）．
b：腸間膜脂肪織濃度上昇（矢頭）．

## f | 管理・治療の実践

　ループス腸炎の治療は，本邦では「全身性エリテマトーデス診療ガイドライン2019」[5]に示されているように，GCを中心とした免疫抑制療法が効果的である．しかしながら，消化管病変の治療に関する報告の多くが症例報告やケースシリーズによるものであり，エビデンスに乏しい．経験的にまずは中等量以上のGC（PSL 0.5～1.0 mg/kg/日）を投与することが推奨される．重症例では腸管からの吸収が減少することを考慮し，経静脈投与が推奨される．さらに重症例，再発例，GC不応例では静脈内パルスCY（IVCY）が選択され，再発を抑制し，重篤な合併症を少なくすることに成功している．また症例報告レベルにとどまるが，MMF，RTX，TACの有効例やazathioprine（AZP）のGC減量効果も報告されている．

　患者の状態を注意深く観察し，速やかな治療効果が得られない場合や腸管穿孔の疑いが臨床的および画像的に認められる場合には外科的介入が必要となる．

【処方例】
- prednisolone 0.5～1.0 mg/kgを1日1～2回
- IVCY 1回1,000 mgを4週ごと，計6回
- mycophenolate mofetil 1回250～1,000 mgを1日2回，12時間ごと（1日3,000 mgまで）

## 文献

1) Chng HH, et al：Major gastrointestinal manifestations in lupus patients in Asia：lupus enteritis, intestinal pseudo-obstruction, and protein-losing gastroenteropathy. Lupus 19：1404-1413, 2010
2) 一瀬邦弘，藤川敬太：ループス腸炎・ループス腹膜炎・ループス膀胱炎．リウマチ科 65：287-294, 2021
3) Wallace DJ, et al：Dubois' Lupus Erythematosus and Related Syndromes, 9th Ed., Elsevier, 2018
4) Alharbi S：Gastrointestinal manifestations in patients with systemic lupus erythematosus. Open Access Rheumatol 14：243-253, 2022
5) 厚生労働科学研究費補助金難治性疾患等政策研究事業自己免疫疾患に関する調査研究（自己免疫班），日本リウマチ学会（編）：全身性エリテマトーデス診療ガイドライン2019，南山堂，2019

Ⅳ. 疾患別の最新診療指針 | A. 全身性自己免疫疾患

## 01-9 眼病変

SLEの眼病変には，SLEそのものに伴うディスコイド疹の瘢痕化による眼瞼内反・外反，Sjögren症候群（SjS）合併に伴うドライアイ，乾燥性角結膜炎，視神経炎，網膜症，網膜色素上皮障害，脈絡膜障害などと，治療薬の副作用である白内障，緑内障，HCQ網膜症などがあるが，本項では主にSLE網膜症[1]と，HCQ網膜症[2]について述べる．

### a | 疫学・予後

SLE網膜症の頻度は約10%とされ，血管閉塞性病変が黄斑部に及ぶと予後は不良である．
HCQ網膜症の発症率は検査法や診断基準によってさまざまで，海外の大規模研究では5年以上の長期投与で1.6%～7.5%という報告がある[3]．

### b | 病　態

SLE網膜症の病態としては，抗リン脂質抗体症候群（APS）の合併による血管閉塞と，網膜血管への免疫複合体沈着により炎症メディエーターが放出されることによる血管炎がある．後者は血管閉塞をきたし，虚血を引き起こす．また，LNに伴う高血圧が関与することもある．
HCQ網膜症では，薬剤はメラニンと結合して網膜色素上皮細胞や脈絡膜メラニン含有細胞に取り込まれ，ライソゾームのpHを高め，オートファゴゾームがライソゾームに移行するのを抑制し，オートファジーの阻害により網膜色素上皮細胞にリポフスチン（自発蛍光物質）が蓄積して光受容体が変性すると考えられている[4]．

### c | 自覚症状，身体所見，検査所見

#### 1）SLE網膜症
- **自覚症状**：視力低下，歪視，視野障害があげられる．
- **検査所見**：急性期には綿花様白斑，線状出血［口絵5］，動静脈異常，進行すると網膜虚血によって網膜新生血管を生じ，硝子体出血や網膜剥離に至る．漿液性網膜剥離も牽引性網膜剥離も生じうる．また，視神経の虚血によって乳頭浮腫や視神経萎縮を生じうる．

#### 2）HCQ網膜症
- **自覚症状**：視力低下，中心視野障害，色覚異常があげられる．
- **検査所見**：進行すると両眼底に標的黄斑症と呼ばれる輪状の変性所見を呈するが，早期には自覚症状も眼底所見も乏しいのでスクリーニングが必要である[2,3]．ガイドラインでは7つの検査が提唱されているが，中心視野検査とスペクトラルドメイン光干渉断層計（SD-OCT）検査がとくに有用である（**図5**）[5]．発症の危険性を高める要因として，1日投与量として6.5mg/kg（理想体重）または5.0mg/kg（実体重）以上，累積投与量として1,000g以上，5年以上の投与期間，薬剤投与量，高齢，そして，腎機能・肝機能障害，網膜疾患，黄斑症など併発症の存在が指摘されている．

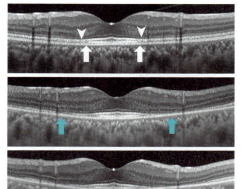

**図5　HCQ網膜症の左眼のSD-OCT所見**

下から上（I→S）への垂直断面を左から右に配置した画像である．内服開始前（上段）では中心窩の近傍（傍中心窩）に，インターディジテーションゾーン（3本の太い白線のうちの中央の線：以下IZ）の途絶（白矢印）と，エリプソイドゾーン（3本の太い白線のうちの最上段の線：以下EZ）の菲薄化（白矢頭）がみられる．これに比して，開始29ヵ月後（中段），休薬17ヵ月後（下段）ともに傍中心窩網膜の外層（IZおよびEZ）の菲薄化（色矢印）が観察される．

[Ozawa H, et al：Jpn J Ophthalmol 65：472-481, 2021 より引用]

## d　診断方法および鑑別疾患

　SLE網膜症では，眼底検査，蛍光眼底検査，光干渉断層計（OCT）などにより，前述の検査所見を検出することで診断する．眼科受診時にはSLEの診断がついている場合が多い

　HCQ網膜症では，薬歴の確認と，中心視野検査，SD-OCT所見から診断されるが，眼底自発蛍光検査も有用である．標的黄斑症を呈する遺伝性網膜ジストロフィーとは薬歴などから鑑別する．なお，病巣部位によって傍中心窩型，黄斑辺縁型，混合型に分けられるが，アジア人では従来の傍中心窩型に加えて周辺部型が多い．

## e　重症度評価

　SLE網膜症は，眼科検査所見とSLEの活動性の両面から重症度を評価する．
　HCQ網膜症は，中心視野検査とSD-OCTの所見から初期，中等度，重症に分けられる．

## f　管理・治療の実践

　SLE網膜症は内科的なSLE治療が基本であるが，視力を脅かす病変では眼科的治療を行う．眼科的治療は網膜無灌流領域への光凝固，硝子体出血や牽引性網膜剥離に対しては硝子体手術を検討する．

　HCQ網膜症の治療は薬剤中止であるが，中止後も求心性に進行するため早期発見が重要である．

### 文　献

1) Denniston AK, et al：Rheumatic disease. Retina, 5th Ed., Ryan SJ, et al (eds), Elsevier, p1415-1440, 2021
2) 厚生労働科学研究費補助金難治性疾患等政策研究事業自己免疫疾患に関する調査研究（自己免疫班），日本リウマチ学会（編）：診断のアルゴリズム，全身性エリテマトーデス診療ガイドライン2019，南山堂，pxvi-xvii, 2019
3) 近藤峰生ほか：ヒドロキシクロロキン適正使用のための手引き．日眼科会誌 120：419-428, 2016
4) Jorge A, et al：Hydroxychloroquine retinopathy：implications of research advances for rheumatology care. Nat Rev Rheumatol 14：693-703, 2018
5) Ozawa H, et al：Ocular findings in Japanese patients with hydroxychloroquine retinopathy developing within 3 years of treatment. Jpn J Ophthalmol 65：472-481, 2021

Ⅳ．疾患別の最新診療指針 │ A．全身性自己免疫疾患

## 01-10 血液：白血球減少，溶血性貧血，血小板減少

### a 疫学・予後

　SLE患者の3割に白血球減少（大部分がリンパ球減少），1割に溶血性貧血，2割に血小板減少を呈する．リンパ球減少のみでは易感染性は少なく治療対象とはならないが，溶血性貧血や血小板減少ではしばしば重症病態を呈し治療対象となる．

### b 病　態

　リンパ球減少は抗リンパ球抗体によるもので，T・B細胞ともに減少するが，T細胞が顕著なことが多く疾患活動性と相関する．自己免疫性溶血性貧血（AIHA）は抗赤血球抗体によるもので，SLEではIgG抗体による温式AIHAが大部分であり，抗体の結合した赤血球が脾臓マクロファージに貪食され崩壊する（血管外溶血）．免疫性血小板減少症（ITP）は巨核球（抗TPO抗体，抗c-Mpl抗体）や血小板に対する抗体などによって血小板の産生低下や破壊亢進をきたす．ただし，SLEの血小板減少では血栓性微小血管症（TMA），劇症型APS，マクロファージ活性化症候群（MAS）などが原因の場合もある．SLEに合併するTMAでは抗ADAMTS13抗体（インヒビター）が陽性のことが多く，血栓性血小板減少性紫斑病（TTP）とも呼ばれる．

### c 自覚症状，身体所見，検査所見

#### 1）自覚症状・身体所見
　リンパ球減少のみでは自覚症状や身体所見に乏しい．溶血性貧血では貧血に伴う倦怠感，動悸，息切れや軽い黄疸，脾腫がみられる．血小板減少では皮膚の点状出血，歯肉出血，血尿・血便などがある．

#### 2）検査所見
　白血球減少は末梢血白血球数<4,000/$\mu$L，血小板減少は末梢血血小板数<10万/$\mu$Lとされる．溶血性貧血では網状赤血球増加，ハプトグロビン低下，間接ビリルビン増加，LDH増加，直接Coombs試験陽性が有用である．ITPでは抗血小板抗体や骨髄巨核球数，TTPでは溶血所見に加えて，破砕赤血球やADAMTS13活性（10％未満で診断）も有用である．

### d 診断方法および鑑別疾患

　リンパ球減少は末梢血白血球数（<4,000/$\mu$L）で診断するが，SjSや混合性結合組織病（MCTD）などの膠原病でも認めることがある．また，リンパ球はGC治療，薬剤，ウイルス感染，MASなどによる減少もあり注意する．AIHAは，1）溶血性貧血の診断基準を満たす，2）直接Coombs試験が陽性，3）同種・薬剤起因性免疫性溶血性貧血の除外にて診断する．ITPは末梢血小板数（<10万/$\mu$L）に加え，感染や特定の薬剤使用など他の血小板減少をきたす原因がない場合に診断する．ITPとTTPの鑑別には，溶血所見や破砕赤血球の有無が有用である．

## e | 重症度評価

リンパ球減少のみでは大きな問題となることは少ない．AIHAの重症度は，薬物治療ならびに輸血の必要性とHb濃度（≧10g/dL，7〜10g/dL，＜7g/dL）に基づき決定される[1]．ITPの重症度は，出血症状および血小板数に基づき決定され治療適応が判断される[2]．SLEを含む後天性TTPの重症度は，ADAMTS13インヒビター2BU/mL以上，腎・精神神経・心・腸管障害，深部出血・血栓，治療不応や再発などの有無に基づき決定される．

## f | 管理・治療の実践

重症の血小板減少やAIHA，TTPなどの場合は積極的に治療を行う．ITPでは必要に応じてピロリ菌除菌を行い，血小板数＜2〜3万/μLあるいは出血症状を認める重症例では，処方例の①と②（必要なら③やIVIGも併用）（目標血小板数＞5万/μL）で開始し，難治性では⑧，さらに難治性では⑨⑩や脾摘を検討する．GC減量には⑤〜⑦を用いる[3]．骨髄巨核球数低下があれば早い段階で⑨⑩を検討する．AIHAでは，①と②（必要なら③や輸血も併用），難治例では⑧，さらに難治例では④〜⑦や脾摘を検討する．TTPでは，血漿交換（PE）と併用して①と②から開始（必要なら③や⑪も併用）し，難治例では④〜⑧を検討する．SLEを含む後天性TTPには⑧は有用である[4]．

---

**【処方例】**

①hydroxychloroquine 1回200〜400mgを1日1回，朝食後（投与量は理想体重より計算）

②prednisolone 1回20mgを1日3回，毎食後（2〜4週間継続し，その後1〜2週ごとに10%減量）

③methylprednisolone sodium succinate 1回1,000mg（5%ブドウ糖液250mL）を2時間かけて点滴静注，1日1回，3日連続で1クール

④cyclophosphamide 1回500〜750mg/m$^2$点滴静注，4週間ごとに計6回

⑤mycophenolate mofetil 1回250〜1,000mgを1日2回，12時間ごと（1日3,000mgまで）（保険適用外）

⑥azathioprine 1回50〜100mgを1日1回，朝食後

⑦tacrolimus（カプセル）1回1〜3mgを1日1回，夕食後または朝食前（保険適用外）

⑧rituximab 1回375mg/m$^2$点滴静注，1週間ごとに計4回（保険適用外，後天性TTPに保険適用）

⑨eltrombopag 1回12.5mgを1日1回，就寝前（効果不十分な場合は2週間ごとに12.5mgずつ増量，1日50mgまで）（ITPに保険適用）

⑩romiplostim 1回1μg/kg皮下注，週1回（効果不十分な場合は1週間ごとに1μg/kgずつ増量，1日10μg/kgまで）（ITPに保険適用）

⑪caplacizumab 投与初日はPE前に10mg静注，PE後に10mg皮下注，その後のPE期間中はPE後に1日1回10mg皮下注，PE期間後は1日1回10mg 30日間皮下注（後天性TTPに保険適用）

---

### 文　献

1) 自己免疫性溶血性貧血の診断基準と診療の参照ガイド改訂版作成のためのワーキンググループ：自己免疫性溶血性貧血診療の参照ガイド，令和1年改訂版，p10，2020

2) 柏木浩和ほか：成人特発性血小板減少性紫斑病治療の参照ガイド2019改訂版．臨血 **60**：877-896，2019

3) Fanouriakis A, et al：Update on the diagnosis and management of systemic lupus erythematosus. Ann Rheum Dis **80**：14-25, 2021

4) 松本雅則ほか：血栓性血小板減少性紫斑病診療ガイド2023．臨血 **64**：445-460，2023

IV. 疾患別の最新診療指針　　A. 全身性自己免疫疾患

# 02 多発性筋炎/皮膚筋炎（PM/DM）

## 02-1 総 論

### a 疫学・予後

　　多発性筋炎/皮膚筋炎（PM/DM）は，特発性炎症性筋疾患（IIMs）の一種で，主に骨格筋の障害をきたす自己免疫疾患である．年間発症率は，約10〜13/10万人と報告されている[1]．また，2009年度の国内のPM/DM特定疾患医療受給者数は約17,000人（男女比1：2.7）で，これに基づく日本人の有病率は13.2/10万人となる[1]．PM/DMの発症年齢には2つのピークがあり，第一のピークは5〜14歳（若年発症DM：JDM），第二のピークは45〜64歳である．60歳以上の発症は全体の30％を占めている[2]．

　　予後については，PM/DMの5年生存率は80〜90％である．死因として，悪性腫瘍，肺病変，心病変，感染症が主である．また，治療により寛解に至る症例は2〜5割で，残りの5〜8割の症例で再発ないし慢性の経過をたどる．PM/DMの予後規定因子として，上記の死因のほかに，高齢，嚥下障害，発熱，白血球増多，赤沈亢進，CRP高値，高フェリチン血症，抗ARS抗体と抗Ro52抗体の共存，抗TIF-γ抗体，抗MDA5抗体または抗SRP抗体の陽性，治療開始の遅れ，寛解導入療法に不応性な筋炎などがあげられる[3]．

### b 病態のメカニズム

　　PM/DMの病型により筋病理の特徴や病態は異なるが，マクロファージやリンパ球の炎症性細胞，サイトカイン，補体，免疫グロブリンを介した自己組織に対する免疫応答異常が病態に関与している．

　　PMでは，非壊死性筋線維に浸潤するT細胞はCD8陽性細胞優位で，筋内膜付近に多く認められ，これらのT細胞は自己の筋細胞に対してclass I抗原拘束性の細胞傷害能を有する．近年の報告では，PMと臨床診断したなかで，このような病理像を呈する症例はまれとされている．一方，真のPMより頻度の多い病型として，免疫介在性壊死性筋症（IMNM）があげられ，筋の壊死・再生所見が顕著であるのに対してリンパ球浸潤が乏しく，壊死筋形質膜に膜侵襲複合体（MAC）や自己抗体の沈着が認められる．

　　一方，DMの筋炎部位では，筋周膜の血管周囲にB細胞やCD4陽性T細胞の浸潤が認められ，筋周膜や筋束内の毛細血管内壁には免疫グロブリン，MACの沈着を認め，筋束内の毛細血管数が減少する．筋束周辺筋萎縮（perifascicular atrophy）がDMに特異的所見で，I型インターフェロン（IFN）によって誘導されるミクソウイルス抵抗蛋白質A（MxA）の発現が筋組織で亢進し，DMの病態にI型IFNが深く関与している．

### c 診断について

#### 1）診断の概説

　　国際的にはBohan & Peterの診断基準（表1）に基づいてPM/DMの分類・診断はこれま

02 | 多発性筋炎／皮膚筋炎（PM/DM）

**表1　Bohan & PeterによるPM/DMの診断基準**

1. 進行性の四肢近位筋，頸筋の対称性筋力低下
2. 筋生検による定型的筋炎の証明：筋線維の変性・壊死，貪食像，大小不同を伴う筋線維の変性，再生像，炎症性細胞浸潤
3. 血清中筋原性酵素の上昇（CK，LDH，アルドラーゼ，AST，ALT）
4. 筋電図変化：short, small, low-amplitude polyphasic motor unit potentials；fibrillation potentials；bizarre high-frequency repetitive discharges
5. 典型的なDMの皮疹：ヘリオトロープ疹，Gottron丘疹，Gottron徴候

| 判定 | definite | PMは1〜4のうち4項目，DMは5を含む4項目以上 |
| | probable | PMは1〜4のうち3項目以上，DMは5を含む3項目以上 |
| | possible | PMは1〜4のうち2項目以上，DMは5を含む2項目以上 |

でなされていた．DMについては，ヘリオトロープ疹やGottron丘疹・徴候といった特徴的な皮疹を認める場合には，診断は容易であるが，皮疹を認めない筋症については，本基準を用いた場合に，筋病理による正確な評価なしでは，IMNM，封入体筋炎のIIMs病型分類や筋ジストロフィーなどのIIMs以外の筋症の除外が困難となっている．そのため，皮疹を呈さない症例では可能な限り筋生検にて評価を行うことが望ましい．また，臨床的に筋症状に乏しくDMの皮疹を呈する臨床的無筋症性DM（CADM）の疾患概念が包括されていない．国内では，厚生省特定疾患調査研究班による難病認定の診断基準が作成され，2020年に改訂された（**表2**）．これまではCADMでは筋病理所見が難病認定基準に必要であったが，皮膚病理所見がなくとも，筋炎特異的自己抗体が陽性の場合には（**表2**），認定基準を満たすことになった．

### 2）分類基準

　国際研究グループInternational Myositis Assessment and Clinical Studies Group（IMACS）にて作成されたIIMsの分類基準が，EUALR/ACRの承認のもと2017年に公表された[4]．詳細は原著を参照されたいが，発症年齢，DMの皮疹，近位筋優位の筋力低下，自己抗体（抗Jo-1抗体），筋原性酵素，筋病理の所見に基づき各項目のスコアを算出し，一定のスコアを満たした場合にIIMsと分類され，さらに，18歳未満の発症ではJDMとJDM以外の若年性筋炎に亜分類され，18歳以上ではDM，ADM，PM（IMNM），IBMに亜分類される．IBMと分類するにあたり，1）遠位筋である手指の屈曲筋群の筋力低下を認め，グルココルチコイド（GC）をはじめとする免疫抑制療法に治療反応が乏しい点，2）筋生検で縁取り空胞（rimmed vacuole）を伴う筋線維変性像を認める点がポイントである．

### 3）鑑別疾患についての考え方

　PM/DMの鑑別診断として**表2**に示す疾患があげられる．家族歴の有無にかかわらず，筋力低下とCK上昇をきたす進行性筋ジストロフィーとの鑑別には注意する．また，皮疹を呈する症例では，アトピー性皮膚炎，乾癬，薬疹などDM以外の湿疹・皮膚炎をきたす疾患の可能性についても考慮する．

### 4）罹患臓器の概説

　骨格筋（筋炎），皮膚（皮膚炎）のほかに，関節（関節痛・関節炎），肺［呼吸筋障害，間質性肺疾患（ILD）］，心臓（心筋炎，不整脈），消化管（嚥下困難，蠕動障害，消化管潰瘍）に病変が及ぶことがある．なかでもILDは，PM/DM患者の約半数に認められ，頻度が高い筋外

137

Ⅳ．疾患別の最新診療指針 ｜ A．全身性自己免疫疾患

### 表2　PM/DMの診断基準

**1．診断基準項目**

(1) 皮膚症状
- (a) ヘリオトロープ疹：両側または片側の眼瞼部の紫紅色浮腫性紅斑
- (b) ゴットロン丘疹：手指関節背面の丘疹
- (c) ゴットロン徴候：手指関節背面および四肢関節背面の紅斑

(2) 上肢又は下肢の近位筋の筋力低下

(3) 筋肉の自発痛又は把握痛

(4) 血清中筋原性酵素（クレアチンキナーゼ又はアルドラーゼ）の上昇

(5) 筋炎を示す筋電図変化[*1]

(6) 骨破壊を伴わない関節炎又は関節痛

(7) 全身性炎症所見（発熱，CRP上昇，又は赤沈亢進）

(8) 筋炎特異的自己抗体陽性[*2]

(9) 筋生検で筋炎の病理所見：筋線維の変性及び細胞浸潤

**2．診断のカテゴリー**

皮膚筋炎：18歳以上で発症したもので，(1) の皮膚症状の (a)〜(c) の1項目以上を満たし，かつ経過中に (2)〜(9) の項目中4項目以上を満たすもの．18歳未満で発症したもので，(1) の皮膚症状の (a)〜(c) の1項目以上と (2) を満たし，かつ経過中に (4)，(5)，(8)，(9) の項目中2項目以上を満たすものを若年性皮膚筋炎とする．

なお，上記の項目数を満たさないが，(1) の皮膚症状の (a)〜(c) の1項目以上を満たすものの中で，皮膚病理学的所見が皮膚筋炎に合致するか[*3] (8) を満たすものは無筋症性皮膚筋炎として皮膚筋炎に含む．

多発性筋炎：18歳以上で発症したもので，(1) 皮膚症状を欠き，(2)〜(9) の項目中4項目以上を満たすもの．18歳未満で発症したもので，(1) 皮膚症状を欠き，(2) を満たし，(4)，(5)，(8)，(9) の項目中2項目以上を満たすものを若年性多発性筋炎とする．

**3．鑑別診断を要する疾患**

感染による筋炎，好酸球性筋炎などの非感染性筋炎，薬剤性ミオパチー，内分泌異常・先天代謝異常に伴うミオパチー，電解質異常に伴う筋症状，中枢性ないし末梢神経障害に伴う筋力低下，筋ジストロフィーその他の遺伝性筋疾患，封入体筋炎，湿疹・皮膚炎群を含むその他の皮膚疾患

なお，抗ARS抗体症候群（抗合成酵素症候群），免疫介在性壊死性ミオパチーと診断される例も，本診断基準を満たせば本疾患に含めてよい．

註
- [*1] 若年性皮膚筋炎および若年性多発性筋炎で筋電図の施行が難しい場合は，MRIでの筋炎を示す所見（T2強調/脂肪抑制画像で高信号，T1強調画像で正常信号）で代用できるものとする．
- [*2] ア）抗ARS抗体（抗Jo-1抗体を含む），イ）抗MDA5抗体，ウ）抗Mi-2抗体，エ）抗TIF1γ抗体，オ）抗NXP2抗体，カ）抗SAE抗体，キ）抗SRP抗体，ク）抗HMGCR抗体．
- [*3] 角質増加，表皮の萎縮（手指の場合は肥厚），表皮基底層の液状変性，表皮異常角化細胞，組織学的色素失調，リンパ球を主体とした血管周囲性あるいは帯状の炎症細胞浸潤，真皮の浮腫増加，ムチン沈着，脂肪織炎あるいは脂肪変性，石灰沈着などの所見の中のいくつかが認められ，臨床像とあわせて合致するかどうかを判断する．

［多発性筋炎・皮膚筋炎診療ガイドライン（2020年暫定版）より引用］

病変である．

## 5）診断，病勢評価に必要な検査の概説

### a　一般血液検査

炎症による筋組織の障害に伴い，クレアチンキナーゼ（CK），アルドラーゼ，LDH，AST，ALTの筋原性酵素やミオグロビンが上昇する．CKが筋炎活動性の指標として用いられるが，その他の筋原性酵素も含めて評価を行う．また，CKアイソザイムを測定し，骨格筋および心筋由来のCKの比率をみる．心筋炎ではトロポニンTやトロピニンIが上昇し，心不全を伴えば脳性ナトリウム利尿ペプチド（BNP）ないし前駆体N端フラグメントBNP（NT-proBNP）の高値を認める．ILDについては，LDH，KL-6，SP-Dは肺バイオマーカーとし

て予後予測・活動性指標として有用である．また，血清CRPやフェリチンの高値や赤沈亢進を認め，ILD併発例ではこれらの炎症反応高値例は予後不良と関連がある．

### b 自己抗体

他項で解説があるためここでは詳細を割愛する．PM/DMでは抗核抗体はspeckledないしcytoplasmicパターンを示すことが多く，通常，抗体価は40〜160倍と力価は低く，時に陰性を示すこともある．筋炎特異的自己抗体の測定は，診断の補助のほかに，臨床経過，治療反応性，予後を予測するうえで，有用である．保険診療で測定可能なものは，抗ARS抗体，抗MDA5抗体，抗TIF1-γ抗体，抗Mi-2抗体の4つである．

### c MRI

筋病変の評価として，MRIがあげられる．MRIは非侵襲的に比較的広範囲の筋組織を繰り返して検査でき，筋生検部位の選定，治療効果の判定に優れている．T1強調像で，解剖学的構造と筋萎縮および脂肪による筋組織の置換を描出する．炎症部位は，T2強調画像およびSTIR像（脂肪抑制画像）で高信号領域として描出される．

### d 筋電図

筋症の存在を確認するうえで必須の検査法である．筋症では，1つの神経筋単位（NMU）に属する筋線維数の減少のため活動電位が小さくなりshort duration，low amplitudeを示す．また，筋線維の変性のため同一NMUに属する筋線維間に伝導速度の差ができるので，polyphasic NMUがみられる．筋炎が活動性に生じていると筋の脱神経や被刺激性の亢進として，fibrillation potential，bizarre high frequency repetitive discharge，positive sharp waveを認める．

### e 筋生検

筋生検は他の筋疾患を除外し，PM/DMの診断を確定するために非常に重要である．とくにDMに特徴的な皮疹を呈さない症例では，PM，IMNM，IBMの診断や，筋ジストロフィーや代謝性筋症などのIIMs以外の筋症との鑑別を要するため，筋生検の施行は必須である．

### f 肺病変の評価

血中LDH・KL-6・SP-Dと合わせて，胸部単純X線写真・胸部HRCT・呼吸機能検査（％FVC，％DLco）・血液ガス分析を行う．ILDがなくとも呼吸筋の障害を認める場合には，％FVCの低下を認める．

### g 心病変の評価

血中CKアイソザイム，CK-MB，心筋トロポニンT／トロポニンIと合わせて，胸部単純X線写真・心電図・心エコー図検査を用い，臨床的に心筋障害が強く疑われる場合には，心筋MRIや心筋シンチグラフィを行い，必要に応じて心筋生検を考慮する．

### h 悪性腫瘍の検索

悪性腫瘍の併発が一般人口集団より多いため，PM/DM診断時に，年齢・性別を考慮した，各人種・地域における疫学上多く認められる悪性腫瘍スクリーニングを行う．具体的には，肺および消化器系のスクリーニング検査は必須である．また，男性では，前立腺や咽喉頭，女性では，甲状腺，乳腺，婦人科領域のスクリーニングも検討する．

## d 治療選択における考え方

筋炎は希少疾患であり，大規模な症例数での二重盲検比較試験の実施が困難で治療エビデンスが欠如しており，エキスパートによる経験的側面に委ねられている背景がある．海外よりリコメンデーションやエキスパートオピニオンに基づいた治療ガイダンスが近年発刊されているが，本項では自己免疫疾患調査研究班筋炎分科会より提唱された「多発性筋炎・皮

IV．疾患別の最新診療指針 ｜ A．全身性自己免疫疾患

膚筋炎診療ガイドライン（2020年暫定版）」に基づいて筋炎に対する治療について記載する．また，筋外病変である皮膚炎，ILDについては，他項を参照されたい．

PM/DMの筋炎に対する第一選択薬はグルココルチコイド（GC）で，成人では慣習的に体重1kgあたりprednisolone（PSL）換算0.75～1mgで治療が始められている．JDMにおいては体重1kgあたりPSL換算2mgまたはステロイドパルス療法（methylprednisolone体重1kgあたり30mg/日，最大量1,000mg/日，3日間）を考慮する．

免疫抑制薬については，GCに治療抵抗性の筋炎あるいは，早期からGCの減量目的に，methotrexate（MTX），azathioprine（AZP），tacrolimus（TAK）（PM/DM関連間質性肺炎に対して保険適用），ciclosporin（CyA）（保険適用外），mycophenolate mofetil（MMF）（保険適用外）のいずれかの免疫抑制薬を併用して治療する．JDMに対しては，GCに早期よりMTXを併用する．また，治療抵抗性のPM/DMの治療に大量免疫グロブリン静注療法を追加することを考慮する．

また，治療開始早期からのリハビリテーション開始は筋力回復，ADLの改善に有効である報告があり，有害であるとの報告はないために施行することが望ましい．

## 文　献

1) Ohta A, et al：Prevalence and incidence of polymyositis and dermatomyositis in Japan. Mod Rheumatol **24**：477-480, 2014
2) Tomimitsu H, et al：Epidemiologic analysis of the clinical features of Japanese patients with polymyositis and dermatomyositis. Mod Rheumatol **26**：398-402, 2016
3) Gono T, Kuwana M：New paradigm in the treatment of myositis-associated interstitial lung disease. Expert Rev Respir Med **17**：397-411, 2023
4) Lundberg IE, et al：2017 European League Against Rheumatism/American College of Rheumatology Classification Criteria for Adult and Juvenile Idiopathic Inflammatory Myopathies and Their Major Subgroups. Arthritis Rheumatol **69**：2271-2282, 2017

---

## 02-2 抗ARS抗体症候群およびその他の筋炎特異的自己抗体ごとの臨床特性

### a ｜ 病　態

PM/DM患者血清中に特異的に見出される自己抗体の対応抗原の多くは，生命現象に必須な酵素や調節因子あるいはウイルス感染防御に関連する分子などであり，それを足がかりとしてPM/DMの病態解明の試みがなされている．抗ARS抗体の対応抗原である蛋白分解酵素で通常とは異なる部位で切り離されたARS分子断片が自己免疫現象を誘発したという報告からは，何らかの原因による組織障害が自己免疫現象を惹起する可能性を，またARS分子とある種のウイルスとの分子相同性やARS分子とウイルスとの複合体による自己免疫現象の誘発，およびウイルス感染防御に重要な役割を果たすMDA5を標的とする抗MDA5抗体陽性症例の季節や居住地との関連の報告からは，ウイルスなどの感染が誘因となる可能性を，さらに腫瘍化の制御に関わるTIF1-γに対する抗TIF1-γ抗体陽性DMで悪性腫瘍併発が高頻度である事実は，体細胞突然変異が誘因となる可能性を，それぞれ示唆している．

02 | 多発性筋炎/皮膚筋炎（PM/DM）

## b | 抗ARS抗体症候群およびその他の筋炎特異的自己抗体ごとの臨床特性

### 1）抗ARS抗体症候群

　抗ARS抗体は，最初に発見されたヒスチジルtRNA合成酵素に対する抗体（抗Jo-1抗体）をはじめ，これまで8つの抗ARS抗体が報告されている．現在，本邦では5つの抗ARS抗体（抗Jo-1抗体，抗PL-7抗体，抗EJ抗体，抗PL-12抗体，抗KS抗体）がカクテルELISAで測定可能である．抗ARS抗体陽性症例は，骨格筋の炎症による近位筋優位，対称性の筋痛・筋力低下ならびにヘリオトロープ疹など典型的なDM皮疹に加えて，発熱，Raynaud症状，機械工の手（mechanic's hand），多発関節炎，ILDなどの共通の臨床症状を認めるため，抗ARS抗体症候群と呼ばれる．しかし，各ARS抗体陽性例ごとの臨床症状に微妙な違いがあることも報告されており，抗Jo-1抗体，抗PL-7抗体陽性例はより筋症状と，抗PL-12抗体，抗OJ抗体はよりILDと密接な関連があると報告されている．また，抗KS抗体は筋症状のある症例ではまれであり，ILDと強い関連がある．

### 2）他の筋炎特異的自己抗体

#### a DMサブセット

- **抗Mi-2抗体**：典型的なDM皮疹を認める古典的DMである．CKが10,000 IU/L以上と高値を示し，筋力低下も重症である症例を経験するが，一般的にGC単剤による治療反応性はよいが，GC減量に伴い再燃する例も経験する．ILDや悪性腫瘍は低頻度で一般的に予後は良好である．
- **抗MDA5抗体**：当初，CADMに見出されたが，古典的DMにも見出される．発熱，多関節炎，典型的な皮膚症状に加え，手掌紅斑（逆Gottron徴候）や皮膚潰瘍の存在が特徴である．治療抵抗性で予後不良の急速進行性ILD（RP-ILD）と密接な関連がある．
- **抗TIF1-γ抗体**：成人DMおよび小児DM（JDM）で見出される．成人では悪性腫瘍を高頻度に併発する．皮膚症状は典型的かつ重症である．ILDが低頻度であることも特徴である．
- **抗NXP-2抗体**：成人DMおよびJDMで報告され，成人では悪性腫瘍併発症例，JDMでは皮下石灰化が高頻度と報告されている．
- **抗SAE抗体**：DM，嚥下困難をきたす症例が高頻度と報告された．臨床経過では当初CADMで発症し，筋症状が遅れて出現する症例がある．

#### b 免疫介在性壊死性筋症サブセット

- **抗SRP抗体**：IMNMに見出される抗体である．亜急性に経過し，CK高値でGCによる治療に抵抗する難治症例が多い．
- **抗HMGCR抗体**：抗SRP抗体同様にIMNM症例で見出されるが，同抗体陽性全例でスタチン製剤内服歴は半数程度である．治療反応性は抗SRP抗体陽性例よりも良好とされるが，悪性腫瘍が高頻度と報告されている．

## C | 管理・治療の実践

　筋炎に加え皮膚，肺，心，関節など症状は多彩で，症例により治療方針が異なるが，GC，免疫抑制薬が治療の中心である．悪性腫瘍とILDはとくに予後不良となる注意すべき病態である．

Ⅳ．疾患別の最新診療指針 ｜ A．全身性自己免疫疾患

### 1）抗ARS抗体症候群に対する治療方針

　筋炎に対する治療に加え，急性，亜急性あるいは慢性経過のILDも治療対象である．ILDはGCによる初期治療の反応性は良好であるが，再発例が多く，高用量GC（PSL 1 mg/kg）に早期から免疫抑制薬を併用する．

### 2）抗MDA5抗体に対する治療方針

　診察所見や経過から，RP-ILDを疑う場合，高用量GCに免疫抑制薬2剤併用による初期治療を適切に行う[1]．治療抵抗性の場合，さらに他の免疫抑制薬，JAK阻害薬，rituximabおよび血液浄化療法による治療を考慮する．

【処方例】
●mPSLパルス療法（methylprednisolone 1,000 mg/日，3日間）を含む大量GCにcyclophosphamide間欠静注療法（IVCY）500 mg/m$^2$ 2～4週ごと）およびカルシニューリン阻害薬［tacrolimus至適トラフ濃度10～15 ng/mL（保険適用あり），ciclosporin血中トラフ値150～200 ng/mL］の3剤併用療法

### 3）抗TIF1-γ抗体/抗NXP-2抗体に対する治療方針

　悪性腫瘍のスクリーニングを行う．悪性腫瘍が発見された場合，原則悪性腫瘍の治療を優先させる．

### 4）抗SRP抗体/抗HMGCR抗体に対する治療方針

　GCパルス療法を含む大量GCに免疫抑制薬やγ-グロブリン大量療法の併用を行う．

**文　献**

1）Tsuji H, et al：Multicenter prospective study of the efficacy and safety of combined immunosuppressive therapy with high-dose glucocorticoid, tacrolimus, and cyclophosphamide in interstitial lung diseases accompanied by anti-melanoma differentiation-associated gene 5-positive dermatomyositis. Arthritis Rheumatol 72：488-498, 2020

## 02-3　皮膚症状

### a ｜ 病　態

　PM/DMでは他の膠原病と同様に多彩な皮膚症状を呈しうるが，典型的な皮膚症状とされるGottron徴候/丘疹もしくはヘリオトロープ疹がある場合にDM［amyopathic DM（ADM）を含む］と診断される．

　PM/DMの病像・病態は他項でも述べられるように，筋病理や自己抗体で分類される「病型」に応じて異なるとされる．DMでは，インターフェロン（IFN）経路の亢進が示唆されており，とくにⅠ型IFN，Ⅱ型IFNいずれの経路の亢進も認めることが他の病型（抗ARS抗体症候群，免疫介在性壊死性ミオパチー，封入体筋炎）との違いであると示唆されている[1]．DMの筋生検組織においてはⅠ型IFN誘導性遺伝子もⅡ型IFN誘導性遺伝子もいずれも高発現しており[1]，Ⅰ型IFN誘導性蛋白であるmyxovirus resistance A（MxA）の筋細胞における発現はDMの診断において良好な感度・特異度を示すことが報告されている[2]．また，DMでは筋

組織だけでなく皮膚病変組織においてもMxAの高発現が報告されている[3].

## b | 皮膚所見

- **ヘリオトロープ疹**：上眼瞼のやや紫紅色の浮腫性紅斑．色調が目立たず眼瞼の浮腫のみが認められることもある．通常両側性であるが，左右不均等や片側性の場合もある．
- **Gottron徴候/丘疹** [口絵 6]：手指の関節背面，とくに近位指節間関節や中手指節関節に好発する角化性紅斑/丘疹．四肢の関節背面（肘頭や膝蓋）にも角化性紅斑として生じうる．びらんや潰瘍化を呈する場合もある．
- **顔面・頭部の皮疹**：顔面ではヘリオトロープ疹のほか，頬・前額・耳介・頭皮にもしばしば紅斑がみられ，鼻根部〜内眼角部も好発部位である．頭部では，脱毛を呈することがある．
- **鉄棒まめ様皮疹/逆Gottron徴候**：手指においては関節背面のGottron徴候のみならず，指の側面や屈側にも紅斑/丘疹を生じることがあり，手指関節屈側に現れるものを鉄棒まめ様皮疹/逆Gottron徴候と呼ぶ．
- **mechanic's hands（機械工の手）** [口絵 7]：拇指尺側面や示指・中指橈側面から指腹にかけて生じる角化性の皮疹
- **爪囲紅斑/爪上皮出血点**：他の膠原病でも認められる．ダーモスコピーで観察すると，出血点や拡張した毛細血管をよく捉えることができる．
- **V徴候・ショール徴候** [口絵 8 9]：前頸部から上胸部の紅斑（V徴候），上背部〜肩〜後頸部の紅斑（ショール徴候）．紫外線を浴びると悪化することがある．
- **鞭打ち様紅斑/scratch dermatitis** [口絵 10]：主に背部中央から下背部にかけて，搔破によって線状の紅斑を生じたもの．
- **多型皮膚萎縮（ポイキロデルマ）**：1ヵ所の皮膚病変に，色素沈着，色素脱失，血管拡張，表皮萎縮などの多彩な皮膚病変が混在するもの．
- **皮下石灰化**：若年性皮膚筋炎（JDM）症例で頻度が高い．

## c | 診断方法および鑑別疾患

　前述のとおり，ヘリオトロープ疹とGottron徴候/丘疹はDMの診断的価値が高く，1975年のBohan & Peterによる診断基準や，本邦では2019年厚生労働省の診断基準，さらには最近の2017年EULAR/ACR国際分類基準に至るまで，DMの診断項目に含まれる．DMの皮膚病変の病理組織学的所見は，真皮血管周囲あるいは表皮下に帯状の炎症細胞浸潤（リンパ球主体）を伴う，基底層の液状変性や表皮異常角化細胞（Civatte小体）がみられることが特徴とされる（苔癬型反応）．真皮の浮腫も特徴的で，ムチン沈着を伴うことが多い．陳旧性の皮疹では，基底膜肥厚や真皮の色素失調，血管拡張が目立つ．脂肪織炎や脂肪変性の病理組織像を認めることもあるが，DMに特異的な所見はない．蛍光抗体直接法では，基底膜部への免疫グロブリンや補体の沈着は一定しない．このような所見はPM/DMの疾患特異的なものではなく，皮膚病理組織像のみからDMと確定診断することは不可能である．しかし，似た臨床像を呈する疾患（湿疹/皮膚炎，酒さ，乾癬，SLE，サルコイドーシス，皮膚リンパ腫など）を鑑別するうえで病理組織学的所見が参考となり，とくにADM例では，皮膚生検を施行して病理組織像を評価することが本邦の難病制度においても診断に必要と規定されている．

Ⅳ．疾患別の最新診療指針 ｜ A．全身性自己免疫疾患

## d ｜ 重症度評価：皮膚病変評価ツール

### 1）PGA[4]

Physician Global Assessment（PGA）は医師が行う疾患重症度の総合的評価である．10cmの線形視覚アナログスケール，5段階のリッカート尺度で評価を行うが，主観で評価するため評価者間で差が生じる．

### 2）CDASI[5]

Cutaneous Dermatomyositis Disease Area and Severity Index（CDASI）はDMの皮膚病変の範囲と重症度を評価する指標である．解剖学的に15の項目に区分し，それぞれに対して活動性の評価として紅斑，鱗屑，びらん/潰瘍，および皮膚損傷の評価として多形皮膚萎縮，石灰化についてスコアをつけ，皮膚病変の分布と重症度を評価する．解剖学的区分による評価に加え，手のGottron徴候，爪周囲変化，最近の脱毛があれば合計スコアに加点でき，活動性は0〜100点，皮膚障害は0〜32点で評価する．PGAと比較して評価項目が細分化され，評価方法も比較的明瞭であるため，評価者間の差が少なく，リウマチ科医と皮膚科医が使用した場合のCDASIの信頼性が認められている．

### 3）CAT[6]

Cutaneous Assessment Tool（CAT）は皮膚疾患活動性スコアと皮膚損傷スコアで構成され，10項目の活動性病変，4項目の皮膚損傷病変，7項目は両者に共通する病変の計21項目により，皮膚疾患活動性スコアを0〜96点，皮膚損傷スコアを0〜20点で評価する．現在は簡略化されたabbreviated CAT（aCAT）を使用することが推奨されている．

### 4）DSSI[7]

Dermatomyositis Skin Severity Index（DSSI）は全身を頭部，体幹部，上肢，下肢の4領域に分割し，各領域内での発赤，硬結，鱗屑の重症度（0〜4点）とその面積（0〜6点）を掛け合わせて計算される．合計点は最大で72点になる．

## e ｜ 管理・治療の実践

PM/DMは主に筋病変・肺病変に対してGCや免疫抑制薬の全身投与が必要とされるため，そのような場合には皮膚症状もコントロールされることが多い．しかし，臨床活動性が皮膚症状のみのADMの場合，積極的にGCや免疫抑制薬の全身投与を行うことは推奨されておらず，軽症なら経過観察あるいは局所療法が行われる．局所療法はGC外用薬が最も一般的である．しかし，GC外用だけではコントロール困難な例も多く，また長期にわたるGC外用は皮膚萎縮や血管拡張など副作用リスクがあるため，漫然と使用してはならない．GC外用以外にはTAK軟膏の有用性がオープン試験により示唆されている[8]．DMではSLEと同様，光線過敏があり，サンスクリーンなど日光曝露を避ける指導を行う．瘙痒に対して抗ヒスタミン薬内服も行われる．

皮膚症状が重篤な場合には，GCや免疫抑制薬の全身的な治療を考慮してもよい[9]．海外では従来よりhydroxychloroquineがしばしば使用される[10]．MTX[11]やMMF[12]，CyA[12]，TAK[13]の有用性が，症例報告やケースシリーズとして報告されている．免疫グロブリン大量静注療法の有用性は，クロスオーバー試験などにおいて示されている[14]．JAK阻害薬が皮膚症状に有効であったとする症例報告もある[15]．

## 文 献

1) Pinal-Fernandez I, et al：Identification of distinctive interferon gene signatures in different types of myositis. Neurology 93：e1193-e1204, 2019
2) Uruha A, et al：Sarcoplasmic MxA expression：a valuable marker of dermatomyositis. Neurology 88：493-500, 2017
3) Okiyama N, et al：Distinct histopathologic patterns of finger eruptions in dermatomyositis based on myositis-specific autoantibody profiles. JAMA Dermatol 155：1080-1082, 2019
4) Yeung H, et al：Reliability and validity of cutaneous sarcoidosis outcome instruments among dermatologists, pulmonologists, and rheumatologists. JAMA Dermatol 151：1317-1322, 2015
5) Tiao J, et al：The reliability of the cutaneous dermatomyositis disease area and severity index (CDASI) among dermatologists, rheumatologists and neurologists. Br J Dermatol 176：423-430, 2017
6) Huber AM, et al：Alternative scoring of the cutaneous assessment tool in juvenile dermatomyositis：results using abbreviated formats. Arthritis Rheum 59：352-356, 2008
7) Carroll CL, et al：Development and validation of the dermatomyositis skin severity index. Br J Dermatol 158：345-350, 2008
8) Hollar CB, et al：Topical tacrolimus 0.1% ointment for refractory skin disease in dermatomyositis：a pilot study. J Dermatolog Treat 15：35-39, 2004
9) Lam C, et al：Management of cutaneous dermatomyositis. Dermatol Ther 25：112-134, 2012
10) Quain RD, et al：Management of cutaneous dermatomyositis：current therapeutic options. Am J Clin Dermatol 7：341-351, 2006
11) Hornung T, et al：Efficacy of low-dose methotrexate in the treatment of dermatomyositis skin lesions. Clin Exp Dermatol 37：139-142, 2012
12) Gelber AC, et al：Mycophenolate mofetil in the treatment of severe skin manifestations of dermatomyositis：a series of 4 cases. J Rheumatol 27：1542-1545, 2000
13) Hassan J, et al：Treatment of refractory juvenile dermatomyositis with tacrolimus. Clin Rheumatol 27：1469-1471, 2008
14) Dalakas MC, et al：A controlled trial of high-dose intravenous immune globulin infusions as treatment for dermatomyositis. N Engl J Med 329：1993-2000, 1993
15) Moghadam-Kia S, et al：Management of refractory cutaneous dermatomyositis：potential role of Janus kinase inhibition with tofacitinib. Rheumatology (Oxford) 58：1011-1015, 2019

## 02-4　筋炎症状

### a ┃ 疫学・予後

　本疾患の中核ともいえる筋炎症状は，欧米からの報告では9割以上で認められるが，CADMの頻度が比較的高いアジアにおいては7割程度で認められる[1]．筋炎症状が生命予後に与える影響は小さく，通常は治療により改善するが，健常人と比較した筋機能低下，身体機能低下は長期にわたって残存することが知られている．

### b ┃ 病 態

　罹患筋の病理学的解析や疾患動物モデルを用いた病態解析により，自己反応性T細胞による筋傷害，免疫介在性の筋内小血管傷害，膜侵襲複合体（MAC）を介した組織傷害などが想定されている[2-4]．

### c ┃ 自覚症状，身体所見，検査所見

#### 1）自覚症状

　力が入りにくい，高いところに物をもち上げるのが困難，洗髪時に腕が疲れやすい，階段

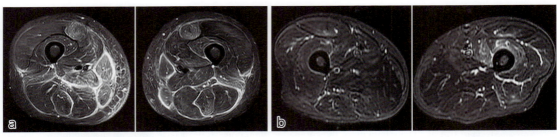

**図1　PM/DMのMRI（STIR）所見**
a：44歳女性，PM，抗Jo-1抗体陽性．縫工筋，大腿直筋，薄筋，大腿屈筋群に筋内および筋膜の高信号を認める．
b：56歳男性，PM，抗Jo-1抗体陽性．大腿直筋や中間広筋を主体として淡い高信号が左優位に認められる．

を登るときに足が重い，起床時に頭が上げにくい，飲み込みが困難といった筋力低下症状が，通常は月の単位で進行する．筋肉痛もみられることがあるが，筋力低下ほど目立たない．

### 2）身体所見

徒手筋力テストにより近位筋優位の筋力低下を認める．とくに頸部屈筋，三角筋，大胸筋，腸腰筋，大臀筋，中臀筋の筋力低下がみられやすい．

### 3）検査所見

血液検査では筋逸脱酵素（CK，AST，LDH，アルドラーゼ，ミオグロビン）の上昇を認める．MRIにて骨格筋にびまん性ないし斑状にSTIR高信号域を認める（図1）．筋膜や隣接する皮下組織にも高信号を認めることがあり，とくにDMでその傾向がある．進行すれば筋萎縮，脂肪化の所見を認める．針筋電図では，安静時電位としてfibrillation potentialとpositive sharp waveが活動性の筋炎においてほぼ必発とされている．また，随意収縮にて短持続，低振幅の運動単位電位，早期リクルートメントなどの筋原性変化がみられる．筋生検では，筋線維壊死再生像，筋内膜領域の単核球浸潤，未壊死筋線維内への単核球侵入，血管周囲領域の単核球浸潤，筋束周辺萎縮（perifascicular atrophy），筋束周辺壊死（perifascicular necrosis），MHC class Iの発現亢進，膜侵襲複合体の沈着などが観察される[4]．浸潤する単核球の多くはT細胞やマクロファージである．

## d｜診断方法および鑑別疾患

月単位で進行する筋力低下，筋逸脱酵素の上昇，皮疹や関節炎，間質性肺炎など関連する異常の存在から本疾患を疑い，筋炎特異的自己抗体の測定，筋MRI，針筋電図，筋生検を必要に応じて行い診断する．診断の際には，厚労省診断基準やACR/EULAR分類基準が参考になる[5]．鑑別疾患として，薬剤性，甲状腺機能異常，電解質異常，インフルエンザやコクサッキーウイルスなどの感染症があげられる．筋病変しかなく，年の単位で緩徐進行性の場合は，肢体型筋ジストロフィー，封入体筋炎，筋萎縮性側索硬化症，球脊髄性筋萎縮症なども鑑別疾患となり注意を要する．膠原病に合併する筋炎として区別が重要となるのは全身性エリテマトーデス（SLE）や全身性強皮症（SSc）であり，それぞれに固有の病態がないかを確認する．

## e 重症度評価

筋力低下のスコアリングとして，MMT-8が国際的に汎用されている．Kendallの10段階評価を用い，頸部屈筋，三角筋，上腕二頭筋，手関節伸展筋，大腿四頭筋，中臀筋，大臀筋，前脛骨筋の8種15ヵ所の筋力を評価し，それぞれ10点満点で合計150点満点のスコアをつける．MMT-8のスコアと治療反応性，予後との相関は検証されていないが，一般的にはMMTスコアが低い例，CK値が高い例は，より重症と判断される．

## f 管理・治療の実践

間質性肺炎を合併する場合は，その重症度評価，予後予測に基づいた治療選択を行う．一般に間質性肺炎に対する治療により筋炎も改善する．間質性肺炎の合併がなく，筋炎が主たる治療標的となる場合は，0.8〜1mg/kgのPSLによる治療が基本となる．軽症の場合，PSL 0.5〜0.6mg/kgで開始することもありうる．治療抵抗例，再燃例は比較的多いため，初期から免疫抑制薬を併用することが推奨される．MTX（保険適用外），AZP，TAK（間質性肺炎合併のみ保険適用）がよく使用される．治療反応をみながら2週間程度でPSLを漸減開始し，以降2〜4週間ごとに5〜10mgずつ減量する．減量過程で改善がみられなくなる場合は，ステロイドパルスや大量免疫グロブリン静注（IVIg）療法を追加すると改善することが多い．維持期にはPSL 5mgまでの減量を目標とするが，それまでに再燃傾向がみられることもあり，PSL増量や免疫抑制薬の増量，変更，追加などで対処できる場合がある．PSL 5mg以下への減量や中止は可能な例もあるが，困難であることが多い．リハビリテーションは筋機能改善に有用であり行うことが望ましい．

> **【処方例】**
> ● azathioprine 1日量として1〜2mg/kg相当量を経口投与．NUDT15遺伝子多型を確認し，開始用量を調整
> ● tacrolimus 1回0.0375mg/kgを1日2回，朝食後および夕食後で開始．目標血中トラフ濃度を5〜10ng/mLとし，血中トラフ濃度をモニタリングしながら投与量を調節
> ● methotrexate 6mg/週で開始し，治療反応，忍容性に応じて適宜増減
> ● ヒト免疫グロブリンG 1日あたり400mg/kg体重を5日間点滴静注

### 文 献

1) Lilleker JB, et al：The EuroMyositis registry：an international collaborative tool to facilitate myositis research. Ann Rheum Dis **77**：30-39, 2018
2) Sugihara T, et al：Definitive engagement of cytotoxic CD8 T cells in C protein-induced myositis, a murine model of polymyositis. Arthritis Rheum **62**：3088-3092, 2010
3) Kamiya M, et al：A new in vitro model of polymyositis reveals CD8+ T cell invasion into muscle cells and its cytotoxic role. Rheumatology **59**：224-232, 2020
4) Lundberg IE, et al：Idiopathic inflammatory myopathies. Nat Rev Dis Primers **7**：86, 2021
5) Jinnin M, et al：First external validation of sensitivity and specificity of the European League Against Rheumatism（EULAR）/American College of Rheumatology（ACR）classification criteria for idiopathic inflammatory myopathies with a Japanese cohort. Ann Rheum Dis **79**：387-392, 2020

Ⅳ. 疾患別の最新診療指針 │ A. 全身性自己免疫疾患

## 02-5　間質性肺疾患（ILD）

### a │ 疫学・予後

　ILDは，成人のPM/DM患者の約30〜60％に合併し，重要な生命予後因子である．2018年に発表された国内44施設が参加したコホート研究（JAMIコホート）によると，PM/DM-ILD患者497例の生存率は6ヵ月84％，1ヵ月83％，3年80％であった．PM/DM-ILDの予後不良因子として，高齢発症，急性/亜急性ILD，CADM，A-aDO$_2$高値（PaO$_2$低値，PaCO$_2$低値），努力肺活量低下，抗MDA5抗体陽性（とりわけ高力価陽性），血清フェリチン高値，血清CRP高値，血清KL-6高値，赤沈亢進が指摘されている．一方，JDMのILD合併率は20％未満にとどまる．

### b │ 病　態

　抗MDA5抗体陽性例でみられる急速進行性のILD（RP-ILD）では，マクロファージの活性化，サイトカインストーム，Ⅰ型インターフェロン，好中球の活性化，好中球細胞外トラップ，T細胞の活性化，血管炎などがその病態に関わり，COVID-19，成人Still病（マクロファージ活性化症候群）と一部病態がオーバーラップしていることも示唆されている．また，秋〜冬にかけて発症が多く，河川沿いの地域に発症集積がみられることから，何らかの外的要因がその発症に関与していることも示唆される．抗ARS抗体陽性例は主に慢性に経過するILDと関連し，ARS抗原と外来因子との分子相同性による自己寛容の破綻など，ARS抗原と病態との関連を示す仮説が報告されている．

### c │ 自覚症状，身体所見，検査所見

　特発性肺線維症と類似し，乾性咳嗽，労作時呼吸困難などの自覚症状を伴い，下肺野を中心とする捻髪音が聴取され，血液検査ではLDH，KL-6，SP-Dの上昇，胸部X線，CT検査では両側下肺野の粒状・線状・網状陰影，すりガラス影（GGO），横隔膜挙上など，呼吸機能検査では拘束性障害（肺活量，努力肺活量の低下），肺拡散能（DLco）の低下といった所見が認められる．胸膜直下を主体とする収縮傾向を伴う浸潤影（図2）は抗MDA5抗体陽性例で認められ，RP-ILDの経過をたどることが多い．軽症例では無症状のことも多く，画像検査，呼吸機能検査をフォローし，進行性線維化を伴うILD（PF-ILD）かどうかを判断することも治療方針を決定するうえで重要である．また，縦隔気腫が生じた際には皮下気腫や胸痛を認めることもある．

### d │ 診断方法および鑑別疾患

　PM/DMの診断がされた後，乾性咳嗽，労作時呼吸困難，捻髪音，血清マーカー，胸部X線上のGGOなどからILDが判明する例，ILDの診断がされた後，皮膚症状（ヘリオトロープ疹，Gottron徴候など），筋力低下，筋痛，血清筋原性酵素の上昇などからPM/DMが判明する例，PM/DMとILDが同時に判明・診断される例がある．過敏性肺炎，サルコイドーシス，その他の自己免疫疾患［関節リウマチ（RA），SSc，ANCA関連血管炎など］，リンパ脈管筋腫症，肺胞蛋白症などが鑑別となる．抗ARS抗体陽性例は関節症状を伴うことが多く，RAはとり

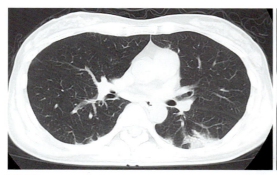 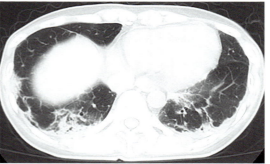

**図2** DMおよび急速進行性ILD症例（40歳台女性，抗MDA5抗体陽性）の胸部CT所見

わけ重要な鑑別疾患である．PF-ILDを伴うRAと診断された後に抗ARS抗体陽性が判明する例もしばしば経験される．

## e ｜ 重症度評価

PM/DM-ILDの活動性および重症度は画像検査，呼吸機能検査，運動耐用能（6分間歩行試験，1分間椅子立ち上がりテスト），前述した予後不良因子により総合的に評価される．

## f ｜ 管理・治療の実践

PM/DM-ILDの管理・治療を実践するうえで留意すべき点は，RP-ILDの経過を示す予後不良な一群の存在を常に念頭に置き，治療のタイミングを逸しないことである．予後不良因子として指摘されている年齢，画像所見，自己抗体，血清マーカー（フェリチン，CRP，KL-6），血液ガス分析，呼吸機能および臨床経過を迅速に評価し，治療の内容，タイミングを判断する．

### 1）急性/亜急性ILD

抗MDA5抗体陽性例のRP-ILDに対しては高用量GC（methylprednisoloneパルス療法を含む）＋カルシニューリン阻害薬（本邦で保険適用があるのはTAK）＋cyclophosphamide（CY）（間欠静注療法）の三者併用療法を速やかに開始する．画像所見の改善を認めるまでに数ヵ月程度を要することも多く，治療効果は自覚症状，血液ガス分析，呼吸機能，血清マーカーも含め総合的に判断する．治療奏効例では抗MDA5抗体価が緩徐に低下する．その他の症例に対しては，予後不良因子，臨床経過を勘案し，前述した三者併用療法または高用量GC＋免疫抑制薬単剤（カルシニューリン阻害薬が選択されることが多いがCYも用いられる）の二者併用療法を行う．二者併用療法で十分な効果が得られない場合は三者併用療法を行う．とりわけ三者併用療法を行う際は，感染症（サイトメガロウイルスなどのウイルス感染症，カンジダなどの真菌感染症を含む）と腎機能障害の合併に十分に配慮する．

### 2）慢性ILD

呼吸器症状，画像検査，呼吸機能検査をフォローし，ILDが進行性かどうかをまずは評価する．非進行性の場合は経過観察，進行性の場合には中等量（PSL換算0.5mg/kg）以上のGC投与を基本とし，抗ARS抗体陽性例に対しては，GCの漸減に伴い再燃をきたすことが

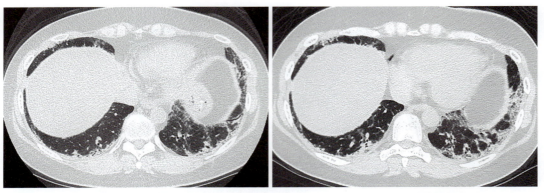

**図3** DMおよび進行線維化を伴うILD症例（40歳台女性，抗ARS抗体陽性）の胸部CT所見
左：ベースライン，右：6ヵ月後

多いため，免疫抑制薬を併用する．抗ARS抗体陰性例に対しても，予後不良因子，臨床経過を勘案し，とりわけGC単独で十分な効果が得られない場合は免疫抑制薬の併用を考慮する．一般に，PF-ILDに対して基礎疾患にかかわらず抗線維化薬nintedanibの投与が検討されるが，PM/DMに伴うPF-ILD（図3）に対する免疫抑制薬とnintedanibの併用に関してはエビデンスが不足している．

## 02-6 悪性腫瘍関連ミオパチー

### a 疫学・予後

　成人発症の炎症性ミオパチー（筋炎）では，悪性腫瘍のリスクが増加していることが知られている．一般に，筋炎発症の前後3年以内に悪性腫瘍が発見されたものが悪性腫瘍関連ミオパチーと定義されている．近年のメタ解析では，悪性腫瘍の相対リスクはDMで4.66，PMで1.75と報告されている[1]．性別では，DMにおける悪性腫瘍の標準化発生率（SIR）は男性で5.29，女性で4.56であり，PMでは男性で1.62，女性で2.02であった[1]．PMは近年，いくつかの異なるサブタイプ，すなわち抗ARS（アミノアシルtRNA合成酵素）抗体症候群（ASyS），IMNM，封入体筋炎，オーバーラップ筋炎，典型的な皮膚症状を伴わないDM，きわめてまれな狭義のPMなどの集合体と考えられるようになってきており，サブタイプごとに分けて悪性腫瘍の関連性を考える必要がある．近年，筋炎におけるがんスクリーニングの国際ガイドラインが発表されている[2]．このガイドラインでは，病型，自己抗体，臨床的特徴を高リスク因子，中リスク因子，低リスク因子に定義し，その組み合わせにより高リスク群，中リスク群，低リスク群に分類することを提唱している．病型では，高リスク因子になるのはDM，中リスク因子は無筋症性DM，PM，IMNM，低リスク因子は抗ASyS，膠原病合併筋炎である[2]．

　DMにおける悪性腫瘍合併は，診断から1年以内のSIRは17.29，1〜5年では2.7，5年以降では1.37であった[1]．また，年齢別には，15〜44歳のSIRは2.79，45歳以上では3.13であった[1]．悪性腫瘍の種類には大きな偏りはないが，メタ解析で肺癌と血液系腫瘍のSIRが高かったとする報告がある[3]．

02 | 多発性筋炎／皮膚筋炎（PM/DM）

悪性腫瘍は筋炎における主要な死因の一つであり，生命予後と密接に関連する．2011年の本邦からの報告では悪性腫瘍関連ミオパチーの5年生存率は25％と報告されている[4]．

## b | 病　態

炎症性ミオパチーに関連する悪性腫瘍は，筋炎の診断時に発見されることが多いことから，筋炎に続発して生じるというよりは，悪性腫瘍が筋炎発祥のトリガーとなっている可能性が推測される．抗TIF1抗体陽性のDM患者の悪性腫瘍には*TIF1*遺伝子の変異が高率に認められることが報告されており，変異した分子がネオアンチゲンとして腫瘍免疫を惹起し，同時に自己免疫疾患を生じている可能性が考えられている．

近年，炎症性ミオパチーは筋炎特異的自己抗体によってサブセットに分けられることが明らかになってきた．DMでは，抗TIF1抗体が悪性腫瘍合併に強く相関し，40歳以上の同抗体陽性DMの70％以上に悪性腫瘍を合併する[5]．抗NXP2抗体も悪性腫瘍と相関するとの報告が多く，成人例の20〜30％に悪性腫瘍を合併するとされるが，メタ解析では有意な因子であることは示されなかった[6]．他に，抗SAE抗体も悪性腫瘍を高率に合併するとする報告がある．一方，ASySを規定する抗ARS抗体，とくに抗Jo-1抗体は悪性腫瘍リスク低下と有意に相関する[6]．

IMNMでも，悪性腫瘍のリスクはサブタイプによって異なる[7]．自己抗体陰性は悪性腫瘍と強い相関が示されており，抗HMGCR抗体は弱い相関があると考えられている[7]．抗SRP抗体は悪性腫瘍とは関連しない[6]．国際ガイドラインでは，抗TIF1-γ抗体と抗NXP2抗体が高リスク因子，抗SAE抗体，抗HMGCR抗体，抗Mi-2抗体，抗MDA5抗体が中リスク因子，抗SRP抗体，抗Jo-1抗体とその他の抗ARS抗体，筋炎関連自己抗体は低リスク因子とされている[2]．

一般に炎症性ミオパチーは，悪性腫瘍を合併する群とILDを合併する群の2つに分けることができ，両者を合併することは比較的まれである．これに一致して，コンピュータ断層撮影（CT）によって診断されるILDの存在は有意に低い悪性腫瘍リスクと関連するとメタ解析で示されている[6]．

## c | 自覚症状，身体所見，検査所見

### 1）自覚症状

悪性腫瘍関連ミオパチーに特異的な自覚症状はない．各々の悪性腫瘍に伴う症状が現れることがある．嚥下障害は悪性腫瘍合併例に高率にみられるため，飲み込みにくさやむせ込みなどが起き，構音障害があると，はっきり発音できない，呂律が回らないなどの症状がみられることもある．悪性腫瘍を高率に合併する抗TIF1抗体陽性例ではかゆみが強い．

### 2）身体所見

嚥下障害は悪性腫瘍の高リスクと有意に関連する[6]．皮膚潰瘍もメタ解析により悪性腫瘍の高リスクと有意に関連すると報告されている[6]．Raynaud現象の存在は有意に低い悪性腫瘍のリスクと関連する[6]．悪性腫瘍を高率に合併する抗TIF1抗体陽性例では，広範囲の浮腫性紅斑が特徴的であり，背部にむち打ち様紅斑をしばしば伴う．皮膚壊死も高リスク因子とされる．

151

IV. 疾患別の最新診療指針 │ A. 全身性自己免疫疾患

### 3) 検査所見

メタ解析では，CKやLDHの値が低いほうが悪性腫瘍のリスクが高いことが示されている[6]．上述のように，いくつかの筋炎特異的自己抗体は悪性腫瘍合併と強く相関する．

## d │ 管理・治療の実践

悪性腫瘍関連ミオパチーでは，悪性腫瘍の治療によって筋炎が軽快することがあるため，可能であれば悪性腫瘍の治療を優先させる．筋炎の治療にあたっては，悪性腫瘍合併の場合，免疫抑制薬を使用することが難しいことが多い．GCのほか，免疫抑制をかけずに済む免疫グロブリン大量静注療法を併用することも有用である．

悪性腫瘍のスクリーニングは，国際ガイドラインに基づきリスクを評価し，高リスク群では3年後までは定期的に悪性腫瘍の検索を行うべきである[2]．筋炎の治療抵抗性も高リスク因子であり，経過によって見直すことも必要である．

### 文　献

1) Qiang JK, et al：Risk of malignancy in dermatomyositis and polymyositis. J Cutan Med Surg **21**：131-136, 2017
2) Oldroyd AGS, et al：International Guideline for Idiopathic Inflammatory Myopathy-Associated Cancer Screening：an International Myositis Assessment and Clinical Studies Group (IMACS) initiative. Nat Rev Rheumatol **19**：805-817, 2023
3) Olazagasti JM, et al：Cancer risk in dermatomyositis: a meta-analysis of cohort studies. Am J Clin Dermatol **16**：89-98, 2015
4) Yamasaki Y, et al：Longterm survival and associated risk factors in patients with adult-onset idiopathic inflammatory myopathies and amyopathic dermatomyositis：experience in a single institute in Japan. J Rheumatol **38**：1636-1643, 2011
5) Fujimoto M, et al：Myositis-specific anti-155/140 autoantibodies target transcription intermediary factor 1 family proteins. Arthritis Rheum **64**：513-522, 2012
6) Oldroyd AGS, et al：A systematic review and meta-analysis to inform cancer screening guidelines in idiopathic inflammatory myopathies. Rheumatol **60**：2615-2628, 2021
7) Pinal-Fernandez I, et al：Immune-mediated necrotizing myopathy. Curr Rheumatol **20**：21, 2018

| Ⅳ．疾患別の最新診療指針 | A．全身性自己免疫疾患 |

# 03 全身性強皮症（SSc）

## 03-1 総　論

### a │ 疫学・予後

　全身性強皮症（SSc）は皮膚・内臓諸臓器の線維化，末梢循環障害，慢性炎症および免疫異常を併せもつ膠原病である．手指から体幹に向かって拡大する皮膚硬化を主徴とする．小児を含めてあらゆる年齢層にみられるが，好発年齢は40～60歳で，男女比は1：6程度と女性に多い[1]．経過中にみられる最も広い皮膚硬化範囲が肘あるいは膝を越えるか否かでびまん皮膚硬化型（dcSSc），限局皮膚硬化型（lcSSc）に分類する．近年，多くの膠原病で機能・生命予後の改善が得られているが，SScでは年齢，性で補正した死亡リスクは一般集団に比べて5～8倍高く，10年生存率は70％程度しかなく，難治性病態として取り残されている．死因として間質性肺疾患（ILD），肺動脈性肺高血圧症（PAH），心筋障害，腎クリーゼ，消化管障害またはそれら複合病変で疾患自体によるものが多く，他の膠原病と異なり感染や心血管イベントなど合併症による死亡は少ない．

### b │ 病態のメカニズム

　これまでの細胞・分子レベルでの病態解析からSScではさまざまな細胞サブセット，液性因子，細胞内シグナルが密接に関わる病態が明らかにされてきた[2]．血管内皮の傷害とそれに引き続く血管形成・修復機転が十分に機能せず，血小板活性化，T細胞，B細胞，単球/マクロファージ，形質細胞様樹状細胞などの血管周囲への漏出によりTh2/M2やⅠ型インターフェロン優位の免疫応答を引き起こす．これら慢性炎症に加えて小胞体ストレス，低酸素などの刺激により組織に存在する線維芽細胞や骨髄から動員された間葉系幹細胞が筋線維芽細胞へと分化する．また，病変局所での線維化促進環境下で血管内皮細胞，上皮細胞，壁細胞，単球/マクロファージが筋線維芽細胞様細胞へと分化転換する．最終的には，筋線維芽細胞から大量に産生されたⅠ型コラーゲンなどの細胞外マトリックスが組織に蓄積し，正常構造の改変をもたらす．

### c │ 診断について

#### 1）診断の概説

　手指から体幹に向かって拡大する皮膚硬化，Raynaud現象などの末梢循環障害を併せもつ場合の診断は容易である．他の皮膚硬化局面を有する疾患を疑う場合を除き，診断に皮膚生検は不要である．

#### 2）分類基準

　ACRとEULARが合同で作成した分類基準（表1）[3]は診療における診断にも有用である．本基準の使用にあたっては皮膚硬化を呈する他疾患の除外が前提となる．手指硬化が中手指

Ⅳ．疾患別の最新診療指針 │ A．全身性自己免疫疾患

**表1　ACR/EULARによるSSc分類基準**

| ドメイン | 基準項目 | ポイント |
|---|---|---|
| 手指硬化が中手指節間関節を越えて近位まで存在（近位皮膚硬化） | | 9 |
| 手指の皮膚硬化<br>（ポイントの高いほうを採用） | 手指腫脹<br>中手指節間関節より遠位に限局した皮膚硬化 | 2<br>4 |
| 指尖部所見<br>（ポイントの高いほうを採用） | 手指潰瘍<br>指尖陥凹性瘢痕 | 2<br>3 |
| 爪郭毛細血管異常 | | 2 |
| 毛細血管拡張 | | 2 |
| 肺病変<br>（いずれか陽性） | PAH<br>ILD | 2 |
| Raynaud現象 | | 3 |
| 自己抗体<br>（いずれか陽性） | 抗セントロメア抗体<br>抗トポイソメラーゼ抗体<br>抗RNAポリメラーゼ抗体 | 3 |

以下のスコアリングに当てはめ，合計9以上であればSScに分類する．
*皮膚硬化を有するが手指に皮膚硬化がない例，臨床所見を説明できる他疾患を有する例には本基準を適用しない．
[van den Hoogan F, et al：Arthritis Rheum **65**：2737-2747, 2013をもとに作成]

節間関節を越えて近位まで存在すればSScの分類が可能である．皮膚硬化や腫脹が手指に限局する場合は，スコアリングを用いて9点以上をSScに分類する．Raynaud現象に加えて爪郭毛細血管変化，SSc関連自己抗体のいずれかを有する例は，当初皮膚硬化がなくても，3年以内に約半数がSScと診断される．これら症例はプレSScとして把握されている[4]．

### 3）鑑別疾患についての考え方

皮膚硬化局面を有するが全身症状を欠く疾患群（限局性強皮症，好酸球性筋膜炎，腎原性全身性線維症など）を除外する．これら疾患ではRaynaud現象などの血管病変を欠くだけでなく，手指に拘縮はあっても皮膚硬化を認めない．

### 4）罹患臓器の概説

臨床症状は多彩で，病変分布や皮膚や内臓病変の程度や進行度は個々の患者で大きく異なる．**表2**に臓器ごとに経過中にみられるおおよその頻度，評価法を示す．

#### a 皮膚硬化

病初期には手指腫脹がみられ，経過とともに硬化局面へと移行する．浮腫期には皮膚は緊満し，硬化期には硬度が増し，光沢を帯びる．萎縮期に入ると真皮は薄く，表皮も菲薄となるが，皮下組織への癒着は残存する．また，色素沈着と脱失が混在する特徴的な外観を呈する．

#### b 末梢循環障害

Raynaud現象は95％以上でみられ，多くの例で初発症状となる．寒冷曝露や精神的緊張による手指の可逆性の血管攣縮により誘発される徴候で，典型的には白→紫→赤の三相性の色調変化を示す．循環障害が高度になると指尖に手指潰瘍や壊疽を呈する．指尖陥凹性瘢痕は指の先端に出現する無痛性の虫食い状の凹みで，慢性的な虚血を反映した所見である．手指爪郭毛細血管の変化が高率にみられ，初期には血管ループが減少し，残った血管は巨大化し，易出血性となる．罹病期間が長くなると正常血管が消失した無血管野がみられ，分枝や吻合を伴う異常血管新生を伴う．また，罹病期間が長くなると全身の皮膚，粘膜に斑状の毛

**表2　臓器別の病変頻度とその評価法**

| 臓器障害 | 頻度 | 評価法 |
|---|---|---|
| 皮膚硬化 | >95% | mRSS |
| Raynaud現象 | >95% | Raynaud日記，患者VAS，Raynaud状態スコア |
| 手指潰瘍 | 40% | 患者VAS |
| ILD | 60% | 胸部X線，血清KL-6，SP-D，HRCT，呼吸機能検査（スパイロメトリー，肺拡散能），6分間歩行試験 |
| PAH | 10% | 胸部X線，心電図，呼吸機能検査（肺拡散能），血清BNP/NT proBNP，経胸壁心エコー，右心カテーテル，6分間歩行試験 |
| 心病変 | 10% | 心電図（Holterを含む），経胸壁心エコー，心臓MR，心筋シンチグラム，心臓カテーテル検査，心筋生検 |
| 腎クリーゼ | <5% | 血圧，眼底検査，血清レニン活性 |
| 上部消化管 | 70% | Fスケール，UCLA-SCTC GIT 2.0質問票，食道内圧検査，食道造影，上部消化管内視鏡 |
| 下部消化管 | 20% | UCLA-SCTC GIT 2.0質問票，腹部X線，腹部CT，便ズダンⅢ染色，消化吸収試験 |
| 関節・腱 | 30% | 関節X線，関節エコー，関節MR |

mRSS：modified Rodnan total skin thickness score，VAS：visual analog scale

細血管拡張が出現する．

### c ILD

乾性咳嗽が主症状で，努力肺活量（FVC）減少など拘束性換気障害が進行すると労作時息切れが出現する．無症状のことも多い．ILDを有する例の約1/3は緩徐に進行して呼吸不全に陥る．病変は対称性に下肺野，背側優位に分布する．高分解能CTでは，早期はすりガラス影，網状影が主体であるが，経過とともに牽引性気管支拡張などの構造改変が進行する．非特異的間質性肺炎パターンを呈することが多い．

### d PAH

肺細小動脈壁の内膜の線維性肥厚による．早期には自覚症状を欠くが，進行すると労作時息切れを認め，右心不全，心拍出量低下を招く．罹病期間の長いlcSScにみられることが多い．10%程度と頻度は少ないものの生命予後は不良である．スクリーニングによる早期発見が生命予後改善に不可欠である．高度のILDや心筋障害に伴う肺高血圧症（PH）をきたす例もあり，病態の鑑別が重要である．

### e 心病変

心筋の線維化により収縮能，拡機能が障害される．多くは無症状であるが，心不全をきたす場合もある．伝導障害，期外収縮など不整脈をきたすことがある．心嚢液貯留を認めることがあり，時に心タンポナーデを呈する．

### f 腎病変

突然出現または悪化する高度の高血圧，腎機能低下を腎クリーゼと呼ぶ．高レニン血症を伴い，血栓性微小血管障害を併発することが多い．dcSSc早期の皮膚硬化進行期にみられることがほとんどである．

### g 上部消化管病変

中〜下部食道の蠕動能低下，拡張による胃食道逆流症を高率に伴う．繰り返す胃食道接合部の炎症のために狭窄やBarrett食道をきたすこともある．

Ⅳ．疾患別の最新診療指針 ｜ A．全身性自己免疫疾患

### ▌h 下部消化管病変

腸管壁の線維化，平滑筋萎縮による蠕動能低下と吸収不良をきたす．病初期は便通異常（繰り返す下痢と便秘）のみであるが，進行すると偽性腸閉塞，気腫性嚢胞症，気腹症，体重減少を伴う．小腸内細菌異常増殖を伴う場合もある．

### ▌i 関節・腱病変

腱の肥厚と癒着により手指，手，肘，足などに屈曲拘縮を認める．dcSSc早期には肥厚した腱が周囲の筋膜や筋支帯などに擦れる腱摩擦音を検出する．関節炎は非びらん性であるが，時に関節リウマチ（RA）と区別できないびらん性関節炎を併発する．

### ▌j その他

骨格筋障害による筋力低下や筋萎縮を伴う場合があり，SSc固有の骨格筋病変，筋炎のオーバーラップかの鑑別を要する．手指末節骨の吸収，指尖や関節周囲にカルシウム結晶沈着（皮下石灰化）を伴うことがある．

### 5）診断，病勢評価に必要な検査の概説

SScでは抗核抗体の陽性頻度が95％以上と高く，さまざまな核抗原に対する自己抗体が検出される．とくに抗トポイソメラーゼⅠ（Scl-70）抗体，抗セントロメア抗体，抗RNAポリメラーゼⅢ抗体の検出は診断や病型分類に有用である．皮膚硬化の程度と広がりを半定量的に評価する手法としてmodified Rodnan total skin thickness score（mRSS）が用いられる．臓器別の病変評価法は**表2**を参照されたい．複数の臓器病変を包括した疾患活動性指標やダメージ指標などが提案されているが，有用性が検証され，定着したアウトカム指標は現時点でない．

## d ｜ 治療選択における考え方

完成した線維化病変は可逆性に乏しいため，治療目標は臓器障害の進行を食い止め機能障害を軽減し，生命予後を改善することである．疾患自然歴を変えて機能・生命予後を改善する疾患修飾療法に，完成した病変に対して自覚症状や機能を改善する目的で使用される支持・対症療法を組み合わせる．疾患修飾療法の適応は生命・機能予後不良が予測され，かつ進行が予測される早期例に限られる．具体的には早期dcSSc，進行性線維化を伴うILDが対象となる．ランダム化比較試験（RCT）で，対照群に比べてmRSS，FVCなど短期のエンドポイントで優位性が示された治療薬はあるが，長期予後を改善するエビデンスを有する治療法は末梢血幹細胞移植のみである[5]．線維化の上流にリンパ球を中心とした免疫反応が関与することから，これまで治療の中心は非特異的免疫抑制薬［cyclophosphamide（CY），methotrexate（MTX），mycophenolate mofetil（MMF）］あった．病態解析から同定された病態と関連する細胞サブセット，液性因子，細胞内シグナルに対する分子標的治療薬として，特定の患者集団に対するtocilizumab（TCZ），rituximab（RTX），nintedanibの有効性が報告されている[2]．なお，他の膠原病で使用されるグルココルチコイド（GC）はSScで有効性の報告がないばかりか，適応例の多くを占める早期dcSScでは腎クリーゼのリスクを高める．

### 文 献

1) Kuwana M, et al：Incidence rate and prevalence of systemic sclerosis and systemic sclerosis-associated interstitial lung disease in Japan：analysis using Japanese claims databases. Adv Ther **39**：2222-2235, 2022

2) Lescoat A, et al：Therapeutic approaches to systemic sclerosis：recent approvals and future candidate

therapies. Clin Rev Allergy Immunol **64**：239-261, 2023
3)　van den Hoogan F, et al：2013 classification criteria for systemic sclerosis：an American College of Rheumatology/European League Against Rheumatism collaborative initiative. Arthritis Rheum **65**：2737-2747, 2013
4)　Lescoat A, et al：Beyond very early systemic sclerosis deciphering pre-scleroderma and its trajectories to open new avenues for preventive medicine. Lancet Rheumatol **5**：e683-e694, 2023
5)　Rahaghi FF, et al：Expert consensus on the management of systemic sclerosis-associated interstitial lung disease. Respir Res **24**：6, 2023

## 03-2　皮膚硬化および石灰化病変

### a｜疫学・予後

　皮膚硬化はSScでは程度の差はあってもほとんどの例で認め，中核症状となっている場合が多い．左右対称性に四肢末端から中枢に，伸側から屈側に硬化が進む．それとともに肺や心臓，消化管などの内臓線維化も生じていく．ただし，手指の硬化に長い間にとどまる例や急速に全身の皮膚硬化が進む例もある．例外的に皮膚硬化がない一方で，内臓病変と血清学的異常を呈するsystemic sclerosis sine sclerodermaと呼ばれる病型もあり，皮膚所見を呈さない場合（Ⅰ型），皮膚硬化はないものの石灰化や毛細血管拡張，手指潰瘍を認める場合（Ⅱ型），内臓症状が先行し遅れて皮膚症状が生じる場合（Ⅲ型）の3群に分類される[1]．

　従来，SScは豪州のBarnettらが1969年に提唱した分類である，BarnettⅠ型（手指のみの硬化），Ⅱ型（手指から前腕に及ぶ皮膚硬化），Ⅲ型（体幹に及ぶ皮膚硬化）への分類が用いられたが，近年は米国のLeRoyらが提唱した分類[2]がよく用いられている．この分類ではSScを，肘関節より末梢に皮膚硬化が限局している限局皮膚硬化型SSc（lcSSc）と，肘関節から体幹に皮膚硬化が及んでいるびまん皮膚硬化型SSc（dcSSc）に分類する．この両者では自然経過や予後，内臓病変，自己抗体などに大きな相違がある．

　予後に関しては，dcSScでは発症6年以内に皮膚硬化が進行し，この時期に臓器病変も進行する．発症6年以降の皮膚硬化の再度の悪化はまれである．重篤な皮膚硬化の70％は発症3年以内に生じるという報告もある．また生命予後との関連からもprogressorとnon-progressorに分類する報告もある．progressorの定義は臨床試験により多少異なるが，dcSScで皮膚硬化が出現してから18ヵ月内もしくは3～5年までの早期を対象に12～24ヵ月で，後述の皮膚硬化評価法mRSSにおける5点もしくは25％以上の悪化を示す場合とするものが多い．3ヵ月ごとの評価ではベースラインから12±3ヵ月でピークを迎えることが多い[3]．

### b｜病　態

　SScの病態形成には，遺伝要因および環境要因のもと，免疫異常，線維化，血管障害の3要素が相互に関連しながら深く関与していると考えられているが，いまだ十分な解明には至っていない．進行に応じて3期に分類され，病初期には真皮層の浮腫性変化（浮腫期）を認め，進行に伴い真皮層の膠原線維束が太く緊密化し硬化局面を形成する（硬化期）．さら硬化局面が拡大進行もしくは菲薄化し萎縮する（萎縮期）．

Ⅳ．疾患別の最新診療指針 ｜ A．全身性自己免疫疾患

## C ｜ 自覚症状・身体所見・検査所見

皮膚硬化はSScの中核症状であり，進行期別に以下の症状を呈する．

### 1）浮腫期

初期は浮腫を伴うため，皮膚の硬さというよりも浮腫状であることに注意が重要である．皮膚は光沢があり緊満し，指輪が抜けなくなったというエピソードもしばしば見受けられる．多くの例ではRaynaud現象が先行している．

### 2）硬化期

皮膚の浮腫性腫脹から板状の硬化に進展し，中枢側に進む例が出てくる．皮膚硬化に伴う身体所見として，手指をまっすぐ伸展するようにして合掌させた場合に両手指が完全に密着できない状態（bowed finger，prayer sigh）となる手指屈曲拘縮（屈曲障害および伸展障害）や，手足の皮膚が乾燥・角化や前腕の多毛，仮面様顔貌，舌小帯短縮（舌小帯が肥厚して白く観察され，舌の動きも制限される），口周囲のしわ，開口障害，顎部の陥凹，胸郭の拡張障害などを認めることがある．手指の皮膚硬化（sclerodactyly）では遠位からの皮膚硬化に伴い近位指節間関節背に大きなしわを認めることもある．色素異常（びまん性の色素沈着と部分的な色素脱失）も頻度の高い所見である．骨吸収による指の短縮なども生じる．

### 3）萎縮期

晩期になると皮膚は萎縮し，蝋様の光沢を帯び羊皮紙様で脆弱となる．この時期は皮膚硬化が臨床的に改善したと思える場合もあるが，萎縮の影響も大きい．

石灰沈着は軟部組織，とくに手指を中心に皮内ないし皮下にカルシウムの沈着が生じる．浅い場合は黄白色の結節として認められ，深い場合は皮下結節として触れる．X線は石灰沈着の検出に有用である．関節内や周囲，滑膜や腱，腱鞘にも生じることがある．手指や手関節，肘関節など外力を受けやすい部位や，関節炎後に石灰沈着を認める場合がある．血清ではカルシウムやリンなどに異常はなく，軟部組織局所の要因が影響していると考えられている．とくに抗セントロメア抗体陽性の限局皮膚硬化型で認められることの多いCREST症候群は，calcinosis（皮下石灰沈着），Raynaud現象，esophageal dysfunction（食道蠕動低下），sclerodactyly（手指の皮膚硬化），telangiectasia（毛細血管拡張）を呈し，石灰沈着を特徴としている．

## d ｜ 診断方法および鑑別疾患

皮膚硬化の診断のためには触診が重要であるが，皮膚硬化の有無がわかりにくい場合は，皮膚病理学的所見が参考となる．通常，真皮下層から膠原線維の膨化・増生が始まり，真皮中層ときに上層まで線維化が認められる．

浮腫性または浮腫性硬化性病変では，若年性浮腫性硬化症や糖尿病性浮腫性硬化症，POEMS症候群（Crow-Fukase症候群），好酸球性筋膜炎，Wells症候群などが，硬化性病変ではや汎発型限局性強皮症，晩発性皮膚ポルフィリン症，原発性アミロイドーシス，palmar fasciitis and polyarthritis syndrome，慢性移植片対宿主病，ヒトアジュバント病，化学物質や薬剤による皮膚硬化などが，萎縮性病変では硬化性萎縮性苔癬や早老症などが鑑別疾患としてあげられる．

## 表3　二段階つまみ法による皮膚硬化スコアのとり方

|  | 皮膚硬化 | 大きな摘み上げ | 小さな摘み上げ | 大きく摘み上げたときの皮膚の厚み |
|---|---|---|---|---|
| 0 | なし | できる | できる | 厚くない |
| 1 | 軽度 | できる | できる | 厚い |
| 2 | 中等度 | できる | できない | さらに厚い |
| 3 | 高度 | できない | できない | — |

## e｜重症度評価

　強皮症の主症状である皮膚硬化の重症度を判定するために，米国のRodnanにより1970年代に半定量的皮膚硬化評価法であるスキンスコア（total skin thickness score：TSS）が考案された[4]．これは全身26部位の皮膚硬化を5段階（0〜4）にスコア化し，その合計（最大値104）をスキンスコアとする方法であったが，その施行は煩雑であり熟練も必要であった．そのため，より実用性も再現性も高い評価法を目指して，TSSを簡略化して開発されたのがmodified Rodnan TSS（mRTSS）である[5]．皮膚硬化を調べる部分を17ヵ所に減らし，さらに皮膚硬化のスコアも0〜3と4段階（最大値51）にしている．従来から行われている二段階つまみ法（two-step pinching method）をもとにした皮膚硬化スコアの基準を**表3**に示す．この方法では皮膚を拇指と示指の両方のつま先で摘むとき（small pinching）と大きく摘むとき（large pinching）の皮膚の摘み上げやすさによって判定する．皮膚硬化がない場合は両手技ともに支障なくスコア0点である．軽度の皮膚硬化であるスコア1点は大きくも小さくも摘み上げられるが，大きく摘み上げたときの皮膚が厚い．中等度の皮膚硬化であるスコア2点は大きい摘み上げはできるが小さな摘み上げはできない．高度の皮膚硬化であるスコア3点ではいずれの摘み上げもできない．また両拇指を用いて皮膚を寄せて皮膚の厚みと下床との可動性を評価する方法も簡便であり有用である．皮膚が下床との可動性をまったく欠く場合をスコア3点，明瞭な皮膚硬化はないがやや厚く感じられる場合をスコア1点，その中間をスコア2点と判定する．

　部位に関しては，手指では近位指節間関節と中手指節間関節の間の指背で，前腕や上腕では屈側よりも伸側を重視して評価する．顔は前額部ではなく頬部（頬骨弓から下顎の間）を，前胸部は座位で胸骨上端から下端までを，腹部は背臥位で胸骨下端から骨盤上縁までを評価する．大腿・下腿・足背は背臥位で膝を立てた状態で評価する．

## f｜管理・治療の実践

　皮膚硬化出現から6年以内であり，急速に（数ヵ月〜1年以内）皮膚硬化の進行を認める例や浮腫性硬化が主体の例などでは早期よりGCや免疫抑制薬などの治療を考慮する．

　GCは腎クリーゼの発症に関与する場合もあることから，適応に関しては十分な注意が必要であり，使用後も適切なモニタリングを心がける．皮膚硬化の進行が長期間認められない，あるいは萎縮期への移行が考えられれば中止を考える．

　RTXも皮膚硬化への有用性が示されており，現在保険適用となっている．その他の免疫抑制薬ではMMFやMTXなどが考慮される．

Ⅳ. 疾患別の最新診療指針 │ A. 全身性自己免疫疾患

---

**【処方例】**
- prednisolone 20〜30mg/日，2〜4週継続した後，2週ごとに約10%ずつ減量
- rituximab 1回30mg/m²，1週間隔で4回点滴静注

---

#### 文　献

1) Kucharz EJ, Kopeć-Mędrek M：Systemic sclerosis sine scleroderma. Adv Clin Exp Med **26**：875-880, 2017
2) LeRoy EC, et al：Scleroderma (systemic sclerosis)：classification, subsets and pathogenesis. J Rheumatol **15**：202-205, 1988
3) Herrick AL, et al：Patterns and predictors of skin score change in early diffuse systemic sclerosis from the European Scleroderma Observational Study. Ann Rheum Dis **77**：563-570, 2018
4) Rodnan GP, et al：Skin thickness and collagen content in progressive systemic sclerosis (scleroderma) and localized scleroderma. Arthritis Rheum **22**：130-140, 1979
5) Clements PJ, et al：Skin thickness score in systemic sclerosis：an assessment of interobserver variability in 3 independent studies. J Rheumatol **20**：1892-1896, 1993

---

## 03-3　間質性肺疾患（ILD）

### a │ 疫学・予後

　SScの6割程度にILDがみられ，びまん皮膚硬化型SSc（dcSSc）の頻度が高い．ILDはSScによる死因のなかで最も頻度が高い臓器病変である．

### b │ 病　態

　肺は解剖学的には肺胞と間質で構成され，生理的にはガス交換という重要な役割がある．具体的には肺胞より酸素が血管内に取り込まれ，血管内の二酸化炭素が肺胞に移動して呼気として排出されることにより酸素化が維持される．間質には血管が走行していることから，びまん性に間質に炎症を起こすと線維化をきたし，肥厚するために正常構造およびガス鋼管の機能が失われる．

### c │ 自覚症状，身体所見，検査所見

#### 1）自覚症状

　ILDは，軽症の場合は無症状で，非特異的な症状を呈することがしばしばある．疾患進行により咳嗽が生じたり，また肺の柔軟性が失われて肺活量が減りガス交換が行えなくなることにより，労作時の息切れ，呼吸困難を自覚する．膠原病は全身性疾患であり，発熱，倦怠感，体重減少などの全身症状に加えてそれぞれの膠原病に固有の所見を認めることから，これらがしばしば鑑別の手がかりとなる．

#### 2）身体所見

　ILDを疑わせる理学所見として，胸部聴診による捻髪音（ベルクロラ音）の聴取が有用である．SScの分類基準におけるILDの定義のなかにも心不全などの他の原因によらないベル

クロラ音の聴取がその一つとしてあげられている[1]．膠原病に伴う肺病変には，膠原病自体による肺の変化以外にも，感染症や薬剤の副作用（薬剤性肺障害）による変化の可能性もあり区別する必要がある．

### 3）検査所見

診療の初期では病歴聴取に加え，胸部X線を撮影することが多い．X線所見によっては胸部CTを撮像することもある．初期や軽症の場合，既往歴，理学所見，X線画像では検出感度に限界があり，CTは存在確認や画像パターン分類を行ううえでも有用である．また血液検査の炎症反応，$SpO_2$なども参考にするが，肺炎，肺癌，肺結核，ILD，気管支喘息，心不全，薬剤性肺障害など重篤化しうる疾患を慎重に除外することが必要となる．これらの精査のなかで，膠原病関連の肺病変，たとえば胸膜炎，ILD，細気管支炎，PAH，肺胞出血などの手がかりを掴むことが可能である．さらに，喀痰培養，呼吸機能検査，胸水穿刺，気管支鏡検査，ILDのバイオマーカーであるKL-6やSP-Dの測定などを行い，確定診断を進める．膠原病内科医は診断や疾患活動性悪化時にILDのスクリーニングを行う機会が多く，無症状の軽症例を把握する機会が多いが，呼吸器内科医は自覚症状や画像所見から紹介受診される例が大半を占め，診ている患者のpopulationに違いがある．

## d ┃ 診断方法および鑑別疾患

ILDの臨床経過・治療反応性や予後は，同一疾患内においても異なり多様である．また全身性疾患であることから，患者の管理は多面的・総合的評価が必要となる．最近では予後予測因子の検討が進み，事前に予後リスクを評価し，治療の決定およびモニタリングを行う．

### 1）基礎疾患の把握

他の膠原病の鑑別は重要である．膠原病においてILDはSSc，多発性筋炎/皮膚筋炎（PM/DM），混合性結合組織病（MCTD）で比較的頻度が高い．一方，全身性エリテマトーデス（SLE）ではまれである．RAやSjögren症候群（SjS）では10%と少ないものの，母集団としての患者数が多く，実臨床では多くみられる印象をもつ．日本呼吸器学会の「膠原病に伴う間質性肺疾患の診断・治療指針」では，挙動と発症様式による分類が示されているが[2]，大まかには急性か慢性か，可逆性か非可逆性か，で大きく分けられ，SSc，RA，SjSは慢性・非可逆性の症例が多く，筋炎では急性・可逆性の症例が多いとされる．治療目標も急性・可逆性であれば改善や寛解，慢性・非可逆性であれば状態の維持・安定化，進行速度の抑制が目標となる．疾患により経過が異なる可能性があることから，鑑別は重要である．

### 2）自己抗体の検索

膠原病患者の血清ではさまざまな自己抗体が検出される．診療における自己抗体の役割は，①診断の一助，②臓器病変の予測や病型分類のマーカー，③疾患活動性指標として役立つことが知られる．②の観点からはたとえばSScにおいて抗Scl-70抗体（抗トポイソメラーゼⅠ抗体）はILDとの関連が指摘されている代表的な自己抗体として知られている．③に関しては，症例によって長期間フォローしていると病勢とともに変化するものもあるが，一般的に治療や効果を鋭敏に反映する抗体はないと考えてよい．

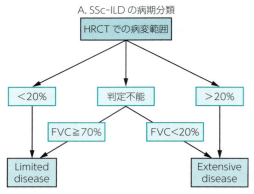

図1 SSc-ILD進展予測と進展リスク因子

## e 重症度評価

　膠原病でみられるILDではNSIPパターンが多い．またリンパ濾胞形成がみられるなど，特発性ではみられないさまざまな組織所見を複合してもつことが知られる．しかし，特発性間質性肺炎では組織分類により臨床経過，予後，治療反応性が想定できるが，膠原病性では必ずしも一致しない．SScでも組織分類は予後予測に用いることができないが，高分解能CTパターンより病変の広がり（5スライスでのおおよその面積比20％）または努力性肺活量（FVC 70％）を境に予後が分かれることが示されており[3]（図1），これを参考にしてSSc-ILDのアルゴリズム案が作成され，「膠原病に伴う間質性肺疾患診断・治療指針」に示されているので参照されたい．

## f 管理・治療の実践

　ILDはvital organであることから，他の臓器病変と比較しその比重は重く判断されることが多い．治療の判断の指標としては臨床経過，予後予測は重要な因子である．ILDの治療の目標は，前述のとおり生命予後の改善をまずは鑑み，急性・可逆性であれば改善や寛解，慢性・非可逆性であれば状態の維持・安定化，進行速度の抑制が目標となることからSScでは後者の立場から治療方針を決定する．炎症が優位となる病期には炎症を制御することにより呼吸機能の改善が期待できるが，リモデリングや線維化が主体になると障害は固定し，非可逆となるため，病期を鑑みた治療方針の決定が重要である．

　大きな治療方針として，機能・生命予後の進行が予測される症例に対し，自然歴を変えて予後の改善を期待する疾患修飾療法と，完成された個々の病変に対する対症療法に分けられる．患者の状況に合わせてかかる治療法を複合させて治療を行う．

　疾患修飾療法ではCYの経口または間欠的静注療法が行われるが，非可逆的な生殖機能障害や，累積投与量が増えると悪性腫瘍誘発リスクがあることから，同様の効果で安全性の高いMMFの使用が増えている（保険適用外）．対象としてはdcSSc早期の進行性皮膚硬化，進行性のILDがあげられる．

【処方例】
- cyclophosphamide 大量静注療法（IVCY）1回500〜1,000 mg（あるいは0.5〜0.75 g/m² 体表

> 面積）＋5％ブドウ糖注500mL点滴静注，4週間に1回
> ● mycophenolate mofetil 1回250〜1,500mgを1日2回，12時間ごと（1日3,000mgまで）

dcSSc早期の皮膚硬化進行性例，またはILDを伴い，CRP，赤沈または血小板上昇を伴う症例では，現時点ではTCZを考慮してもよい[4]（保険適用外）．

**【処方例】**
● tocilizumab 162mgを毎週皮下注

進行性のILDがあれば抗線維化薬であるnintedanibを用いる[5]．副作用として，下痢などの消化器症状がみられるが，減量および止瀉薬の併用で対処可能なものが多い（「V章-1．間質性肺疾患」参照）．

最近上市されて間もなくデータが十分ではないが，RTXも選択肢の一つとなるかもしれない[6]．ただし，COVID-19の重症化リスクがあることに留意が必要である．

### 文　献

1) van den Hoogen F, et al：Classification criteria for systemic sclerosis：an ACR-EULAR collaborative initiative. Arthritis Rheum **65**：2737-2747, 2013
2) 日本呼吸器学会・日本リウマチ学会合同膠原病に伴う間質性肺疾患診断・治療指針作成委員会2020（編）：膠原病に伴う間質性肺疾患（CTD-ILD）の治療目標．膠原病に伴う間質性肺疾患診断・治療指針2020，メディカルレビュー社，p42-44，2020
3) Goh NSL, et al：Interstitial lung disease in systemic sclerosis：a simple staging system. Am J Respir Crit Care Med **177**：1248-1254, 2008
4) Khanna D, et al：Tocilizumab in systemic sclerosis：a randomized, double-blinded, placebo-controlled, phase 3 trial. Lancet Respir Med **8**：963-974, 2020
5) Distler O, et al：Nintedanib for systemic sclerosis-associated interstitial lung disease. N Eng J Med **380**：2518-2528, 2019
6) Ebata S, et al：Safety and efficacy of rituximab in systemic sclerois (DESIRES)：a double-blind, investigator-initiated, randomized, placebo-controlled trial. Lancet Rheumatol **3**：E489-E497, 2021

## 03-4　肺高血圧症（PH）

### a ｜ 疫学・予後

SScにおけるPHの頻度についてはさまざまな報告があるが，最大規模の症例である欧州からのメタ解析によると，SSc 1,165例のうちPHの有病率は7％，PAHの有病率は3.6％と報告されている[1]．

肺血管拡張薬が使用可能になった現代においても，SSc-PAHは，他のPAHのサブグループと比較して長期生存率が低いことが欧米のレジストリから報告されている．

また，SScに伴うPHのうち，1群にあたるPAHと3群にあたるILDに伴うPHの生存率も複数報告されている．そのメタ解析によると，SSc-PAH 2,011例の生存率は1年で82％，2年で67％，3年で56％と年を追うごとに低下しており，今なお予後不良の病態といわざるをえない[2]．SSc-PH-ILDについてはさらに低く，233例の生存率は1年で77％，2年で48％，3年で35％と予後不良であった．

Ⅳ．疾患別の最新診療指針 ｜ A．全身性自己免疫疾患

## b ｜ 病　態

SSc-PAHの肺動脈病理組織像は，内膜の細胞浸潤が乏しく，代わりに線維性増殖により内腔が狭窄する点が特徴的である[3]．このため，中膜平滑筋を標的とする肺血管拡張薬を投与しても血管が弾力性に乏しく，拡張しにくい．

また，肺動脈圧を上昇させているのは肺動脈自体の内腔狭窄にとどまらない．ILDを伴う場合は，低酸素により肺動脈が攣縮したり，肺動脈を含めた肺間質の構造改変により肺血管床が減少することで肺動脈圧が上昇する．心筋の線維化を伴う場合は，心筋の拡張能が低下し，左室拡張末期圧が上昇することで，その先の肺動脈圧が上昇する．

## c ｜ 自覚症状，身体所見，検査所見

### 1）自覚症状

労作時呼吸苦や易疲労感を訴えることが多いが，非特異的なことも多い．

### 2）身体所見

心音Ⅱpの亢進や右心性Ⅳ音が聴取される．進行している場合は頸静脈怒張や下腿浮腫もみられる．

### 3）検査所見

労作時息切れで発症した症例には，胸部X線，心電図，血液検査が行われる．胸部X線では，左第2弓突出，肺動脈本幹の拡張，心拡大がみられる．心電図では，右軸偏位，Ⅱ/Ⅲ/$aV_F$での肺性P波，$V_5/V_6$での深いS波がみられる．血液検査ではNT-proBNP値が上昇する．

これらからPHが疑われる場合は，経胸壁心エコー図検査を行う．三尖弁逆流圧較差の上昇の有無をみる．心室中隔の平坦化や右房・右室の拡大も参考になる．

なお，外来のSSc症例には，無症候性でも定期的なPHスクリーニングが推奨されている．心エコー図検査に加えて，呼吸機能検査の肺拡散能低下や血液検査でのNT-proBNP上昇も合わせて考慮する．

## d ｜ 診断方法および鑑別疾患

PH確定診断には右心カテーテル検査を行う．PHの臨床分類の鑑別やPAHのリスク評価には必要な追加検査（換気血流シンチグラフィ，6分間歩行検査，胸部CT，呼吸機能，心臓MRIなど）を行う．

2015年までPHの定義は「安静時平均肺動脈圧（mPAP）≧25mmHg」，PAHの定義は「安静時mPAP≧25mmHg，肺血管抵抗＞3WU，肺動脈楔入圧≦15mmHg」であった．2018年の世界肺高血圧症シンポジウム（WSPH）提言，続いて2022年の欧州心臓学会（ESC）/欧州呼吸器学会（ERS）のガイドラインでは基準改訂が行われた（**表4**）[4]．国際的なPAH基準は拡大したものの，あくまで治療対象となるのは臨床試験で有効性が検証されている2015年の定義における集団である[4]．また，国内のガイドラインでは現状2015年の基準が採用されている[5]．

PH確定診断の次は臨床分類である．SSc-PAHの特徴は，臨床分類のうち1群だけでなく，他の群まで多岐にわたり併存し，病態に影響を与える点にある．そのため，Ⅰ群（結合組織疾患）以外に，Ⅰ群［門脈圧亢進症，肺静脈閉塞性疾患（PVOD）様病変］，Ⅱ群（左心疾患に伴

03 | 全身性強皮症（SSc）

**表4　PHの基準の変遷**

|  | PH | PAH |
|---|---|---|
| ESC/ERS guidelines 2015 | mPAP≧25 mmHg | mPAP≧25 mmHg<br>PAWP≦15 mmHg<br>PVR＞3 Wood units |
| 6th WSPH 2018 | mPAP＞20 mmHg* | mPAP＞20 mmHg*<br>PAWP≦15 mmHg<br>PVR≧3 Wood units |
| ESC/ERS guidelines 2022 | mPAP＞20 mmHg | mPAP＞20 mmHg<br>PAWP≦15 mmHg<br>PVR＞2 Wood units* |

*基準変更点
ESC/ERS：欧州心臓学会/欧州呼吸器学学会，WSPH：世界肺高血圧症シンポジウム，mPAP：平均肺動脈圧，PAWP：肺動脈楔入圧，PVR：肺血管抵抗

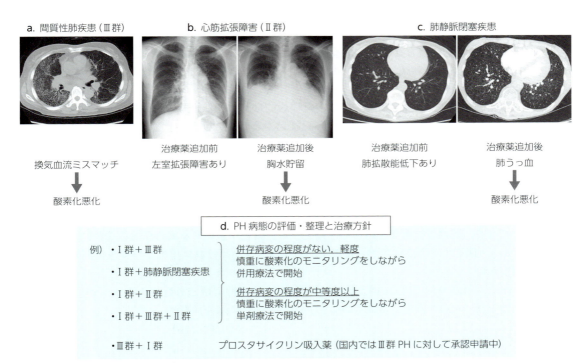

**図2　SScに伴うPAHにおいて肺血管拡張薬投与で酸素化が悪化しうる併存病変の評価・整理と治療方針**
a：ILD症例．肺血管拡張薬投与後に酸素化悪化．
b：心筋拡張障害症例．肺血管拡張薬追加後に酸素化悪化し，胸部X線で胸水貯留出現．
c：肺静脈閉塞性疾患症例．肺血管拡張薬追加後に酸素化悪化し，胸部CTでうっ血所見出現．
d：PH病態の評価・整理と治療方針．併存病変の有無と程度を評価→リストアップ→優先順位づけ→治療方針を決める．

うPH：拡張不全），Ⅲ群（低酸素・慢性肺疾患に伴うPH）などの併存病変をリストアップし，病態への寄与度も見積もりながら治療方針を検討する（図2）．

# e ｜ 重症度評価

　従来，重症度評価にはWHO機能分類が用いられ，2013年までは，肺血管拡張薬の選択はWHO機能分類に基づいて行われていた．その後，2015年のESC/ERSガイドラインからリスク分類という複合指標の概念が登場した．予後予測因子14項目が定められ，各項目はカットオフ値に基づいて低・中・高の3つのリスク段階に分けられている．各症例において測定した各項目のデータのどのリスク段階かを当てはめ，その全体平均をその症例のリスクとして低・中・高のいずれかに分類するというものである．診断時とフォローアップ時において治療薬選択に使用する．2022年のESC/ERSガイドラインでは，診断時3段階，フォローアップ時4段階の分類に改訂された[4]．

　ただし，SSc-PAHのように筋骨格系の問題で6分間歩行距離が低下したり，左心疾患併存のためにNT-proBNP値が上昇するといったように，重症な方向に過大評価することがあるので注意が必要である．国内では重症度の目安としてmPAPも重視されている．

# f ｜ 管理・治療の実践

　SSc-PAHの治療方針は，PAH全体の治療アルゴリズムに従う[4]．まず，一般処置として，体液貯留があれば利尿薬，$PaO_2 < 60\,mmHg$（または$SpO_2 < 92\%$）の場合は酸素療法など，支持療法を行う．

　次に肺血管拡張薬の使用を検討する（一般的な肺血管拡張薬の使用法は「V章-2．肺高血圧症（PH）」を参照）．2018年のWSPH提言からは，診断時のPAHのリスクが低・中リスクの場合でも，原則経口肺血管拡張薬の初期からの併用療法が推奨されるようになった．一方で，肺血管拡張薬投与による酸素化悪化のリスクがある例は，単剤療法で開始する余地が残された．2022年ESC/ERSガイドラインでは，心・肺の併存疾患があれば単剤療法，なければリスク分類に基づいた初期からの併用療法とされている[4]．

　前述のように，SSc-PAHではPVOD，左心疾患，ILDといった病変が併存することが少なくなく，肺血管拡張薬を用いるとかえって酸素化が悪化する場合があることに注意が必要である（図2）[6]．併存病変が一定以上あり，リスクが高ければ単剤から慎重に開始するのが望ましい．

　また，SLEやMCTDに伴うPAHに対しては免疫抑制療法も行われるが，SSc-PAHでは無効であったことが報告されている[7]．

## 文　献

1) Avouac J, et al：Prevalence of pulmonary hypertension in systemic sclerosis in European Caucasians and metaanalysis of 5 studies. J Rheumatol **37**：2290-2298, 2010
2) Lefèvre G, et al：Survival and prognostic factors in systemic sclerosis-associated pulmonary hypertension：a systematic review and meta-analysis. Arthritis Rheum **65**：2412-2423, 2013
3) Overbeek MJ, et al：Pulmonary arterial hypertension in limited cutaneous systemic sclerosis：a distinctive vasculopathy. Eur Respir J **34**：371-379, 2009
4) Humbert M, et al：2022 ESC/ERS Guidelines for the diagnosis and treatment of pulmonary hypertension. Eur Heart J **43**：3618-3731, 2022
5) 日本循環器学会ほか：肺高血圧症治療ガイドライン（2017年改訂版）．https://www.j-circ.or.jp/cms/wp-content/uploads/2017/10/JCS2017_fukuda_h.pdf［アクセス年月日：2024年6月1日］
6) Shirai Y, Kuwana M：Complex pathophysiology of pulmonary hypertension associated with systemic sclerosis：potential unfavorable effects of vasodilators. J Scleroderma Relat Disord **2**：92-99, 2017
7) Sanchez O, et al：Immunosuppressive therapy in connective tissue diseases-associated pulmonary arterial hypertension. Chest **130**：182-189, 2006

03 | 全身性強皮症（SSc）

## 03-5　強皮症腎クリーゼ（SRC）

### a ｜ 疫学・予後

　SScにおけるSRCの頻度は報告によって1～20％と大きく異なる．とくに地域差が大きく，米国東部や英国で頻度が高く，英国以外の欧州やアジアでは低い[1]．本邦における頻度は2％以下とされる．SRCを発症する例のほとんどは罹病期間4年以内の早期びまん皮膚硬化型SSc（dcSSc）である．とくに皮膚硬化が急速に進行する時期にSRCを発症することが多い．時にSRCが初発症状となり，遅れて皮膚硬化が出現，進行する例も経験される．自己抗体では抗RNAポリメラーゼⅢ抗体と相関し，同抗体陽性者の20％程度がSRCを発症する．ただし，SRC発症例のうち抗RNAポリメラーゼⅢ抗体陽性例は50％程度にとどまり，同抗体陰性でもSRCは起こりうる．アンジオテンシン変換酵素阻害薬（ACEI）の導入によりSRCの短期死亡は劇的に減少した．ACEI導入前は6ヵ月以内の死亡率は95％と致死的で，死因としては脳出血，うっ血性心不全が腎不全より多く，当時の唯一の救命法は両腎摘出後の透析導入であった．ただし，SRC発症例の長期予後はいまだ不良で，非発症例に比べて死亡リスクは3～4倍高い[2]．

### b ｜ 病　態

　SSc患者では腎を含めた多くの臓器で小動脈レベルでの血管内膜を主体とする線維性肥厚による内腔狭窄がみられる．これら器質的変化に加えて，さまざまな要因により発作的に誘発された腎動脈の血管攣縮により腎血流が低下し，糸球体虚血，レニン-アルドステロン系の活性化を介した制御不能な悪性サイクルがSRCの病態である．内腔が狭くなった血管内で血小板の活性化，さらには凝固系も亢進して二次性の血栓性微小血管障害症（TMA）が誘発され，さらに腎血流低下を促進する．この病態から発症後の急性期におけるACEIの効果は容易に理解できる．SRCの病態から血管攣縮，腎血流低下を誘発する因子が発症リスクとなることは容易に理解できる．脱水，貧血，寒冷曝露に加えて，心拍出が低下する心嚢液貯留，うっ血性心不全など心疾患がリスク因子として知られている．また，prednisolone換算で15mg/日以上のGCの使用があげられる．腎血流量への影響から非ステロイド性抗炎症薬やtacrolimusなどカルシニューリン阻害薬もリスクを高める可能性が指摘されている．

### c ｜ 自覚症状，身体所見，検査所見

#### 1）自覚症状

　急激な血圧上昇に伴う頭痛，息切れ，動悸などを伴うことが多いが，非特異的な症状のため，うっ血性心不全に至ってから発見される例も少なくない．

#### 2）身体所見

　数日単位で血圧が上昇するのが特徴で，発症日を特定できることも珍しくない．収縮期に比して拡張期血圧の上昇が顕著なことが多い．高血圧に伴う合併症としてうっ血性心不全，高血圧網膜症（網膜出血，軟性白斑，浮腫），脳症をきたすことがあり，関連する身体徴候を見逃さないことが重要である．

167

IV. 疾患別の最新診療指針 | A. 全身性自己免疫疾患

**表5　英国ガイドラインにおけるSRC診断基準**

**診断基準（必須）**
- 血圧＞150/85mmHgが新たに出現，または通常の収縮期血圧から20mmHg上昇が24時間以上を空けて少なくとも2回出現
- 急性腎障害のステージ1以上：血清クレアチニン値がベースラインより＞50％上昇，または絶対値で0.3mg/dL上昇

**参考所見**
- 末梢血塗抹で微小血管障害症性溶血性貧血の所見，血小板減少，そのほか溶血性貧血の所見
- 網膜検査で急性高血圧症に合致する所見
- 試験紙法による尿潜血反応かつ/または顕微鏡による尿中赤血球
- 乏尿あるいは無尿
- 腎臓内の動脈や細動脈壁内のonion skin様の細胞増殖，フィブリノイド壊死，糸球体虚脱など
- 腎生検で得られる腎クリーゼに特徴的な変化
- 急性肺水腫

[Lynch BM, et al：Clin Exp Rheumatol **34** (Suppl 100)：106-109, 2016をもとに作成]

### 3）検査所見

　乏尿傾向があるものの尿蛋白，潜血，沈渣所見は軽微のことが多い．CRPなど急性期反応物質の上昇はないが，血清レニン活性が上昇する．急速進行性の腎機能障害に加えて，TMAによる軽度の血小板減少（5万/$\mu$Lになることはきわめてまれ），破砕赤血球出現，網状赤血球数上昇，LDH上昇，間接ビリルビン上昇，ハプトグロビン低下などの血管内溶血を伴い，これら検査異常は時に血圧上昇に先行する．

## d ｜ 診断方法および鑑別疾患

　典型例では臨床経過から診断は容易である．SRCの診断基準は複数提案されているが，参考までに**表5**に英国のガイドラインを示す[3]．典型的な臨床経過を呈する場合には腎生検は不要である．SSc患者では，SRCの有無にかかわらず腎病理で血管壁や間質の線維化が高頻度にみられるためである．SRCのうち10％程度は血圧が上昇しない正常血圧性SRCである．血圧が上昇しない正常血圧性SRCでは心病変，GCやACEI前投与が多いとされる．SSc経過中に血圧上昇なく急性腎障害がみられた場合には，正常血圧性SRCに加えて顕微鏡的多発血管炎（MPA）やTMAとの鑑別が必要となる．いずれも予後不良病態で治療法が異なるため，迅速な鑑別のために腎生検を含めた多面的評価が必要である．

## e ｜ 重症度評価

　予後不良と関連する因子として，正常血圧性SRC，SRC診断時の血清クレアチニン3mg/dL以上が報告されており，SRCでは早期発見，ACEIにより治療開始が予後改善にきわめて重要である．そのため，SRCのリスクを有する早期dcSSc，とくに抗RNAポリメラーゼⅢ陽性例では血圧自己測定の患者指導が必須である．

## f ｜ 管理・治療の実践

　SRCと診断した場合は，入院管理のうえでACEIを速やかに開始し，厳格な血圧のモニタリングを行う．初期には短時間作用型製剤の使用が推奨されている．過度の降圧は腎血流低

下を助長するので，少量から開始し，血圧をモニタリングしながら正常血圧化を目標に2〜3日ごとに増量する[4]．ACEIを最大用量使用しても血圧コントロール不良の場合，カルシウム拮抗薬やα遮断薬の併用が推奨されている．現状でSRCに対するアンジオテンシン受容体拮抗薬，直接的レニン阻害薬の有用性のエビデンスはなく，ACEIが副作用で使用できない場合の代替薬の位置づけである．利尿薬はレニン-アンジオテンシン系を活性化するため，β遮断薬は血管攣縮を誘発するため使用を避ける．腎不全に至った場合は速やかに透析を導入するが，その際には必ずACEIは継続する．透析導入後にACEIを継続することにより1年以内に半数程度で透析を離脱できる．SRCを乗り切った後もACEIは一生涯継続すべきとされている．

　ACEIはSRC患者の生命予後改善をもたらした画期的な治療薬であるが，ACEIの前投与はSRC発症時の死亡や透析導入のリスクを高める[5]．したがって，ACEIはSRCの治療薬であっても，SRCの予防効果はなく，むしろ発症時には予後を悪化させることを認識すべきである．一方，病態からは血管攣縮を抑制する作用を有するカルシウム拮抗薬のSRC予防効果が期待されている．

---

【処方例】
- enalapril 1回1.25mgまたは2.5mgを1日1回で開始し，血圧が正常域を維持するまで3日ごとに増量．増量に際しては，まず1日2回，12時間ごとに投与間隔を詰め，それ以降は1.25mgまたは2.5mgずつ，1日量最大20mgまで増量

血圧は一度下がっても再上昇することが多く，正常低値（100〜120/70程度）を維持できるまで増量を続ける．ACEI開始直後には腎機能はむしろ悪化することが多いが，尿量が維持され，TMA所見が改善傾向にあれば，ACEI増量を継続することが大切である．

---

### 文　献

1) Cole A, et al：Renal disease and systemic sclerosis：an update on scleroderma renal crisis. Clin Rev Allergy Immunol **64**：378-391, 2023
2) Guillevin L, et al：Scleroderma renal crisis：a retrospective multicentre study on 91 patients and 427 controls. Rheumatology **51**：460-467, 2012
3) Lynch BM, et al：UK Scleroderma Study Group (UKSSG) guidelines on the diagnosis and management of scleroderma renal crisis. Clin Exp Rheumatol **34** (Suppl 100)：106-109, 2016
4) Montrief T, et al：Scleroderma renal crisis：a review for emergency physicians. Intern Emerg Med **14**：561-570, 2019
5) Bütikofer L, et al：ACE inhibitors in SSc patients display a risk factor for scleroderma renal crisis-a EUSTAR analysis. Arthritis Res Ther **22**：59, 2020

---

## 03-6 消化管病変

### a 疫学・予後

　消化管病変はQOLに大きく影響する合併症であり，生命予後にも寄与する重大な合併症の一つである．食物を摂取する口から排泄する肛門まで，さまざまな障害を生じうるが，最も頻度が高いのは胃食道逆流症（GERD）を含む食道病変で，80〜90％で合併[1]するとされている（**表6**）．

Ⅳ．疾患別の最新診療指針 ｜ A．全身性自己免疫疾患

**表6 SScに合併する消化管病変**

| 病変部位（合併率） | 病変 | 症状・合併症 |
|---|---|---|
| 口腔（10〜70%） | ・小口症<br>・口腔乾燥症<br>・歯周病<br>・歯肉疾患 | ・開口，咀嚼，嚥下困難<br>・粘膜萎縮<br>・味覚異常<br>・SjS |
| 食道（80〜90%） | ・蠕動機能不全<br>・下部食道括約筋の機能低下 | ・嚥下障害<br>・胃食道逆流症<br>・Barrett食道<br>・ILD |
| 胃（10〜70%） | ・通過遅延<br>・胃前庭部毛細血管拡張（GAVE） | ・嚥下障害<br>・胃炎<br>・低栄養<br>・貧血 |
| 腸管（30〜80%） | ・腸蠕動障害<br>・小腸内細菌叢異常増殖（SIBO）<br>・肛門・直腸機能障害<br>・吸収不良 | ・便秘，下痢<br>・慢性偽性腸閉塞（CIPO）<br>・便失禁<br>・吸収不良症候群<br>・炎症性腸疾患（IBD） |

[Savarino E, et al：Press Med **43**（10 Pt2）：e279-291, 2014をもとに作成]

## b ｜ 病　態

　種々の要因により消化管の神経障害と粘膜下平滑筋の萎縮が主たる病変であり，線維化や血管障害はむしろ軽度であることが多い[2]．この病態により消化管の蠕動障害や粘膜障害が生じ，腸管内に消化物が停滞することで，小腸内細菌叢異常増殖（SIBO）や慢性偽性腸閉塞（CIPO）といった病態を呈する．さらに食道では，食道蠕動や下部食道括約筋の機能低下により，GERDを中心とした症状を生じる．

　また，胃や腸管では血流障害による血管拡張［胃前庭部毛細血管拡張（GAVE）など］を認め，そこからの出血が問題となることもある．

## c ｜ 自覚症状，身体所見，検査所見

### 1）自覚症状

　GERD関連の胸焼け，摂取物のつかえ感などの症状が多い．また腸管の蠕動機能低下や粘膜障害により，腹満，嘔気・嘔吐，便秘，下痢などの症状を呈する．

### 2）身体所見

　体幹の皮膚硬化が強い場合にはわかりにくいこともあるが，丁寧な診察により腹部の膨満や蠕動音の低下などの所見を得ることが可能である．

### 3）検査所見

　いくつかの特殊な検査もあるが一般的な検査としては，腹部単純X線検査や腹部CT検査にて蠕動低下による腸管拡張像や腸管壁内にガスが入り込んでいる腸管嚢腫様気腫症などの所見が確認できる．上部消化管内視鏡検査にてGERD所見や，狭窄部位の有無の確認が可能である．また，同検査にてGAVEの有無の確認できる．さらに，バリウムを用いたX線造影

検査が蠕動運動の低下の有無の診断に有用であり，食道通過時間の遅延や食道や腸管の拡張所見も確認できる．

## d | 診断方法および鑑別疾患

上記の身体所見，検査検査から診断することとなる．GERDに関しては，たとえ無症状であっても合併していることがあるので注意が必要である．また，食道ではGERDの存在によりBarrett食道となっていることがあり，そこから癌が発生することがあるので定期的な検査が必要である．

下痢症状に関しては，SIBOの治療に使用された抗菌薬による偽膜性腸炎の場合や，GERDの治療に用いたプロトンポンプ阻害薬（PPI）による薬剤性の下痢などとの鑑別が必要である．

## e | 重症度評価

厚生労働省強皮症研究班により策定された重症度分類（上部消化管病変/下部消化管病変）が，指定難病申請の際の重症度として採用されており，難病情報センターのサイトから閲覧可能である．

## f | 管理・治療の実践

消化管病変に対しては対症療法となる．

最も多いGERDを主たる原因とした胸焼けや，腹満，嘔気に対しては，生活習慣の改善（脂肪分，甘味類，香辛料，アルコール，喫煙を控える）が基本であるが，PPI，vonoprazanにて治療を行う．

蠕動運動低下に対しては，消化管機能調整薬を用いる．octreotideは腸管蠕動改善の報告もあるが，保険適用外である．便秘に対しては，上記の消化管機能調整薬に加えて便秘薬の使用も検討する．

SIBOに対しては，抗菌薬を間欠的にあるいは順次変更しながら投与することが推奨されている．

重度の通過障害が生じた際には経管栄養を行うこととなるが，場合によって内視鏡的拡張術や手術療法も検討する．

腸管病変により経口での栄養摂取が困難な場合には，在宅での中心静脈栄養が必要となることもある．

詳細な治療に関する情報は，厚生労働省強皮症研究班により策定された最新の診療ガイドラインを参照いただきたい．

### 文　献

1) Savarino E, et al：Gastrointestinal involvement in systemic sclerosis. Press Med **43**（10 Pt2）：e279-291, 2014
2) Volkmann ER, et al：Gastrointestinal involvement in systemic sclerosis：pathogenesis, assessment and treatment. Curr Opin Rheumatol **34**：328-336, 2022

Ⅳ．疾患別の最新診療指針 │ A．全身性自己免疫疾患

## 03-7　心病変

### a │ 疫学・予後

　SScにおける心病変は，さまざまな臨床症状を呈することが知られている．一般的な心病変の自覚症状として，動悸，胸痛，労作時の息切れなどがあるが，これらの症状がなくても，心エコー図検査，心臓MRI検査，冠血管CT，心電図にて検査を行うことにより，心病変が見つかることがある．そのため，疫学研究における心病変の頻度は報告によりさまざまであり，10％程度とする報告から50％以上とする報告まで散見される．死亡症例での剖検結果では，80％以上の症例に心病変を認めた．SScにおいては，食道病変，ILDが高頻度であり，それらに起因する胸痛，息切れ，動悸症状との鑑別は難しい．心臓病変が臨床的に顕性化してくるのはRaynaud現象以外の線維化病変が生じてから5年以上が過ぎた晩期の合併症と考えられている．そのため，早期に心病変を診断することが難しく，合併頻度のばらつきもこれに起因すると推測される．

　SScの死亡に関わる病態としてはILD，PAHと，心病変が上位を占めるようになり，強皮症腎の死亡率は1980年代と比較して低下した．大規模な欧州におけるSScのコホート研究であるEUSATRデータベースを用いた近年の研究では，2,719例のSScの死亡原因のうち，心病変は31.1％を占めた[1]．2014年に報告されたメタ解析では，13,679例のSSc患者において3,058例の死亡が確認され，このうち心病変が原因であったものは288例（25.6％）であった[2]．これらの報告から，心病変は早期SScにおいては無症状で経過するため診断・治療が遅れる可能性があり，死亡原因の上位を示すようになってきたと考えられる．

### b │ 病　態

　心病変には，心筋組織の部分的あるいは広範囲の線維化，微小血管の収縮から血流障害あるいは冠動脈狭窄を呈する急性冠動脈症候群，伝導系の異常に伴う不整脈，僧帽弁逸脱症候群，収縮性心膜病変を伴うことがわかっている．不整脈が高頻度に認められるが，その病態は伝導系組織の微小循環不全による虚血および線維化によると考えられている[3]．

### c │ 自覚症状，身体所見，検査所見

#### 1）自覚症状

　前述のとおり，SScに伴う心病変では早期は無症状であることが多い．虚血や線維化により，最も頻度の高い不整脈が生じるようになれば，動悸や胸痛が生じるようになる．心筋の虚血や線維化が進み，心機能低下が生じるようになれば，労作時息切れが認められ，階段昇降や坂道歩行による心拍数の上昇が認められる．心膜炎は慢性の経過をとり，胸部X線画像などで診断されるまで自覚症状はない．弁疾患に関しても進行してから息切れや体動時易疲労感が生じる．

#### 2）身体所見

　胸部の聴診にて雑音聴取や不整脈を確認することができる．SScの心病変に特徴的な身体所見はないが，心病変に関してはびまん皮膚硬化型のSScで頻度が高い．

**表7　重症度分類**

| | 自覚症状 | 心電図 | 心臓超音波検査 | |
|---|---|---|---|---|
| | | | 拡張障害 | 左室駆出率 (EF) |
| 0 (normal) | なし | 正常範囲 | なし | EF>50% |
| 1 (mild) | NYHA Ⅰ度 | 薬物治療を要しない不整脈，伝導障害 | あり | |
| 2 (moderate) | NYHA Ⅱ度 | 治療を要する不整脈，伝導障害 | | 40%<EF<50% |
| 3 (severe) | NYHA Ⅲ度 | カテーテルアブレーション もしくはペースメーカーの適応 | | EF<40% |
| 4 (very severe) | NYHA Ⅳ度 | | | |

[日本皮膚科学会：全身性強皮症診断基準・重症度分類・診療ガイドライン，2016より引用]

### 3）検査所見

　胸部X線，胸部CT，心電図，24時間心電図，心エコー図検査，心臓MRI検査[4] を行い，不整脈，心機能，心膜炎，弁膜疾患，冠動脈疾患を評価する．血清学的指標としては，BNPまたはNT-proBNPが心室負荷の評価として使用でき，SScにおいて心筋の早期線維化に伴う拡張障害の段階でも異常値を示すことがあり，早期診断のための有用な指標となる．

## d ｜ 診断方法および鑑別疾患

　不整脈の診断には，安静時の数分の心電図だけでなく，24時間心電図を併用する必要がある．心筋の線維化の評価には心筋MRIが有用である．心膜炎，弁膜病変，心機能評価には心エコー図検査が有用である．心筋虚血では心臓冠動脈CTも有用である．

## e ｜ 重症度評価

　厚生労働省難病性疾患等政策研究の一環として行われた研究班からの診療ガイドラインでは，**表7**のように重症度分類を規定している．NYHA心機能分類により患者の自覚症状を評価する．それに伴い，心電図所見，心エコー所見を参考として重症度分類を行う．この自覚症状は，間質性肺病変やPAHの合併により，評価が困難となることに留意する．

## f ｜ 管理・治療の実践

　SScに伴う心病変に対しては，特異的な治療方法はなく，心病変に対する対症療法が行われる．

　免疫抑制治療の有効性はないと考えられている．心外膜炎に対する中等量のGCの有効性が報告されているが，全例に有効なものではない．微小血管の収縮などの血管障害が病態の一部と考えられるため，カルシウム拮抗薬の有効性は示唆されている[5]．また，ACEIやアンジオテンシン受容体拮抗薬による拡張障害や収縮障害に対する有効性も示唆されている[5]．

　心筋障害や伝導系の障害で生じる不整脈に対しては，抗不整脈薬，カテーテルアブレーション，ペースメーカーが適応となる．冠動脈疾患もSScの血管病変の一つとして合併があるが，特異的な治療方法はなく，冠動脈疾患に準じたカテーテル治療やバイパス術が適応となる．

Ⅳ．疾患別の最新診療指針 ｜ A．全身性自己免疫疾患

【処方例】
- nifedipine（徐放剤）20〜40mg，1日1回
- enalapril 2.5〜5mg，1日1回
- olmesartan 10〜20mg，1日1回

## 文　献

1) Elhai M, et al：Mapping and predicting mortality from systemic sclerosis. Ann Rheum Dis **76**：1897-1905, 2017
2) Rubio-Rivas M, et al：Mortality and survival in systemic sclerosis：system review and meta-analysis. Sem Arthritis Rheum **44**：208-219, 2014
3) Nie L-Y, et al：Cardiac complications in systemic sclerosis：early diagnosis and treatment. Chinese Med J **132**：2865-2871, 2019
4) Mavrogeni S, et al：Cardiac inflammation and fibrosis patterns in systemic sclerosis, evaluated by magnetic resonance imaging：an update. Sem Arthritis Rheum **58**：152126, 2023
5) Valentini G, et al：Vasodilators and low-dose acetylsalicylic acid are associated with a lower incidence of distinct primary myocardial disease manifestations in systemic sclerosis：results of the DeSScipher inception cohort study. Ann Rheum Dis **78**：1576-1582, 2019

# 03-8 Raynaud現象，血管病変，潰瘍

## a ｜ 疫学・予後

　SScの主要病態である血管障害により，Raynaud現象［口絵⓫］や指尖部皮膚潰瘍［口絵⓬］など末梢性の血管障害を生じる．また，指尖の陥凹性瘢痕［口絵⓭］や爪郭部毛細血管異常，毛細血管拡張といった血管障害による皮膚症状は，国際的な分類基準にも含まれる重要な所見である．Raynaud現象はSScの初発症状として最も高頻度で90％以上の患者にみられる．指尖潰瘍はSScの経過中に40％程度の患者に発症したとの報告があり，とくに若年発症や広範囲の皮膚硬化，抗トポイソメラーゼⅠ抗体陽性例などで発症リスクが高い[1]．

## b ｜ 病　態

　免疫異常や環境要因による血管内皮細胞の異常が血管障害のトリガーと考えられている．続いて生じる血管リモデリングの異常や血管平滑筋細胞の増殖などによって，毛細血管の拡張や消失，細動脈・中小動脈の中膜肥厚による狭窄と線維化が生じる[2]．

## c ｜ 自覚症状，身体所見，検査所見

### 1）自覚症状

　Raynaud現象は，冬場などに急な冷えを感じた際，手指の白色や紫色，紅色調の変化や，手指が「ジンジン」感じたり「腫れぼったい」と自覚することが多い．指尖潰瘍は，疼痛を伴う指尖部の傷として容易に自覚される．陥凹性瘢痕や爪郭部毛細血管異常，毛細血管拡張は自覚症状に乏しく，患者自身は気づいていないことが多い．

### 2）身体所見

Raynaud現象の有無の確認には問診が重要である．指尖潰瘍［口絵⑫］は，指腹の末節部を中心に生じる潰瘍で疼痛を伴う．指尖だけでなく，MP関節部など外的刺激が加わりやすい部位にも生じる．血管障害が進行すると指の壊疽を生じうる．

指尖の陥凹性瘢痕［口絵⑬］は，軽度の角化を伴う不整形の虫食い状の陥凹で，血管障害の結果生じる．毛細血管拡張には2つの病型が知られ，限局皮膚硬化型SScでは手指や手掌，顔に境界明瞭で小さな紅色斑を生じ，びまん性皮膚硬化型SScでは斑状〜クモ状血管腫様の紅色斑が生じる．

爪郭部の爪上皮（爪の甘皮）は毛細血管の走行が体表から確認できる場所で，SScの毛細血管異常を反映する場所として重要である．肉眼では，点状出血による黒色点を爪上皮にみることもあるが，爪郭部の変化は後述する検査機器での確認を要する．

### 3）検査所見

爪郭部毛細血管異常の診断にはキャピラロスコピーやダーモスコピーが有用である．毛細血管の拡張から毛細血管の減少・消失へと至る所見によってearly・active・lateの3つのパターンに分類される．また毛細血管が破綻した結果として生じる爪上皮出血点も確認できる．

## d ｜ 診断方法および鑑別疾患

Raynaud現象［口絵⑪］は，手指や足趾の血管攣縮による一過性の虚血により生じる．虚血による白色，チアノーゼによる紫色，毛細血管の反応性の拡張による紅色調の三相のうち，二ないし三相が生じる．診察時に確認できることは少なく，自宅で写真を撮るなどの工夫が必要である．Raynaud現象には原発である一次性と，合併症として生じる二次性があり，SScに特異的な症状ではない．SSc以外の膠原病でも，MCTD，SLE，DMなどでRaynaud現象をみる．

指尖潰瘍や壊疽の鑑別は，末梢動脈疾患（PAD），Buerger病，コレステロール塞栓症，抗リン脂質抗体症候群（APS）など多彩であるが，他のSScの所見の有無，既往歴，検査所見などから総合的に判断する．

## e ｜ 重症度評価

Raynaud現象では，頻度と持続時間，自覚による重症度が評価されることが多い．指尖潰瘍の重症度について，「全身性強皮症 診断基準・重症度分類・診療ガイドライン」では，Raynaud現象のみ，PIP関節遠位に潰瘍が限局，それ以外の潰瘍の存在，壊疽の有無，により重症度を分けている[3]．

## f ｜ 管理・治療の実践

Raynaud現象や指尖潰瘍の治療では生活指導が大切であり，手指だけでなく体全体の冷えも避けて保温に努め，また禁煙とする．指尖潰瘍では，血流の評価と骨髄炎など感染症の評価を行う．壊疽のデブリードマンにより，断端に潰瘍再燃や壊疽が生じることがあるため，壊疽の進行が落ち着いている場合や感染コントロールが必要な場合を除き，安易な切断術には注意する．

Raynaud現象に対しては，カルシウム拮抗薬（ジヒドロピリジン系），経口プロスタグラ

ンジン製剤（beraprost），抗血小板薬（sarpogrelate，cilostazol）が用いられる．

　指尖潰瘍に対しては，創部の状態に応じた外用薬（プロスタグランジンE₁軟膏，trafermin
など），抗血小板薬（sarpogrelate，cilostazol），注射プロスタグランジン製剤（alprostadil），
抗トロンビン薬（argatroban）が用いられ，指尖潰瘍の新生を予防するためにエンドセリン
受容体拮抗薬（bosentan）が使用される．そのほか，皮膚潰瘍の治療として，ホスホジエス
テラーゼ5阻害薬（sildenafil，tadalafil），可溶性グアニルシクラーゼ（riociguat），スタチン，
高圧酸素療法，硝酸グリセリン含有テープ貼付，多血小板血漿処置などさまざまな治療が試
みられており，保険適用や患者背景を加味して選択する．

---

### 【処方例】

#### Raynaud現象に対して

- nifedipine（徐放剤）1回20mgを1日1回
- beraprost 1回20μgを1日3回
- sarpogrelate 1回100mgを1日3回

#### 皮膚潰瘍に対して

- プロスタグランジンE₁軟膏1日1～2回，外用
- sarpogrelate 1回100mgを1日3回
- cilostazol 1回100mgを1日2回
- alprostadil 1回10μgを1日1回，点滴静注
- bosentan 1回62.5mgを1日1回から開始，1回125mgを1日2回まで増量可

---

### 文　献

1) Asano Y：The pathogenesis of systemic sclerosis：an understanding based on a common pathologic cascade across multiple organs and additional organ-specific pathologies. J Clin Med **9**：2687, 2020
2) Sunderkotter C, et al：Comparison of patients with and without digital ulcers in systemic sclerosis：detection of possible risk factors. Br J Dermatol **160**：835-843, 2009
3) 全身性強皮症診断基準・重症度分類・診療ガイドライン委員会：全身性強皮症診断基準・重症度分類・診療ガイドライン. 日皮会誌 **126**：1831-1896, 2016

| Ⅳ. 疾患別の最新診療指針 | A. 全身性自己免疫疾患 |

# 04 混合性結合組織病（MCTD）

## a 疫学・予後

　混合性結合組織病（MCTD）は，2020年度（令和2年度）には10,182人の医療受給者証保持者（指定難病52）が登録された膠原病の一つである．MCTDは，全身性エリテマトーデス（SLE），全身性硬化症［全身性強皮症（SSc）］，多発性筋炎/皮膚筋炎（PM/DM）に認められる臨床症候や検査所見が同時にあるいは経過とともに混在し，血清中に抗U1-RNP抗体が検出される．男女比は約1：15で，30歳台の発症が多い[1-4]．

　発病からの5年生存率は96.9％，初診時からの5年生存率は94.2％である．死因は肺高血圧症（PH），呼吸不全，心不全など心肺系が全体の60％を占める．肺動脈性肺高血圧症（PAH）および間質性肺疾患（ILD）はMCTDの重要な予後規定因子である．ハンガリーの前向きコホートでは，観察期間13.1年中に8％が死亡し，死因はPAH（41％），心血管イベント（32％），感染症（14％）で，死亡例では心血管イベント，二次性抗リン脂質抗体症候群（APS），悪性腫瘍の存在が有意に高かった．

## b 病態メカニズム

　MCTDは代表的な全身性自己免疫疾患の一つである．原因は特定されていないが，特徴的に高力価に検出される抗U1-RNP抗体の産生はHLAに拘束されることから遺伝的な素因が関係する．ことに，HLA-DRB1*04:01のアレル頻度が増加し，U1-RNP抗体産生との関連性が示唆されている．U1-RNPはRNA-蛋白複合体で，スプライソソームの構成要素である．U1-RNPは樹状細胞などのToll様受容体シグナルを介してⅠ型インターフェロンの産生を促進し，自己反応性T細胞の活性化，自己反応性B細胞による自己抗体の産生を誘動する．抗U1-RNP抗体はスプライソソームの特定の構成要素に対する自己抗体で，抗体価は筋炎やILDなどの重症化とも関連すると報告される．また，Toll様受容体シグナルを介してVEGFの産生などを誘導し，PAHなどの血管病態を形成すると考えられている．

## c 自覚症状，身体所見，検査所見

### 1）自覚症状

　Raynaud現象はMCTDのほぼ100％に認め，初発症状としても最多（71.7％）である．寒冷時循環障害により指趾の色調が白紫赤の三相性に変化し，時にしびれ感や疼痛を伴う．また，手指ないし手背のソーセージ様，または先細り指となるびまん性浮腫を91.8％に伴う．

　MCTDは，3疾患の臨床所見が重複するが，SLE優位型が多く，PM/DM優位型は少ない．SLE様症候としては，多発関節炎は多いが（81.2％），顔面紅斑は37.3％と比較的少なく，腎障害，中枢神経系障害も少ない．SSc様症候として，手指に限局した皮膚硬化が多いが，体幹などの近位皮膚硬化は少ない．肺線維症に伴う咳嗽や呼吸困難，食道蠕動低下に伴う胸焼けなどを呈することがある．PM/DM様症候として筋力低下を約40％に認めるが，PMに比し程度は軽い．

Ⅳ. 疾患別の最新診療指針 ｜ A. 全身性自己免疫疾患

### 2）身体所見

　PAHはMCTDの4～10％に併発する．早期は無症状であるが，労作時息切れや動悸を訴え，胸骨左縁収縮期性拍動，第Ⅱ肺動脈音亢進などを呈する．進行した例では胸痛，失神発作，顔面・下腿浮腫などの右心不全症状が出現し，適切な治療が施されなければ突然死の可能性がある．また，発熱，頭痛を主症状とする無菌性髄膜炎（12％），および，三叉神経障害（20％）などの特徴的な神経病変を併発することがある．

### 3）検査所見

　抗U1-RNP抗体は100％陽性で，斑紋型抗核抗体である．

　SLE様検査所見として，白血球や血小板減少，胸水や心嚢液の貯留が認められる．筋炎を伴う際には，筋原性酵素の上昇，筋電図における筋原性異常所見を認める．MCTDの約85％に肺障害を併発し，ILDでは，胸部X線やCTでの特徴的な画像所見，肺拡散能低下，拘束性換気障害，血清KL-6上昇を呈する．逆流性食道炎では，食道造影で食道下部1/3の蠕動低下/拡張を認める．

　PAHは無症候の症例も多く，定期的なスクリーニングが望ましい．胸部X線上の肺動脈本幹部拡大と左第2弓突出，心電図や心エコー図検査上の右室拡大および右室負荷を認める．超音波心ドプラ法にて推定肺動脈収縮期圧＞36mmHgでは本疾患を疑って右心カテーテル検査を行い，安静時肺動脈平均圧≧25mmHgで診断される．血漿脳性利尿ペプチド（BNP）も右心負荷の早期検出，治療効果指標として有用である．

## d ｜ 診断について

### 1）診断の概説

　SLE，SSc，およびPM/DMに認められる症状や所見が混在し，血清抗U1-RNP抗体が検出される疾患である．MCTD様症状であったとしても，抗U1-RNP抗体が陰性であれば，MCTDと診断しない．Raynaud現象，手指ないし手背の腫脹は頻度の高い特徴的な共通所見である．PAH，無菌性髄膜炎，三叉神経障害は，高頻度ではないが本疾患に特徴的な臓器障害である．

　小児においては，臨床症候が出揃うまでに長い経過を有し，病態の推移を予測しながらの治療も必要である．よって，診断においては混合所見の項目，所見の必要数を成人より緩和した．

### 2）分類基準

　厚労省MCTD分科会では，専門施設から提出された典型的なMCTD症例と境界領域の症例の詳細を検討し，「混合性結合組織病（MCTD）改訂診断基準2019」を策定した．「共通所見（レイノー現象，指ないし手背の腫脹）」，「免疫学的所見（抗U1-RNP抗体）」，「特徴的な臓器所見（PAH，無菌性髄膜炎，三叉神経障害）」，「混合所見（全身性エリテマトーデス，SSc，多発性筋炎/皮膚筋炎）」から構成され，混合所見を満たさなかった場合も，特徴的臓器病変があれば診断可能とし，小児症例や鑑別診断にも配慮した（**表1**）．

### 3）鑑別疾患

　SLE，SSc，およびPM/DMの各々の診断基準を完全に満足する典型的な症例は慎重な診断を要する．予後および臓器障害と関連する疾患標識抗体，1）抗2本鎖DNA抗体，抗Sm抗体，2）抗トポイソメラーゼⅠ抗体（抗Scl-70抗体），抗RNAポリメラーゼⅢ抗体，3）抗ARS抗

04 | 混合性結合組織病（MCTD）

**表1 MCTD改訂診断基準**

Definite1，2を対象とする

**1. 共通所見**
　①レイノー現象　②手指ないし手背の腫脹

**2. 免疫学的所見**
　抗U1-RNP抗体陽性
　　・抗U1-RNP抗体の検出は二重免疫拡散法あるいは酵素免疫測定法（ELISA）のいずれでもよい．ただし，二重免疫拡散法が陽性でELISAの結果と一致しない場合には，二重免疫拡散法を優先する
　※以下の予後，および臓器障害と関連する疾患標識抗体が陽性の場合は混合性結合組織病の診断は慎重に行う
　　a. 抗二本鎖DNA抗体，抗Sm抗体
　　b. 抗トポイソメラーゼI抗体（抗Scl-70抗体），抗RNAポリメラーゼⅢ抗体
　　c. 抗ARS抗体，抗MDA5抗体

**3. 特徴的な臓器所見**
　①肺動脈性肺高血圧症　②無菌性髄膜炎　③三叉神経障害

**4. 混合所見**
　(1) 全身性エリテマトーデス様所見
　　①多発関節炎
　　②リンパ節腫脹
　　③顔面紅斑
　　④心膜炎又は胸膜炎
　　⑤白血球減少（4,000/$\mu$L以下）又は血小板減少（10万/$\mu$L以下）
　(2) 全身性強皮症様所見
　　①手指に限局した皮膚硬化
　　②間質性肺疾患
　　③食道蠕動低下又は拡張
　(3) 多発性筋炎/皮膚筋炎様所見
　　①筋力低下
　　②筋原性酵素上昇
　　③筋電図における筋原性異常所見

**5. 診断のカテゴリー**
　・Definite1：1の1所見以上が陽性，2が陽性，3の1所見以上が陽性，以上3つをいずれも満たす場合
　・Definite2：1の1所見以上が陽性，2が陽性，4の(1)，(2)，(3)項より2項目以上からそれぞれ1所見以上が陽性，以上3つをいずれも満たす場合
　・小児（16歳未満の場合）：1の1所見以上が陽性，2の所見が陽性，4の(1)，(2)，(3)項より1項目以上からそれぞれ1所見以上が陽性，以上3つをいずれも満たす場合

[厚生労働省，2019]

体，抗MDA5抗体が陽性の場合などを上記3疾患の「典型的な症例」とし，診断基準に反映することにした．

## e | 重症度評価

　主死因はPAH，呼吸不全，心不全など心肺系の死因が全体の60％を占め，MCTDの生命予後を規定するため積極的な治療介入を要する．これらを伴わなければ，重症度は高くなく，予後が比較的よい症例も少なくない．厚労省MCTD分科会では重症度分類を公表しているが，エビデンスに基づいた改訂を検討中である（表2）．なお，筆者らはMCTDの約40％に特徴的に検出される抗SMN抗体陽性者の約80％がPAHやILDを併発する重症例に該当し，生命予後がわるいことを報告した[5]．多施設での検証が期待される．

179

#### 表2　MCTD重症度分類

| 重症度 | 臓器障害 | 臨床所見 |
|---|---|---|
| **重症** | 中枢神経症状 | 痙攣, 器質性脳障害, 精神病, 脳血管障害 (頻度はまれ) |
| | 無菌性髄膜炎 | 頭痛, 嘔気, 嘔吐 (NSAIDs誘発性に注意) |
| | 肺動脈性肺高血圧症 (最も重要な予後規定因子) | 息切れ, 動悸, 胸骨後部痛 |
| | 急速進行性間質性肺疾患 | 急速に進行する呼吸困難, 咳嗽 |
| | 進行した間質性肺疾患 | 動悸, 息切れ, 咳嗽 |
| | 血小板減少 | 出血傾向, 紫斑 |
| | 溶血性貧血 | 高度の貧血 |
| | 下部消化管機能不全 | 吸収不良症候群, 偽性腸閉塞 |
| **中等症** | 発熱 | 疾患活動性の高いときにみられる |
| | リンパ節腫脹 | 疾患活動性の高いときにみられる |
| | 筋炎 | 筋力低下, 筋痛, 筋原性酵素上昇. 時に重症例あり |
| | 食道運動機能障害 | 逆流性食道炎, 胸やけ, 心窩部痛 |
| | 漿膜炎 | 胸水, 心嚢液貯留 |
| | 腎障害 | 蛋白尿 (ネフローゼ症候群, 腎不全移行もまれだがみられる) |
| | 皮膚血管炎 | 紫斑, 爪床出血, 皮膚梗塞 |
| | 皮膚潰瘍, 壊疽 | 重度の末梢循環障害による |
| | 間質性肺疾患 | 進行は緩徐であるが, 比較的早く進行する例もある |
| | 末梢神経障害 | 三叉神経障害が多い |
| | 骨破壊性関節炎 | RA様の関節破壊がときにみられる |
| **軽症** | Raynaud現象 | 寒冷刺激による血管攣縮により手指の色調変化. 時に難治性 |
| | 手指ないし手背の腫脹 | MCTDの診断上重要だが臨床的に問題となることはない |
| | 紅斑 | 顔面, 手掌などに多い |
| | 手指に限局する皮膚硬化 | 軽度にとどまるが, 手指の屈曲拘縮をきたしうる |
| | 非破壊性関節炎 | 関節破壊は通常ないがときにみられる |

[厚生労働省, 2019]

## f｜管理・治療の実践

### 1）管理・治療の基本方針

　厚労省MCTD分科会では，国際的に標準化されたGRADE法に準拠し，エビデンスに基づいたMCTDの診断と治療に関する全般を対象とした「混合性結合組織病 (MCTD) 診療ガイドライン2021」を策定した.

　治療は抗炎症療法と免疫抑制療法が中心となるが，治療の適応や用量は，疾患の重症度，障害臓器，感染症などの合併症などを総合評価して決定する. 急性期にはグルココルチコイド (GC) や免疫抑制薬 (cyclophosphamide, azathioprineなど) などの治療が中心となるが，いったん開始すると長期投与となるため，骨粗鬆症や糖尿病，感染症の誘発に注意する. SLE様の臨床症候が主体となる際には，抗マラリア薬 [hydroxychloroquine (HCQ)] の使用が推奨される. 非ステロイド抗炎症薬はまれに無菌性髄膜炎が誘発される点に注意する.

　中枢神経障害，急速に進行する肺症状・腎症状，血小板減少症を除いて大量のGCが必要になることは比較的少なく，特徴的な臓器障害の治療が優先される. とくに，PAHはMCTDの生命予後を規定するため，速やかに心エコー図検査，右心カテーテルで精査し，積極的な治療介入を要する. 治療には選択的肺血管拡張薬が使用され，肺血管拡張作用に加えて，肺動脈平滑筋細胞などの増殖を抑制する作用を有する. しかし，肺血管のリモデリン

グが進行した場合，右心不全のコントロールが必要になる．労作時呼吸困難など症状が出現する前に診断・治療することが重要で，MCTD患者では定期的な心エコー図検査の施行が推奨される．

## 2）薬物療法

重要な臓器障害を伴う症例では，GCと免疫抑制薬を併用する．臓器障害を欠き，発熱，関節炎，筋炎などSLE様の臨床症候が主体となる際には，HCQ，免疫抑制薬，および，少量のGCを対症的に使用する．改善すれば，維持療法の後にGC中止を目指す．PAHに対しては，プロスタグランジン誘導体製剤，選択的プロスタサイクリン受容体作動薬，エンドセリン受容体拮抗薬をNYHA/WHOの機能分類によるリスク評価に応じて単剤，または併用する．ILDに対しては，臨床症候，呼吸機能検査，肺HRCT検査にて診断のうえで，抗線維化薬であるnintedanibが推奨される．Raynaud現象が高度で，皮膚潰瘍を伴う症例では，抗血小板薬や血管拡張薬（プロスタグランジン誘導体製剤）を用いる．

---

**【処方例】**

**重症臓器病変を伴う例**

- methylprednisolone sodium succinate 125〜1,000mg/日，点滴静注，1〜3日連続
- prednisolone 1日0.25〜0.5mg/kg/日（上記に引き続き）
- cyclophosphamide 10〜20mg/kg/回，点滴静注，2〜4週に1回の頻度で6〜12回施行
- azathioprine 1日1〜2mg/kg（1日3mg/kgまで）

---

## 文　献

1) Sharp GC, et al：Mixed connective tissue disease：an apparently distinct rheumatic disease syndrome associated with a specific antibody to an extractable nuclear antigens (ENA). Am J Med **52**：148-159, 1972

2) 厚生労働科学研究費補助金難治性疾患克服研究事業混合性結合組織病の病態解明と治療法の確立に関する研究班（編）：混合性結合組織病の診療ガイドライン（改訂第3版），2011

3) Tanaka Y, et al：2019 diagnostic criteria for mixed connective tissue disease (MCTD)：from the Japan Research Committee of the Ministry of Health, Labor, and Welfare for systemic autoimmune diseases. Mod Rheumatol **31**：29-33, 2021

4) 厚生労働科学研究費補助金難治性疾患等政策研究事業（難治性疾患政策研究事業）自己免疫疾患研究班混合性結合組織病分科会（分科会長 田中良哉）（編）：MCTD（混合性結合組織病）診療ガイドライン2021，南山堂，2021

5) Todoroki Y, et al：Anti-survival motor neuron complex antibodies as a novel biomarker for pulmonary arterial hypertension and interstitial lung disease in mixed connective tissue disease. Rheumatology **63**：1068-1075, 2024

# 05 抗リン脂質抗体症候群（APS）

**Ⅳ．疾患別の最新診療指針　　A．全身性自己免疫疾患**

## a | 疫学・予後

　　抗リン脂質抗体症候群（APS）は抗リン脂質抗体（aPL）と関連する自己免疫性疾患であり，主な臨床所見は血栓症と妊娠合併症である．二次性APSの基礎疾患で最も多いのは全身性エリテマトーデス（SLE）である．本邦におけるAPS患者数は原発性・二次性ともに5,000～10,000人程度と推定されている．APSは後天性血栓傾向疾患としては最も頻度が高いものの一つで，重篤な血栓症が生命予後や生活機能を規定するばかりでなく，他の血栓傾向をきたす疾患と比べ再発が非常に多いことから，臨床的に重要な症候群である．また，急速進行性に多臓器不全に至る劇症型APS（catastrophic APS：CAPS）も存在し，罹患率はAPS患者の1%以下であるものの死亡率は30～50%と高い．

## b | 病態メカニズム

　　APSに関連する臨床症状は，aPLによる生体への多様な作用により引き起こされると考えられている．感染症などの環境要因や遺伝的要因により産生された病原性自己抗体であるaPLが，単球・血管内皮細胞・血小板といった向血栓細胞を活性化して血栓の準備段階ができ，生体内の炎症など何らかのストレスを契機に血栓症に至ると想定されている[1]．

## c | 自覚症状，身体所見，検査所見

### 1）血栓症

　　APSでは静脈のみならず動脈に血栓症を起こすことが特徴的である．欧米では静脈血栓症，日本人では動脈血栓症の割合が高いことから，人種や個人がもつ血栓素因によって血栓発症部位が異なると考えられている[2]．静脈血栓症は，下肢深部静脈血栓症が多く，時に肺塞栓症を併発する．動脈血栓症は脳梗塞や一過性脳虚血発作などの脳血管障害が多く，虚血性心疾患が比較的少ない．

### 2）妊娠合併症

　　妊娠10週未満の習慣流産，妊娠10週以降の子宮内胎児死亡，妊娠高血圧症候群・子癇・胎盤機能不全による妊娠34週未満の早産が妊娠合併症としてあげられている．妊娠合併症は習慣流産が最も多いが，妊娠中・後期にも起こるという特徴がある．また子宮内胎児発育不全や妊娠高血圧症もよく知られる．

### 3）抗リン脂質抗体関連症状

　　APSでは血栓症と妊娠合併症以外にも多彩な臨床症状を認める（**表1**）．凝固亢進のみでは説明できず，SLEに共通する病態も多くみられることから，自己抗体や炎症が関与している可能性がある．

## 表1　APSの臨床症状

| 高頻度<br>（20%以上） | ・静脈血栓症<br>・血小板減少 | ・流産・死産<br>・脳梗塞，一過性脳虚血発作 | ・片頭痛<br>・網状皮斑 |
|---|---|---|---|
| 10〜20% | ・心臓弁膜症<br>・子癇，子癇前症 | ・早産<br>・溶血性貧血 | ・冠動脈疾患 |
| まれ<br>（10%未満） | ・てんかん<br>・血管性認知症<br>・舞踏病<br>・腎動脈・静脈血栓症 | ・一過性黒内障<br>・肺高血圧症（PH）<br>・皮膚潰瘍<br>・壊疽 | ・骨壊死<br>・APS関連腎症<br>・腸間膜虚血 |
| 1%未満 | ・副腎出血 | ・横断性脊髄炎 | ・Budd-Chiari症候群 |

[Ruiz-Irastorza G, et al：Lancet **376**：1498-1509, 2010をもとに作成]

### 4）検査所見

#### a　aPL

　APSの診断において重要と考えられている抗体は，抗カルジオリピン抗体（aCL），抗$\beta_2$GP I 抗体および凝固検査であるループスアンチコアグラント（LA）である[3]．本邦では，2020年7月よりaCL IgG/IgM，抗$\beta_2$GP I 抗体IgG/IgMの化学発光免疫測定法による4項目同時測定検査（抗リン脂質抗体パネル）が保険収載となった．

#### b　血小板減少症

　20〜40%の患者に5〜10万/$mm^3$程度の血小板減少を認める．多くの例で抗血小板抗体が陽性であることから，免疫性血小板減少症（ITP）の併存と考えられている．aPL関連血小板減少症は血栓症や妊娠合併症発症のリスク因子である．

## d ┃ 診断について

### 1）診断の概説

　若年者の血栓症，習慣性流産をみた場合，膠原病患者で血栓症がみられた場合などはAPSを疑う必要がある．1998年に提唱され，2004年に一部改訂された診断基準（Sapporo criteria）が広く用いられているが，本稿作成時点で改訂作業が進んでいる．ここでは厚労省が作成した指定難病の診断基準を示す（**表2**）．また，本稿作成後に2023 ACR/EULAR criteriaが発表された．特異度の高い分類基準であることから，臨床研究において用いることとし，実臨床において診断には用いない．

### 2）鑑別疾患

　APSの診断にあたって先天性素因の除外が必要である．とくに本邦で変異の頻度の高いアンチトロンビンⅢ，プロテインC，プロテインSの活性測定が必須である．ただし，warfarin投与後にはプロテインC，プロテインSの活性が低下するため正確な評価ができない．

## e ┃ 重症度評価

　原発性APSは指定難病であり，申請の際に用いられる重症度分類を**表2**に示す．3度以上が医療助成の対象とされている．

Ⅳ．疾患別の最新診療指針 ｜ A．全身性自己免疫疾患

**表2　APSの診断基準と重症度分類**

| 診断基準 | 臨床基準の1項目以上が存在し，かつ検査項目のうち1項目以上が存在するとき，抗リン脂質抗体症候群とする |
|---|---|

**臨床基準**

1. 血栓症
   画像診断，あるいは組織学的に証明された明らかな血管壁の炎症を伴わない動静脈あるいは小血管の血栓症
   ・いかなる組織，臓器でもよい
   ・過去の血栓症も診断方法が適切で明らかな他の原因がない場合は臨床所見に含めてよい
   ・表層性の静脈血栓は含まない
2. 妊娠合併症
   ①妊娠10週以降で，他に原因のない正常形態胎児の死亡，
   ②（ⅰ）子癇，重症の妊娠高血圧腎症（子癇前症），もしくは
   　（ⅱ）胎盤機能不全による妊娠34週以前の正常形態胎児の早産，又は
   ③3回以上つづけての，妊娠10週以前の流産（ただし，母体の解剖学的異常，内分泌学的異常，父母の染色体異常を除く）

**検査基準**

1. International Society of Thrombosis and Hemostasisのガイドラインに基づいた測定法で，ループスアンチコアグラントが12週間以上の間隔をおいて2回以上検出される
2. 標準化されたELISA法において，中等度以上の力価の（＞40 GPL or MPL，又は＞99パーセンタイル）IgG型又はIgM型のaCLが12週間以上の間隔をおいて2回以上検出される
3. 標準化されたELISA法において，中等度以上の力価（＞99パーセンタイル）のIgG型又はIgM型の抗$\beta_2$-GPI抗体が12週間以上の間隔をおいて2回以上検出される
   （本邦では抗$\beta_2$-GPI抗体の代わりに，抗カルジオリピン$\beta_2$-GPI複合体抗体を用いる）

**重症度分類**

1度：治療を要さない，臓器障害がなくADLの低下がない
　　抗血小板療法や抗凝固療法は行っておらず，過去一年以内に血栓症の新たな発症がない場合
　・妊娠合併症の既往のみで血栓症の既往がない場合
　・血栓症の既往はあるが臓器障害は認めず，日常生活に支障がない

2度：治療しているが安定，臓器障害がなくADL低下がない
　・抗血小板療法や抗凝固療法を行っており，過去一年以内に血栓症の新たな発症がない場合血栓症の既往はあるが臓器障害は認めず，日常生活に支障がない

3度：治療にもかかわらず再発性の血栓症がある，軽度の臓器障害やADLの低下がある
　・再発性の血栓症：抗血小板療法や抗凝固療法を行っているにもかかわらず，過去一年以内に新たな血栓症を起こした場合
　・軽度の臓器障害：APSによる永続的な臓器障害（脳梗塞，心筋梗塞，肺梗塞，腎障害，視力低下や視野異常など）があるもののADLの低下がほとんどない場合

4度：抗リン脂質抗体関連疾患に対する治療中，妊娠管理中，中等度の臓器障害やADLの低下がある
　・抗リン脂質抗体関連疾患：診断が確定されたAPSに加えて，抗リン脂質抗体関連の血小板減少，神経障害などに対する免疫抑制療法を継続している場合
　・妊娠管理：過去一年以内に妊娠中の血栓症の予防や妊娠合併症の予防目的に抗血小板療法や抗凝固療法を行っている場合
　・中等度の臓器障害：APSによる永続的な重要臓器障害（脳梗塞，心筋梗塞，肺梗塞，腎障害，視力低下や視野異常など）がありADLの低下がある場合

5度：劇症型APS，新規ないし再燃した治療を要する抗リン脂質抗体関連疾患，治療中の妊娠合併症，高度の臓器障害やADLの低下がある
　・劇症型APS：過去一年以内に発症し，集学的治療を必要とする場合
　・抗リン脂質抗体関連疾患：診断が確定されたAPSに加えて，過去一年以内に抗リン脂質抗体関連の血小板減少，神経障害などに対する免疫抑制療法を開始した場合あるいは再燃により治療を強化した場合
　・妊娠合併症：過去一年以内に妊娠高血圧症候群などの妊娠合併症に対して治療を必要とした場合
　・重度の臓器障害：APSによる永続的な重要臓器障害（脳梗塞，心筋梗塞，肺梗塞，腎障害，視力低下や視野異常など）により介助が必要となるなど，著しいADLの低下がある場合

[厚生労働省，2015]

05 | 抗リン脂質抗体症候群（APS）

## 表3　高リスク aPL プロファイルと薬物療法

| | |
|---|---|
| 高リスク aPL<br>プロファイル | ・ 持続した LA 陽性（少なくとも 12 週間の間隔をおいて 2 回以上）<br>・ 複数の aPL 陽性<br>・ 持続した高力価 aPL（抗体価 40 unit 以上） |
| 血栓症・妊娠合<br>併症の一次予防 | **＜方針＞**<br>下記に該当する場合は，低用量アスピリンの投与が推奨されている<br>・ 血栓症既往のない高リスク aPL プロファイル群患者<br>・ 妊娠合併症既往のない aPL 陽性妊婦者<br>**＜処方例＞**<br>・ アスピリン 100 mg/日<br>・ アスピリン 81 mg＋ダイアルミネート配合錠 1 錠/日 |
| 血栓症の急性期<br>治療 | **＜方針＞**<br>・ 非 APS 患者と同様にヘパリンやワルファリンによる抗凝固療法を行う<br>・ 目標 PT-INR は 2.0〜3.0 とする<br>・ APTT は投与量設定の指標とならない．トロンビン生成（F1＋2，TAT など）や線溶亢進（D-ダイマー，$\alpha_2$-PIC など）を参考にする<br>**＜処方例＞**<br>・ ヘパリン 10,000〜15,000 単位/24 時間持続静脈注射<br>・ ワルファリン適量（目標 PT-INR 2.0〜3.0） |
| 静脈血栓症の<br>二次予防 | **＜方針＞**<br>1）基本方針<br>・ PT-INR 2.0〜3.0 及び D-ダイマー値を基準値内とすることを目標にしたワルファリン治療が推奨されている<br>2）適切なワルファリン治療にも関わらず，血栓症の再発がみられた場合<br>・ 出血リスクを考慮したうえで，PT-INR 3.0 以上を目標としたワルファリン治療または抗血小板薬を併用する<br>**＜処方例＞**<br>・ ワーファリン適量，分 1（目標 PT-INR 2.0〜3.0） |
| 動脈血栓症の<br>二次予防 | **＜方針＞**<br>・ PT-INR 3.0 を目標としたワルファリン治療<br>・ または PT-INR 2.0〜3.0 を目標としたワルファリン治療に抗血小板薬を併用する<br>・ 適切な治療にも関わらず再発する動脈血栓症の治療については十分なエビデンスがない<br>**＜処方例＞**<br>・ ワーファリン適量，分 1（目標 PT-INR 3.0） |
| 妊娠合併症の<br>二次予防 | **＜方針＞**<br>妊娠中には血栓症のリスクが上がるため，生児の出産のみならず母体の血栓症予防の両者が治療目標である．ワルファリンは強い催奇形性を有するために妊婦に対する使用は禁忌である<br>1）血栓症や妊娠 10 週未満の習慣流産，妊娠 10 週以降の子宮内胎児死亡の既往のある APS 患者<br>・ 低用量アスピリンとヘパリン皮下注射の併用<br>2）血栓症の既往がなく，妊娠高血圧症候群・子癇・胎盤機能不全による妊娠 34 週未満の早産歴がある APS 患者<br>・ リスクを層別化し，必要に応じて低用量アスピリン，ヘパリン皮下注射，または両者の併用を選択<br>**＜治療＞**<br>・ ヘパリンカルシウム 5,000 単位/回皮下投与 12 時間毎 |

F1＋2：prothrombin fragment 1＋2
TAT：thrombin-antithrombin complex
PIC：plasmin inhibitor complex

[Tektonidou MG, et al：Ann Rheum Dis **78**：1296-1304, 2019 より引用]

185

Ⅳ. 疾患別の最新診療指針 ｜ A. 全身性自己免疫疾患

# f ｜ 管理・治療の実践

## 1）管理・治療の基本方針

　グルココルチコイド（GC）や免疫抑制薬のAPSにおける血栓予防効果は明らかでない．APSに特異的な治療法は現時点ではないが，APSは血栓症再発率が高く（静脈＞動脈血栓症），慢性期管理においてはとくに二次予防（再発予防）が重要となる．抗リン脂質抗体は血栓症のリスクの一つであると考えられるようになり，抗体価によって血栓リスクが層別化された[4]．EULARは，**表3**に示すように高リスクaPLプロファイルを定義した[5]．さらに，抗体のプロファイルに加えて患者個人の血栓リスクを組み合わせたリスク層別化を行い，後述のような血栓症管理を行う．

## 2）薬物療法

　**表3**に一次予防・二次予防の方針および処方例を示す[5]．なお，直接経口抗凝固薬による二次予防は推奨されず，とくにtriple positive aPL患者においては血栓再発のリスクが高いため，投与してはならない．APSの診断には2回のaPL測定が必要であるが，治療に関しては2回目を待たずに開始すべきである[5]．

### 文　献

1）Ruiz-Irastorza G, et al：Antiphospholipid syndrome. Lancet **376**：1498-1509, 2010
2）Fujieda Y, et al：Predominant prevalence of arterial thrombosis in Japanese patients with antiphospholipid syndrome. Lupus **21**：1506-1514, 2012
3）Amengual O, Atsumi T：Antiphospholipid syndrome, "the best prophet of the future". Mod Rheumatol **28**：409-416, 2018
4）Otomo K, et al：Efficacy of the antiphospholipid score for the diagnosis of antiphospholipid syndrome and its predictive value for thrombotic events. Arthritis Rheum **6**：504-512, 2012
5）Tektonidou MG, et al：EULAR recommendations for the management of antiphospholipid syndrome in adults. Ann Rheum Dis **78**：1296-1304, 2019

## IV. 疾患別の最新診療指針　　A. 全身性自己免疫疾患

# 06 Sjögren症候群（SjS）

## a 疫学・予後

　Sjögren症候群（SjS）は，眼および口腔の乾燥症状を主徴とし，多彩な全身臓器症状をきたす慢性の全身性自己免疫疾患である．疾患の名称は，1933年に本疾患を最初に報告した眼科医のHenrik Sjögrenの名に由来する．中年以降の女性に好発し（女性17：1），国内に少なくとも数万人，潜在例はさらに多いと推定されている．生命予後は一般に比較的良好であるが，外分泌腺炎以外の臓器障害，悪性リンパ腫や他の膠原病などを合併する際は影響する[1,2]．

## b 病態のメカニズム

　自己免疫の機序により外分泌腺が系統的に障害されることから，自己免疫性外分泌線症という概念が提唱されている．他の膠原病と同様に遺伝素因を背景として，自己免疫を端緒とし，感染症などのトリガーを契機に病態形成されると想定されている．本疾患は，膠原病のなかでも女性の罹患割合が高いことから，女性ホルモンの強い関与が示唆されている．また，関節リウマチ（RA）を含む多くの膠原病，甲状腺疾患の合併例が多いことから自己免疫疾患に共通する要因が考えられている．

　病理学的には，涙腺・唾液腺などの外分泌腺にリンパ球浸潤とそれに伴う腺構造破壊，線維化が認められる．免疫学的にはリンパ球・サイトカイン・ケモカイン異常，高IgG血症，多彩な自己抗体産生が認められる．しかし，病態の詳細については依然として不明な点が多い．

## c 自覚症状，身体所見，検査所見

### 1）自覚症状・身体所見

#### a 腺症状

　眼および口腔の乾燥症状が2大症状である．腺（涙腺，耳下腺，顎下腺）の腫脹，疼痛に加え，鼻・気道粘膜，胃腸，膣，皮膚汗腺などのその他の外分泌腺障害に起因する症状を認める例もある．

#### b 全身症状および腺外臓器病変に由来する症状

　発熱，倦怠感などの全身症状に加え，腺外臓器病変に由来する多彩な症状，所見を呈する（表1）．

### 2）検査所見

#### a 血液検査

　腺障害の最も鋭敏な項目は血清唾液腺由来のアミラーゼ上昇である．疾患と関連する自己抗体検査としては，抗核抗体，リウマトイド因子，抗SS-A抗体，抗SS-B抗体，抗セントロメア抗体などが陽性となる．また，高ガンマグロブリン血症，赤沈亢進，末梢血リンパ球数減少を認めることがある．乾燥症状のみの例では通常血清CRPは陰性である．

Ⅳ．疾患別の最新診療指針 │ A．全身性自己免疫疾患

**表1　全身症状，腺外臓器病変**

| 系 | 症状・臓器病変 |
| --- | --- |
| 全　身 | 微熱，倦怠感 |
| 甲状腺 | 慢性甲状腺炎 |
| 心血管 | 肺高血圧症（PH） |
| 肺 | 間質性肺炎 |
| 消化器 | 慢性胃炎，自己免疫性肝炎，原発性胆汁性肝硬変 |
| 腎 | 間質性腎炎，腎尿細管性アシドーシス |
| 神　経 | 末梢神経障害（三叉神経障害），中枢神経障害（無菌性髄膜炎，横断性脊髄炎） |
| 関　節 | 多関節炎 |
| 皮　膚 | 環状紅斑（疾患特異性が高い），高ガンマグロブリン性紫斑（下腿点状出血斑），薬疹 |
| リンパ | 単クローン性病変，悪性リンパ腫 |
| 精　神 | うつ病 |

### b　腺機能検査

　涙液分泌低下の評価法として，短冊状の濾紙を用いるSchirmerテストがあり，5mm/5分以下は陽性と判断される．乾燥性角結膜炎の評価として，フルオレセイン染色が主に用いられるが，ローズベンガル染色，リサミングリーン染色が用いられることもある．

　唾液分泌低下の評価法として，本邦ではガムテストとあるいはSaxonテストが主に行われる．ガムテストでは10mL/10分以下，Saxonテストでは，2g/2分以下は陽性と判断される．

　唾液腺機能障害の評価として，$^{99m}TcO_4^-$唾液腺シンチグラフィが用いられ，安静時および刺激時における唾液分泌機能の評価を行うことができる．唾液腺造影法は侵襲度が高いため，近年施行される例は限られている．

### c　腺外臓器病変に応じた各種検査

　肺病変の評価のための胸部X線検査，間質性腎炎の評価のための尿検査など臓器に応じた各種腺外病変の検査を施行する．悪性リンパ腫は本疾患において発生頻度が高いため，表在リンパ節腫脹などについて注意深く診察を行ったうえで，超音波検査あるいはCT検査などを実施してリンパ節病変の評価を行う．

## d │ 診断について

　原発性（primary）SjSとRAやSLEなどの膠原病に合併する二次性（secondary）SjSに便宜上分類される．また，病型としては外分泌線にとどまる腺型（glandular type）と外分泌腺以外にも病変が生じる腺外型（extraglandular type）に分類される．腺外臓器病変に起因する身体所見が認められる（**表1**）．

　本疾患は潜在例も多く，まず疑うことが診断への第一歩である．ドライアイ，ドライマウスの有無を問診し，典型例では問診のみで診断がつくこともある．本疾患が疑われた際は，厚労省の診断基準分類基準（**表2**）あるいはACR/EULAR基準（2016年）（**表3**）に沿って確定診断を行うことが望ましい．

　確定診断のための検査が自施設で困難である場合には，専門施設への紹介を考慮する．他の膠原病の診断を行う際は，二次性SjSの合併の可能性も念頭に置く必要がある．鑑別疾患は罹患臓器によって多彩である．

## 表2 SjS改訂診断基準

1. 生検病理組織検査で次のいずれかの陽性所見を認めること
   A) 口唇腺組織でリンパ球浸潤が4mm$^2$当たり1 focus以上
   B) 涙腺組織でリンパ球浸潤が4mm$^2$当たり1 focus以上

2. 口腔検査で次のいずれかの陽性所見を認めること
   A) 唾液腺造影でstageⅠ（直径1mm未満の小点状陰影）以上の異常所見
   B) 唾液分泌量低下（ガムテスト10分間で10mL以下，又はサクソンテスト2分間2g以下）があり，かつ唾液腺シンチグラフィーにて機能低下の所見

3. 眼科検査で次のいずれかの陽性所見を認めること
   A) シルマー（Schirmer）試験で5mm/5min以下で，かつローズベンガルテスト（van Bijsterveldスコア）でスコア3以上
   B) シルマー（Schirmer）試験で5mm/5min以下で，かつ蛍光色素（フルオレセイン）試験で陽性（角膜に染色あり）

4. 血清検査で次のいずれかの陽性所見を認めること
   A) 抗SS-A抗体陽性
   B) 抗SS-B抗体陽性

**診断のカテゴリー**
- 以上1, 2, 3, 4のいずれか2項目が陽性であればシェーグレン症候群と診断する

[厚生労働省，1999年]

## 表3 ACR/EULARによる分類基準（2016年）

| 項目 | score |
| --- | --- |
| 1. 口唇生検でのfocus score≧1 focus/4mm$^2$ | 3 |
| 2. 血清抗SS-A抗体陽性 | 3 |
| 3. 少なくとも片眼でocular staining score（眼染色スコア）≧5（あるいはvan Bijsterveld≧4） | 1 |
| 4. 少なくとも片眼でSchirmerテスト≦5mm/分 | 1 |
| 5. 無刺激唾液流出速度≦0.1mL/分 | 1 |

- inclusion, exclusion基準を満たし，上記5項目で4点以上でSjSと分類

[Shiboski CH, et al：Arthritis Rheumatol **69**：35-45, 2017をもとに作成]

## e | 重症度評価

　全身症状，腺外症状の活動性の評価法として，活動性指標（ESSDAI）（**表4**）が用いられる．また，患者による評価指標としてESSPRI（**表5**）が用いられている．

## f | 管理・治療の実践

### 1）腺症状に対する治療

　腺症状に対するグルココルチコイド（GC）の有用性は否定的である．眼症状に対しては治療が比較的奏効する一方で，口腔乾燥症状は改善が乏しい例も多い．眼・口腔症状については定期的に眼科，歯科口腔外科医による医学的管理を受けることが望ましい[3]．

Ⅳ． 疾患別の最新診療指針 ｜ A． 全身性自己免疫疾患

#### 表4　全身的な疾患活動性評価指標（ESSDAI）

| 原発性SjSに対する全身的な疾患活動性評価指標（0〜123点） | |
| --- | --- |
| low-activity | ESSDAI<5 |
| moderate-activity | 5≦ESSDAI≦13 |
| high-activity | 14≦ESSDAI |
| ESSDAIでの臨床的改善（治療効果あり）は少なくとも3点以上の改善 | |

ESSDAI：EULAR primary Sjögren's syndrome disease activity index
[Seror R, et al；EULAR Sjögren's Task Force：Ann Rheum Dis **69**：1103-1109, 2010 をもとに作成]

#### 表5　患者による評価指標（ESSPRI）

| 原発性SjSの患者による評価指標（VAS）（0〜3点） | |
| --- | --- |
| ESSPRI≧5 | 満足のいかない状態 |
| ESSPRIでの改善 | 1点以上もしくは15%の改善 |

ESSPRI：EULAR primary Sjögren's syndrome patient-reported index
[Seror R, et al；EULAR Sjögren's Task Force：Ann Rheum Dis **70**：968-997, 2011 をもとに作成]

---

【処方例】

**眼症状**
- 点眼薬：人工涙液，ムチン/水分分泌促進薬，自己血清
- 涙点プラグ挿入術
- ドライアイ保護眼鏡の装用

**口腔症状**
- 催唾薬：M3ムスカリン作動性アセチルコリン受容体刺激薬
  pilocarpine 5mgを1日3回
  cevimeline 30mgを1日3回
- 人工唾液噴霧

---

### 2） 腺外症状に対する治療

　非ステロイド性抗炎症薬（NSAIDs），GC，rituximab（保険適用外）や免疫抑制薬も各臓器病変に応じて使用される．GC初期量は，臓器病変と重症度に応じてprednisolone換算で10〜60mg/日で開始する．腺外臓器病変，他の膠原病を有する例は，リウマチ・膠原病内科専門医へのコンサルトを積極的に考慮する．

#### 文　献

1） Firestein GS, et al：Firestein & Kelley's Textbook of Rheumatology, 11th Ed., Elsevier, 2021
2） 日本シェーグレン症候群学会（編）：シェーグレン症候群の診断と治療マニュアル，改訂第3版，診断と治療社，2018
3） Ramos-Casals M, et al：EULAR recommendations for the management of Sjögren's syndrome with topical and systemic therapies. Ann Rheum Dis **79**：3-18, 2020

# IV. 疾患別の最新診療指針　　B. 血管炎

## 01　総　論

### a｜疫　学

　本邦における血管炎罹患患者数の推移を示すデータの一つとして指定難病登録患者数を用いることができる．多くの血管炎疾患が指定難病に含まれており，診断基準と一定の重症度を満たした患者は登録される可能性が高い．その一方で，軽症で指定難病認定のメリットがない患者は登録されていない可能性がある．図1は2017〜2021年度の代表的な血管炎疾患の指定難病登録患者数の推移である[1]．大型血管炎の患者数は巨細胞性動脈炎（GCA）が増加，高安動脈炎（TAK）が横ばいで推移している．中型・小型血管炎の患者数は，顕微鏡的多発血管炎（MPA），多発血管炎性肉芽腫，好酸球性多発血管炎性肉芽腫は増加，結節性多発動脈炎（PAN）は減少傾向である．悪性関節リウマチ（MRA），Buerger病はいずれも減少傾向である．これらの推移は，各疾患の本来の罹患率の変化以外に，本邦の人口構成や疾患認知度の変化などに影響されている可能性がある．

### b｜病態のメカニズム

　多くの疾患と同様に，血管炎の病態に対する理解もその進化の途上にある．血管炎罹患組織の病理学的所見および免疫抑制治療に対する血管炎の治療反応性から，血管炎の病態には自然免疫および適応免疫の両者による免疫学的機序が深く関与していると考えられている．代表的な機序として，1）遺伝的素因，2）感染，薬剤，腫瘍，喫煙などの環境因子とそれらによる血管内皮細胞障害，3）抗好中球細胞質抗体や抗血管内皮細胞抗体などの自己抗体産生とそれらの免疫担当細胞との相互作用，4）病的な免疫複合体形成と血管壁への沈着，5）サ

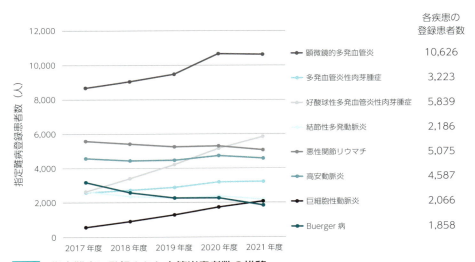

図1　指定難病に登録された血管炎患者数の推移

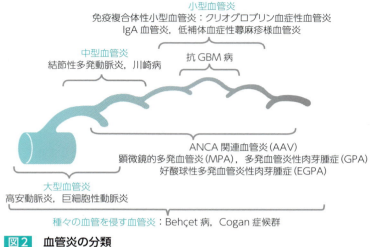

図2 血管炎の分類
[Jennet JC, et al：Arthritis Rheum 65：1-11, 2013をもとに作成]

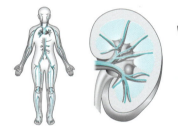

図3 血管炎症候群における罹患血管サイズによる分類
Chapel Hill nomenclature systemにおける大型・中型・小型血管の定義．腎臓を例にとって，中型・小型血管を示す．大型血管は大動脈とその主要分枝，および対応する静脈．中型血管は主要内臓動脈とその第一分枝．小型血管は臓器の間質内の動脈，小動脈，最小動脈，毛細血管，最小静脈，静脈．
[Jennet JC, et al：Arthritis Rheum 65：1-11, 2013をもとに作成]

イトカイン，ケモカイン，接着分子，補体などを介した免疫応答などがあげられる．それぞれの血管炎疾患における病態形成機序については各論項目を参照されたい．

## C｜診断について

### 1）診断の概説

多くの血管炎患者では，血液・生化学検査，画像検査，生理学的検査，遺伝子検査などで血管炎の臨床的な診断，罹患部位の予測・同定が可能であるが，診断確定には生検組織の病理学的診断が決め手となる．とくに，臨床的診断が難しい症例や，他疾患との鑑別に苦慮する症例では，できる限り生検を行い，診断を確定することが重要である．

### 2）罹患血管サイズによる血管炎の分類

血管炎を理解するうえで，血管のサイズ（＝太さ）に基づいて分類することが一般的に行われている（図2）[2]．大型血管は大動脈とその主要分枝および対応する静脈，中型血管は主要内臓動脈とその第一分枝，小型血管は臓器の間質内の動脈，小動脈，最小動脈，毛細血管，最小静脈，静脈である（図3）．

01 | 総　論

**表1　血管炎と鑑別を要する疾患**

| 塞栓症 | ・血栓症，コレステロール塞栓，空気塞栓，脂肪塞栓，羊水塞栓，腫瘍塞栓<br>・過粘稠症候群<br>・クリオグロブリン血症<br>・細菌塊や寄生虫卵による血管閉塞 |
|---|---|
| 感染症 | ・細菌：溶連菌，ぶどう球菌，髄膜炎菌，ナイセリア属，サルモネラ菌，エルシニア属<br>・抗酸菌<br>・真菌：アスペルギルス症，ムコール症，スポロトリクス症<br>・ウイルス：CMV，HBV，HCV，HIV，HSV，パルボウィルスB19<br>・リケッチア<br>・梅毒<br>・寄生虫 |
| 腫　瘍 | ・心臓粘液腫<br>・悪性リンパ腫（リンパ腫様肉芽腫症，血管内リンパ腫）<br>・多発性骨髄腫<br>・その他：白血病，肺癌，大腸癌，前立腺癌，腎癌，乳癌 |
| 薬　剤 | propylthiouracil, thiamazole, hydralazine, minocycline, penicillamine, allopurinol, procainamide, phenytoin, isoniazid, penicillamine, cocaine, acetaminophen, aspirin |
| その他 | ・POEMS症候群<br>・線維筋性異形成<br>・悪性萎縮性丘疹症<br>・先天性疾患：Ehlers-Danlos症候群，神経線維腫症，弾性線維偽黄色腫<br>・放射線<br>・アミロイドーシス，など |

CMV：サイトメガロウィルス，HBV：B型肝炎ウィルス，HCV：C型肝炎ウイルス，HIV：ヒト免疫不全ウイルス，HSV：単純ヘルペスウィルス

### 3）血管炎の分類基準

　血管炎の分類基準としては，ACRによる分類基準がいくつかの疾患で使用されてきた．ACRとEULARは共同でDiagnosis and Classification of Vasculitis（DCVAS）を立ち上げ，2011〜2017年に世界中から症例を登録し，data-driven methodsによる単一の血管炎分類方法と各疾患の診断基準を作成することを目指して研究が進められた[3]．2022年にACRとEULARが共同で5つの血管炎疾患［TAK，GCA，MPA，多発血管炎性肉芽腫症（GPA），好酸球性多発血管炎性肉芽腫症（EGPA）］に関する新分類基準を発表し，今後の研究ではこれらの基準が使用されるようになる．各疾患の分類基準については各論項目を参照されたい．

### 4）鑑別疾患についての考え方

　塞栓症，感染症，悪性腫瘍，外傷・薬剤・放射線などの外的因子，先天性血管壁脆弱化など，多岐にわたる原因によって血管壁の障害が生じ，その結果，組織や臓器の虚血をきたしうる（**表1**）．血管炎症候群と鑑別を要する疾患を適切に除外することは治療方針に大きく関わるため，臨床上非常に重要である．

### 5）診断，病勢評価に必要な検査の概説

　血管炎は多臓器疾患であるため，必要な検査は血管炎の各疾患で異なる．日常診療で使用可能な疾患特異的なマーカーは抗好中球細胞質抗体（ANCA），抗基底膜抗体などに限られ

Ⅳ．疾患別の最新診療指針 ｜ B．血管炎

る．血液・生化学検査では，末梢血液検査，炎症反応，腎臓・肝臓の生化学検査などを実施する．画像検査は血管超音波検査，MRI，MRA，CT，CTA，PET-CTなどから，罹患血管に合わせて適宜選択する．画像検査選択時には，各検査の解像度を考慮して，評価対象の血管画像が適切に描出される検査を選択することも重要である．生理学的検査では，神経・筋，上気道，下気道，心臓などの臓器に合わせた検査項目を選択する．TAKのHLA-B$^{*}$52，Behçet病のHLA-B$^{*}$51など，遺伝子検査が診断に有用な血管炎もある．

## d ┃ 治療選択における考え方

　一般的に，血管炎の治療は寛解導入治療と寛解維持治療に分けて立案する．寛解導入治療では中～高用量のグルココルチコイド（GC）と免疫抑制薬あるいは分子標的治療薬を用い，3～6ヵ月程度で血管炎の活動性を消失させることを目標に治療する．寛解維持治療では免疫抑制薬あるいは分子標的治療薬を併用しつつGCを可及的速やかに減量し，疾患活動性と臓器障害の出現に注意しつつ，経過を追う．臨床試験では中・小型血管炎の疾患活動性評価にはBirmingham Vasculitis Score（BVAS），臓器障害の評価にはVasculitis Damage Index（VDA）が使用されるが，その内容を知っておくことは，日常診療においても重要である．他の全身性リウマチ性疾患と同様に，血管炎も長期にわたる治療を必要とするため，GCの長期投与に伴う副作用の出現にはとくに注意が必要であり，可能であればGC中止を目指す．血管炎の標準治療については最新のガイドライン[4,5]も参照されたい．

### 文　献

1) 難病情報センター．https://www.nanbyou.or.jp/［アクセス年月日：2024年6月1日］
2) Jennet JC, et al：2012 revised International Chapel Hill Consensus Conference Nomenclature of Vasculitides. Arthritis Rheum **65**：1-11, 2013
3) DCVAS．https://research.ndorms.ox.ac.uk/public/dcvas/index.php［アクセス年月日：2024年6月1日］
4) 針谷正祥ほか（編）：ANCA関連血管炎診療ガイドライン2023，診断と治療社，2023
5) 針谷正祥（編）：抗リン脂質抗体症候群・好酸球性多発血管炎性肉芽腫症・結節性多発動脈炎・リウマトイド血管炎の治療の手引き2020，診断と治療社，2021

**IV. 疾患別の最新診療指針　　B. 血管炎**

# 02 高安動脈炎（TAK）（大動脈炎症候群）

## a ｜ 疫学・予後

　高安動脈炎（TAK）の病名は1908年に眼科医の高安右人が行った報告に由来し，2015年の難病法施行時にTAKへ統一された．患者数は5,000人前後，男女比は約1：8，女性の発症年齢は20歳前後にピークがある[1]．予後は比較的よいとされるが，フランスのTAK患者318例のコホートでは，フォローアップ6.1年で全死亡率は5%，死亡時年齢38歳（いずれも中央値），主な死因は腸間膜虚血（25%）と大動脈瘤破裂（25%）であった[2]．

## b ｜ 病　態

　病因はいまだ不明な点が多いが，HLA-B*52とHLA-B*67の関連性が知られる．ゲノムワイド関連研究から，*IL-12B*，*MLX*，*IL-6*遺伝子領域の遺伝子多型が報告されている．最近，TAKの病態に自己抗体が関与する可能性や腸内細菌叢の変容との関連性も報告されている[3]．病理学的には中膜外側から炎症細胞の浸潤を伴う自己免疫機序により，血管構造の破壊，弾性板の虫食い状喪失などが進行する．動脈壁にはCD4$^+$T細胞，CD8$^+$T細胞，NK細胞，$\gamma\delta$T細胞などの免疫細胞の浸潤がみられる[4]．

## c ｜ 自覚症状，身体所見，検査所見

### 1）自覚症状

　初発症状は非特異的で，全身倦怠感，発熱，頸部痛，頭痛，食思不振，体重減少などがみられ，長期間診断がつかないことも多い．時間とともに血管リモデリングによる血管関連症状が出現して，血管の狭窄・閉塞または拡張・瘤をきたす．その結果，頭頸部症状のめまい，視力障害，難聴，歯痛，上肢乏血症状の上肢しびれ，冷感，血圧左右差，大動脈弁閉鎖不全症による息切れ，胸腹部大動脈の炎症関連症状として胸痛，背部痛，腹痛，気管支動脈関連症状としての喀血，腎動脈狭窄による腎血管性高血圧，下肢血流障害による間欠性跛行などの多様な症状が出現する．

### 2）身体所見

　血管の狭窄・閉塞の所見として眼底変化，頸部，鎖骨下，背部，腹部に血管雑音の聴取，上肢の血圧左右差，患側の脈拍触知不良（欠損），大動脈弁閉鎖不全症の所見での心雑音，皮疹では下腿の前脛骨部に結節性紅斑を認める．また，TAK患者の約8%に潰瘍性大腸炎の合併がみられる．

### 3）検査所見

　診断に必須の検査は画像検査で，造影CT，造影MRI，$^{18}$F-FDG-PET/CT，頸動脈超音波検査などで，大動脈とその1次分枝血管の両方あるいはどちらかに，多発性またはびまん性の肥厚性病変（壁肥厚），狭窄・閉塞性病変，拡張性病変（瘤）を認めることが診断に必要である[1]．また，大動脈弁閉鎖不全症の合併の有無を心エコー図検査で定期的にフォローす

Ⅳ．疾患別の最新診療指針 │ B．血管炎

**表1　TAKの診断基準**

Definiteを対象とする

**A．症状等**

1. 全身症状：発熱，全身倦怠感，易疲労感，リンパ節腫脹（頸部），若年者の高血圧（140/90mmHg以上）
2. 疼痛：頸動脈痛（carotidynia），胸痛，背部痛，腰痛，肩痛，上肢痛，下肢痛
3. 眼症状：一過性又は持続性の視力障害，眼前暗黒感，失明，眼底変化（低血圧眼底，高血圧眼底）
4. 頭頸部症状：頭痛，歯痛，顎跛行[※a]，めまい，難聴，耳鳴，失神発作，頸部血管雑音，片麻痺
5. 上肢症状：しびれ感，冷感，拳上困難，上肢跛行[※b]，上肢の脈拍及び血圧異常（橈骨動脈の脈拍減弱，消失，10mmHg以上の血圧左右差），脈圧の亢進（大動脈弁閉鎖不全症と関連する）
6. 下肢症状：しびれ感，冷感，脱力，下肢跛行，下肢の脈拍及び血圧異常（下肢動脈の拍動亢進あるいは減弱，血圧低下，上下肢血圧差[※c]）
7. 胸部症状：息切れ，動悸，呼吸困難，血痰，胸部圧迫感，狭心症状，不整脈，心雑音，背部血管雑音
8. 腹部症状：腹部血管雑音，潰瘍性大腸炎の合併
9. 皮膚症状：結節性紅斑

[※a] 咀嚼により痛みが生じるため間欠的に咀嚼すること
[※b] 上肢労作により痛みや脱力感が生じるため間欠的に労作すること
[※c]「下肢が上肢より10〜30mmHg高い」から外れる場合

**B．画像検査所見**

画像検査所見：大動脈とその第一次分枝[※a]の両方あるいはどちらかに検出される，多発性[※b]またはびまん性の肥厚性病変[※c]，狭窄性病変（閉塞を含む）[※d]あるいは拡張性病変（瘤を含む）[※d]の所見

[※a] 大動脈とその一次分枝とは，大動脈（上行，弓行，胸部下行，腹部下行），大動脈の一次分枝（冠動脈を含む），肺動脈とする
[※b] 多発性とは，上記の2つ以上の動脈または部位，大動脈の2区域以上のいずれかである
[※c] 肥厚性病変は，超音波（総頸動脈のマカロニサイン），造影CT，造影MRI（動脈壁全周性の造影効果），PET-CT（動脈壁全周性のFDG取り込み）で描出される
[※d] 狭窄性病変，拡張性病変は，胸部X線（下行大動脈の波状化），CT angiography，MR angiography，心臓超音波検査（大動脈弁閉鎖不全），血管造影で描出される．上行大動脈は拡張し，大動脈弁閉鎖不全を伴いやすい．慢性期には，CTにて動脈壁の全周性石炭化，CT angiography，MR angiographyにて側副血行路の発達が描出される

画像診断上の注意点：造影CTは造影後期相で撮影．CT angiographyは造影早期相で撮影，三次元画像処理を実施．血管造影は通常，血管内治療，冠動脈・左室造影などを同時目的とする際に行う

**C．鑑別診断**

動脈硬化症，先天性血管異常，炎症性腹部大動脈瘤，感染性動脈瘤，梅毒性中膜炎，巨細胞性動脈炎（側頭動脈炎），血管型ベーチェット病，IgG4関連疾患

**＜診断のカテゴリー＞**

Definite：Aのうち1項目以上＋Bのいずれかを認め，Cを除外したもの

**（参考所見）**

1. 血液・生化学所見：赤沈亢進，CRP高値，白血球増加，貧血
2. 遺伝学的検査：HLA-B*52またはHLA-B*67保有

[厚生労働省，2024]

る必要がある．

　TAKに特異的なバイオマーカーはまだないが，血液検査で炎症マーカーのCRP，血清アミロイドA，フィブリノーゲンや赤沈は診断と治療経過のフォローに有用である．

# d │ 分類基準，診断，鑑別疾患

　「血管炎症候群の診療ガイドライン（2017年改訂版）」による診断基準（**表1**）およびACR/EULAR分類基準（**表2**）を示す[1]．注意深い問診と診察から，TAKに関連する臨床症状と

02｜高安動脈炎（TAK）（大動脈炎症候群）

**表2　ACR/EULAR分類基準（2022年）**

〈エントリー基準〉
診断時年齢≦60歳 かつ画像検査[*1]における大動脈または大動脈一次分枝の血管炎所見

| 項　目 | 点　数 |
|---|---|
| 1.　女性 | 1 |
| 2.　狭心痛または虚血性心痛 | 2 |
| 3.　上肢または下肢の跛行 | 2 |
| 4.　血管雑音 | 2 |
| 5.　上肢の脈拍減弱 | 2 |
| 6.　頸動脈の異常 | 2 |
| 7.　左右上肢の収縮期血圧差≧20mmHg | 1 |
| 8.　罹患動脈領域[*2]の数＝1 | 1 |
| 9.　罹患動脈領域[*2]の数＝2 | 2 |
| 10.　罹患動脈領域[*2]の数≧3 | 3 |
| 11.　対称性の動脈罹患[*3]のペア数≧1 | 1 |
| 12.　腎動脈または腸間膜動脈を含む腹部大動脈領域の罹患 | 3 |

[判定]
5点以上で高安動脈炎と分類する
[*1] CTA，MRA，カテーテル血管造影，超音波，PET検査
[*2] 9つの動脈領域：①胸部大動脈，②腹部大動脈，③腸管膜動脈，④左頸動脈，⑤右頸動脈，⑥左鎖骨下動脈，⑦右鎖骨下動脈，⑧左腎動脈，⑨右腎動脈
[*3] 対称性の動脈罹患領域ペア：①頸動脈，②鎖骨下動脈，③腎動脈

[Grayson PC, et al：Arthritis Rheumatol **74**：1872-1880, 2022をもとに作成]

身体所見をとる．診断の中心は画像検査で，造影CTと造影MRIを中心として，[18]F-FDG-PET/CT，頸動脈超音波検査も組み合わせて総合的に判断をする．そのうえで，他疾患が除外できればTAKと診断できる．診断において炎症所見の有無は問わない．

## e ｜ 重症度評価

TAKの重症度に関する指標として学術的な指標は存在しないが，本邦の難病受給者証の申請の査定で利用されるTAKの重症度分類がある．「ステロイド剤を含む内科療法，あるいはインターベンション（PTA），外科的療法にもかかわらず，しばしば再発を繰り返し，病変の進行，あるいは遷延が認められる」場合が重症度Ⅲ（受給対象ライン）とされている．

## f ｜ 管理・治療の実践

TAKの治療フローチャートを示す（**図1**）．内科的治療は免疫抑制療法が中心となり，第一選択薬はprednisolone（PSL）などのグルココルチコイド（GC）である．PSLはある程度の用量で投与することで寛解導入できるが，PSLの減量過程で再燃が半数以上においてみられる．PSL減量過程で再燃がみられた症例やPSLの副作用で減量を余儀なくされた症例では，生物学的製剤の抗IL-6受容体抗体tocilizumab（TCZ）やTNF-α阻害薬，免疫抑制薬などを併用して，PSLの漸減を進める（**図1**）[1]．

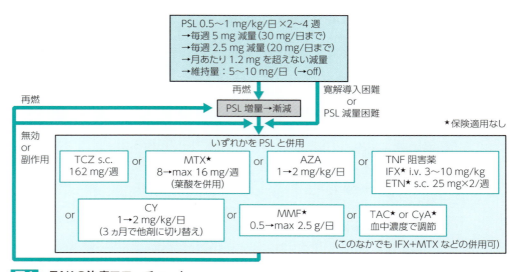

**図1** TAKの治療フローチャート

[日本循環器学会：血管炎症候群の診療ガイドライン（2017年改訂版）．https://www.j-circ.or.jp/cms/wp-content/uploads/2020/02/JCS2017_isobe_h.pdf（2024年12月13日閲覧）より許諾を得て転載]

　血管の狭窄・閉塞，拡張・瘤，大動脈弁閉鎖不全がいったん生じると，その回復は難しく，外科的治療を選択する必要がある症例もみられる．大動脈瘤には人工血管置換術やカテーテルによる血管内治療，大動脈弁閉鎖不全症に対しては人工弁置換術を行うが，いずれの治療でも炎症を鎮静化してから施行することが合併症予防の観点から望ましい．

> 【処方例】
> **GC治療**
> ● prednisolone 0.5〜1.0 mg/kg/日，2〜4週間，内服（寛解導入後は図1参照）
> **GC治療抵抗性症例（GCに追加する）**
> ● tocilizumab 162 mgを週1回，皮下注
> ● methotrexate 6〜8 mg/週で開始（適宜，葉酸を併用），必要に応じて10〜12 mg/週まで増量（葉酸併用），最大16 mg/週まで増量可，経口投与

　PSLの初期投与量は重症度に応じて0.5〜1.0 mg/kg/日が推奨され，2〜4週間継続する．その後，1〜2週間毎知で漸減し，PSL 20 mg/日からは月あたり1.2 mgを超えないように減量する（図1）．PSL維持量は5〜10 mg/日を目指す[1]．GC治療抵抗性症例では，PSLにTCZの追加で炎症の鎮静化とGC減量効果が期待できる[5]．また，TCZの代わりに内服薬のmethotrexateを追加することもある．一方，TCZ治療下ではCRPや赤沈などの炎症マーカーは陰性化するため，TAK関連の自覚症状の増悪の有無を確認する必要がある．また，TCZ導入後少なくとも2年間は病勢が鎮静化するまで，6〜12ヵ月ごとに画像検査（造影CTや造影MRI）で壁肥厚，狭窄・閉塞，拡張（瘤）の新規出現や増悪の有無を確認する．

**文　献**

1) 日本循環器学会ほか：血管炎症候群の診療ガイドライン（2017年改訂版）．https://www.j-circ.or.jp/cms/wp-content/uploads/2020/02/JCS2017_isobe_h.pdf［アクセス年月日：2024年6月1日］
2) Mirouse A, et al：Overall survival and mortality risk factors in Takayasu's arteritis：a multicenter study of 318 patients. J Autoimmun **96**：35-39, 2019

3) Manabe Y, et al：Gut dysbiosis is associated with aortic aneurysm formation and progression in Takayasu arteritis. Arthritis Res Ther **25**：46, 2023
4) Yoshifuji H：Pathophysiology of large vessel vasculitis and utility of interleukin-6 inhibition therapy. Mod Rheumatol **29**：287-293, 2019
5) Nakaoka Y, et al：Efficacy and safety of tocilizumab in patients with refractory Takayasu arteritis：results from a randomised, double-blind, placebo-controlled, phase 3 trial in Japan (the TAKT study). Ann Rheum Dis **77**：348-354, 2018

IV. 疾患別の最新診療指針　B. 血管炎

# 03 巨細胞性動脈炎（GCA）

## a｜疫学・予後

巨細胞性動脈炎（GCA）は，大型血管炎に属する血管炎症候群の一つである．60～80歳台の高齢者に好発し，女性に約2.5倍多く発症する．GCAはリウマチ性多発筋痛症（PMR）と近縁の関係にあり，GCAの約半数にPMRを合併する．

GCAは進行すると失明，脳梗塞，大動脈瘤などの合併症を引き起こす．欧米の調査によると，片眼または両眼の失明は10％前後にみられる．

## b｜病　態

免疫機構の異常な活性化が関わる．GCAは大動脈などの大型血管を侵すが，頭蓋領域においては中小型血管を侵す．図1にGCAの病理像を示す．初期には血管壁への炎症細胞浸潤を認め，炎症病態が慢性化すると，多核巨細胞や類上皮細胞が出現し，肉芽腫性血管炎の像を呈する．内弾性板が浸食・破壊され，内弾性板が消失した箇所では，内膜が肥厚し，その結果，血管内腔は狭窄し，下流臓器の虚血をきたす．

## c｜自覚症状，身体所見，検査所見

### 1）自覚症状

GCAの局所的頭痛は，浅側頭動脈の炎症と虚血により生じ，過去に経験のないタイプの頭痛として自覚される．顎跛行は，咀嚼筋を栄養する各動脈の虚血により起こり，咀嚼運動により痛みが生じ，咀嚼の間欠的休止を余儀なくされる．眼病変は，眼動脈の枝である後毛様体動脈の閉塞により起こり，通常，虚血性視神経症の病型をとる．視野障害，視力低下，失明をきたす．

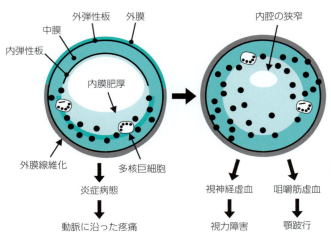

**図1　GCAにおける中小型動脈の病理像**
内弾性板は肉芽腫性炎症により侵食・破壊される．内弾性板を構成する弾性線維を多核巨細胞が取り込んでいる．内弾性板が消失した箇所では内膜肥厚と外膜線維化が起こる．

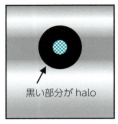
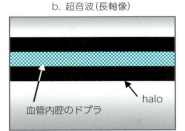
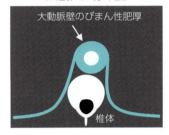

**図2　GCAの画像検査所見**

a, b：浅側頭動脈の超音波画像．びまん性に動脈壁を囲む低エコー領域をhalo signと呼ぶ．

c：造影CT所見．血管内腔の造影効果により大動脈壁のびまん性肥厚を捉えやすくなる．

d：PET画像．胸部下行大動脈から腹部下行大動脈にかけて全体にFDG取り込みを認める．左右の鎖骨下動脈にFDG取り込みを認める．肝へのFDG取り込みを対照とし，そのレベルより強い取り込みを有意所見とする．

### 2）身体所見

　側頭動脈の圧痛・脈拍減弱・索状硬化は重要な診察所見である．眼底検査では視神経乳頭の蒼白化と陥凹が特徴である．

### 3）検査所見

　側頭動脈生検は確定的な検査である．浅側頭動脈を2cm以上採取する．病理像では，炎症細胞浸潤，多核巨細胞，内弾性板の破壊は，それぞれ独立した肉芽腫性血管炎を支持する所見である．

　図2にGCAの典型的な画像所見を示す．超音波検査，造影CT，CTA，MRA，PETが行われる．超音波検査における浅側頭動脈および腋窩動脈のhalo signが特徴的であり，動脈壁および周囲組織の浮腫を反映する．PETは感度が高いため，血管病変の全身的な広がりの把握に有用である．

## d｜分類基準，診断，鑑別疾患

　2022年のACRとEULARによるGCAの分類基準[1]（表1）が使われているが，分類基準はあくまでも臨床研究のためのものである．発症年齢50歳以上で切り取ることについては異論もあり，リアルワールドでは50歳未満の症例がまれにありうる．

　従来，側頭動脈生検が重視されてきた．現在でも，リスクの高い治療を行う前に可能な限り病理標本を採取し確定診断をつけるべきである．しかし，近年は画像検査の進歩により側頭動脈生検の位置づけは低下した．個別症例に応じて全身状態や緊急度を考慮し，症状と画像所見が特徴的であれば，側頭動脈生検は省略できる．

Ⅳ. 疾患別の最新診療指針 ｜ B. 血管炎

**表1　ACR/EULARによるGCAの分類基準（2022年）**

| 症　状 | 点　数 |
|---|---|
| 肩または首の朝のこわばり | 2 |
| 突然の失明 | 3 |
| 顎または舌の跛行 | 2 |
| 新規の側頭部頭痛 | 2 |
| 頭皮の圧痛 | 2 |
| 側頭動脈の脈拍減弱・圧痛・索状硬化 | 2 |
| 最大ESR≧50mm/時または最大CRP≧1.0mg/dL（治療前） | 3 |
| 側頭動脈生検の陽性所見または側頭動脈エコーにおけるhalo sign | 5 |
| 両側腋窩動脈病変 | 2 |
| 大動脈全体のFDG-PET活動性 | 2 |
| 絶対的必要条件：診断時の年齢が50歳以上であること<br>上記10項目の点数を合計し，6点以上がGCAの分類に必要．大動脈全体のFDG-PET<br>活動性については**図2d**参照 | |

[Ponte C, et al：Arthritis Rheumatol **81**：1647-1653, 2022をもとに作成]

鑑別疾患として，動脈硬化症，高安動脈炎（TAK），結節性多発動脈炎（PAN），炎症性腹部大動脈瘤，後腹膜線維症，IgG4関連疾患，血管平滑筋肉腫があげられる．

## e ｜ 重症度評価

活動性指標であるBirmingham Vasculitis Activity Scoreとダメージ指標であるVasculitis Damage Indexが使用される．

## f ｜ 管理・治療の実践

治療の目標は，血管炎活動性の制御と，血管病変による臓器障害の阻止である．**図3**に本邦と米国のGCAの治療ガイドラインを示す[2,3]．眼病変の急な進行を認める場合は，ステロイドパルス療法から開始する．重要血管の炎症を鎮静化させるために，十分な免疫抑制治療が必要である．米国のガイドラインでは，初回治療について大量グルココルチコイド（GC）（prednisolone 1mg/kg/日）を推奨している．GC減量速度について，欧州のガイドライン[4]では，2〜3ヵ月で15〜20mg/日，1年で5mg/日以下までの減量が推奨されている．しかし，GCAは再燃しやすい．

tocilizumab（TCZ）のGCAにおけるGC減量効果および再燃抑止効果が複数の臨床試験により示された．本邦のガイドライン（**図3a**）では，TCZは再燃時に追加する薬剤と位置づけられている．それは，TCZの保険適用が「標準的なGC療法で効果不十分の場合」とされているためである．しかし，米国のガイドライン（**図3b**）では，初回治療から免疫抑制薬の併用を推奨し，その候補としてTCZを最も推奨している．すなわち，初回治療からの大量GCとTCZの併用により，GCの速い減量を図るというupfrontな考えである．最近のトレンドとして，早期からTCZを用いて総合的な有害事象を減らすという考え方が広まりつつある．平均70歳で発症する患者に大量GCとTCZ皮下注を併用することは免疫抑制の副作用が甚大となるため，総合病院において免疫抑制療法に習熟した専門医による十分な監視下

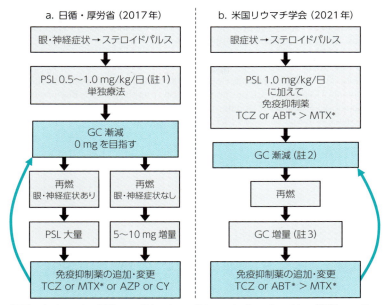

**図3** 日本（a）と米国（b）におけるGCAの治療ガイドライン

註1：眼・神経症状がある場合は最大の1.0 mg/kg/日を用いる．
註2：漸減のペースや目標は記載なし．
註3：増量幅は記載なし．
＊：GCAに保険適用なし．

[Isobe M, et al：Circ J **84**：299-359, 2020, Maz M, et al：Arthritis Rheumatol **73**：1349-1365, 2021をもとに作成]

で行うべきである．

TCZ投与中は炎症マーカーが変動しにくくなるため注意が必要である．PETにおける血管壁へのfluorodeoxyglucoseの取り込みは血管炎の活動性を反映するため，治療反応性や再燃の評価に有用である．

低用量aspirinは古いガイドラインで推奨されていたが，ガイドラインが改訂され，症例ごとの血管病変に応じて検討すべきとされている．

【処方例】
- methylprednisolone sodium succinate 500 mg＋生理食塩水100 mL，1日1回，60分で点滴，3日間

眼病変・神経病変の急な進行を認める場合
- prednisolone 50 mgを1日3回不均等投与，朝昼夕食後（20-15-15）（体重50 kgの場合）
- alfacalcidol 0.5 μgを1日1回，朝食後
- alendronate sodium hydrate 35 mgを週1回，起床時
- tocilizumab 162 mgを週1回，皮下注
- ST合剤（バクタ）1回1錠を週3回（月・水・金），朝食後
- aspirin 100 mgを1日1回，朝食後（動脈の有意狭窄を認める場合）
- lansoprazole（OD錠）15 mgを1日1回，朝食後

Ⅳ．疾患別の最新診療指針 ｜ B．血管炎

## 文 献

1) Ponte C, et al：2022 American College of Rheumatology/EULAR classification criteria for giant cell arteritis. Arthritis Rheumatol **81**：1647-1653, 2022

2) Isobe M, et al：JCS 2017 Guideline on Management of Vasculitis Syndrome：digest version. Circ J **84**：299-359, 2020

3) Maz M, et al：2021 American College of Rheumatology/Vasculitis Foundation Guideline for the Management of Giant Cell Arteritis and Takayasu Arteritis. Arthritis Rheumatol **73**：1349-1365, 2021

4) Hellmich B, et al：2018 Update of the EULAR recommendations for the management of large vessel vasculitis. Ann Rheum Dis **79**：19-30, 2020

**Ⅳ. 疾患別の最新診療指針　　B. 血管炎**

# 04 結節性多発動脈炎（PAN）

## a ┃ 疫学・予後

　結節性多発動脈炎（PAN）は小型～中型動脈の血管壁に炎症をきたす疾患である．2021年度（令和3年度）の本邦のPANの特定医療費（指定難病）受給者証所持数は2,186人とまれな疾患である．男女比は1：1とほぼ同数，平均発症年齢は52.9歳で中高年に好発する[1]．5年生存率は約80％と報告されているが，後述のFive-Factor Score（FFS）により異なる[2]．

## b ┃ 病　態

　海外ではB型肝炎ウイルス感染を契機に発症するという報告もあるが，本邦ではまれであり[1]，発症原因は不明である．

## c ┃ 自覚症状，身体所見，検査所見

### 1）自覚症状，身体所見

　炎症による全身症状と，罹患血管の動脈瘤の形成・破裂による症状，狭窄や閉塞による臓器障害からなる．全身症状として，発熱，体重減少などが認められる．臓器症状としては，皮膚病変（皮下結節，網状皮斑，紫斑，潰瘍）が多くみられる（**表1**）．関節痛，筋肉痛も高頻度にみられる．また，腎血流量の低下によるレニン-アンジオテンシン系の活性化により高

**表1　PANの臨床症状**

| 臨床症状・徴候 | 有症率（%） | 臨床症状・徴候 | 有症率（%） |
|---|---|---|---|
| 全身症状 | 64.5 | 呼吸器病変 | 24.0 |
| ・ 発熱 | 53.7 | ・ 胸膜炎 | 5.0 |
| ・ 体重減少 | 28.1 | ・ 間質性肺炎 | 9.1 |
| ・ 高血圧 | 23.1 | 腎病変 | 8.3 |
| 関節・筋症状 | 75.2 | ・ 急性腎不全 | 2.5 |
| ・ 関節痛（関節炎） | 52.1 | ・ 慢性腎不全 | 5.8 |
| ・ 筋痛（筋炎） | 54.5 | 消化器病変 | 5.8 |
| 皮膚病変 | 82.6 | ・ 消化管出血 | 5.0 |
| ・ 紫斑/出血斑 | 59.5 | ・ 腹膜炎 | 1.7 |
| ・ 皮下結節 | 39.7 | 心病変 | 9.1 |
| ・ 網状皮斑 | 37.2 | ・ 伝導障害 | 1.7 |
| ・ 潰瘍/梗塞 | 23.1 | ・ 心筋梗塞 | 0.8 |
| 精神神経病変 | 50.4 | 眼病変 | 6.6 |
| ・ 脳梗塞 | 10.7 | 鼻・耳病変 | 7.4 |
| ・ 脳出血 | 0.8 | | |
| ・ 運動障害を伴う多発性単神経炎 | 20.7 | | |
| ・ 運動障害を伴わない多発性単神経炎 | 28.1 | | |

[Kawazoe M, et al：Mod Rheumatol **32**：598-605, 2022をもとに作成]

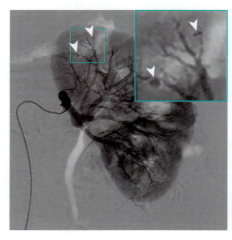

**図1** PAN患者の血管造影所見
左腎動脈に小動脈瘤を認める．

血圧が認められる．神経の栄養血管の虚血により多発単神経炎がみられ，腓骨・腓腹・正中・尺骨神経で生じやすい．腹腔動脈の狭窄により腹痛，下血，時に腸管梗塞・穿孔をきたしうる．心病変はまれであるが，冠動脈が障害されると伝導障害や心筋梗塞が生じる．そのほか，精巣痛や睾丸炎を呈することもある．

### 2）検査所見

血液検査では，CRP上昇，赤沈の亢進がみられるが，PANに特異的な臨床検査は存在せず，一般的に抗好中球細胞質抗体（ANCA）や抗核抗体は陰性である．病変部位（皮膚，神経，筋，腎臓など）の生検により，中・小動脈のフィブリノイド壊死性血管炎がみられる．また血管造影検査により，主として腹部大動脈分枝に多発する小動脈瘤や狭窄・閉塞所見を認める（図1）．より侵襲の少ないCTAやMRAで所見が得られることもある．

## d 分類基準，診断，鑑別疾患

厚生労働省のPAN診断基準を表2に示す．鑑別疾患には，他の中・小型血管炎，全身性エリテマトーデス（SLE）や関節リウマチ（RA）に伴う二次性血管炎，薬剤誘発性血管炎などがあげられる．ただし，中・小動脈の壊死性血管炎所見に加えて，細・小動脈に炎症が及ぶ症例も存在するため，分類が困難な場合もある．なお，症状が皮膚に限局し，組織所見が得られ，全身症状やその他の臓器病変，異常動脈造影所見を伴わない例は皮膚型PAN（皮膚動脈炎）と診断する[3]．

## e 重症度評価

本邦の治療の手引き[4]においては，1996年のFFSが1項目以上の症例が「重症」と定義されている．FFSとはフランスの血管炎研究グループより報告された，PAN，顕微鏡的多発血管炎（MPA），好酸球性多発血管炎性肉芽腫症（EGPA）の診断時における予後予測に有用とされる指標であり，心筋病変，重症の消化管病変（出血，穿孔，梗塞，膵炎），血清クレアチニン（Cr）>1.58 mg/dL，1日尿蛋白量>1 g，中枢神経病変の5項目が，予後不良因子としてあげられている．当てはまる項目数が多いほど，5年生存率が低下する．なお，2009年に

04 | 結節性多発動脈炎（PAN）

**表2　PANの診断基準**

①Definite
　主要症候2項目以上と組織所見のある例
②Probable
　(a) 主要症候2項目以上と血管造影所見の存在する例
　(b) 主要症候のうち①を含む6項目以上存在する例

**(1) 主要症候**
　①発熱（38℃以上，2週以上）と体重減少（6ヵ月以内に6kg以上）
　②高血圧
　③急速に進行する腎不全，腎梗塞
　④脳出血，脳梗塞
　⑤心筋梗塞，虚血性心疾患，心膜炎，心不全
　⑥胸膜炎
　⑦消化管出血，腸閉塞
　⑧多発性単神経炎
　⑨皮下結節，皮膚潰瘍，壊疽，紫斑
　⑩多関節痛（炎），筋痛（炎），筋力低下

**(2) 組織所見**
　中・小動脈のフィブリノイド壊死性血管炎の存在

**(3) 血管造影所見**
　腹部大動脈分枝（特に腎内小動脈）の多発小動脈瘤と狭窄・閉塞

[厚生労働省，2024]

対象疾患に多発血管炎性肉芽腫症（GPA）も加えられ，心筋病変，重症の消化管病変，血清Cr≧1.70mg/dL，年齢65歳超，耳鼻咽喉症状を有さないことの5項目に改訂された[2]．ただし，これら5項目以外にも多発単神経炎や四肢の虚血など重症と判断されうる臓器病変もあるため，注意が必要である．

## f ｜ 管理・治療の実践

　治療法は重症度に応じた選択が推奨される[4]．重症のPANに対する寛解導入療法では，グルココルチコイド（GC）単独よりも，GC＋cyclophosphamide（CY）が推奨される．なお経口CY（POCY）と静注CYパルス（IVCY）では寛解率に差がなく，副作用発現率（白血球減少や感染症）はIVCYが低い[5]とされており，IVCYが推奨される．CY投与は，累積量による毒性を考慮して，一般的には1コース3～6ヵ月に制限し，寛解が得られたらazathioprine（AZP）やmethotrexate（MTX）などの毒性の低い免疫抑制薬に移行する．なお，生命を脅かすような症状（臓器梗塞のリスクなど）を伴う重症のPANにおいてはGCパルス療法（methylprednisolone 500～1,000mg/日，3日間）を行う．

　重症でないPANに対する寛解導入療法では，治療の手引きではGC＋AZPよりもGC単独が，またGC単独で治療抵抗性の場合にはIVCYまたはAZPを併用することが推奨されている．これは1件のランダム化比較試験においてGC単独よりもGC＋AZPで寛解率は高かったが重篤合併症も増加する傾向が示されたこと，かつ非寛解または再燃率に有意差を認めなかったことによるが，GC単独で寛解に至っても最終的に免疫抑制薬の追加を要する患者が多いこと，またGCの毒性を最小限にするためにも患者の年齢や臨床状態に応じてAZPやMTXを併用することが推奨される．なお，腎不全には血液透析，腸管穿孔では腸切除を要する．

207

> **【処方例】**
> **重症の場合**
> - prednisolone 1mg/kg/日で開始，病勢に応じて漸減
> - cyclophosphamide（CY）1回10〜15mg/kg（年齢，腎機能を考慮）を2週間隔で3回，以後3週間隔で計6回，点滴静注[5]（CYによる白血球減少がみられた際は，その値に応じて次回投与量を20〜40％減量する）

## 文 献

1) Kawazoe M, et al：Clinical characteristics of patients with polyarteritis nodosa based on a nationwide database in Japan. Mod Rheumatol **32**：598-605, 2022

2) Guillevin L, et al：The Five-Factor Score revisited：assessment of prognoses of systemic necrotizing vasculitides based on the French Vasculitis Study Group (FVSG) cohort. Medicine (Baltimore) **90**：19-27, 2011

3) Nakamura T, et al：Cutaneous polyarteritis nodosa：revisiting its definition and diagnostic criteria. Arch Dermatol Res **301**：117-121, 2009

4) 針谷正祥（編）：抗リン脂質抗体症候群・好酸球性多発血管炎性肉芽腫症・結節性多発動脈炎・リウマトイド血管炎の治療の手引き2020，診断と治療社，2021

5) de Groot K, et al；EUVAS (European Vasculitis Study Group)：pulse versus daily oral cyclophosphamide for induction of remission in antineutrophil cytoplasmic antibody-associated vasculitis：a randomized trial. Ann Intern Med **150**：670-680, 2009

**Ⅳ. 疾患別の最新診療指針　　B. 血管炎**

# 05 ANCA関連血管炎

## 05-1 顕微鏡的多発血管炎（MPA）

　MPAは全身の小型血管を侵すANCA関連血管炎の一つであり，糸球体腎炎や肺病変をしばしば伴う．肉芽腫病変はみられない．

### a 疫学・予後

　好発年齢は55〜74歳と高齢者に多く，男女比はほぼ同頻度である．本邦の2019年度医療受給者証保持者は約9,486人，年間発症率は約2,000人（18.2人/100万人）と報告されており，近年患者数は増えつつある．治療が行われないと予後不良であるが，早期発見と治療の進歩により予後は改善しつつある．しかし，治療の遅れなどにより臓器障害が残存する場合があり，腎不全進行による透析導入も少なくない．

### b 病　態

　自己抗体であるANCAが病態形成に重要な役割を果たす．発症機序には不明な点も多いが，何らかの遺伝・環境要因により産生されたANCAが，好中球細胞膜上に表出した抗原（MPO，PR3）に結合することにより，補体依存性に好中球が活性化され，局所の血管内皮に集積・接着の後に血管炎を生じ，皮膚，腎臓，肺，神経，上気道などに虚血・出血による障害を引き起こすと考えられている．

### c 自覚症状，身体所見，検査所見

#### 1）自覚症状・身体所見
　症状・所見は，全身症状と臓器病変に基づく局所症状に分けられる．前者には発熱，体重減少，倦怠感など，後者には紫斑，多発性単神経炎によるしびれ，難聴，上強膜炎，副鼻腔炎症状，血尿，蛋白尿，血痰，腹痛・血便などがあげられる．

#### 2）検査所見
　全身所見として，CRP高値，赤沈亢進などの炎症所見がみられる．炎症の持続や腎不全のため，しばしば正球性貧血を呈する．腎炎を合併する場合は血尿・少量の蛋白尿，円柱尿などの腎炎性尿所見を認め，数週〜週ヵ月で腎機能が悪化する［急速進行性糸球体腎炎（RPGN）］．画像所見で間質性肺炎・肺出血像がみられることがある．多発性単神経炎を合併する場合，末梢神経伝導速度検査で多発性の軸索障害がみられる．

### d 分類基準，診断，鑑別疾患

　通常，厚労省の診断基準（1998年）が用いられる（**表1**）．臨床症状，検査所見，組織所見

Ⅳ. 疾患別の最新診療指針 | B. 血管炎

**表1　MPAの診断基準**

【主要項目】
(1) 主要症候
　①急速進行性糸球体腎炎
　②肺出血，もしくは間質性肺炎
　③腎・肺以外の臓器症状：紫斑，皮下出血，消化管出血，多発性単神経炎など
(2) 主要組織所見
　細動脈・毛細血管・後毛細血管細静脈の壊死，血管周囲の炎症性細胞浸潤
(3) 主要検査所見
　①MPO-ANCA陽性
　②CRP陽性
　③蛋白尿・血尿，BUN，血清クレアチニン値の上昇
　④胸部X線所見：浸潤陰影（肺胞出血），間質性肺炎
(4) 判定
　①確実（definite）
　　(a) 主要症候の2項目以上を満たし，かつ組織所見が陽性の例
　　(b) 主要症候の①および②を含め2項目以上を満たし，MPO-ANCAが陽性の例
　②疑い（probable）
　　(a) 主要症候の3項目を満たす例
　　(b) 主要症候の1項目とMPO-ANCA陽性の例
(5) 鑑別診断
　①結節性多発動脈炎
　②多発血管炎性肉芽腫症（Wegener肉芽腫症）
　③好酸球性多発血管炎性肉芽腫症（アレルギー性肉芽腫性血管炎，Churg-Strauss症候群）
　④膠原病（全身性エリテマトーデス，関節リウマチなど）
　⑤IgA血管炎（Henoch-Schönlein紫斑病）
　⑥抗糸球体基底膜腎炎（Goodpasture症候群）

【参考事項】
(1) 主要症候の出現する1～2週間前に先行感染（多くは上気道感染）を認める例が多い
(2) 主要症候①，②は約半数例で同時に，その他の例ではいずれか一方が先行する
(3) 多くの例でMPO-ANCAの力価は疾患活動性と平行して変動する
(4) 治療を早期に中止すると，再発する例がある
(5) 鑑別診断の諸疾患は，特徴的な症候と検査所見・病理組織所見から鑑別できる

[厚生労働省，1998]

に基づいて診断する．ANCAが90％以上で陽性となり，診断上とくに重要である．本邦ではMPO-ANCA陽性が90％以上と多く，PR3-ANCAは5％程度と少ない．病理学的には，皮膚，副鼻腔などでは白血球破砕性血管炎（LCV），腎臓では壊死性半月体形成性糸球体腎炎の所見を認め，血管壁への免疫複合体沈着がほとんどないこと（pauci-immune）が特徴である．肉芽腫病変があれば多発血管炎性肉芽腫症（GPA）と診断される．

　国際分類基準としては，Wattsらの提唱したアルゴリズム（European Medicines Agency algorithm）が広く用いられている[1]．最近，ACR/EULARの新分類基準（2022年）が発表された（**表2**）．

## e ｜ 重症度評価

　重症度の客観的評価指標には，疾患活動性を表すBirmingham Vasculitis Activity Score（BVAS）と臓器障害をスコア化したVasculitis Damage Index（VDI）の2つがある．BVAS

## 表2　ACR/EULAR分類基準（2022年）

| 臨床基準 | 点数 |
|---|---|
| 鼻病変：鼻出血，潰瘍，痂皮，鼻閉，閉塞，鼻中隔欠損/穿孔 | −3 |

| 検査基準（血液検査，生検組織） | 点数 |
|---|---|
| p-ANCA陽性またはMPO-ANCA陽性 | +6 |
| 胸部画像における肺線維症またはILD | +3 |
| 腎生検で免疫グロブリン沈着を伴わない（pauci-immune）糸球体腎炎 | +3 |
| c-ANCA陽性またはPR3-ANCA陽性 | −1 |
| 好酸球数≧1,000/µL | −4 |

- 血管炎以外の疾患が除外され，小型〜中型血管炎と診断されていることを適用の前提とする
- 合計点数≧5点でMPAに分類する

[Suppiah R, et al：Ann Rheum Dis **74**：400-406, 2022をもとに作成]

は新規または悪化した血管炎の活動性を評価するものであり，現在はversion 3（2008年）が用いられる[2]．9つの臓器別の項目から構成され，各項目の上限の点数が設定されている．version 3からは持続する活動性の項目が追加になった．一方，VDIは全身の持続性の損傷の程度を表す指標であり，活動性病変の結果として蓄積する非可逆性の臓器障害を評価する．

そのほか，指定難病の受給の目安として重症度1〜5が設定されており，重症度3以上が補助の対象となる．

## f ｜ 管理・治療の実践

グルココルチコイド（GC）と免疫抑制薬の併用により，速やかな寛解達成と長期の寛解維持を図るのが基本方針である[3]．同時に合併症や薬剤の副作用の最少化に努め，再燃抑制と長期予後およびQOLの改善・維持を目指す．感染症対策はとくに重要であり，細菌感染による肺炎，結核，B型肝炎，サイトメガロウイルス，ニューモシスチス感染などに注意する．

### 1）寛解導入治療

標準治療は，GCとcyclophosphamide（CY）またはrituximab（RTX）の併用である（図1）．感染リスクが高い場合や腎限局型などではグルココルチコイド（GC）単独治療を行う場合もある．最近，抗C5a受容体拮抗薬avacopanが使用可能となった[4]．

#### a 重症〜最重症の場合

全身症状を伴う重症例では，大量のGCにより抗炎症を図り，RTXまたはCYを加える．最重症の腎障害では処方例⑥の追加を考慮する．

> 【処方例】
> ①で治療を開始し，原則として③または④を併用する．病勢が強い場合は②の追加を行う．GCの節減のため⑤を追加してもよい．最重症の腎障害では⑥の追加を考慮する．
> ①prednisolone 5mg錠を1日8〜12錠，朝昼2回に分割
> ②methylprednisolone 500〜1,000mg，点滴静注，3日間連続（ステロイドパルス療法）
> ③cyclophosphamide 500〜1,000mg，点滴静注，3〜4週ごとに計6回まで．腎機能低下がある場合は腎機能に応じて減量

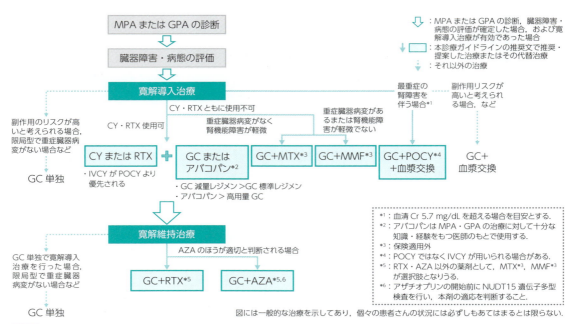

**図1 MPAまたはGPAの治療のアルゴリズム**
[厚生労働科学研究費補助金難治性疾患政策研究事業難治性血管炎の医療水準・患者QOL向上に資する研究班，針谷正祥ほか（編）：ANCA関連血管炎診療ガイドライン2023，診断と治療社，2023より許諾を得て転載]

　④rituximab 375 mg/m², 点滴静注，1週ごとに計4回
　⑤avacopan 10 mgカプセルを1日6錠，1日2回に分割
　⑥血漿交換療法：重症のRPGNを呈する場合に考慮．血漿2〜3Lの全血血漿交換を2週間以内に計7回までを1クールとして，2クールまで
　⑦ST合剤（バクタ配合錠）1日1錠，朝1回，または週2回，1日2錠，朝夕に分割

### b 軽症〜中等症の場合

　重症臓器病変を伴わない軽症〜中等症の場合はGCの併用薬としてmethotrexate（MTX）やmycophenolate mofetil（MMF）を用いる（ただし，いずれも保険適用外）．RTXを用いる場合，GCは中等量までとする[5]．avacopan併用時はGCのさらなる減量を目指す．

【処方例】
　①に②〜④のいずれかを追加する．④の場合は⑤を併用してもよい．
　①prednisolone 5 mg錠を1日6〜10錠，朝1回または朝昼2回に分割
　②methotrexate 2.5 mg錠3〜6錠を週1回，1日2回（朝夕）に分割，または5〜6錠以上の場合は週2日連日に分けて服用（保険適用外）
　③mycophenolate mofetil 0.5 mg錠2〜6錠を1日1〜2回に分割（保険適用外）
　④rituximab 375 mg/m², 点滴静注，1週ごとに計2〜4回
　⑤avacopan 10 mgカプセルを1日6錠，1日2回に分割

### 2）維持治療

　寛解導入後は維持療法に移行する（図1）．低用量のGCと免疫抑制薬の併用が基本である．免疫抑制薬として最近はRTXを選択することが多い．再発がみられたら寛解導入療法を繰

り返す．azathioprine（AZP）使用前にはNUDT15遺伝子検査を行い，副作用リスクの高い遺伝子多型（Cys/Cys型）でないことを確認する．

---

**【処方例】**

①に②または③を併用する．③の代わりに④も用いられる．

①prednisolone 5mg錠を1日1〜2錠，分1・朝．寛解導入後4〜8週ごとに2.5〜5mg/日ずつ漸減し，3〜6ヵ月後までに10mg/日以下，長期的には減量・中止を目指す

②rituximab 375mg/m$^2$，点滴静注．投与間隔は6〜12ヵ月ごとの定期投与，あるいは臨床指標や末梢CD19/CD20陽性細胞数の推移をみながら決定する方法がある

③azathioprine 50mg錠1錠を1日1〜2回

④methotrexate 2.5mg錠3〜6錠を週1回，1〜2日に分けて服用（保険適用外）

---

### 文 献

1) Watts R, et al：Development and validation of a consensus methodology for the classification of the ANCA-associated vasculitides and polyarteritis nodosa for epidemiological studies. Ann Rheum Dis **66**：222-227, 2007
2) 針谷正祥ほか（編）：ANCA関連血管炎診療ガイドライン2023，診断と治療社，2023
3) Mukhtyar C, et al：Modification and validation of the Birmingham Vasculitis Activity Score (version 3). Ann Rheum Dis **68**：1827-1832, 2009
4) Jayne DRW, et al；ADVOCATE Study Group：Avacopan for the treatment of anca-associated vasculitis. N Engl J Med **384**：599-609, 2021
5) Furuta S, et al：Effect of reduced-dose vs high-dose glucocorticoids added to rituximab on remission induction in ANCA-associated vasculitis：a randomized clinical trial. JAMA **325**：2178-2187, 2021

---

## 05-2 多発血管炎性肉芽腫症（GPA）

### a 疫学・予後

GPAは，1936年にFriedrich Wegenerが報告した疾患で[1]，当初Wegener肉芽腫症と呼ばれていたが，2012年にChapel Hill会議において現在の病名に統一された．

疫学的にGPAの患者数は，衛生行政報告例（指定難病届出例）によると，2022年度（令和4年度）末は3,437人で，1994年度の563人から漸増している．男女差はあまりなく，好発年齢は当初40〜60歳台に多いとされてきたが，近年では60歳以上の高齢者が多い．

世界的には，発生率は年間約0.5〜20人/100万人で，現時点でおよその患者数は100万人あたり20〜160人程度とされているが，地域や人種により偏りがあり，北欧など寒冷地域の白人に多い傾向がある[2]．

予後は，免疫抑制療法の進歩で以前よりは改善したが，高齢者に多いことと，強力な免疫抑制療法に伴う感染症（とくに呼吸器系感染症）の合併が多く，生命予後は必ずしもよくない．

### b 病因・病態

原因は不明であるが，何らかの病原体（黄色ブドウ球菌など）による感染がきっかけとなって，何らかの遺伝的素因を有している患者に発症することが示唆されている[3]．

## c | 自覚症状，身体所見，検査所見

　典型的な臨床症状の経過として，発熱や倦怠感など全身症状とともに，副鼻腔炎（鼻閉，鼻汁，鼻出血など）や，中耳炎（耳痛，難聴など），咽頭喉頭部潰瘍など耳鼻科領域の症状が先行し，その後に肺病変による症状（咳嗽，血痰，息切れ），腎病変（血尿，蛋白尿，腎機能低下など）が出現する．副鼻腔炎が進行すると鼻中隔穿孔や鞍鼻を呈する．肉芽腫による腫瘤が眼窩に生じた場合，眼痛，眼球突出，視力障害などをきたす．そのほか，血管炎の病変部位によって，皮膚では紫斑などの皮疹，末梢神経障害，強膜炎，筋痛，など多彩な症状がみられる．

　検査所見では，全身の炎症を反映して赤沈亢進，血清CRP上昇，白血球や血小板の増多，貧血などがみられ，血清中に好中球細胞質のPR3に対する抗体PR3-ANCAがGPAに特異的な所見として認められる．PR3-ANCAは蛍光抗体法ではcytoplasmic-ANCA（c-ANCA）として検出される．

## d | 分類基準，診断，鑑別疾患

　本邦では1998年に作成された厚生労働省の診断基準に従って診断する（**表3**）．すなわち，以下の3つのいずれを満たした場合に確定診断される．
- 主要症状の上気道，肺，腎臓病変がそれぞれ1つを含め合計3項目以上あること
- 上気道，肺，腎臓のうち2項目以上の病変があり，組織所見があること
- 上気道，肺，腎臓のうち1項目と組織所見があり，c-ANCA（PR3-ANCA）が陽性であること．

　世界的には，DCVAS研究によって新しい分類基準が提唱され（**表4**）[4]，今後はこれが用いられていくと思われる．ただし，この基準はすでに中小型血管炎であることが臨床的に診断されている患者に，MPAや好酸球性多発血管炎性肉芽腫症（EGPA）などと区別するために適用される「分類基準」であり，個々の患者の「診断基準」ではない．事前に血管炎以外の疾患を十分に除外しておくことが重要である．

## e | 重症度評価

　重症度評価は，ANCA関連血管炎の活動性の評価方法として広く用いられているBirmingham Vasculitis Activity Score（BVAS）が使用される（詳細は「05-1. 顕微鏡的多発血管炎（MPA）」を参照されたい）．

　そのほか，2022年にEULARのANCA関連血管炎の管理についての推奨が改訂され[5]，そこで生命予後や重要臓器障害に関わる病変として，糸球体腎炎，肺出血，髄膜，中枢神経，眼窩後部，心臓，腸管の各病変，多発性単神経炎があげられている．

## f | 管理・治療の実践

　GPAの管理・治療については，MPA同様，世界的に2022年の改訂EULAR推奨[5]が用いられ，寛解導入療法と寛解維持療法に分けて記載されている（**図2**）．

　寛解導入療法は，生命予後や重要臓器障害につながるような重症病変の有無で2つに分けて記載された．重症病変がない場合は，RTX＋GCが推奨され，RTXが使用できない場合の代替治療薬として，MTXまたはMMFが候補となる．一方，重症病変がある場合は，RTX

## 表3　GPAの診断基準

### 1. 主要症状
(1) 上気道 (E) の症状
　E：鼻 (膿性鼻漏，出血，鞍鼻)，眼 (眼痛，視力低下，眼球突出)，耳 (中耳炎)，口腔・咽頭痛 (潰瘍，嗄声，気道閉塞)
(2) 肺 (L) の症状
　L：血痰，咳嗽，呼吸困難
(3) 腎 (K) の症状
　血尿，蛋白尿，急速に進行する腎不全，浮腫，高血圧
(4) 血管炎による症状
　①全身症状：発熱 (38℃以上，2週間以上)，体重減少 (6か月以内に6kg以上)
　②臓器症状：紫斑，多関節炎 (痛)，上強膜炎，多発性単神経炎，虚血性心疾患 (狭心症・心筋梗塞)，消化管出血 (吐血・下血)，胸膜炎

### 2. 主要組織所見
①E，L，Kの巨細胞を伴う壊死性肉芽腫性炎
②免疫グロブリン沈着を伴わない壊死性半月体形成腎炎
③小・細動脈の壊死性肉芽腫性血管炎

### 3. 主要検査所見
Proteinase 3-ANCA (PR3-ANCA) (蛍光抗体法でcytoplasmic pattern，C-ANCA) が高率に陽性を示す

### 4. 診断のカテゴリー
(1) Definite
　(a) 上気道 (E)，肺 (L)，腎 (K) のそれぞれ1臓器症状を含め主要症状の3項目以上を示す例
　(b) 上気道 (E)，肺 (L)，腎 (K)，血管炎による主要症状の2項目以上及び，組織所見①，②，③の1項目以上を示す例
　(c) 上気道 (E)，肺 (L)，腎 (K)，血管炎による主要症状の1項目以上と組織所見①，②，③の1項目以上及びC (PR-3) ANCA 陽性の例
(2) Probable
　(a) 上気道 (E)，肺 (L)，腎 (K)，血管炎による主要症状のうち2項目以上の症状を示す例
　(b) 上気道 (E)，肺 (L)，腎 (K)，血管炎による主要症状の1項目及び，組織所見①，②，③の1項目以上を示す例
　(c) 上気道 (E)，肺 (L)，腎 (K)，血管炎による主要症状のいずれか1項目とC (PR-3) ANCA陽性を示す例

[厚生労働省，2024]

### 表4　ACR/EULARの分類基準

| 臨床基準 | 点数 |
| --- | --- |
| 鼻の病変：血性鼻汁，潰瘍，痂皮，うっ血，閉塞，鼻中隔欠損/穿孔 | +3 |
| 軟骨病変：耳・鼻軟骨の炎症，嗄声または喘鳴，気管支内病変，鞍鼻 | +2 |
| 伝音性難聴，感音声難聴 | +1 |

| 検査・画像・生検 | 点数 |
| --- | --- |
| c-ANCA陽性，PR3-ANCA陽性 | +5 |
| 胸部画像検査：肺結節，腫瘤，空洞 | +2 |
| 生検：肉芽種，血管外肉芽種性炎症，巨細胞 | +2 |
| 画像検査：鼻/副鼻腔の炎症・浸潤影・液体貯留，乳突炎 | +1 |
| 生検でpauci-immune型糸球体腎炎 | +1 |
| pANCA陽性，MPO-ANCA陽性 | −1 |
| 血中好酸球数≧1,000/μL | −4 |
| 上記の10項目のうち計5点以上でGPAと分類 | |

IV. 疾患別の最新診療指針 | B. 血管炎

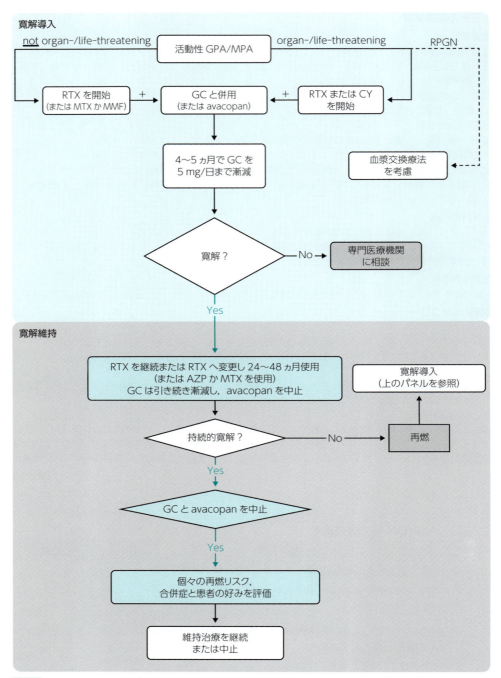

**図2** 2022年EULAR推奨によるMPA/GPAの治療アルゴリズム
[Hellmich B, et al：Ann Rheum Dis 83：30-47, 2023をもとに作成]

またはCYのいずれかをGCと併用する．ただし，再燃例，子どもをもつ可能性のある年代の症例および過去にCYの使用歴のある患者ではRTXが推奨される．
　いずれの場合も，併用GCの投与量は体重に応じて50～75mg/日（ほぼ1mg/kg）で開始

05 | ANCA関連血管炎

表5 PEXIVAS試験によるGPAまたはMPAの寛解導入に対するRTXまたはCYベースの
レジメンにおけるGC投与量 (mg/日，PSL相当量)

| 週 | 体重 (kg) | | |
|---|---|---|---|
| | <50 | 50〜75 | >75 |
| 1 | 50 | 60 | 75 |
| 2 | 25 | 30 | 40 |
| 3〜4 | 20 | 25 | 30 |
| 5〜6 | 15 | 20 | 25 |
| 7〜8 | 12.5 | 15 | 20 |
| 9〜10 | 10 | 12.5 | 15 |
| 11〜12 | 7.5 | 10 | 12.5 |
| 13〜14 | 6 | 7.5 | 10 |
| 15〜18 | 5 | 5 | 7.5 |
| 19〜52 | 5 | 5 | 5 |
| >52 | individual taper | individual taper | individual taper |

し，その後PEXIVAS試験の減量レジメンの方法に準じて急速に減量するほうが望ましいと
され，治療開始から15〜18週目で5〜7.5mg/日とする（表5）．またGCに代わる治療薬と
してavacopanが記載され，これにより併用GCの減量を進めるとある．

寛解維持療法では，RTXによる維持治療が推奨され，AZPとMTXは代替治療として位置
づけられた．再燃を防止するため，維持療法は患者の意向や過剰な免疫抑制などの有害事象
に注意しながら，できるだけ長期間継続することが推奨されている．GCの減量については
「individual tapering」と記載されているように，個々の患者で可能な限り漸減することが求
められる．avacopanについては，長期投与の安全性のエビデンスがないため1年以内に中止
するべきとされているが，今後長期投与の安全性について検証する必要がある．

本邦でも2017年に作成された「ANCA関連血管炎診療ガイドライン」を2023年に改訂し
た[6]．本ガイドラインでは，MPAとGPAの寛解導入治療ではCY（経口よりも静注のIVCY
を提案）とRTXを同等の位置づけとして，「いずれも提案する」と記載されている．CYと
RTXが使用できない場合で，重症病変のない場合はMTX，重症病変があるか腎機能低下が
ある場合はMMFを使用するとしている．

併用するGCについては，先のPEXIVAS試験やLoVAS試験[7]により低用量レジメンを
提案するとされた．LoVAS試験の低用量レジメンでは，ステロイドパルス治療は行わず，
prednisolone換算0.5mg/kgで開始，2週後に0.25mg/kg，4週後に7.5mg/日，6週後に
5mg/日に減量後，2週間隔で1mgずつ減量し，2mg/日で4週間，1mg/日で4週間投与し，
21週目からGCを中止するというプロトコルである．ただし，LoVAS試験では重症例が含
まれていないため，重症病変がある患者の寛解導入としては適用を考慮する必要があり，低
用量レジメンも弱い推奨にとどめられた．また，寛解導入におけるGCに代わるavacopan
についてもADVOCATE試験などで有効性が証明され[8]，GC-freeでの寛解導入の可能性も
期待される．しかし，高価であり，また1年以上の長期安全性が不確実であることから，弱
い推奨とされている．

217

Ⅳ．疾患別の最新診療指針 ｜ B．血管炎

### 文　献

1) Wegener F：Über generalisierte, septische Gefäs erkrankungen. Verhandl d Deutch Pathol Gesellsch **29**：202-210, 1936
2) Banerjee P, et al：Epidemiology and genetics of granulomatosis with polyangiitis. Rheumatol Int **41**：2069-2089, 2021
3) Rowland G, et al：Using a network-based analysis approach to investigate the involvement of S. aureus in the pathogenesis of granulomatosis with polyangiitis. Int J Mol Sci **24**：1822, 2023
4) Robson JC, et al：2022 American College of Rheumatology/European Alliance of Associations for Rheumatology classification criteria for granulomatosis with polyangiitis. Ann Rheum Dis **81**：315-320, 2022
5) Hellmich B, et al：EULAR recommendations for the management of ANCA-associated vasculitis：2022 update. Ann Rheum Dis **83**：30-47, 2023
6) 針谷正祥ほか（編）：ANCA関連血管炎診療ガイドライン2023，診断と治療社，2023
7) Furuta S, et al：Effect of reduced-dose vs high-dose glucocorticoids added to rituximab on remission induction in ANCA-associated vasculitis：a randomized clinical trial. JAMA **325**：2178-2187, 2021
8) Jayne DRW, et al：Avacopan for the treatment of ANCA-associated vasculitis. N Engl J Med **384**：599-609, 2021

## 05-3　好酸球性多発血管炎性肉芽腫症（EGPA）

　　EGPAは病理医Churgと小児科医Straussが，結節性多発動脈炎（PAN）の所見に加え喘息の既往に好酸球性の肺浸潤，末梢血好酸球増多症を伴った23剖検例を報告し，そのうちの壊死性血管炎と肉芽腫を認めた14例をPANとは別の疾患であるアレルギー性肉芽腫性血管炎として分離独立させ，後にChurg-Strauss症候群と呼ばれるようになった疾患である．1994年に米国Chapel Hillで血管炎の分類を決める会議が開かれ（Chapel Hill Conference Consensus 1994：CHCC 1994），血管炎を罹患血管の太さによって分類することが提唱された．さらに2012年に再び同じChapel Hillで国際会議が開かれ（CHCC 2012）血管炎の定義や病名・分類が大きく改訂されたことで，Churg-Strauss症候群はANCA関連血管炎（AAV）の一つとしてEGPAに名称変更となった[1].

### a ｜ 疫学・予後

　　本邦におけるEGPAの有病率は最近著しい増加傾向にあり，年齢が高いほど有病率が高くなる傾向にあることが報告されている[2]．また男女比は欧米からの報告では同数というものが多いが，本邦においては女性のほうが多く約1：1.7～2.0である．また，難病法に基づく難病認定患者数に関しても年々増加傾向にあり，2015年には全国で1,356人だった認定患者が2020年には約4倍の5,162人となっている．これほどまでに増加する理由として環境因子などは考えづらく，EGPAは重症喘息患者や神経所見を有する患者から見つかることが多いことから，呼吸器内科医や神経内科医へのEGPAという病気そのものが浸透した結果，これまで見逃されていた患者が発掘されてきていることの表れであると考えられる．EGPAの5年生存率は報告によって違いはあるが60～97％である．

### b ｜ 病　態

　　EGPAの発症原因は不明であるが，その病態としては大きく2つに分けられる．すなわち，好酸球増多疾患の側面と，MPA/GPAと同様の壊死性血管炎の側面である．MPA/GPAと

218

05 | ANCA関連血管炎

同様の病態においては，Th1/Th17細胞が炎症性サイトカインを介し肉芽腫形成と壊死性血管炎を引き起こす．その際に好中球が放出する好中球細胞外トラップ（NETs）の関与が知られているが，EGPAにおいては好酸球による好酸球細胞外トラップ（EETs）が病態に関与していることが秋田大学のグループより報告され，注目されている[3]．

EGPAにおいてはMPO-ANCA陽性が約4割にとどまり，ANCA陽性EGPAと陰性EGPAの病態の違いについても諸説があるが，ANCA陽性EGPAにおいては末梢神経上膜への激しい好酸球浸潤がみられたという報告もあり，またANCAの陽性・陰性による病態の違いについては遺伝子レベルでの違いや治療反応性の違いなどが報告されており，今後の詳細な検討が待たれる．

## C 自覚症状，身体所見，検査所見

### 1）自覚症状・身体所見

AAVに共通の自覚症状として，発熱・倦怠感などの全身性の炎症症状がみられる．EGPAの症状としては，成人発症の重症かつ難治例の喘息あるいは鼻茸を伴う好酸球性副鼻腔炎が先行し，その後に好酸球増多とともに好酸球浸潤性の全身性血管炎が現れるというのが典型的である．臓器症状としては，神経病変が最も頻度が高く，肺病変，心病変，消化器病変，腎病変，皮膚病変などがこれに続く．神経病変は，多発性単神経炎による運動性・感覚性末梢神経障害が本邦においては約90%にみられるが，欧米ではやや頻度が低く，末梢神経障害がないからという理由でEGPAを否定することはできない．末梢神経障害の機序として，壊死性血管炎と好酸球による直接的な障害の2種類があり，治療後も症状が残存することが多い．肺病変としては両側性のすりガラス影を呈することが多く，診断基準・分類基準にも記載されている．ANCA陽性例においては肺胞出血を認めることもある．心病変はANCA陰性例に多く，時に重篤になるためEGPAが疑われた場合は速やかに心エコー・心臓MRI検査などを行うことが望ましい．急性期の不整脈や，慢性期の心機能低下による心不全がみられる．消化器病変も，消化管出血，壊死性腸炎，消化管穿孔などの重篤な病態を呈することがあり注意を要する．腎病変はANCA陽性例に多いが，MPA/GPAに比べて頻度や重症度は低い．皮膚病変は血流障害による四肢の紫斑や壊死などがみられる．

### 2）検査所見

全身性血管炎の病勢に伴ってCRPなどの炎症所見が上下する．ANCAの対応自己抗原として主にミエロペルオキシダーゼ（MPO）とプロテナーゼ3（PR3）の2種類があり，EGPAにおいては，ANCA陽性率は4割程度にとどまりそのほとんどがMPO-ANCAであるが，これに関しては欧米との差はない．心病変が疑われる際は，上述のように心エコー・心臓MRI検査などの検査を行う．

## d 分類基準，診断，鑑別疾患

診断に関しては，本邦において長く厚労省の診断基準が使われてきたが（**表6**），主要臨床所見の一つであるアレルギー性鼻炎が花粉症程度のアレルギーでも満たされると考えられ，それによる過剰診断が問題点としてあげられる．また，アジア諸国ではMPO-ANCA陽性者が多いことや間質性肺炎をきたす症例が多いことなど，欧米におけるMPA/GPA患者とは違う特徴があるため，欧米の基準をそのまま使うと分類不能のAAV患者が増えるなどの問題もあった．そこで，世界的に用いられる統一基準の必要性から，ACRとEULARを中心に

219

IV．疾患別の最新診療指針 ｜ B．血管炎

### 表6　EGPA診断基準

**1. 主要臨床所見**
(1) 気管支喘息あるいはアレルギー性鼻炎
(2) 好酸球増加（末梢血白血球の10％以上，又は1,500/μL以上）
(3) 血管炎による症状：発熱（38℃以上，2週間以上），体重減少（6か月以内に6kg以上），多発性単神経炎，消化管出血，多関節痛（炎），筋肉痛（筋力低下），紫斑のいずれか1つ以上

**2. 臨床経過の特徴**
主要所見（1），（2）が先行し，（3）が発症する

**3. 主要組織所見**
(1) 周囲組織に著明な好酸球浸潤を伴う細小血管の肉芽腫性又はフィブリノイド壊死性血管炎の存在
(2) 血管外肉芽腫の存在

**4. 診断のカテゴリー**
(1) Definite
　(a) 1. 主要臨床所見3項目を満たし，かつ3. 主要組織所見の1項目を満たす場合
　(b) 1. 主要臨床所見3項目を満たし，かつ2. 臨床経過の特徴を示した場合
(2) Probable
　(a) 1. 主要臨床所見1項目を満たし，かつ3. 主要組織所見の1項目を満たす場合
　(b) 1. 主要臨床所見を3項目満たすが，2. 臨床経過の特徴を示さない場合

**5. 参考となる所見**
(1) 白血球増加（≧1万/μL）
(2) 血小板増加（≧40万/μL）
(3) 血清IgE増加（≧600U/mL）
(4) MPO-ANCA陽性
(5) リウマトイド因子陽性
(6) （画像所見上の）肺浸潤陰影

[厚生労働省，1998]

### 表7　ACR/EULAR分類基準（2022年）

| 臨床基準 | 点数 |
| --- | --- |
| 閉塞性気道病変 | +3 |
| 鼻茸 | +3 |
| 多発性単神経炎 | +1 |
| **検査基準** | **点数** |
| 好酸球数≧1,000/μL | +5 |
| 生検で好酸球優位な血管外炎症 | +2 |
| c-ANCA陽性またはPR3-ANCA陽性 | −3 |
| 血尿 | −1 |

- 血管炎以外の疾患が除外され，小型〜中型血管炎と診断されていることを適用の前提とする
- 合計点数≧6点でEGPAに分類する

[Grayson PC, et al：Ann Rheum Dis **74**：386-392, 2022をもとに作成]

本邦を含む32ヵ国から計6,000例以上の臨床データを解析し，2022年にAAV3疾患の新しい分類基準が発表された（**表7**）[4]．この基準では，7項目の合計点6点以上でEGPAと分類すると感度88％・特異度98％であり，臨床的に実用性が高い．ただし，この分類基準はあくまで全身性血管炎が存在するということを前提に，それをどの疾患に分類するかの「分類基準」であって，単独で診断するための「診断基準」ではないことに留意すべきである．喘息の

05 | ANCA関連血管炎

表8 Lanham基準

1. 気管支喘息
2. 好酸球数増多症（＞1,500/μL）
3. 血管炎に起因する2種類以上の臓器障害

[判定]
上記3項目すべてを満たす場合，Churg-Strauss症候群と判定する

[Lanham JG, et al：Medicine **63**：65-81, 1984をもとに作成]

既往，好酸球増多，血管炎による2つ以上の臓器症状を満たすものという古くからの国際基準であるLanham基準（表8）もよく用いられており，今後も海外においてはLanham基準とACR/EULAR基準の両者を満たすものをEGPAの選択基準とするものと思われる．

## e | 重症度評価

血管炎の活動性評価の指標としてBVASがあるが（詳細は「05-1. 顕微鏡的多発血管炎（MPA）」を参照されたい），臓器別の重みがあり必ずしもEGPA全体の活動性を表すとはいえない．またEGPAにおいてはeosinophiliaやIgEも重要な指標となる．1996年にGuillevinらによりFive Factor Score（FFS）が提唱され，心筋梗塞，消化管病変，腎不全と高度蛋白尿（＞1g/日）のいずれか1つ以上がある場合に予後不良とされた．その後，FFSは2011年に改訂され，65歳以上，心病変，消化管病変，腎不全が予後不良因子とされた．一方，厚労省の難病認定において使われる重症度指標もあり，新規認定の場合は重症度3以上でないと認定されないことが多い．

## f | 管理・治療の実践

EGPAの治療に関するガイドラインとしては，2020年に厚労省研究班から刊行された「抗リン脂質抗体症候群・好酸球性多発血管炎性肉芽腫症・結節性多発動脈炎・リウマトイド血管炎の治療の手引き 2020」（以下，「治療の手引き 2020」）[5]と，それとほぼ同時期にACRから刊行されたAAVの治療ガイドライン，および2022年にEULARから刊行された2015年発表の治療ガイドラインの改訂版があり，現在世界ではこれら3つが使われている．

いずれの治療ガイドラインでも，EGPAの基本治療はGCである．重要臓器障害があるかどうかなどで重症度を判定し，高用量のGC，必要に応じてmethylprednisoloneによるパルス療法を施行する．GC単独療法で効果不十分であれば，免疫抑制薬を追加する．抗CD20抗体製剤であるRTXがGPA/MPAに有効であり，EGPAに対しても有効である可能性はあるが保険適用ではない．また，血漿交換療法については一般にはEGPAには効果はないが，ANCA陽性EGPA患者の一部のRPGNについては考慮してよい．サイトカインIL-5は好酸球の増殖・成熟・分化を制御しており，EGPA患者においてはIL-5レベルが上昇しているため，抗IL-5モノクローナル抗体であるmepolizumabも使用される．

このほか，寛解導入治療および寛解維持治療に関して「治療の手引き 2020」では以下が推奨されている．

- 寛解導入治療には高用量GC＋免疫抑制薬を使用する（図3）．
- GC単独治療で効果不十分であった場合は，IVCYの追加併用を提案する
- 重症例でない場合は，GC単独による治療を推奨する．
- 治療抵抗性のEGPAの寛解導入治療にはmepolizumabの併用を推奨する．

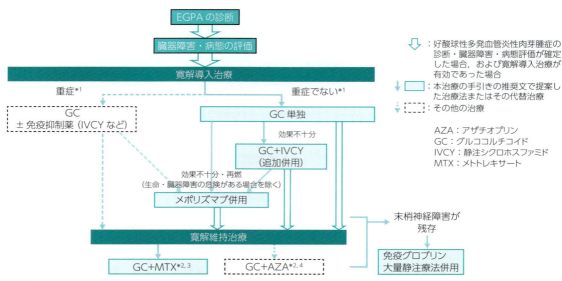

**図3** EGPAの治療レジメンの選択

*1: 重症とは，1996FFS≧1，すなわち血清クレアチニン濃度＞1.58mg/dL，1日尿蛋白量＞1g，重症の消化管病変（出血，穿孔，梗塞，膵炎），心筋病変，中枢神経病変，のいずれかを満たす症例を指す．重症でないとは，これらのいずれも満たさない症例を指す．ただし，ほかにも重症と判断されうる臓器病変もある．
*2: グルココルチコイド単独で寛解導入された場合はグルココルチコイド単独．寛解導入治療でメポリズマブを使用した場合は，メポリズマブを継続することもある．
*3: 保険適用外．
*4: アザチオプリンの開始前にNUDT15遺伝子多型検査を行い，本剤の適応を判断すること．

[厚生労働科学研究費補助金（難治性疾患政策研究事業）難治性血管炎に関する調査研究，針谷正祥（編）：抗リン脂質抗体症候群・好酸球性多発血管炎性肉芽腫症・結節性多発動脈炎・リウマトイド血管炎の治療の手引き2020，診断と治療社，2021より許諾を得て転載]

- 寛解維持治療にはGC＋AZPを候補とする．

　mepolizumabを寛解維持治療として用いた場合には，そのまま維持療法としてmepolizumabを継続することが多い．いずれにしろ寛解維持に関しては十分なエビデンスがなく，今後の研究が待たれる．EGPAにおいて高率にみられる末梢神経障害はGCや免疫抑制薬でも十分に改善しない症例も多く，免疫グロブリン大量投与（IVIG）療法が併用される．

【処方例】
- mepolizumab 1回300mgを4週に1回，皮下注

### 文献

1) Jennette JC, et al：2012 revised International Chapel Hill Consensus Conference Nomenclature of Vasculitides. Arthritis Rheum **65**：1-11, 2013
2) Sada K, et al：The prevalence, burden of disease, and healthcare utilization of patients with eosinophilic granulomatosis with polyangiitis in Japan：a retrospective, descriptive cohort claims database study. Mod Rheumatol **32**：380-386, 2022
3) Miyabe Y, et al：Eosinophil-mediated inflammation in the absence of eosinophilia. Asia Pac Allergy **11**：e30, 2021
4) Grayson PC, et al：2022 American College of Rheumatology/European Alliance of Associations for Rheumatology Classification Criteria for Eosinophilic Granulomatosis With Polyangiitis. Arthritis Rheumatol **74**：386-392, 2022
5) 針谷正祥（編）：抗リン脂質抗体症候群・好酸球性多発血管炎性肉芽腫症・結節性多発動脈炎・リウマトイド血管炎の治療の手引き2020, 診断と治療社, 2021

Ⅳ. 疾患別の最新診療指針　　B. 血管炎

# 06 IgA血管炎

## a | 疫学・予後

　IgA血管炎 (IgAV) は，小血管にIgAの沈着を伴う血管炎が皮膚や消化管・関節・腎に起こる全身性血管炎である．以前はHenoch-Schönlein紫斑病やアレルギー性紫斑病，アナフィラクトイド紫斑病など複数の名称があったが，2012年Chapel Hill Consensus Conference (CHCC 2012) において，IgAVが正式名称となり，小型血管炎のなかの免疫複合体型血管炎の一つに分類された．

　IgAVは小児で3～26.7人/10万人，成人で0.8～1.8人/10万人とされており，小児に多い．主に10歳以下に多く，男女比は2：1である．予後は小児ではよいとされているが，成人では小児に比べて腎障害が重症化しやすいとの報告がある[1]．成人におけるIgAV患者の糸球体腎炎 (IgAV with nephritis：IgAVN) の腎予後に関する因子としては，高齢・低アルブミン血症・蛋白尿・腎機能・腎組織所見・再燃・高血圧があげられている．

## b | 病　態

　IgAVの本態は小型血管における好中球浸潤を主体とするleukocytoclastic vasculitisである．さらに，IgAVでは組織にIgAの沈着を伴う．IgAにはIgA1とIgA2の2つのアイソフォームが存在する．IgA1はヒンジ領域に$N$-アセチルガラクトサミン (GalNAc)，ガラクトース，シアル酸による糖鎖付加を受けている．IgAVN患者ではガラクトース欠損IgA1 (Gd-IgA1) が増加している．そのため，GalNAcが露出されネオエピトープとなりGalNAcを認識する自己抗体 (抗Gd-IgA1抗体) が産生され，Gd-IgA1と免疫複合体が形成される．さらにGd-IgA1はその受容体でもある可溶性FcαRI (sCD89) とも結合して巨大な免疫複合体となり，腎メサンギウム細胞や血管壁に沈着することで糸球体障害をきたすと想定されている[2]．しかしながら，Gd-IgA1だけでIgAVの病態を説明することはできず，抗血管内皮細胞抗体や補体などが複合的に関連しIgAVの病態を形成していると考えられる．

## c | 自覚症状，身体所見，検査所見

　IgAVでは紫斑をはじめとする皮膚症状 (100%)，関節症状 (60～75%)，消化器症状 (50～65%)，腎症状 (20～55%) の四症状がさまざまな頻度で出現する[3]．典型的な経過は，何らかの上気道や消化器感染を契機に1～2週間後に皮膚症状や関節症状が出現し，その後消化器症状を呈し，4週間以内に腎症状が出現する．

### 1）自覚症状・身体所見

　皮膚症状としては触知可能な紫斑が特徴的である．皮疹は瘙痒を伴うこともある．また，重症化した場合には血疱や皮膚潰瘍を呈することもある．関節症状は下肢の大関節に関節痛や関節炎を認めるが，通常は一過性であり変形を伴わない．消化器症状は心窩部から臍周囲の腹痛，嘔気・嘔吐，一過性の麻痺性イレウスを認める．重症化した場合には消化管出血や腸重積，腸穿孔をきたすこともある．腎症状は一般的には血尿や蛋白尿を認めるが，重症化

223

## 表1　IgAVの診断基準

**米国リウマチ学会（ACR）1990分類基準[4]**

1. 触知できる紫斑
2. 発症年齢が20歳以下
3. 腸管アンギーナ（食後の腹痛，腸管虚血，血性下痢）
4. 細動脈あるいは細静脈の血管壁への顆粒球浸潤

上記の4項目のうち，少なくとも2項目以上を満たす場合に診断

**欧州リウマチ学会小児リウマチ欧州協会（EULAR/PReS）分類基準[5]**

1. びまん性の腹痛
2. 組織学的にIgAの沈着を認める
3. 関節炎（急性，多関節）または関節痛
4. 腎障害（血尿および/または蛋白尿を伴う）

触知できる紫斑および上記の4項目のうち少なくとも1項目以上を満たす場合に診断

[Mills JA, et al：Arthritis Rheum **33**：1114-1121, 1990, Ozen S, et al：Ann Rheum Dis **65**：936-941, 2006をもとに作成]

した場合にはネフローゼ症候群や急速進行性糸球体腎炎（RPGN）を呈する．

### 2）検査所見

　IgAV患者の50～70％に血清IgA値の上昇が認められる．そのほかにIgAVに特異的な血液・尿検査所見はなく，障害された臓器病変によってさまざまな異常所見が認められる．

## d ┃ 分類基準，診断，鑑別疾患

　IgAVの診断は，上記の典型的な四症状に基づいて行われる[4,5]（**表1**）．また，顕微鏡的多発血管炎（MPA）やクリオグロブリン血症性血管炎など他の小型血管炎との鑑別が必要である．

## e ┃ 重症度評価

　消化器症状に対する重症度評価の指標は存在しないが，消化管出血や腸管の虚血・壊死，腸重積，腸管穿孔を呈する場合には重症と判断する．腎症状に関しては，腎不全移行率が血尿と高度蛋白尿が持続する場合や急性腎炎症候群を呈する場合には15％，ネフローゼ症候群を呈する場合には40％とされている．また，組織学的には，国際小児腎臓病研究班（ISKDC）の重症度分類でgrade Ⅲb以上の場合，約20％が末期腎不全に進行する[6]．そのため，臨床的にはネフローゼ症候群，高血圧，腎機能低下を，組織学的にはISKDCの組織分類でⅢb以上の場合に積極的な治療が必要である．

## f ┃ 管理・治療の実践

　多くの症状は安静や補液による保存的治療で自然寛解する．しかし，重症例や再燃例ではグルココルチコイド（GC）や免疫抑制薬［cyclophosphamide（CY），mycophenolate mofetil（MMF）など］を投与する．日本皮膚科学会からは，IgAVに対する治療アルゴリズム（**図1**）が提唱されている[3]．

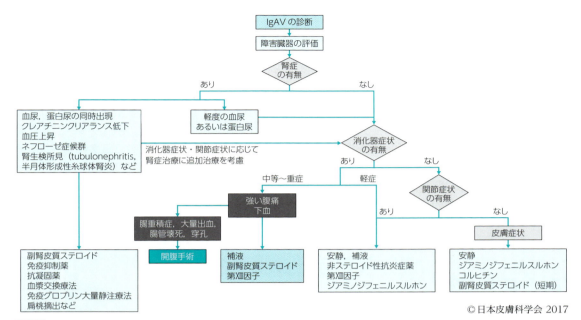

**図1　IgAVの臨床アルゴリズム**
[日本皮膚科学会血管炎・血管障害診療ガイドライン改訂版作成委員会：血管炎・血管障害ガイドライン2016改訂版．日皮会誌 127：299-415，2017より許諾を得て転載]

主な処方例を以下に示す．その他の治療は，「血管炎症候群の診療ガイドライン（2017年改訂版）」[6]を参照されたい．

【処方例】
- GC療法：prednisolone（PSL）0.8〜1mg/kg/日もしくはmethylprednisolone 1g/日を3日間，その後PSL 0.5mg/日から漸減
- cyclophosphamide（IVCY）0.75g/m$^2$/回を3〜4週ごと，4〜6回，GC療法に併用
- mycophenolate mofetil 1〜2g/日，GC療法に併用

### 文　献

1) Calvo-Río V, et al：Henoch-Schönlein purpura in northern spain：clinical spectrum of the disease in 417 patients from a single center. Medicine (Baltimore) 93：106-113, 2014
2) 渡邉俊之：IgA血管炎：ガラクトース欠損IgA1など．リウマチ科 61：555-562，2019
3) 日本皮膚科学会血管炎・血管障害診療ガイドライン改訂版作成委員会：血管炎・血管障害ガイドライン2016改訂版．日皮会誌 127：299-415，2017
4) Mills JA, et al：The American College of Rheumatology 1990 criteria for the classification of Henoch-Schönlein purpura. Arthritis Rheum 33：1114-1121, 1990
5) Ozen S, et al：EULAR/PReS endorsed consensus criteria for the classification of childhood vasculitides. Ann Rheum Dis 65：936-941, 2006
6) 日本循環器学会ほか：血管炎症候群の診療ガイドライン（2017年改訂版）．https://www.j-circ.or.jp/cms/wp-content/uploads/2020/02/JCS2017_isobe_h.pdf［アクセス年月日：2024年6月1日］

**Ⅳ. 疾患別の最新診療指針　B. 血管炎**

# 07 クリオグロブリン血症性血管炎

　クリオグロブリン血症は，モノクローナルな免疫グロブリンからなるⅠ型，モノクローナルな免疫グロブリンとポリクローナルな免疫グロブリンからなるⅡ型，ポリクローナルな免疫グロブリンからなるⅢ型がある．Ⅰ型はマクログロブリン血症などのB細胞性リンパ増殖性疾患や多発性骨髄腫など，混合性（Ⅱ型・Ⅲ型）はSjögren症候群（SjS），全身性エリテマトーデス（SLE），関節リウマチ（RA）などの膠原病やC型肝炎ウイルス（HCV）やヒト免疫不全ウイルス（HIV）などの感染症を基礎疾患とすることが多い．HCVが1989年に発見されて以降，本態性クリオグロブリン血症とされていた多くの症例がHCV関連であることが判明し，現在では特発性（本態性）クリオグロブリン血症の症例は多くはない．

## a ｜ 疫学・予後

　発症は103人に1人程度である．50～60歳台に好発し，やや女性に多い．基礎代謝で左右されるが，10年生存率は70％以上といわれている．混合性クリオグロブリン血症症例のHCV感染率は欧米では70％前後と報告されており，HCV感染者の半数近くにクリオグロブリンが見出された．HCV関連混合性クリオグロブリン血症で明らかな血管炎を示すのは2～3％[1]であり，HCV感染患者のうちクリオグロブリン血症性血管炎がみられるのは約15％[2]と報告されている．

## b ｜ 病　態

　クリオグロブリンは，低温で沈殿し37℃以上に加温すると再溶解する，血清または血漿中に含まれる異常な免疫グロブリンである．その異常な産生は，感染症や自己免疫疾患などのB細胞のクローナルな増殖や血液疾患などのB細胞の腫瘍性増殖が基礎にあると考えられている．クリオグロブリン血症は，クリオグロブリンが血清中に異常に存在する状態を指す．クリオグロブリン血症性血管炎はクリオグロブリンが小型血管の血管壁で免疫複合体を形成し生じる血管炎で，Chapel Hill分類2012（CHCC 2012）では免疫複合体性小型血管炎と定義されている[3]．

　HCVは樹状細胞やB細胞に感染し，B細胞を活性化してB細胞のクローナルな増殖と過剰な抗体産生を誘導する．産生されたIgGやリウマチ活性を有するIgMがHCVのコア蛋白やC1qと結合し，血管壁のC1q受容体と結合して血管壁に沈着して血管炎を惹起する．

## c ｜ 自覚症状，身体所見，検査所見

### 1）自覚症状

　クリオグロブリン血症は多くの症例で無症状である．しかし，クリオグロブリン血症性血管炎は皮膚，腎臓など諸臓器の血管炎を主徴とし，さまざまな合併症を生じる．

### 2）身体所見

　Ⅰ型は血管炎よりも過粘調度症候群による症状が主体で，皮膚症状では真皮上層の微小血

管の閉塞がみられ炎症に乏しい．混合性（Ⅱ型・Ⅲ型）クリオグロブリン血症では，紫斑［口絵14 15］・関節痛・易疲労感がみられる．臓器障害は糸球体腎炎や末梢神経症状などを生じる全身性血管炎が主体で，皮膚症状では真皮上中層の壊死性血管炎がみられる．そのため混合性クリオグロブリン血症は，時にクリオグロブリン血症性血管炎と同じ意味で使用される．

### 3）検査所見

採血時から血清分離までの間は必ず37℃での保温を続ける．寒冷に24時間以上放置して白濁沈殿あるいはゲル化を肉眼で確認し，それらが36～42℃で溶解する場合に陽性と判断される．

血清クリオグロブリン定性が陽性の場合，血清蛋白分画，血清IgG/A/Mの測定，血清・尿の免疫電気泳動，血清遊離L鎖κ/λ比の検査を考慮する．その結果からM蛋白の存在が否定的な場合はポリクローナルなIgG，すなわちⅢ型のクリオグロブリンの存在が疑われる．一方，M蛋白の存在が示唆される場合は，血清や尿の免疫固定法を行い，その結果からⅠ型かⅡ型かを推定する．免疫固定法の結果からポリクローナルな免疫グロブリンが疑われた場合にはⅢ型の可能性を考える．

血清クリオグロブリン定性が陰性の場合，HCVが陽性あるいは血清中の補体（CH50，C4，C1q）の低下がみられる場合には，臨床症状の悪化時など必要に応じてクリオグロブリン定性検査の再検を考慮する．HCVや補体低下がみられない場合は，クリオグロブリンの存在は否定的と考えて経過観察するか，臨床症状の悪化時などの異なる時期に再検を検討する．

## d｜分類基準，診断，鑑別疾患

CHCC 2012[3]での中小型血管炎が鑑別の対象となる．さらに，皮膚科医の視点から補足されたdermatologic addendum to the CHCC2012（D-CHCC）[4]で採用された疾患も鑑別の対象となる．

## e｜重症度評価

皮膚症状の重症は，広範囲に及ぶ皮膚症状，血疱や皮膚潰瘍を形成する皮膚症状，繰り返し発症する皮膚症状，関節痛・筋肉痛・末梢神経症状を伴う皮膚症状を示す．腎炎の重症は，ネフローゼ症候群，持続する高度蛋白尿，急速進行性糸球体腎炎（RPGN）などを示す．現在，日本皮膚科学会の「皮膚血管炎・血管障害診療ガイドライン2022」が完成し，各学会からの承認を待っている．

## f｜管理・治療の実践

クリオグロブリン血症性血管炎の治療は，基礎疾患，障害臓器の別，疾患の重症度に依存する．

壊死・潰瘍化を伴わない紫斑，関節症状，軽微な末梢神経症状などの軽症では，非ステロイド性抗炎症薬や鎮痛補助薬，寒冷刺激からの防御などの対症療法で対応し，必要に応じ少量グルココルチコイド（GC）を投与し，基礎疾患の治療を並行する．

糸球体腎炎，壊死・潰瘍化する指趾末梢虚血，進行性の末梢神経症状，中枢神経症状，出血を伴う消化器障害など中等症から重症では，臓器障害を抑制するため，GCとcyclophos-

Ⅳ. 疾患別の最新診療指針 │ B. 血管炎

phamideを中心とした免疫抑制療法を行い，同時期にまたは症状が抑制された後に基礎疾患を治療する．海外ではrituximabの有効性が示されている．

肺出血やRPGNなど重篤な場合や高粘調度症候群を伴う場合，血漿交換療法を併用する．HCV関連クリオグロブリン血症では，抗ウイルス治療をまず検討する．

クリオグロブリンの存在に関連なく，そのgenotypeに従ってガイドラインに沿って行う．免疫抑制療法が活性化につながるため，B型肝炎ウイルス（HBV）やHIV感染による場合は，免疫抑制療法開始前に開始することが望ましい．

---

**【処方例】**
● prednisolone 1日10〜20mg，経口投与

---

### 文　献

1) Himoto T, et al：Extrahepatic manifestations and autoantibodies in patients with hepatitis C virus infection. Clin Dev Immunol 2012：871401, 2012
2) Cacoub P, et al：Long-term efficacy of interferon-free antiviral treatment regimens in patients with hepatitis C virus-associated cryoglobulinemia vasculitis. Clin Gastenterol Hepatol 17：518-526, 2019
3) Jennette JC, et al：2012 revised International Chapel Hill Consensus Conference Nomenclature of Vasculitides. Arthritis Rheum 65：1-11, 2013
4) Sunderkötter CH, et al：Nomenclature of cutaneous vasculitis：dermatologic addendum to the 2012 revised International Chapel Hill Consensus Conference Nomenclature of Vasculitides. Arthritis Rheum 70：171-184, 2018

Ⅳ. 疾患別の最新診療指針　　B. 血管炎

# 08 リウマトイド血管炎

## a ｜ 疫学・予後

　リウマトイド血管炎（RV）は関節リウマチ（RA）の0.7〜5.4％に生じ，RAと比較し男性比率が高い．発症には，RA長期罹患，骨びらんやリウマトイド因子（RF）高値，喫煙，男性などが関連する．HLA-DRB1*04 shared epitope，それを保有しない症例でのHLA-C3などが遺伝素因としてあげられる．1990年代より発症率は低下しているが，生命予後は変わっていない．

　悪性関節リウマチ（MRA）は本邦独自の疾患概念で，血管炎と関連が不明な関節外症状も含まれるため，RVと同義ではない．RAの0.6〜1.0％に生じるとされ，診断時年齢のピークは60歳台，男女比は1：2とされる．

## b ｜ 病　態

　RFを含む免疫複合体が形成され血管壁に沈着し，補体経路の活性化や好中球のNET形成などで内皮細胞が傷害され，また炎症性サイトカイン産生が亢進し，血管炎を生じるとされる．しかし，中型血管炎ではpauci-immune型であり，またCD4$^+$CD28$^-$T細胞が多く出現するなど，機序はいまだ不詳である．

## c ｜ 自覚症状，身体所見，検査所見

### 1）自覚症状

　RVは，結節性多発動脈炎（PAN）に類似した予後不良なBevans型と，四肢末梢や皮膚を傷害し全身性血管炎症状に乏しい予後良好なBywaters型に大別される．発熱や体重減少，末梢のしびれや疼痛，眼痛や羞明，腹痛など，障害臓器ごとの症状が比較的急速にみられる．

### 2）身体所見

　最も好発する皮膚では，真皮浅層細静脈から皮下組織筋性中型動脈まで幅広いレベルの血管を傷害するため，真皮小血管炎による触知性紫斑，真皮皮下組織境界部や皮下組織の血管炎による網状皮斑・深い潰瘍などのさまざまな皮膚症状が，同一時期または異なる時期に認める．nailfold infarctionは特徴的である．末梢神経障害は感覚・運動神経とも傷害され，多発性単神経炎を呈しうる．強膜炎や末梢性潰瘍性角膜炎，冠動脈疾患，消化管出血などがみられる．

### 3）検査所見

　白血球増多・炎症反応上昇などの非特異的慢性炎症所見をみる．一般的なRA症例よりも高値なリウマトイド因子，抗CCP抗体価が検出され，一般的なRA症例と異なり低補体血症・免疫複合体高値を認める．

　皮膚生検で，真皮細静脈を中心とした白血球破砕性血管炎および/または真皮皮下組織境界部から皮下組織筋性動脈の壊死性血管炎をみる．前者は免疫蛍光抗体法で主にIgMやC3

Ⅳ．疾患別の最新診療指針 | B．血管炎

の沈着がみられる．

## d | 分類基準，診断，鑑別疾患

1984年Scottらが示したsystemic RVの診断基準では，血管炎を示唆する所見があれば血管炎の証明がなくとも診断できることがあり，それらは他の原因でも生じうるため，鑑別を尽くす必要がある．

中型血管炎のPAN，小型血管炎のIgA血管炎，低補体血症性蕁麻疹様血管炎，クリオグロブリン血症性血管炎，ANCA関連血管炎，TNF阻害薬などの薬剤性や，感染症，他膠原病による血管炎を鑑別する[1]．

とくに皮膚症状では，末梢動脈疾患，静脈うっ滞，リウマチ結節の自壊，皮膚菲薄化等脆弱性，外傷性，壊疽性膿皮症などの合併疾患による変化を鑑別する[1]．

MRAについては厚生労働省の示す診断基準に従う．

## e | 重症度評価

MRAについては厚生労働省の示す重症度分類があるが，重症度による治療選択などは示されていない．

## f | 管理・治療の実践

寛解導入療法として，グルココルチコイド（GC）投与を行う．軽症には中等量以下，重症では重症度に応じパルス療法を含む高用量GC（prednisolone換算1mg/kg/日）を投与し，cyclophosphamide（CY）やazathioprine（AZP）を併用または追加する．リウマトイド血管炎の治療の手引き[2]では，全身症状を伴うRVにはGC単独よりGCと静注CYの併用を，皮膚限局のRVには抗リウマチ薬単独よりGCとAZPの併用を推奨している．寛解導入後，GCは寛解維持しつつ可及的に減量する．

TNF阻害薬やrituximab（RTX）（保険適用外）を使用する海外の報告が蓄積されている．治療の手引き[2]では治療抵抗性あるいは再発性RVではTNF阻害薬あるいはRTXの使用を考慮してもよいとしている．

血管炎での虚血による臓器障害には抗血小板薬や抗凝固薬を併用することもある．

---

【処方例】
寛解導入療法
● 軽症：prednisolone 0.5mg/kg/日以下
● 重症：ステロイドパルス療法（methylprednisolone 1,000mg，3日間）
cyclophosphamide 500〜750mg/m$^2$/月，静注
azathioprine 1〜2mg/kg/日

---

文　献
1) 日本皮膚科学血管炎・血管障害診療ガイドライン改訂版作成委員会：血管炎・血管障害ガイドライン2016改訂版．日皮会誌 **127**：299-415，2017
2) 田村直人ほか：リウマトイド血管炎（RV），抗リン脂質抗体症候群・好酸球性多発血管炎性肉芽腫症・結節性多発動脈炎・リウマトイド血管炎の治療の手引き2020，針谷正祥（編），診断と治療社，p63-70，2021

# Ⅳ. 疾患別の最新診療指針

## C. 関節炎・腱付着部炎・骨炎を主体とする疾患

## 01 関節リウマチ（RA）

　関節リウマチ（RA）は関節滑膜を起点とする進行性の慢性炎症性疾患であり，滑膜増殖により関節は腫脹し，骨や軟骨にまで炎症が及ぶと関節の変形と拘縮によりその機能が障害される．ある特定の遺伝的素因をもとに喫煙や歯周病など複数の環境因子が相互的に作用することで発症すると考えられているが，その詳細についてはいまだ不明である．有病率に地域性や人種差はなく，概ね0.5～1％程度と推察されている．

　RAは，60歳未満で発症する若年発症RA（younger-onset RA：YORA）と60歳以降で発症する高齢発症RA（late-onset RA：LORA）に大別される．YORAの男女比は1：4で圧倒的に女性に多いのに対し，LORAでは1：1～2程度でその差は大きく縮小する．通常，40～50歳台の中年女性に好発する疾患であるが，治療進歩による寿命延長や人口高齢化に伴うLORAの増加により，近年，患者層全体の高齢化が急速に進展している．そのほか詳細（治療を含む）については本書の姉妹書である『関節リウマチ治療実践バイブル（改訂第2版）』（南江堂，2022年）に概説されている．

### a | 症状，身体所見，検査所見，他の膠原病の関節炎との鑑別ポイント

　YORAの多くは手足の小関節を中心に潜行性に発症するのに対し，LORAでは肩や膝などの大関節を中心に急性発症する傾向がある．LORAでは活動性の高い多関節炎とともに，発熱や倦怠感，体重減少など多彩な関節外症状を併発する．一方，免疫老化の影響で，とくにLORAではRFや抗CCP抗体などの自己抗体が陰性の例も多く，その診断に苦慮することも多い．

　関節X線で典型的な骨びらん所見があればRAと確診できるが，明確な画像所見がなく，少なくとも1ヵ所以上の腫脹関節を有する症例では，まずRA以外の疾患を鑑別する必要がある．日本リウマチ学会の鑑別疾患難易度別リスト（表1）に基づき十分な除外診断を行ったうえで，ACR/EULAR分類基準2010を参照すれば，自己抗体の有無にかかわらず，骨びらんをきたす前の早期の段階でRAと診断することができる．

　鑑別疾患難易度別リストには，Sjögren症候群（SjS），全身性エリテマトーデス（SLE），混合性結合組織病（MCTD），多発性筋炎/皮膚筋炎（PM/DM），全身性強皮症（SSc），リウマチ性多発筋痛症（PMR）などのさまざまな膠原病が記されており，RAの診断においては関節炎を一症状とするこれら膠原病との鑑別が必要となる．SjS・SLE・MCTD・PM/DM・SScではいずれも高率に関節症状を併発するが，そのほとんどが骨破壊を伴わない非炎症性の多関節炎である．SLEやSjSで手指のスワンネック変形や尺側変位（Jaccoud関節症）を認めることがあるが，これは腱弛緩による整復可能な関節亜脱臼であり，RAでみられる変形とは似て異なる．PMRは発症年齢や臨床経過がLORAときわめて類似しているため，とくにRFや抗CCP抗体などの自己抗体陰性例ではその鑑別に難渋することも多い．

### b | RA合併の膠原病

　2つ以上の自己免疫疾患を重複することは珍しいことではなく，他の膠原病にRAを合併

Ⅳ．疾患別の最新診療指針 ｜ C．関節炎・腱付着部炎・骨炎を主体とする疾患

**表1　新基準（ACR/EULAR分類基準2010）使用時の鑑別疾患難易度別リスト**

| 鑑別難易度 | 鑑別 |
|---|---|
| 高 | 1. ウイルス感染に伴う関節炎（パルボウイルス，風疹ウイルスなど）<br>2. 全身性結合組織病（SjS，SLE，MCTD，PM/DM，強皮症）<br>3. PMR<br>4. 乾癬性関節炎 |
| 中 | 1. 変形性関節症<br>2. 関節周囲の疾患（腱鞘炎，腱付着部炎，肩関節周囲炎，滑液包炎など）<br>3. 結晶誘発性関節炎（痛風，偽痛風など）<br>4. 脊椎関節炎［強直性脊椎炎，反応性関節炎，炎症性腸疾患（IBD）関連関節炎］<br>5. 掌蹠膿疱症性骨関節炎<br>6. 全身性結合組織病（Behçet症候群，血管炎症候群，成人Still病，結節性紅斑）<br>7. その他のリウマチ性疾患（回帰リウマチ，サルコイドーシス，RS3PEなど）<br>8. その他の疾患（更年期障害，線維筋痛症） |
| 低 | 1. 感染に伴う関節炎（細菌性関節炎，結核性関節炎など）<br>2. 全身性結合組織病（リウマチ熱，再発性多発軟骨炎など）<br>3. 悪性腫瘍（腫瘍随伴症候群）<br>4. その他の疾患（アミロイドーシス，感染性心内膜炎，複合性局所疼痛症候群など） |

**表2　RA合併の膠原病の特徴**

| | SLE（Rhupus症候群） | SSc |
|---|---|---|
| 合併頻度 | ・SLE患者の1% | ・SSc患者の6%がオーバーラップ症候群を有し，その30%がRA |
| 特徴 | ・ほとんどが女性<br>・70%がRA，20%がSLE先行<br>・SLE単一例と比して全身病変は重症化しにくい | ・ほとんどが女性<br>・ほとんどがSSc先行<br>・限局型SScに多い<br>・臓器病変重症度はSSc単一例と同程度 |

| | PM/DM | SjS |
|---|---|---|
| 合併頻度 | ・PM/DM患者の3〜5% | ・RA患者の30% |
| 特徴 | ・ほとんどが女性<br>・PMに多い<br>・抗Jo-1抗体陽性例が多い | ・ほとんどが女性<br>・ほとんどがRA先行<br>・RA単一例と比してRA活動性が高く，内科的合併症頻度が高い |

するケースも少なくない．単一疾患例とRA合併例では病態に異なる点も多く，予後予測や治療戦略の観点から，可能な限り正確に診断することが重要となる．**表2**に疾患別にみたRA合併の膠原病の特徴についてまとめる．

## 1）SLE

　RAとSLEのオーバーラップはRhupus症候群とも呼ばれ，その有病率はSLE患者のおよそ1%程度と推定されている[1]．現在のところRhupus症候群に対する明確な診断基準はなく，SLEとRAそれぞれの診断基準を同時に満たすことで診断される．関節びらん，RFおよび抗CCP抗体陽性，抗核抗体および抗2本鎖DNA抗体陽性を同時に認めればRhupus症候群の診断はより確実性を増す．ほぼ全例が女性で，初発疾患のおよそ70%がRA，20%がSLEであり，残りの10%は同時に診断される．RAあるいはSLEを発症してからRhupus症

候群と診断されるまでにはおよそ10年の期間があり，初発症状発症時の平均年齢は30歳台，Rhupus症候群診断時の平均年齢は40歳台で，これはRA単一疾患の診断時年齢より有意に若く，SLE単一疾患の診断時年齢より有意に高齢である．RAとSLEには共通の遺伝的背景があることが証明されており，RA単独例と同様に，遺伝的素因に何らかの環境因子が作用することで発症するものと考えられている．

　Rhupus症候群の種々の関節症状発生率（腫脹関節，疼痛関節，朝のこわばり，リウマトイド結節，関節変形）はSLE単一例よりも有意に高いが，RA単一例とは差がなく，関節予後についてはRA単一例と同等の傾向にある．CRP値は，SLE単一例ではJaccoud関節症の合併でやや上昇することがある程度で，そのほとんどは関節症状があっても陰性で経過するが，Rhupus症候群ではRA単一例とほぼ同様の変動を示す．一方，Rhupus症候群はSLE単一例と比較してSLEDAIスコアや全身病変（とくに神経症状や腎病変，血液学的異常）の頻度が低く，SLEの関節外病変としては重症化しにくい傾向がある．

## 2）SSc

　SSc患者のおよそ6％がオーバーラップ症候群を有し[2]，そのおよそ30％がRAであることが報告されている[3]．SScのRA発症リスクは一般集団と比較して明らかに高く，SScでは常にRAの合併を念頭に置いて診療する必要がある．ただし，軟部組織の線維化による手指の屈曲拘縮を呈する例では関節炎との鑑別に難渋することも多く，その診断は容易ではない．関節びらんがあり，抗CCP抗体が陽性であれば，RA合併例と捉えて治療する．SScとRAのオーバーラップ症候群のほとんどは女性で，SScを先行することが多く，とくに限局型SScでその有病率が高い．初発症状診断時の年齢は40歳台が多く，オーバーラップ症候群の診断までにはおよそ10年の期間を有する傾向にある．SScとRAのオーバーラップ症候群とSSc単一例の臓器病変の頻度や重症度はほぼ同程度と考えられている．

## 3）PM/DM

　PM/DMにおけるRAオーバーラップの有病率は3～5％程度と報告されている[4]．そのほとんどがPMで，圧倒的に女性に多い．PM/DMでも30％程度に非破壊性の関節炎症状を認めるため，その鑑別に難渋することも多い．関節びらんや抗CCP抗体が陽性であれば，RA合併と捉えて対応する．また，抗Jo-1抗体陽性例でRAとのオーバーラップ頻度が高い傾向にあることが報告されている[5]．

## 4）SjS

　報告によりばらつきはあるが，大規模なCorrona RAレジストリではRAにおけるSjSオーバーラップの有病率は30％程度と推察されている[6]．そのほとんどがRAを初発とし，RAの罹病期間が長くなるほどSjSの有病率が上昇する．RAとSjSのオーバーラップ症候群では，RA単一例と比較して，高齢女性が多く，RA罹病期間が長く，疾患活動性が高く，内科的合併症頻度［高血圧，心血管疾患，間質性肺疾患（ILD），血液系悪性腫瘍，重篤な感染症など］が高い傾向がある．RA患者がドライアイやドライマウス，ILDを併発した場合，あるいはSjS患者にびらん性関節炎の併発を認めた際には，RAとSjSのオーバーラップ症候群の可能性を念頭に置き，精査する必要がある．

## C ｜ RA合併の膠原病における治療選択の考え方

　関節炎症状については「関節リウマチ診療ガイドライン2020」の薬物治療アルゴリズムを

IV. 疾患別の最新診療指針 | C. 関節炎・腱付着部炎・骨炎を主体とする疾患

参照しつつ，併存疾患に留意した治療を選択する必要がある．

　Rhupus症候群では，SLE単一例と比較して全身病変の重症度が低いため，ステロイドパルス療法の必要性は低く，コルチコステロイドの平均投与量も少ない傾向にある．びらん性関節炎に対してはSLE，RAともに効果の見込めるhydroxychloroquineの有用性が示唆されている．一方で，抗TNF-α阻害薬についてはSLEを誘発する可能性があるため，あまり推奨されていない．また，双方に対する治療効果を期待して，重度の皮膚症状を有するSScとRAの合併例ではrituximabが，PM/DMとRAの合併例ではtacrolimusが，それぞれ有用な治療選択の一つとして考慮される．SjSとRAの合併例ではSjS単一例と比較して腺外病変が重症化する傾向にあるため，コルチコステロイドを使用せざるをえないことも多い．

## 文　献

1) Liu T, et al：Clinical and laboratory profiles of rhupus syndrome in a Chinese population：a single-centre study of 51 patients Lupus **23**：958-963, 2014
2) Scherlinger M, et al：Systemic sclerosis overlap and non-overlap syndromes share clinical characteristics but differ in prognosis and treatments. Semin Arthritis Rheum **51**：36-42, 2021
3) Pakozdi A, et al：Clinical and serological hallmarks of systemic sclerosis overlap syndromes. J Rheumatol **38**：2406-2409, 2011
4) Mastaglia FL, et al：Inflammatory myopathies：clinical, diagnosticand therapeutic aspects Muscle Nerve **27**：407-425, 2003
5) Váncsa A, et al：Myositis-specific and myositis-associated antibodies in overlap myositis in comparison to primary dermatopolymyositis：relevance for clinical classification：retrospective study of 169 patients. Joint Bone Spine **77**：125-130, 2010
6) Leslie R, et al：Prevalence of Sjögren's syndrome associated with rheumatoid arthritis in the USA：an observational study from the Corrona registry. Clin Rheumatol **39**：1899-1905, 2020

**Ⅳ. 疾患別の最新診療指針**　　**C. 関節炎・腱付着部炎・骨炎を主体とする疾患**

# 02 リウマチ性多発筋痛症（PMR）

## a 疫学・予後

　1888年にW. Bruceが「老人性リウマチ性痛風」と呼ぶ高齢者の疾患を報告し，1957年にH. Barberがリウマチ性多発筋痛症（PMR）と名づけた．

　PMRは，ほとんどが50歳以上の成人のみで発症する疾患であり，有病率は高齢になるほど増加する．発症のピークは70〜80歳である．PMRの生涯発症リスクは，女性で2.43％，男性で1.66％と推定されており，成人の全身性リウマチ性疾患としては，関節リウマチ（RA）に次いで第2位である．女性の罹患率は男性の2〜3倍である．家族性の発症はまれであるが認められている．

　罹患率は人種によって異なる．北欧系の人々で高く，たとえば欧州では，50歳以上の人口に対する罹患率は，北部地域で高く（ノルウェーでは年間10万人あたり113人），南部地域では低い（イタリアでは年間10万人あたり13人）．アジア系，アフリカ系アメリカ人，ラテンアメリカ系アメリカ人の集団では少ない．本邦での情報は限られているが，当施設ではRAの患者数に対して1〜2割程度の人数がいるため，人口の0.1％程度の有病率と推定される．

　PMRは巨細胞性動脈炎（GCA）よりも2〜3倍多く，GCA患者の約半数にみられる．ある時点でGCAを経験するPMR患者の割合は約5〜30％である．PMRはGCAに先行することも，もしくは同時に，あるいは後から生じることもある．

## b 病態メカニズム

　PMRの原因は不明である．PMRとGCAはしばしば臨床的に関連していることに加え，病態的にも類似している．PMRもGCAもヒト白血球抗原（HLA）DR4の特異的対立遺伝子と関連している．また，HLA-DR分子の抗原結合部位にマップされる*HLA-DRB1*遺伝子の超可変領域にも配列多型があり，抗原の選択と提示に重要な役割を果たしていることが示唆される．GCA患者とPMR患者はこの配列多型を共有しているが，RA患者にはみられない．

　さらに，PMRとGCAに共通する免疫学的異常として，循環CD4$^+$T細胞サブセットの類似した分布がある．両疾患において，制御性T（Treg）細胞は減少し，Tヘルパー17（Th17）細胞は増加する．炎症性サイトカインであるIL-6が両疾患の末梢血で高値を認め，疾患の原因となっていると考えられている．

　活性化樹状細胞，IL-1，IL-6などの不顕性動脈炎症の証拠が，GCAの臨床的証拠をもたないPMR患者の側頭動脈で検出されることがある．しかし，GCAとは異なり，IFN-γを産生するT細胞は乏しい．マクロファージとCD4$^+$Tリンパ球を特徴とする滑膜炎が，病変を起こした関節の滑膜で報告されている．

## c 自覚症状，身体所見，検査所見

### 1）自覚症状

　PMRは肩，頸部，体幹の左右対称の痛みとこわばりを特徴とし，急に発症し，朝の起床時にとくに症状が強い．

発症初期は片側の肩や臀部から始まる非対称的な症状であることもあるが，やがて両側性になる．両側の肩の痛みはほぼすべての患者にみられ，頸部と股関節周囲の疼痛は半数強に認められる．肩関節外転（上肢の挙上）の制限を伴う両側の上腕の痛みはとくによく認められる．骨盤帯の症状は鼠径部および臀部外側の痛みとして現れ，大腿後面への放散がしばしば認められ，立ち上がる動作時に疼痛が生じ，動作が困難になる．近位に分布する痛みやこわばりは，肩や腰の関節および関節周囲の腱や滑液包の炎症からの関連症状である．

手首や手指関節の症状も伴うこともあり，手関節の病変による手根管症候群は，PMR患者の1割程度に合併し，合併した場合には手および手首の疼痛はより強くなる．

ゲル化現象，すなわち，じっと動かないでいた後に生じるこわばりは，リウマチ性疾患全般における滑膜炎の特徴であるが，PMRではこの現象がとくに顕著に現れることがある．PMRにおける朝のこわばりはほとんどの患者で認められ，こわばりがない場合はPMRの可能性は低くなる．長時間同じ体勢を維持した後などはこわばりが増強することがある．また，夜間に痛みは強く認められやすく，寝返りが打ちにくくなる．

更衣動作や，仰臥位や座位から立位へ移るなどのADLに困難をもたらすことがある．ゲル化現象と四肢近位部の症状で，患者は朝の着替えに介助が必要となることがある．

PMRの患者は，微熱，倦怠感，抑うつ，食欲不振，体重減少などの非特異的な全身症状を伴うことがある．しかし，GCAに伴うような高熱はPMR患者ではまれであり，PMRが疑われる場合に高熱があれば，GCAまたは他の疾患（感染症を含む）を疑う必要がある．

## 2）身体所見

肩，頸椎，腰の可動域が制限されることがある．PMRの典型的な所見は，肩を90度以上挙上（外転）させることができないことであり，肩の圧痛が認められる．臨床的滑膜炎は末梢の関節，とくに手首と中手指節関節で起こることがあり，通常は軽度である．軽度の膝関節液貯留がみられることもある．足および足首が侵されることは少ない．

PMRでは筋力は正常であるが，患者は痛みによって筋力低下を訴えることがある．

## 3）検査所見

### ▌a 検体検査

赤沈やCRPといった急性期反応物質はPMR患者で高値を認める．CRPが正常であればPMRの診断は事実上除外される．貧血がみられることがあり，白血球数と血小板数は通常正常であるが，一般的な急性炎症反応の結果として血小板増加を認めることがある．

リウマトイド因子（RF）や抗CCP抗体を含む自己抗体は，通常PMRでは陰性であり，陽性の場合はRAを考慮すべきである．一方，高齢者の約1割程度がRAではないもののRF陽性（通常は低力価で，抗CCP抗体は陰性）になることを考慮して判断する．なお，筋原性酵素の上昇は認められない．

### ▌b 画像検査所見

「リウマチ性多発筋痛症」という名前であるが，PMRの筋肉は病理組織学的には正常である．超音波検査，MRI，CT，$^{18}$F-FDG-PETで証明されているように，PMRで主に侵されるのは，近位関節，とくに関節周囲構造（滑液包や腱など）である．

肩の画像所見としては，三角筋下/肩峰下滑液包炎と上腕二頭筋腱鞘炎がある．両側の三角筋下滑液包/肩峰下滑液包炎は，PMRの画像的特徴である．超音波研究のメタ解析では，患者の2/3にこの異常が認められた．臀部ではPET検査により滑液包炎，腸骨滑液包炎，腸腰筋滑液包炎，ハムストリングス腱炎に起因する大転子および坐骨突起での$^{18}$F-FDGの取り込み増加が証明されている．MRIとPET-CTにより，頸椎と腰椎に棘突起間滑液包炎が示

## 02 | リウマチ性多発筋痛症（PMR）

**表1　ACR/EULARのPMR暫定的分類基準（2012年）**

[前提条件]
50歳以上，両側の肩の痛み，CRPまたは赤沈上昇

| 項　目 | 加点<br>（超音波なし） | 加点<br>（超音波あり） |
|---|---|---|
| 朝のこわばり（45分超） | 2 | 2 |
| 臀部痛または動きの制限 | 1 | 1 |
| RF陰性，抗CCP抗体陰性 | 2 | 2 |
| 肩と腰以外の関節症状がない | 1 | 1 |
| 超音波で，1つ以上の肩関節に，三角筋下滑液包炎もしくは二頭筋の腱滑膜炎もしくは肩甲上腕関節の滑膜炎（後部または腋窩部）かつ1つ以上の股関節に滑膜炎もしくは転子部滑液包炎 | | 1 |
| 超音波で，両肩関節に，三角筋下滑液包炎もしくは二頭筋の腱滑膜炎もしくは肩甲上腕関節の滑膜炎 | | 1 |

スコア4点以上（超音波なし），5点以上（超音波あり）でPMRと分類する
（超音波なし：感度68％，特異度78％．超音波あり：感度66％，特異度81％）

[Dasgupta B, et al：Ann Rheum Dis **71**：484-492, 2012をもとに作成]

**表2　Birdらの基準（1979年）**

1. 両肩の疼痛および/またはこわばり
2. 2週間以内の急性発症
3. 赤沈の亢進（40mm/時以上）
4. 1時以上持続する朝のこわばり
5. 65歳以上
6. 抑うつ症状および/または体重減少
7. 両側上腕部筋の圧痛

上記のうち3項目以上で診断する

[Bird HA, et al：Ann Rheum Dis **38**：434-439, 1979をもとに作成]

されている．
　したがって，PMRにおける上肢の症状は，上腕二頭筋腱鞘炎，三角筋下滑液包炎/肩峰下滑液包炎，頸椎棘間滑液包炎，そしてより少ない程度ではあるが，肩甲上腕関節滑膜炎から生じ，骨盤帯の症状は，股関節のさまざまな滑液包の病変，腰椎棘間滑液包炎，ハムストリングス腱炎，股関節滑膜炎から生じる．
　両側の三角筋下滑液包炎/肩峰下滑液包炎はPMRの典型的な画像所見であるが，特異的なものではなく，他の炎症性疾患［RAや脊椎関節炎（SpA）など］や他の非炎症性肩関節病変を有する患者にもみられるので注意が必要である．

## d | 診断について

### 1）診断の概説

　50歳以上，両側の肩の痛み，CRPまたは赤沈亢進が突然の発症で生じ，45分を超える朝のこわばりや臀部痛もしくは動作の制限を認め，RF/抗CCP抗体が陰性で，末梢の関節症状に乏しい場合，PMRと診断しうる．

### 2）分類基準

　研究対象者を区分するための基準としていくつかの分類基準があるが，診断においては参考程度にすべきである（**表1, 2**）[1,2]．

IV. 疾患別の最新診療指針 ｜ C. 関節炎・腱付着部炎・骨炎を主体とする疾患

**表3　PMR様疾患を呈する患者の鑑別診断**

| リウマチ性疾患 | 内分泌疾患 |
|---|---|
| ・ PMR<br>・ RA<br>・ 脊椎関節症<br>・ 結晶性関節炎（ピロリン酸カルシウム病および<br>　カルシウムハイドロキシアパタイト障害）<br>・ RS3PE<br>・ 結合組織疾患<br>・ 血管炎（GCA，ANCA関連血管炎）<br>・ 炎症性筋疾患（PM/DM） | ・ 甲状腺疾患<br>・ 副甲状腺疾患<br><br>**感染症**<br>・ ウイルス性<br>・ 細菌性敗血症，心内膜炎，椎間板腔感染，敗血症<br>　性関節炎<br>・ マイコバクテリア（結核など） |
| **非炎症性筋骨格系障害**<br>・ 腱板疾患<br>・ 癒着性関節包炎<br>・ 退行性関節疾患<br>・ 線維筋痛症 | **悪性疾患**<br>・ 固形癌，血液癌<br><br>**その他の疾患**<br>・ Parkinson病<br>・ うつ病<br>・ ビタミンD欠乏症<br>・ 薬剤性ミオパチー（スタチン系薬剤など） |

[Kermani TA, Warrington KJ：Lancet **381**：63-72, 2013をもとに作成]

### 3）鑑別疾患

　PMRと似た症状を呈する疾患はいくつかある（**表3**）[3]．PMRの鑑別診断で最も難しいのは，高齢者にみられる血清陰性のRAである．その他のさまざまな疾患は，通常，臨床的にPMRと容易に鑑別できる．

　手足の小関節に対称性の多発性関節炎がみられる場合にはRAを念頭に置いて検討を進める．PMRに関連した末梢関節炎は非びらん性であり，もし関節に骨びらんがある場合にはRAを考える．しかし，末梢滑膜炎を呈する高齢者では，PMRと血清陰性RAとは鑑別が難しいことがあり，正しい診断を下すには経過観察が必要なことが多い．当初PMRと診断された患者の最大3割程度が最終的に「晩発型」または「高齢発症型」RAと再分類されうる．筆者の施設では，血清反応陰性でRAの分類基準を満たす患者の13％がPMRの基準を満たした．また，RS3PEと診断された患者の8％がPMRの基準を満たした[4]．

　症状が片側性であったり，炎症反応が軽微であったりするような非典型的な患者では，診断がより困難になる．若年患者において，PMR様の症状を呈する場合には，PMR以外の診断を慎重に検討する必要がある．なお，PMRにおいて悪性腫瘍のリスクは増加しない．

## e ｜ 重症度評価

　PMRの疾患活動性の指標として，2004年にLeebらによりPMRのActivity Score（PMR-AS）が提唱されている（**表4**）．

　なお，PMR-AS≧10を疾患の再燃（再び病状が悪化すること）として捉えることが提唱されている．

## f ｜ 管理・治療の実践

### 1）管理・治療の基本方針

　グルココルチコイド（GC）が著効する．初回治療はGCを単独で開始し，改善がみられなければGCを増量し，改善がみられたらGCを漸減していく．再燃の場合や，合併症のため

## 02 | リウマチ性多発筋痛症（PMR）

### 表4　PMR-AS

PMR-AS＝CRP（mg/dL）＋VAS p（0〜10）＋VAS ph（0〜10）＋[MST（分）×0.1]＋EUL（0〜3）
　　VAS p：Visual Analogue Scale for pain（患者疼痛評価）
　　VAS ph：visual analogue scale for physician's assessment（医師評価）
　　MST：朝のこわばりの持続時間
　　EUL：ability to elevate the upper limbs（上肢挙上の程度）
　　　　　（3＝不可，2＝肩より下方，1＝肩まで，0＝肩より上方）

上記の計算式によりPMR-ASの点数を計算し，以下のとおり活動性の判定を行う．
　≦1.5：寛解，＜7：低疾患活動性，7〜17：中疾患活動性，17＜：高疾患活動性

GCの速やかな減量が求められる場合には，後述する免疫抑制薬を併用することもある．GCを長期に使用することになるため骨粗鬆症の評価も行い，予防としてビタミンD製剤に加えてビスホスホネート製剤もしくはdenosumabなどを併用することも考慮する．ほかにもGCに伴う高血糖や血圧上昇，脂質の悪化などに留意する．GC漸減の際に末梢関節の滑膜炎が出現したり，X線で骨びらんを呈してきた場合にはRAの可能性を考えて診断と治療を見直す．

### 2）薬物療法

　症状の重症度，体重，合併症（高血圧，糖尿病，骨粗鬆症，緑内障などGCで悪化する病気の有無）などを考慮し，GCの初回投与量を決定する．多くの場合，prednisolone（PSL）15mg/日程度といった少量のGC内服が使用される．GCAを合併した場合は中等量〜大量（30〜60mg/日程度）のGCが必要となる．ほとんどの場合，少量GCに速やかに反応し，数時間〜数日で痛みやこわばりが大幅に改善する（3日以内に50〜70％の改善）．もし治療開始後1週間以内に症状が改善しない場合は，PSLを5〜10mg/日程度増量する．約1週ごとに効果を見極め，不十分であればさらに5〜10mg/日程度ごと，最大25〜30mg/日程度まで増量する．なお，GCの朝1回内服で夕方や夜に症状が強くなる場合には，朝夕2回や毎食後の3回に分割すると同量のGCのまま症状が軽快することがある．完全寛解達成後はGCを漸減する．減量の例として，初回PSL量が15mg/日の場合，2〜3週間初回量を用いた後，12.5mg/日を2〜3週，次に10mg/日を4〜6週，それ以降は4〜8週ごとに1mg/日ずつ減量する．GC漸減途中で再燃した場合には症状なくコントロールされていた漸減前のGC用量に戻す，もしくはmethotrexateやIL-6阻害薬といった免疫抑制薬を上乗せする[5]．完全寛解を達成したら，副作用を考慮してGCを漸減し，中止を目指す．

　最終的に1〜2年でGCを中止できる場合もあるが，再燃により少量のGCを内服し続ける必要のある場合も多い．長期のGC使用が好ましくない場合には上記の免疫抑制薬を併用することもある．

---

【処方例】
- prednisolone 1日10〜20mg程度
- methotrexate 1回2〜16mgを1週ごと，経口投与（もしくは静注）（保険適用外）
- sarilumab 1回150〜200mgを2週ごと，皮下注，またはtocilizumab 1回8mg/kgを4週ごと，点滴，またはtocilizumab 1回162mgを2週ごと，皮下注（効果不十分なら毎週まで短縮可）（保険適用外）

骨粗鬆症に対して
- eldecalcitol 1日0.75μgに加えて，risedronate sodium hydrate 毎月75mgまたはdenosumab 半年ごと60mg，皮下注

239

Ⅳ．疾患別の最新診療指針 ｜ C．関節炎・腱付着部炎・骨炎を主体とする疾患

## 文　献

1) Dasgupta B, et al：2012 Provisional classification criteria for polymyalgia rheumatica：a European League Against Rheumatism/American College of Rheumatology collaborative initiative. Ann Rheum Dis **71**：484-492, 2012
2) Bird HA, et al：An evaluation of criteria for polymyalgia rheumatica. Ann Rheum Dis **38**：434-439, 1979
3) Kermani TA, Warrington KJ：Polymyalgia rheumatica. Lancet **381**：63-72, 2013
4) Higashida-Konishi M, et al：Comparing the clinical and laboratory features of remitting seronegative symmetrical synovitis with pitting edema and seronegative rheumatoid arthritis. J Clin Med **10**：1116, 2021
5) Izumi K, et al：Steroid-sparing effect of tocilizumab and methotrexate in patients with polymyalgia rheumatica：a retrospective cohort study. J Clin Med **10**：2948, 2021

Ⅳ. 疾患別の最新診療指針　　C. 関節炎・腱付着部炎・骨炎を主体とする疾患

# 03 脊椎関節炎（SpA）

## 03-1 総　論

### a｜疫学・予後

　脊椎関節炎（SpA）は付着部炎を主病態とするリウマチ性疾患であり，末梢関節炎，仙腸関節や脊椎などの体軸関節炎，付着部炎や指趾炎などの関節症状，ぶどう膜炎，乾癬，炎症性腸疾患（IBD）といった関節外症状，HLA-B27との関連性などの共通点がみられる疾患群の総称である．体軸性SpA（axSpA）や反応性関節炎（ReA）はHLA-B27との関連性が高く，HLA-B27保有者が一般人口の0.3％と少ない日本人ではまれな疾患である．本邦での強直性脊椎炎（AS）の推定有病率は0.0029％との報告がある．疾患概念が十分に普及しておらず，見逃しや誤診も少なくない一方で過剰診療もみられる．乾癬性関節炎（PsA）は日本人乾癬患者（50万人前後と推定）の10〜15％でみられるが，乾癬は増加傾向にあると考えられている．IBDに伴うSpAは2018年のアンケート調査では潰瘍性大腸炎（UC）の6.8％，Crohn病（CD）の5.7％にみられた．SpAでは疼痛や骨病変の進行に伴う関節機能障害による患者QOL低下がみられるが，最近は治療の進歩により改善がみられている．

### b｜病態のメカニズム

　SpAはHLA-B27に代表される遺伝的背景があり，付着部への物理的刺激の反復（メカニカル・ストレス）や腸内細菌叢異常，感染などが発症に関与すると考えられている．SpAは腱，靱帯が骨に結合する付着部の炎症である付着部炎が本質的な病変であり，体軸関節では靱帯付着部，末梢関節では腱付着部となる．IL-23/IL-17のサイトカインの経路が病態形成に重要なサイトカインである．PsAではどちらの阻害薬も末梢関節炎に有効であり，IL-23を介したTh17細胞分化と関節局所への集積が病態に関与する．axSpAではIL-23阻害薬の有効性は認めないことから，γδT細胞など自然リンパ球によるIL-23非依存性のIL-17産生が病態形成に重要と考えられている．TNF-αは体軸性，末梢性病変だけでなく，関節外症状である前部ぶどう膜炎，IBDにも関与する．皮膚乾癬にはIL-17やIL-23がより強く関与する．またSpAでは，炎症に伴う骨破壊に加えて骨新生がみられるのが特徴であり，骨髄の間葉系幹細胞がIL-17やIL-22などのサイトカインにより骨芽細胞に分化し骨新生に至ると考えられる[1]．

### c｜診断について

#### 1）診断の概説

　末梢の関節炎，腰背部痛の診察時に本疾患群を想起し，SpAの特徴がないかを検討する（表1）．PsAは関節リウマチ（RA）に類似することもあるが，通常は血清反応陰性で爪甲剝離症などの爪病変を伴うことが多く，DIP関節炎が特徴である．指趾炎や付着部炎の有無，被髪頭部や臍部，臀部などに皮疹がないかを確認する．axSpAの腰痛の多くは炎症性腰背部

241

表1 SpAを疑う臨床徴候

| | | |
|---|---|---|
| ・血清反応陰性の末梢関節炎<br>・炎症性腰背部痛，臀部痛<br>・付着部炎<br>・指趾炎 | ・ぶどう膜炎<br>・乾癬<br>・炎症性腸疾患（IBD）<br>・非淋菌性尿道炎 | ・CRP上昇<br>・SpA，乾癬，ぶどう膜炎などの家族歴 |

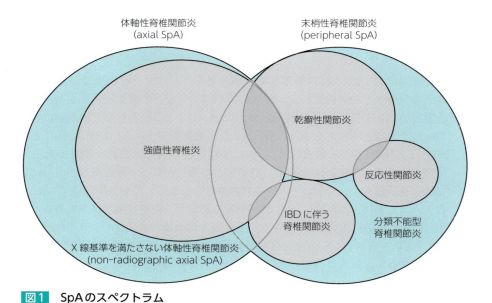

図1 SpAのスペクトラム

[Raychaudhuri SP, et al：J Autoimmun **48-49**：128-133, 2014より引用]

痛と呼ばれ，40歳以下で緩徐に発症し，安静により増悪して運動で軽快する特徴がある．前部ぶどう膜炎，IBDの有無，家族歴の存在などはSpAを疑うきっかけとなる．いずれにせよ除外・鑑別診断を十分に行うことが重要である．

### 2）分類基準

分類基準については各論を参照されたい．ただし，分類基準は診断基準ではなく，その疾患と診断された症例を臨床試験などに組み入れるための基準である．分類基準の各項目についてよく理解し，鑑別や除外診断を行ったうえで診断の参考として用いるようにする．

### 3）鑑別疾患についての考え方

末梢関節炎や腰背部痛の原因となるすべての疾患が鑑別となる．SpAに特徴的な徴候を見逃さないよう診察を行う．また感染や悪性腫瘍の除外も必要である．治療効果に乏しい場合などは診断の見直しをする．また，axSpAでは変形性脊椎症，抑うつ，線維筋痛症といった併存症による疼痛の可能性を考える必要がある．

### 4）SpAにおける分類（図1）

病変が体軸関節優位のaxSpAには主にASとX線基準を満たさないaxSpAが，末梢関節優位の末梢性SpAにはPsA，ReA，IBDに伴うSpA，分類不能SpAなどが分類される[2]．

## 5）診断，病勢評価に必要な検査の概説

　SpAでは抗CCP抗体やリウマトイド因子などの自己抗体は通常陰性である．CRPや赤沈などの炎症反応は疾患活動性と関連するが，axSpAでは活動性があってもCRPが陰性であることも少なくない．HLA-B27保有はaxSpAやReAの診断の補助となる（保険適用外）．画像検査では単純X線のほか，仙腸関節炎検出のためのMRI検査，末梢の付着部炎の診断のための超音波検査が行われる．CT検査は仙腸関節など単純X線でわかりにくい骨変化の描出に優れる．病勢評価には関節所見に加えて，CRP，皮膚症状，医師による全般評価，患者報告アウトカムなどによる総合的疾患活動性評価が望ましい．

## d｜治療選択における考え方

　SpAの治療目標は，関節症状の改善や機能障害の予防により患者QOLをできるだけ改善させることであり，炎症の鎮静化が必要になる．まずは禁煙や食事，運動習慣などの患者教育を行う．薬物療法は，可能な限り具体的な総合的疾患活動性指標による寛解，あるいは低疾患活動性（LLDAS）を目指して治療のステップアップを行う．NSAIDs，methotrexate（MTX）やsalazosulfapyridine（SASP）などの抗リウマチ薬，生物学的製剤（TNF阻害薬，IL-17阻害薬，IL-23阻害薬），JAK阻害薬などが主体となる病態や疾患活動性に応じて関節外症状を考慮しながら段階的に用いられる[3,4]．一般的にグルココルチコイド（GC）の全身投与は行わない．MTXやSASPは体軸病変に対する有効性はないとされている．また，IL-23阻害薬のaxSpAに対する有効性も乏しいことが知られている．

### 文　献

1) Raychaudhuri SP, et al：The classification and diagnostic criteria of ankylosing spondylitis. J Autoimmun **48-49**：128-133, 2014
2) Mauro D, et al：The bone marrow side of axial spondyloarthritis. Nat Rev Rheumatol **19**：519-532, 2023
3) Ramiro S, et al：ASAS-EULAR recommendations for the management of axial spondyloarthritis：2022 update. Ann Rheum Dis **82**：19-34, 2023
4) Coates L, Gossec L：The updated GRAPPA and EULAR recommendations for the management of psoriatic arthritis：similarities and differences. Joint Bone Spine **90**：105469, 2023

## 03-2　強直性脊椎炎，nr-axSpA

## a｜疫学・予後

　ASは1970年代からHLA-B27との強い関連が示され，欧米ではRAとほぼ同数の患者数が報告されていたが，そもそもHLA-B27保有率が諸外国に比べ極端に低い本邦ではまれな疾患として捉えられてきた．2018年に初めて実施された全国疫学調査［強直性脊椎炎に代表されるSpAの疫学調査・診断基準作成と診療ガイドライン策定を目指した大規模多施設研究班（以下，厚労省AS研究班）］では，推計患者数（95％信頼区間）は3,200人（2,400〜3,900）であり，推定有病率は0.0029％であった．同時に調査したnr-axSpA（X線基準を満たさないaxSpA）は推計患者数800人（530〜1,100）で，推定有病率は0.0007％であった[1]．2023年現在実施中である第2回全国疫学調査の一次調査ではASは4,730人，nr-axSpAは推計患者数1,610人であり，この5年間に疾患認知度の上昇により推定患者数が増加してい

Ⅳ．疾患別の最新診療指針 │ C．関節炎・腱付着部炎・骨炎を主体とする疾患

る．いずれにせよaxSpAは本邦ではまれな疾患である．生命予後は比較的良好とされている．ASで全脊椎の強直に至るのは30〜40％程度とされている．

## b │ 病　態

　axSpAは体軸関節である仙腸関節，脊椎の靱帯付着部に炎症をきたす疾患群である．病態はいまだ完全には解明されていないが，HLA-B27などの遺伝的要因を背景にメカニカルストレス，炎症，腸管・皮膚などを由来とする病原体関連分子パターンの移行などが局所自然免疫系細胞による炎症性サイトカインの産生を導くと考えられている．

## c │ 自覚症状，身体所見，検査所見

### 1）自覚症状

　典型例では10〜20歳台で発症する．遅くとも45歳までに明らかなエピソードがなく発症した腰背部痛で，疼痛ともに硬直を認める．axSpAの特徴的な臨床症状は炎症性腰背部痛である．一般的な腰痛と異なり，安静で増悪し，運動すると軽快する．朝起床時には腰背部がこわばりすぐに起き上がれないこともしばしばである．ただし，炎症性腰背部痛はaxSpAに特異的ではないことには留意する必要がある．末梢関節炎は股，肩，膝関節などの大関節に認められることが多い．付着部炎は踵部のアキレス腱や足底腱膜の付着部に多い．そのほか指趾炎が認められることもある．

### 2）身体所見

　典型例では体軸関節の可動域制限が認められる．重症例では腰椎前彎が消失し，胸椎後彎，頸部前屈位をきたす姿勢異常が認められる．nr-axSpAで体軸関節の構造破壊が画像検査で生じていないあるいは軽度であっても疼痛のため可動域が制限されていることがある．股関節や肩関節の可動域制限が認められることもある．関節外症状として，前部ぶどう膜炎は約25％に認められるため，眼痛，霧視など眼症状が認められることもある．そのほか腸炎症による下痢，皮膚症状として乾癬，大動脈弁閉鎖不全症などの心血管疾患，骨粗鬆症などが認められることもある．

### 3）検査所見

　axSpAに特異的な臨床検査はない．抗CCP抗体やRFは通常陰性である．活動性のax-SpAでは赤沈やCRP増加を認めるが，活動性であってもこれらが正常値を示すことがある．*HLA-B27*遺伝子保有は本疾患と密接な関連が示されているため有用な検査となる．諸外国ではASで85％以上，nr-axSpAで70％以上保有と報告されているが，本邦での調査ではAS 55.5％，nr-axSpA 23.7％と保有率は低いとされている[1]．

　本邦では上記のとおりHLA-B27保有率が低いため，診断には画像所見が大きなウェイトを占める．仙腸関節単純X線基準[2]で，関節変化がgrade 0〜4の5段階に分類されており，両側grade 2以上あるいは片側grade 3以上で仙腸関節炎陽性と判断され，この場合はASを疑う．しかし，正面像のみでは判断が難しいケースが多々あり，仙腸関節斜位像やMRI，CT画像を参照することが勧められることも多い．

　ASの進行例では脊椎の靱帯骨棘による骨強直が認められる．典型例では上下方向の細く均一な骨棘が特徴的であるが，症例によってはびまん性特発性骨増殖症や変性疾患との鑑別が難しいこともある．nr-axSpAを疑った場合は仙腸関節MRI所見が重要である．仙腸関節

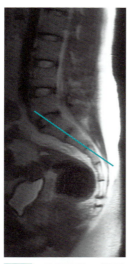

■ スライス方向（断面）
仙骨の長軸に対して平行な断面
（＝仙骨 S1/2 の椎体終板に対して直交する断面
or 仙骨 S2 の背側骨皮質に平行な断面）

■ MRI シーケンス (2D-FSE)
1. T1 強調画像 (structural lesion の評価)
2. STIR あるいは T2 強調脂肪抑制像 (active lesion の評価)

■ 範囲とスライス厚
仙腸関節全体をカバーする
slice thickness は基本的には 4 mm

**図2** 仙腸関節の推奨（必須）MRI シークエンスと断面

での骨髄浮腫所見が特徴であるが，骨髄浮腫所見はaxSpA特異的ではないことを理解する必要である．本邦では仙腸関節MRI撮像自体が適切な条件で実施されていないとの報告もあり[3]，仙腸関節の3次元的構造を理解してMRIをオーダーする必要がある（図2）．

## d | 分類基準，診断，鑑別疾患

改訂NY基準に鑑別診断を付加した厚生労働省のAS診断基準（表2）および厚労省AS研究班で策定されたnr-axSpAの診断ガイダンス[4]を示す（表3）．axSpAの診断にあたっては常に鑑別診断を念頭に置いて考える必要がある．

## e | 重症度評価

次のいずれかを満たす場合を対象とする．
- BASDAIスコアが4以上かつCRPが1.5mg/dL以上
- BASMIスコアが5以上
- 脊椎X線画像上，2椎間以上に強直（竹様脊椎）が認められる
- 内科的治療が無効の高度な破壊や変形を伴う末梢関節炎がある
- 治療抵抗性・反復性の前部ぶどう膜炎がある

## f | 管理・治療の実践

### 1）体軸症状

第一選択薬はNSAIDsであり，最大容量で使用し，効果があれば継続する．通常複数のNSAIDsで効果が認められる．

Ⅳ．疾患別の最新診療指針 ｜ C．関節炎・腱付着部炎・骨炎を主体とする疾患

### 表2　強直性脊椎炎の診断基準

**＜診断基準＞**
鑑別診断を除外した確実例（Definite）を対象とする

**1．臨床症状**
　a）腰背部の疼痛，こわばり（3か月以上持続．運動により改善し，安静により改善しない）
　b）腰椎可動域制限（Schober試験で5cm以下）
　c）胸郭拡張制限（第4肋骨レベルで最大呼気時と最大吸気時の胸囲の差が2.5cm以下）

**2．X線所見（仙腸関節）**
　両側の2度以上の仙腸関節炎，あるいは一側の3度以上の仙腸関節炎所見
　　0度：正常
　　1度：疑い（骨縁の不鮮明化）
　　2度：軽度（小さな限局性の骨のびらん，硬化，関節裂隙は正常）
　　3度：明らかな変化（骨びらん・硬化の進展と関節裂隙の拡大，狭小化又は部分的な強直）
　　4度：関節裂隙全体の強直
　新規申請の場合，最低，腰椎と仙腸関節のX線画像を提出する（仙腸関節の斜位像も撮影して確認する
　ことが望ましい）．撮影されていればMRI画像も提出する

**＜診断のカテゴリー＞**
　Definite：臨床症状のa），b），c）のうちの1項目以上＋X線所見（仙腸関節）
　Possible：a）臨床症状3項目
　　　　　　b）臨床症状なし＋X線所見（仙腸関節）

**＜鑑別診断＞**
・強直性脊椎炎以外の脊椎関節炎（乾癬性関節炎，反応性関節炎，炎症性腸疾患に伴う脊椎関節炎など）
・SAPHO症候群・掌蹠膿疱症性骨関節炎
・関節リウマチ
・リウマチ性多発筋痛症
・強直性脊椎骨増殖症
・硬化性腸骨骨炎
・変形性脊椎症・変形性仙腸関節症

［厚生労働省，2015］

### 表3　本邦におけるnr-axSpAの診断ガイダンス

1）45歳未満で発症し3ヵ月以上の背部痛があり，炎症性背部痛のいずれかの基準に合致する
2）以下の基礎疾患を鑑別・除外する
　　乾癬，炎症性腸疾患，反応性関節炎，硬化性腸骨骨炎，SAPHO症候群（掌蹠膿疱性骨関節炎），びま
　　ん性特発性骨増殖症，線維筋痛症，心因性腰痛症，変形性関節症など
3）改訂New York基準の仙腸関節X線のgrade判定で「両側の2度以上あるいは片側の3度以上」の基準
　　を満たさない
4）a）仙腸関節のMRI所見陽性
　　　　または
　　b）HLA-B27保有かつ他疾患に起因せずに基準値を超えるCRP値の増加に加え，関節炎，踵の付着部炎，
　　　　ぶどう膜炎，指趾炎，NSAIDs反応性良好，SpAの家族歴のうち1つ以上の所見を認める
　上記1）～4）のすべてを満たす場合に，nr-axSpAと診断してよい

［厚生労働科学研究費補助金（難治性疾患政策研究事業）「強直性脊椎炎に代表される脊椎関節炎の疫学調査・診断基準作
成と診療ガイドライン策定を目指した大規模多施設研究」班より引用］

> **【処方例】**
> - celecoxib 200 mg を1日2回，朝・夕食後
>
>   長期処方による消化管潰瘍等に注意が必要である．アセトアミノフェン，弱オピオイドは副作用などでNSAIDsが使用できないときに考慮する．
>
>   NSAIDs最大容量で体軸症状に改善が不十分な場合はGCの局所投与を考慮する．
>
> **治療薬変更の指標**
>
> BASDAIスコア4以上，あるいはASDAS 2.1以上で効果不十分と判断された場合は，生物学的製剤が考慮される．本邦ではASとnr-axSpAで承認薬が異なるため注意が必要である．ASでは抗TNF製剤，抗IL-17製剤とJAK阻害薬が選択される．ぶどう膜炎・IBD既往例では抗TNF製剤を使用する．本邦ではASに対してinfliximab，adalimumabの2製剤が，nr-axSpAに対してadalimumabが公知申請で承認された．ただし，使用量は40 mg/2週のみである．
>
> - infliximab 1回5 mg/kg, 点滴静注．初回投与後2週，6週で投与し，以降6〜8週間隔で投与
> - adalimumab 1回40 mg を2週間隔，皮下注．効果不十分であれば1回80 mg まで増量
>
> **AS，nr-axSpA Pxの処方例**
> - secukinumab 1回150 mg を初回，1週後，2週後，3週後，4週後に皮下投与し，以降4週間隔で投与
> - ixekizumab 1回80 mg を4週間隔，皮下投与
> - brodalumab 1回210 mg を初回，1週後，2週後に皮下投与し，以降2週間隔で投与
> - bimekizumab 1回160 mg を4週間隔，皮下投与
> - upadacitinib 15 mg を1日1回，経口投与

## 2）末梢関節症状

併存する末梢関節炎に対してはSASPかMTXが有効な場合もある．

> **【処方例】**
> - salazosulfapyridine 500 mg を1日2回，朝・夕食後

## 3）関節外症状

眼症状（前部ぶどう膜炎）が出現した場合は速やかに眼科医にコンサルトする．眼症状に対して抗TNF製剤は有効であるが，抗IL-17A製剤は無効である．

長期にわたる下痢など腸炎症が疑われる場合は消化器内科医にコンサルトする．抗IL-17製剤治療時には注意が必要である．

**文　献**

1) Matsubara Y, et al：A nationwide questionnaire survey on the prevalence of ankylosing spondylitis and non-radiographic axial spondyloarthritis in Japan. Mod Rheumatol **32**：960-967, 2022
2) van der Linden S, et al：Evaluation of diagnostic criteria for ankylosing spondylitis：aproposal for modification of the New York criteria. Arthritis Rheum **27**：361-368, 1984
3) 冨田哲也ほか：本邦における体軸性脊椎関節炎仙腸関節MRI撮像の現状と課題．日脊椎関節炎会誌 **9**：105-109, 2022
4) 日本脊椎関節炎学会，厚生労働科学研究費補助金（難治性疾患政策研究事業）「強直性脊椎炎に代表される脊椎関節炎の疫学調査・診断基準作成と診療ガイドライン策定を目指した大規模多施設研究」班（編）：脊椎関節炎診療の手引き2020，診断と治療社，2020

IV．疾患別の最新診療指針 ｜ C．関節炎・腱付着部炎・骨炎を主体とする疾患

## 03-3 乾癬性関節炎

### a ｜ 疫学・予後

　本邦では乾癬の罹病率は0.3％と欧米諸国の約1/10程度であり，乾癬患者の10〜15％程度にPsAを合併すると考えられている．好発年齢は30〜50歳で，性差は男性が少し多い程度である（いずれもRAとASの間に位置する）．乾癬性疾患はメタボリックシンドロームと関連し，平均寿命は約6年短いと報告されており，PsA患者ではさらに予後不良であると考えられる．機能予後としても，PsA患者の各5％程度とされるムチランス型やAS型では身体機能が著しく低下し，QOLに及ぼす影響も大きい．

### b ｜ 病　態

　PsAはSpAの一疾患であり[1]，腱や靱帯の付着部に生じる炎症が基本病態であると考えられている．特定のHLAなど遺伝的素因を有する患者が体軸あるいは末梢の腱・靱帯付着部にメカニカルストレスが反復して生じることにより，自然免疫リンパ球などが活性化し，付着部炎を生じる．付着部炎は部位により体軸・末梢関節の滑膜炎，腱や皮下組織へと広汎に炎症が波及することによる指趾炎，爪床への波及に伴う爪乾癬など，さまざまなPsAのドメインとされる臨床所見を呈する．

### c ｜ 自覚症状，身体所見，検査所見

#### 1）自覚症状

　手足や腰背部の痛み・こわばりが主訴であり，腰背部痛は安静で改善せず，軽度の運動で改善する炎症性腰背部痛の特徴を示す．指炎の場合には可動域制限がみられやすい．ぶどう膜炎，IBD，抑うつを併発すれば，それぞれ羞明感・眼痛・霧視・視力低下，下痢・便秘や腹痛・血便，気分の落ち込みや不眠などが生じる．

#### 2）身体所見

　体軸関節炎では仙腸関節（しばしば片側性）に圧痛を認め，脊椎の可動域制限を生じる．PsAではとくに頸椎病変の罹患頻度が比較的高く，進行すれば回旋障害などにより日常生活に大きな支障を生じることに留意が必要である．末梢関節炎は大・小関節を問わず認められ，遠位指節間（DIP）関節はRAよりも罹患しやすい．腫脹と圧痛の有無で評価する．付着部炎は末梢ではアキレス腱付着部の腫脹と圧痛が最も診断しやすい．上腕骨外側上顆，大腿骨内顆も好発部位であり，Leeds Enthesitis Indexはこれらの左右計6部位を評価している．体軸ではさらに左右の上前・後腸骨棘や第1肋骨肋軟骨連結などにも圧痛がみられやすい．指趾炎は足趾に多いが，手指（示指が最多，次いで母指）に生じると摘む動作に支障が生じる．爪病変は点状陥凹や爪甲剥離，爪甲下角質増殖が典型的である．眼充血を認めた場合にはPsAに伴うぶどう膜炎の可能性も考慮する．

#### 3）検査所見

　血液検査では通常自己抗体は陰性であるが，5〜20％の患者で抗CCP抗体やリウマトイド因子が陽性となるため，乾癬に合併したRAとの鑑別が重要である．赤沈やCRPの値は軽度〜

03 | 脊椎関節炎（SpA）

**表4　PsAのCASPAR基準**

炎症性関節疾患（関節，脊椎または腱付着部）があり，下記5項目のスコア合計が3点以上で乾癬性関節炎と分類できる（感度91.4%，特異度98.7%）

| 項目 | | 詳細 |
|---|---|---|
| 1. 乾癬 | (a) 現在，乾癬あり（2点） | リウマチ科または皮膚科医により診断された乾癬が皮膚または頭部に現在あり |
| | (b) 乾癬の既往あり（1点） | 患者申告，かかりつけ医，皮膚科医，リウマチ科医，他の医療従事者により乾癬の既往が確認 |
| | (c) 乾癬の家族歴あり（1点） | 一親等または二親等の家族に乾癬の既往歴ありと報告 |
| 2. 爪病変（1点） | | 典型的な乾癬の爪病変（爪甲剝離，点状陥凹，爪甲下角質増殖など）が認められる |
| 3. リウマトイド因子陰性（1点） | | ラテックス法以外の検査（ELISAまたは比濁分析法が好ましい）で，各施設での参考基準値から陰性と判定 |
| 4. 指趾炎 | (a) 現在あり（1点） | 指趾全体の腫脹あり |
| | (b) 既往あり（1点） | リウマチ科医による指趾炎の診断記録あり |
| 5. X線で関節近傍の骨新生（1点） | | 手足の単純X線で関節辺縁近傍に境界不明瞭な骨形成（骨棘形成を除く）あり |

[Taylor W, et al：Arthritis Rheum **54**：2665-2673, 2006 をもとに作成]

中等度増加するが，しばしば正常範囲内となる．脂肪肝に関連した肝機能障害もよくみられる．画像検査では単純X線で末梢関節では骨新生と隣接する骨びらんが特徴的であり，進行すればpencil-in-cupの所見を呈する．体軸関節ではASと比較して，靱帯骨棘が垂直より斜め方向に形成されやすいこと，しばしば左右非対称性であることが特徴である．超音波検査やMRI検査でも付着部を中心とした炎症所見を示す．

## d | 分類基準，診断，鑑別疾患

PsAの診断基準は存在せず，CASPAR分類基準[2]（**表4**）が参考になる．また，乾癬を有する患者がSpAのASAS基準（体軸性・末梢性を問わず）を満たす場合もPsAである可能性が高い．なお，CASPAR基準では乾癬の現症や既往がなくてもPsAに分類することが可能であるが，臨床的にはそのような患者をPsAと診断することは躊躇される．主な鑑別疾患はRA，変形性関節症，他のSpAである．

## e | 重症度評価

病型としてはムチランス型やAS型が重症と考えられる．確立した重症度評価はないが，CPDAI[3]（**表5**）が参考になる．厚労省研究班のPsA分科会では圧痛関節数，腫脹関節数，皮膚病変，疼痛，患者全般評価，身体機能評価（HAQ-DI），付着部炎数，血清CRP値と関節の構造的変化がPsA重症度評価に含めるべき項目とされた[4]．

## f | 管理・治療の実践

治療目標は寛解であり，状況に応じてLLDASは許容される[5]．本邦では多くの治療薬が

249

Ⅳ．疾患別の最新診療指針 ｜ Ｃ．関節炎・腱付着部炎・骨炎を主体とする疾患

**表5　Composite Psoriatic Disease Activity Index（CPDAI）**

| 項　目 | 罹患なし（0点） | 軽症（1点） | 中等症（2点） | 重症（3点） |
|---|---|---|---|---|
| 末梢関節炎 | | 罹患関節数≦4かつ<br>HAQ-DI≦0.5 | 罹患関節数≦4または<br>HAQ-DI≦0.5の一方のみ | 罹患関節数＞4かつ<br>HAQ-DI＞0.5 |
| 皮膚病変 | | PASI≦10かつ<br>DLQI≦10 | PASI≦10または<br>DLQI≦10の一方のみ | PASI＞10かつ<br>DLQI＞10 |
| 付着部炎 | | 罹患部位数≦3かつ<br>HAQ-DI≦0.5 | 罹患部位数≦3または<br>HAQ-DI≦0.5の一方のみ | 罹患部位数＞3かつ<br>HAQ-DI＞0.5 |
| 指趾炎 | | 罹患指趾数≦3かつ<br>HAQ-DI≦0.5 | 罹患指趾数≦3または<br>HAQ-DI≦0.5の一方のみ | 罹患指趾数＞3かつ<br>HAQ-DI＞0.5 |
| 脊椎病変 | | BASDAI＜4かつ<br>ASQoL＜6 | BASDAI＜4または<br>ASQoL＜6の一方のみ | BASDAI≧4かつ<br>ASQoL≧6 |

HAQ-DI：health assessment questionnaire-disability index, PASI：psoriasis area and severity index, DLQI：dermatology life quality index, BASDAI：Bath ankylosing spondylitis disease activity index, ASQoL: ankylosing spondylitis quality of life
スコア合計は0～15点となる.

[Mumtaz A, et al：Ann Rheum Dis **70**：272-277, 2011 をもとに作成]

**表6　国内でPsAに承認されている治療薬とPsAの用法・用量および承認年**

| 合成抗リウマチ薬 | 生物学的製剤 | 国内承認用法・用量 | 国内承認年 |
|---|---|---|---|
| ciclosporin | | 5mg/kg/日 | 1992 |
| | infliximab | 5～10mg/kg/4～8週 | 2010 |
| | adalimumab | 40～80mg隔週 | 2010 |
| | ustekinumab | 45（90）mg, 0・4週時, 以後12週ごと | 2011 |
| | secukinumab | 300（150）mg, 0・1・2・3・4週時, 以後4週ごと | 2015 |
| | ixekizumab | 160mg, 0週時, 以後80mgを2週ごと,<br>12週以降は4週ごとだが2週ごとも可能 | 2016 |
| | brodalumab | 210mg, 0・1・2週時, 以後2週ごと | 2016 |
| apremilast | | 60mg/日 | 2016 |
| | guselkumab | 100mg, 0・4週時, 以後8週ごと | 2018 |
| methotrexate | | 6～16mg/週 | 2019 |
| | certolizumab pegol | 200mg隔週 | 2019 |
| | risankizumab | 150（75）mg, 0・4週時, 以後12週ごと | 2019 |
| upadacitinib | | 15mg/日 | 2021 |
| | bimekizumab | 160mg, 4週ごと | 2023 |

[Kameda H, et al：Curr Rheumatol Rep **24**：149-155, 2022をもとに作成]

PsAに承認されている（**表6**）．まずは末梢関節炎に対してMTXなどの従来型合成抗リウマチ薬，体軸関節炎には非ステロイド抗炎症薬を処方するが，不応なら生物学的製剤を考慮する．PsAの罹患ドメインに応じて，皮膚病変が顕著ならIL-17またはIL-23阻害薬がTNF阻害薬よりも優先され，ぶどう膜炎を有する場合にはTNF阻害薬が，IBDを有する場合にはTNF阻害薬またはIL-23阻害薬が優先される．JAK阻害薬の使用においては年齢や併存症を十分に考慮する．

03｜脊椎関節炎（SpA）

【処方例】

- ixekizumab 初回160mgを皮下注，2週後から12週後までは1回80mgを2週間隔で皮下注，以後は1回80mgを4週間隔で皮下注，12週時点で効果不十分な場合は1回80mgを2週間隔で皮下注可能
- guselkumab 1回100mgを初回，4週後，以後8週4間隔で皮下注
- upadacitinib 15mgを1日1回，経口投与

文　献

1) Kameda H, et al：Axial spondyloarthritis in Japan. Curr Rheumatol Rep **24**：149-155, 2022
2) Taylor W, et al：Classification criteria for psoriatic arthritis：development of new criteria from a large international study. Arthritis Rheum **54**：2665-2673, 2006
3) Mumtaz A, et al：Development of a preliminary composite disease activity index in psoriatic arthritis. Ann Rheum Dis **70**：272-277, 2011
4) 亀田秀人ほか：乾癬性関節炎患者の重症度評価に関する検討．日脊椎関節炎会誌 **10**：85-91, 2023
5) Gossec L, et al：EULAR recommendations for the management of psoriatic arthritis with pharmacological therapies：2019 update. Ann Rheum Dis **79**：700-712, 2020

# 03-4　反応性関節炎

## a｜疫学・予後

　1916年にドイツのHans Reiterにより*Shigella*赤痢菌による血性下痢の後に関節炎，非淋菌性尿道炎，結膜炎の三徴をきたした症例が報告され，Reiter症候群と名づけられた．その後，赤痢菌以外にも*Salmonella*，*Campylobacter*，*Yersinia*，*Chlamydia*などの感染後に関節炎が起こることが報告され，1969年にAhvonenらによりReAという疾患概念が提唱され，関節以外の部位の微生物感染症後に起こる無菌性・非化膿性関節炎と定義された[1]．その後，Reiter症候群は使われなくなるが，ReAという言葉は微生物感染症後に起こる無菌性・非化膿性関節炎を意味することから，漠然と使用されてきた．

　さらに，溶血性連鎖球菌（溶連菌）による扁桃炎や上気道感染に起因した関節炎［溶連菌感染後のReA（PSRA）］，結核に伴う無菌性ReA（Poncet病），膀胱癌に対するBCG膀胱内注入（iBCG）療法後のReA（iBCG-ReA），Lyme病なども，その発症機序からは感染後に発症したReAとも考えられ，ReAの定義が混乱していた時期もあった．

　このような状況に鑑みて，1999年に開催されたReAに関する国際ワークショップにおいてReAはHLA-B27と関連し，SpA症候を伴った，泌尿生殖器感染や腸管感染，一部気道感染などを起こす微生物が関与した関節炎のみに限定する（いわゆる古典的ReA）ことのほか，化膿性関節炎を除き他の感染後の非化膿性関節炎は感染関連関節炎（infection-related arthritis）と呼称することも提唱された[2, 3]．

　発症率・有病率は地理的要因に依存すると考えられ，古典的ReAの疫学[4]については，HLA-B27保有率の高い北欧からの疫学研究報告が散見される．ノルウェーからの報告では，クラミジア感染後や腸管後のReAの発症率は4〜5/10万人と報告された．2016年のシステマティックレビューによると，クラミジア感染患者のなかで3〜8%がReAを発症することが報告された．本邦ではクラミジア感染患者のなかで1/123人（0.8%）がReAを発症したという報告が，またインドでは対象患者の8,145例中ReA症例は認められなかったという報

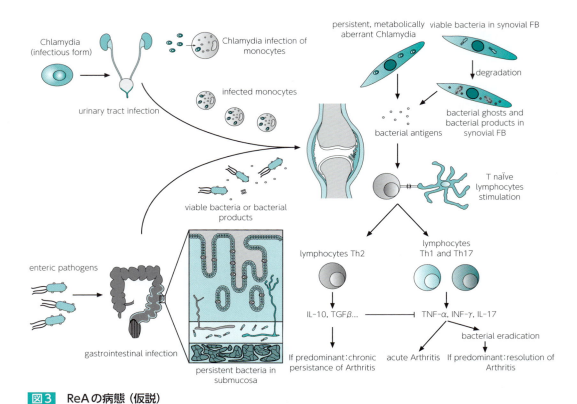

図3 ReAの病態（仮説）

[Lucchino B, et al：Clin Exp Rheumatol 37：1065-1076, 2019 より引用]

告がある．

予後[4]については，基本的にReA患者のほとんどは6〜12ヵ月以内に完全寛解または完全寛解に近い状態に至る．25〜50%の症例が再燃や再治療を，また15〜20%の症例が慢性化し，継続治療を要することがある．これら慢性患者の一部はASやIBDの症候や症状を呈する．とくにHLA-B27保有患者は慢性化しやすく，X線学的変化を伴った慢性SpAに移行する傾向がある．

## b 病　態

遺伝的要因として，HLA-B27が重要な役割を担っており，ReA患者の50〜80%がHLA-B27を保有しているという報告[5]がある．ReA患者におけるHLA-B27保有率には幅があるが，一般的にHLA-B27保有率が高いほどReAの発症率が高くなる傾向にある．さらに，HLA-B27を保有するReA患者は，保有しない患者に比べ，より重度で急性の経過をたどり，関節外症候を伴い，症状の慢性化をきたしやすい傾向にある．

微生物学的要因の役割に注目した古典的ReAの病態（仮説）を図3に示す[6]．クラミジア感染後ReAでは尿路が菌体侵入部位となり，単球への細胞内持続感染を起こす．腸管感染後ReAでは腸管の粘膜下層に菌が存続する．その後，クラミジア感染した単球が関節へ移行するのと同様，腸管感染した生菌や菌の生成物が腸管壁から血液循環を介して関節へ移行しうる．クラミジアは（mRNAを分泌できる）代謝的に活性を有する形で，滑膜線維芽細胞への

**表7　古典的ReAに関連する病原微生物**

| 消化器 | *Salmonella* species<br>*Campylobacter jejuni*, *Campylobacter coli*<br>*Yersinia enterocolitica*, *Yersinia pseudotuberculosis*<br>*Shigella flexneri*；less commonly, *Shigella sonnei*, *Shigella dysenteriae*<br>*Clostridioides difficile* |
|---|---|
| 尿路生殖器 | *Chlamydia trachomatis*<br>*Mycoplasma* species |
| 呼吸器 | *Chlamydophila pneumoniae* |

慢性感染として持続することができ，一方，サルモネラなどの腸管感染菌は滑膜線維芽細胞内で速やかに分解され，滑膜線維芽細胞はbacterial ghostsや菌の生成物を細胞内に有した形となる．これらが関節での抗原の源となり，T細胞の活性化をもたらし，その後のTh2/Th1-Th17サイトカインのバランス変動により関節炎の急性発症，関節炎の消退，関節炎の慢性化などを左右しうる[6]．

## C | 自覚症状，身体所見，検査所見

### 1）自覚症状

#### a 先行感染

　ReAを引き起こす泌尿生殖器感染や腸管感染の特徴的な症状・症候は尿道炎や下痢である．先行感染は臨床的に無症候であったり，検査によってだけ同定されたりすることもある[7]．古典的ReAの先行感染としての泌尿生殖器感染や腸管感染，一部気道感染（*Chlamydophila pneumoniae*）などを起こす主な微生物などを**表7**に示す[4,6,7]．

#### b 古典的ReA

　ReAは通常，急性発症であり，典型例では，先行感染の2～4週間後に非対称性の少関節炎，結膜炎/ぶどう膜炎，尿道炎などをきたす（**図4**）[4]．患者の約半数においてすべての症状が6ヵ月以内に消失し，またほとんどの患者において1年以内に消失する．しかし，一部の患者では重度または長引く症状に対する治療を要することがあり，その治療により疾患の持続期間を短縮できる[4]．

### 2）身体所見

#### a 骨関節症状

　典型的な末梢病変として下肢優位の単関節炎～少関節炎を生じることが多い．関節炎は数週～6ヵ月間続き，多くは一過性の経過をたどった後に治癒する．しかし，15～50％の症例に再発を認める．先行感染の後に付着部炎を伴うこともあり，アキレス腱，足底腱膜，大腿四頭筋腱，膝蓋腱などの付着部に疼痛，腫脹，熱感がみられる際にはReAの可能性が高くなる．さらに指趾炎も約40％の患者に発症する[4,6,7]．一方，体軸病変は末梢病変に比べると少ないが，約20％に仙腸関節炎を認め，まれではあるが脊椎炎（とくに腰椎病変）を認めることもあり，HLA-B27保有患者にみられやすい[4,6,7]．

#### b 骨関節外症状

　泌尿生殖器系の病変として，ReAの経過中，とくにクラミジア感染に続発して無菌性尿道炎，子宮頸管炎が約60％に認められる．男性では軽度の排尿困難や粘液性膿性の尿道分

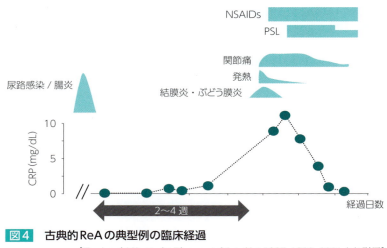

図4 古典的ReAの典型例の臨床経過

[Taniguchi Y, et al：Rheumatol Int **41**：1387-1398, 2021 より引用]

泌物がみられ，前立腺炎，精巣上体炎，連環状亀頭炎をきたすこともある．女性では排尿困難，膣分泌物，化膿性子宮頸管炎および膣炎を併発することもある[4]．眼病変はReA患者の50〜70％に認められ，片側性または両側性の結膜炎を認めることが多いが，ほかに上強膜炎，前部ぶどう膜炎，角膜炎なども認める．時に機能的に予後不良となるため，重度の発赤，疼痛，羞明などがみられる場合は速やかに眼科受診を勧める必要がある[4]．粘膜皮膚病変として，ReA患者の約10％に口腔潰瘍，膿漏性角化症，まれに結節性紅斑などがみられる．心病変は，ReA患者の10％以下に認められ，その内容として大動脈炎，大動脈弁閉鎖不全，心ブロック，心膜炎などが報告されている[4]．

### 3）検査所見

#### a 血液・尿検査

炎症反応の上昇（CRP上昇，赤沈亢進など）がみられる．通常，リウマトイド因子や抗核抗体は陰性である．古典的ReAでは，その50〜80％がHLA-B27を保有している．

最も重要なことは，先行感染を確認することである．泌尿生殖器感染に続発するReAを疑う場合は，早朝尿の培養，尿道分泌物や膣分泌物のクラミジアの培養，PCRや血清抗体価の測定を行う．腸管感染に続発するReAを疑う場合は，便培養を行い，赤痢菌，サルモネラ，カンピロバクター，エルシニアなどの検索を行う[6,7]．HIV感染者のなかにはAIDS発症前にReAを起こす症例も存在するため，HIV抗体の検査を行う．

#### b 関節液検査

関節液分析では10,000〜50,000/HPFの白血球を認め，好中球優位の所見を認めることが多い．ReA患者の関節液中に菌体成分またはDNAが存在していることが報告されているが，生菌は存在しないため，通常，細菌培養は陰性である[6,7]．

#### c 画像検査

単純X線検査所見として，末梢関節炎や付着部炎を有する患者では，軟部組織腫脹や腱付着部の骨増殖所見などを示す．体軸病変を有する患者では，仙腸関節のびらんや硬化などを認めることがあり，片側性であることが多い．脊椎所見としては，ASと異なり，脊椎の長軸に対して水平方向に伸びる骨増殖を認め，非対称性であることが多い[6,7]．

03 | 脊椎関節炎（SpA）

**表8　古典的ReAの診断アプローチ**

除外すべき疾患を十分に除外したうえで，下記①～③のいずれかを満たす場合に臨床診断しうる

① 古典的な臨床的特徴：
　　非対称性少関節炎，下肢優位
　　付着部炎
　　関節外症状（尿道炎，結膜炎，ぶどう膜炎，皮疹など）
　＋*Salmonella*, *Campylobacter*, *Yersinia*, *Shigella*, *Chlamydia* 感染の証明
　または，ReA関連として以前に報告された他の微生物による感染の証明
　（例：*C. difficile*, *Mycobacterium bovis* bacillus Calmette-Guerin）

② 急性関節炎（単関節炎を含む）および/または体軸（仙腸関節，脊椎）の炎症
　＋ReA関連の微生物による感染の証明

③ ①の古典的な臨床的特徴
　＋6週間以内の下痢または尿道炎/子宮頸管炎（感染は証明されなくても）

[Kelley's Textbook of Rheumatology：Expert Consult Premium Edition：Enhanced Online Features and Print, 2-Volume Set, 9th Ed., 2012をもとに作成]

超音波検査やMRI検査は末梢の滑膜炎や付着部炎の同定に優れている．さらに，仙腸関節・脊椎MRI検査は体軸病変を有する患者において仙腸骨や脊椎の骨髄浮腫所見を同定できる[6]．

## d | 分類基準，診断，鑑別疾患 (表8)

唯一の確実な診断法などは存在せず，上述したような各身体所見のパターンや他疾患の鑑別・除外に基づいて臨床診断を行っていく[8]．最も重要なことは，ReAの引き金となる先行感染の同定である．

鑑別すべき急性の単関節または少関節炎をきたす鑑別疾患は幅広く，化膿性関節炎，播種性淋菌感染，ウイルス性腸炎に伴う関節炎，Whipple病，IBD（CD，UC），Behçet病，結晶誘発性関節炎，Lyme病，サルコイドーシスなどがあげられる[4,6,7]．

## e | 重症度評価

特定の重症度評価指標は存在しない．実臨床では，ReAは体軸関節病変や末梢関節病変を呈するため，axSpAやRAなどで疾患活動性評価として用いられるASDAS-CRP，DAS28-CRPなどを参考として用いて，重症度評価を行うことがある．

## f | 管理・治療の実践

ReAの効果的な管理のために，先行感染や関節炎症状などを標的に治療オプションを考慮していく必要がある．以下に先行感染，関節炎に分けて，それぞれの治療を記す[4]．

### 1）先行感染の治療

腸管感染後のReAでは，腸管感染に対する抗菌薬治療の有効性を示すエビデンスは存在しない．対照的に，クラミジア感染によるReAでは抗菌薬治療は有益であるかもしれない．クラミジア感染によるReAにおいては，ピンポン感染を防ぐために，セックスパートナーに抗菌薬治療を行うことも重要である．

### 2）急性関節炎の治療

　古典的ReAの急性関節炎に対する初期治療としては，NSAIDsによる疼痛管理が主となる．患者の多くは自然治癒することから，NSAIDsの2週間投与で十分であるかもしれない．NSAIDsやGC関節内注射に反応しないときや多関節炎を認めるときにはGCの全身投与が考慮される．軽症例に対してはprednisolone（PSL）20mg/日，中等〜重症例に対してはPSL 40mg/日程度から開始され，速やかに減量されることが多い．NSAIDsやGCに不応症例に対しては，SASPやMTXなどの疾患修飾抗リウマチ薬（DMARDs）が用いられることもある．

### 3）慢性関節炎の治療

　慢性関節炎に対する治療としては，基本的にDMARDsが用いられる．MTXはNSAIDs，GC，SASPが不応であるときに考慮される．ReAにおいてMTX治療を支持する研究結果は存在しないが，末梢関節病変を伴ったASにおいて使用されることがあり，その使用経験に基づいている．付着部炎や指趾炎を有する慢性ReA患者にNSAIDsが不応であった場合や，慢性関節炎に対してSASPやMTX最大量を3〜4ヵ月使用しても不応の場合にはTNF阻害薬が考慮される．TNF阻害薬の有用性は症例報告や症例シリーズに基づくものに限定される．一方，IL-6阻害薬であるtocilizumabが有効性を示した例も報告されている．

> 【処方例】
> ● celecoxib 100〜200mg/日，経口投与
> ● prednisolone 20〜40mg/日，経口投与
> 　上記の不応例や慢性化例に対して
> ● salazosulfapyridine 500〜1,000mg/日，経口投与
> 　上記の不応例や慢性化例に対して
> ● methotrexate 6〜8mg/週，経口投与

### 文　献

1）Ahvonen P, et al：Arthritis associated with Yersinia enterocolitica infection. Acta Rheumatol Scand **15**：232-253, 1969

2）Sieper J, et al：Report on the Fourth International Workshop on Reactive Arthritis. Arthritis Rheum **43**：720-734, 2000

3）Braun J, et al：On the difficulties of establishing a consensus on the definition of and diagnostic investigations for reactive arthritis：results and discussion of a questionnaire prepared for the 4th International Workshop on Reactive Arthritis, Berlin, Germany, July 3-6, 1999. J Rheumatol **27**：2185-2192, 2000

4）Taniguchi Y, et al：Expanding the spectrum of reactive arthritis (ReA)：classic ReA and infection-related arthritis including poststreptococcal ReA, Poncet's disease, and iBCG-induced ReA. Rheumatol Int **41**：1387-1398, 2021

5）Sieper J：Pathogenesis of reactive arthritis. Curr Rheumatol Rep **3**：412-418, 2001

6）Lucchino B, et al：Reactive arthritis：current treatment challenges and future perspectives. Clin Exp Rheumatol **37**：1065-1076, 2019

7）Gaston JS：Reactive arthritis and undifferentiated spondyloarthritis. Kelley's Textbook of Rheumatology：Expert Consult Premium Edition：Enhanced Online Features and Print, 2-Volume Set, 9th Ed., p1221-1231, 2012

8）Kingsley G, Sieper J：Third international workshop on reactive arthritis：23-26 September 1995, Berlin, Germany：report and abstracts. Ann Rheum Dis **55**：564-584, 1996

03 | 脊椎関節炎（SpA）

## 03-5 炎症性腸疾患（IBD）関連関節炎

### a | 疫学・予後

　IBDは，UCとCDに代表される難治性炎症性腸管障害である．本邦では2014年の疫学調査でUCは21万9,685人，CDは7万700人に達し[1]，UCは米国に次ぐ世界第2位の患者数である．IBDに合併する関節障害は，炎症を伴わない痛みの「関節痛」と，炎症を伴う痛みの「関節炎」に分けられ，関節痛はIBDの40〜50％，関節炎はUCの約10％，CDの15〜20％に発生する[2]．また，IBDに伴うSpAはIBD-related SpAと称し，現在の国際脊椎関節炎評価学会（ASAS）の疾患概念から策定された分類基準では末梢性SpA（pSpA）に分類するが，実臨床では，脊椎や仙腸関節などの体軸関節を主とするaxSpAと，手・肘・膝・足関節など末梢関節を主とするpSpAに分類している．疫学の検討は少なく，2017年のシステマティックレビューでpSpAは13％，仙腸関節炎は10％，ASは3％と報告された[3]．本邦では，2013年の櫻井らの九州地区アンケート調査でUC 3,499例の5.5％，CD 2,227例の6.3％が関節炎を合併し[4]，2018年の厚生労働省難治性炎症性腸管障害の研究班（IBD班）が行った全国主要IBD診療施設49施設の専門医に対する一次アンケート調査で，UC 23,503例の6.8％，CD 14,474例の5.8％に関節炎を認めた[4]．欧米ではIBDの1〜10％に仙腸関節炎が合併し，HLA-B27陽性率も25〜75％とされるが，本邦ではHLA-B27保有率が一般人口の約0.3％と低く，その陽性者の10％未満が発症すると想定すると非常にまれであり，前述のIBD班の調査でもIBD総数37,977例のうち55例（0.14％）であった[4]．

### b | 病　態

　IBD-related SpAはIL-12/23経路に関わることや，仙腸関節炎やASではNOD2/CARD15やIL-23受容体の遺伝子と関連することが報告され，さらに，腸内細菌叢の異常（dysbiosis）や変化も関与すると想定されている[5]が，関節炎発症のメカニズムや病因論はいまだ完全にはわかっていない．

### c | 自覚症状，身体所見，検査所見

#### 1）自覚症状
　axSpAは緩徐に発症し，運動で改善するが安静では改善しない腰背部痛・臀部痛［炎症性腰背部痛（IBP）］を3ヵ月以上認める．pSpAは，上肢・下肢の末梢関節に急性，移動性に炎症による疼痛を認める．

#### 2）身体所見
　ASのように脊椎の慢性炎症であるため，脊椎靱帯に石灰が沈着して固まり，腰の前屈・後屈などの動作ができなくなる．pSpAでは，膝や足関節の少数（5関節未満）に急性，非対称性，移動性に炎症を認める（type 1）か，手指関節を含めた上肢関節の多数（5関節以上）に左右対称の炎症を認める（type 2）．

#### 3）検査所見
　血液検査で，白血球数増加，CRP陽性，赤沈亢進を認めることが多いが，これらはIBD

257

Ⅳ．疾患別の最新診療指針 ｜ C．関節炎・腱付着部炎・骨炎を主体とする疾患

の活動性でも認められ，血液検査だけで評価するのは難しい．またリウマチ因子（RF）や抗
CCP抗体は通常陰性である．

　画像検査に関して，リウマチ・整形外科専門医は放射線曝露の観点からX線検査やMRI検
査を推奨するが，IBDの日常診療では腹部評価のためにCT検査を行うことがあり，同様に
有効である．

　axSpAでは，肋椎関節の癒合，仙腸関節に片側性あるいは両側性に関節裂隙狭小化，開大，
関節面の不整像，骨硬化像，癒合，脊椎に前縦靱帯，後縦靱帯の骨化により脊柱が竹状に変
化したbamboo signを認める．非造影仙腸関節MRI検査（斜冠状断T1，STIR像）で両側性/
片側性に軟骨下骨の信号変化（浮腫，脂肪変性，硬化，骨びらん），造影MRI検査では関節
間隙や軟骨下骨の一部に造影効果を認める．また，X線検査で明らかな変化を認めない段階
でも，MRI検査で仙腸関節や椎体に骨髄浮腫像を認めることがある[4]．

　pSpAのtype 1では，膝や足関節に関節の破壊やびらんを伴わない炎症を認め，RAや
PsAとは異なる．造影MRI検査で腱鞘の腫脹や，造影剤による増殖滑膜の増強効果などを認
め，全身ガリウムシンチグラフィでは帯状の高集積を認める．pSpA type 2は，手指関節を
含めた上肢関節の5関節以上に，関節裂隙狭小化，骨びらんなどRA様の関節破壊像を認め
る[4]．

## d ｜ 分類基準，診断，鑑別疾患

　大前提としてIBD-related SpAは，ASASの疾患概念から策定された分類基準ではpSpA
に分類されるが，実臨床では脊椎や仙腸関節など体軸関節を主とするaxSpAと，手・肘・膝・
足関節など末梢関節を主とするpSpAに分類する．つまり，末梢関節症状の有無に関係なく，
体軸関節症状の有無を確認し，体軸関節症状があればaxSpAの分類基準を，なければpSpA
の分類基準を用いる．

　非炎症性（機械性，変形性関節症含む）関節痛と関節炎の鑑別として，診察時に関節の腫
脹や圧痛の有無を確認し，適宜画像検査を行うが，関節障害を疑う所見として，3ヵ月以上
持続する腰背部痛・臀部痛がある．また，1）40歳未満に発症，2）潜在性（緩徐）に発症，3）
運動で軽快，4）安静で軽快しない，5）夜間痛があるが起き上がると改善，の5項目のうち4
項目を認めるIBPがより特異性の高い基準である[6]．

　3ヵ月以上持続する背部痛があり，発症時年齢が45歳未満の患者で，単純X線やMRI検査
などの画像上，「ASAS分類におけるaxSpAの仙腸関節炎画像所見」（**表9**）を満たし，SpA徴
候［IBP，関節炎，付着部炎（踵骨），ぶどう膜炎，指趾炎，乾癬，IBD，NSAIDsに良好な
反応，SpA家族歴，HLA-B27，CRP上昇］の1項目以上，または，HLA-B27陽性とSpA
徴候2項目以上でaxSpAの確定診断となる．関節炎，付着部炎，指趾炎のいずれかに加え，
以下のSpA徴候（ぶどう膜炎，乾癬，IBD，先行する感染症，HLA-B27，画像上の仙腸関
節炎）のうち1項目以上，またはその他のSpA徴候［関節炎，腱付着部炎，指趾炎，IBP（既往），
SpAの家族歴］のうち2項目以上でpSpAの確定診断となる．

　現時点で腰背部痛がなく末梢関節炎を認めるpSpAは，5関節未満で膝や足関節など下肢
に多いtype 1と，5関節以上の多関節にわたり，手指関節を含めた上肢の関節に左右対称に
生じるtype 2に分類され，type 1はIBD活動性に関連し，急性，非対称性，移動性に発症
するが，関節破壊なく自然軽快し，type 2はIBD活動性と関連せず，腸炎症状と同時か先行
し，時に関節破壊を伴い，RAとの鑑別が困難である[6]．

03 | 脊椎関節炎（SpA）

**表9** ASAS分類におけるaxSpAの仙腸関節炎所見

| 検査方法 | 仙腸関節炎所見 |
| --- | --- |
| X線所見 | 改訂New York基準に基づき，「両側性でgrade 2～4」または「片側性でgrade 3～4」<br>・ grade 0：正常<br>・ grade 1：疑い（骨縁の不鮮明化）<br>・ grade 2：軽度（小さな限局性の骨びらん，硬化．関節裂隙は正常）<br>・ grade 3：明らかな変化（骨びらん・硬化の進展と関節裂隙の拡大，狭小化または部分的な強直）<br>・ grade 4：関節裂隙全体の強直 |
| MRI所見 | SpAに関連する仙腸関節炎を示唆する骨髄浮腫・骨炎を伴う仙腸関節の活動性炎症性病変 |

## e ｜ 重症度評価

現在，IBD-related SpAには特定の重症度評価は存在しない．

## f ｜ 管理・治療の実践

本邦では，現在までにIBDに合併する関節障害の治療の大規模な検討は行われていない．欧米でもエビデンスに基づく治療指針は存在しないが，欧州Crohn病・大腸炎会議（ECCO）には腸管外合併症に関するコンセンサスステートメント（2016年）およびガイドライン（2023年）[5]が存在し，以下のとおり記載されている[4]．

**[axSpA]**
- リウマチ専門医と共同で管理する．
- 集中的理学療法が効果的である．
- 短期NSAIDsは効果的であるが，長期は推奨しない．
- SASPやMTXの効果は限定的である．
- 抗TNF-α抗体はNSAIDs不耐や難治例に有効である．

**[pSpA（とくにtype 1）]**
- 根本のIBD治療が関節炎にも有用である．
- 症状緩和に短期NSAIDsや局所GC注射が使用可能である．
- 短期経口GCは効果的であるが，可及的速やかに中止する．
- 持続性関節炎ではSASPとMTXが有効である．
- 抗TNF-α抗体は治療抵抗例に適切かつ有効である．

2021年のRoglerらのIBD腸管外合併症の総説[7]でも，明確なエビデンスはなく，pSpAは乾癬領域のpSpAの治療指針が，axSpAはASの治療指針が参考になるとし，JAK阻害薬への期待感も述べているが，概ねECCOのコンセンサスステートメントと同様の記載である．2023年のECCOガイドライン[5]では，NSAIDsの使用はUC再燃に関連しないが，CD再燃には関連するため状況に応じて使用すべきであり，使用するのであれば選択的COX-2阻害薬で短期使用にとどめるべきとしている．また，axSpAに対して抗TNF-α抗体は推奨されるが，抗α4β7インテグリン抗体vedolizumabおよび抗IL-12/23抗体ustekinumabは推奨されないとし，pSpAに対しては，MTXと抗TNF-α抗体は推奨され，SASPやustekinumab，JAK阻害薬も検討しうるとしている．

259

Ⅳ．疾患別の最新診療指針 ｜ C．関節炎・腱付着部炎・骨炎を主体とする疾患

【処方例】
**関節痛に対して**
● celecoxib 1回400mg，2回目以降1回100mg，1日2回，経口投与
**axSpAに対して**
● infliximab 1回5mg/kgを初回，2週後，6週後，以後6〜8週間隔，点滴静注
● adalimumab 1回160mgを初回，1回80mgを2週後，4週後以後は1回40mgを2週間隔，皮下注
● golimumab（UCのみ）1回200mgを初回，1回100mgを2週後，6週後以後は1回100mgを4週間隔，皮下注
**pSpAに対して**
axSpAに使用する薬剤に加えて以下の処方も有効である．
● salazosulfapyridine 1日3〜4g
● ustekinumab 1回260mg（体重55kg以下），390mg（55〜85kg），520mg（85kg超）を生理食塩水に溶解し全量250mLとして点滴静注，8週間後に90mg，以降12週間ごとに90mg皮下注

## 文　献

1) Murakami Y, et al：Estimated prevalence of ulcerative colitis and Crohn's disease in Japan in 2014：an analysis of a nationwide survey. J Gastroenterol **54**：1070-1077：2019
2) Orchard TR：Management of arthritis in patients with inflammatory bowel disease. Gastroenterol Hepatol（NY）8：327-329, 2012
3) Karreman MC, et al：The prevalence and incidence of axial and peripheral spondyloarthritis in inflammatory bowel disease：a systematic review and meta-analysis. J Crohns Colitis **11**：631-642, 2017
4) 猿田雅之：炎症性腸疾患に伴う脊椎関節炎．日脊椎関節炎会誌8：33-38，2021
5) Gordon H, et al：ECCO guidelines on extraintestinal manifestations in inflammatory bowel disease. J Crohns Colitis **18**：1-37, 2024
6) 厚生労働科学研究費補助金難治性疾患等政策研究事業「難治性炎症性腸管障害に関する調査研究」（久松班）令和4年度分担研究報告書：令和4年度改訂版（令和5年3月31日）潰瘍性大腸炎・クローン病診断基準・治療指針，p55-57，2023
7) Rogler G, et al：Extraintestinal manifestations of inflammatory bowel disease：current concepts, treatment, and implications for management. Gastroenterology **161**：1118-1132, 2021

## 03-6　分類不能SpA

### a ｜ 疫学・予後

　SpAの特徴的な症状や徴候を有するが，ASやPsA，ReA，IBDに伴う関節炎など特定のSpAに分類できないものが分類不能SpA（uSpA）とされる．uSpAには発症後早期のため臨床像が出揃っていないSpAや，長期経過しても典型的な臨床像が揃わない不完全型のSpAなどが含まれる[1]．

　uSpAの概念はいまだ議論中であるが，1980年代の提唱以降，体軸症状が主体のものと末梢症状が主体のものの両方が含まれてきた[1,2]（広義のuSpA）．近年は体軸症状が主体のuSpAはX線基準を満たさないaxSpA（nr-axSpA）と同等とする考え方が普及した（「03-2.強直性脊椎炎，nr-axSpA」参照）．末梢症状が主体のuSpAは末梢性SpAに分類され，従来

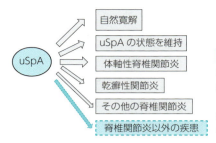

**図5** uSpAの自然経過
uSpAには長期経過中に自然寛解する例がみられる一方で、axSpAやPsA、IBDに伴うSpAなど他のサブタイプのSpAが明らかになることも多い。また、RAや線維筋痛症、脊椎変性疾患などSpA以外の診断となる例やuSpAの状態を長期維持する例もあり、長期的な観察が必要である。

の広義のuSpAと区別するために、分類不能末梢性SpA（u-pSpA）とも表現されるがその知見は乏しい[2]。以下，広義のuSpAを中心に述べる。

海外からの報告ではuSpAの有病率は0.7～2.0％で，SpA全体に占めるuSpAの割合は16～35％と，最多あるいはASについで多い[1,2]。

uSpAには2～10年の長期経過中に自然寛解する例がみられる一方で，新たな症状や徴候，検査所見などが経時的に加わり，ASやPsAなど他のサブタイプのSpAと後に診断されることも多い．HLA-B27保有例や仙腸関節炎症状を有する例ではASに進展するリスクが高い[3]．またRAや線維筋痛症，脊椎変性疾患などSpA以外の最終診断となった例の報告もある[1]（図5）．

## b｜病　態

他のSpAと同様に付着部炎が関節における主要な初期病態と考えられ，炎症が周辺組織に波及すると関節炎や指趾炎を呈するとされる．HLA-B27などの遺伝的素因や腸内細菌叢の異常，また付着部の炎症にはプロスタグランジンやTNF-α，IL-23/IL-17経路などの関与が想定される[4]．

## c｜自覚症状，身体所見，検査所見

### 1）自覚症状

末梢症状としては末梢関節炎や付着部炎などによる関節周辺の痛みや腫脹，指趾炎などによる特定の指または足趾の全体的なびまん性の腫脹がみられる．また体軸症状として腰背部や臀部，頸部などの痛みやこわばりがあり，安静で軽減せずむしろ悪化し，動くことによって軽減するなどが特徴である（炎症性腰背部痛）．末梢関節炎は膝や股，足関節，肩関節など下肢や大関節に多く，左右非対称で単関節ないし4関節以下の罹患が典型的である．しかし，手指足趾関節や多関節罹患例もある．末梢症状は体軸症状に先行したり，同時にあるいは遅れて出現する．付着部炎はアキレス腱や足底腱膜の踵骨付着部や膝蓋腱付着部が多いが，いずれの付着部にも起こりうる．

また，関節外合併症として，前部ぶどう膜炎，結膜炎，腸炎，房室ブロックや大動脈弁不全症などによる症状が関節症状に併存，先行あるいは遅れて出現することがある[1]．

### 2）身体所見

末梢関節では関節の腫脹，圧痛，可動域制限（とくに膝・股・足関節などの大関節），踵をはじめとした各所付着部の腫脹や圧痛，特定の手指や足趾のソーセージ様腫脹（指趾炎）をみる．

体軸では脊椎可動域や胸郭拡張の制限のほか，仙腸関節の圧痛やストレス負荷による痛みの誘発，骨盤（上前腸骨棘など）や脊椎（棘突起など），前胸郭の付着部の圧痛をみる．

そのほか眼，消化器，皮膚などの関節外合併症を示唆する所見を確認する．

### 3）検査所見

CRPは基準値内が多いが，低値陽性や高値例もある[5]．海外からの報告ではHLA-B27保有例が42〜86％と多い[1]．

末梢関節ではエコーやMRIで付着部炎や関節炎，腱鞘滑膜炎，滑液包炎，皮下組織の浮腫像などの所見を認めることがある．X線では付着部に骨びらんや付着部骨棘（変形性関節症でみられる関節面に連続する骨棘とは異なり，関節面から少し離れた近傍に形成される骨増殖像）を認めることがある．またMRIやX線で仙腸関節の炎症所見を同部に症状がなくても認めることがある．

## d 分類基準，診断，鑑別疾患

uSpAの確立された診断基準はない[1]．ESSG基準やAmor基準あるいはASASの末梢性SpAの分類基準はいずれもuSpAを包含した基準であり，uSpAの前提になるSpAと判断するうえで参考にできる．しかし，いずれも分類基準であり診断基準ではないことに注意が必要である．また，画像で付着部炎所見を認めるのみでuSpAと診断すべきではない．uSpAはSpAの特徴を複数有し，その診断には除外・鑑別診断を含む総合的な判断と，多くの場合，経過観察が必要である．

鑑別疾患としては，他のサブタイプのSpAをはじめ，末梢関節炎や付着部炎，指趾炎，さらに慢性の腰背部痛をきたすすべての疾患があがる[2]．

## e 重症度評価

uSpAに特化した重症度評価指標はないが，圧痛関節数，腫脹関節数，付着部炎や指趾炎の箇所数，CRP/赤沈値などは参考にできる．複合的疾患活動性指標としてはaxSpAで用いられるAnkylosing Spondylitis Disease Activity Score（ASDAS）やBath Ankylosing Spondylitis Disease Activity Index（BASDAI）を適用することはできる．また，末梢性SpAについてはPeripheral SpondyloArthritis Response Criteria（PSpARC）が考案されている[2]．

## f 管理・治療の実践

uSpAに対する治療薬のエビデンスは乏しく，本邦でも保険適用のある薬剤はない．実臨床ではaxSpAやPsAなどの各病変に対する有効性から効果が期待される薬剤が用いられる[1,2]．通常，第一選択としては非ステロイド系消炎鎮痛薬が用いられる．末梢関節炎や腱鞘滑膜炎に対してはMTXやSASPなどのcsDMARDsが単独あるいは追加併用で使われる．また，単ないし少関節炎，付着部炎，滑液包炎，腱鞘滑膜炎には，GCの局所注射が有効な例がある．従来薬に抵抗する例では生物学的製剤などが検討されるが確立されたものはない．uSpAの自然経過や予後（図1）を勘案しながら，患者のQOLを最大化する治療法を考えていく必要があり，長期的な経過観察が重要である．

03｜脊椎関節炎（SpA）

【処方例】
- salazosulfapyridine 1,000mg，分2，経口投与
- methotrexate 8mgを週1回，経口投与
- infliximab 1回5mg/kgを初回，2週後，6週後，以後6〜8週間隔，点滴静注
- adalimumab 40mgを2週に1回，皮下注
- secukinumab 1回150mgを初回，1週後，2週後，4週後，以後4週間隔，皮下注

## 文　献

1) 日本脊椎関節炎学会，厚生労働科学研究費補助金（難治性疾患政策研究事業）「強直性脊椎炎に代表される脊椎関節炎の疫学調査・診断基準作成と診療ガイドライン策定を目指した大規模多施設研究」班（編）：分類不能脊椎関節炎. 脊椎関節炎診療の手引き2020，診断と治療社，p108-110，2020
2) 首藤敏秀：分類不能（未分類）脊椎関節炎. 日臨 **78**：1353-1360，2020
3) Sampaio-Barros PD, et al：Undifferentiated spondyloarthritis：a longterm followup. J Rheumatol **37**：1195-1199, 2010
4) Schett G, et al：Enthesitis：from pathophysiology to treatment. Nat Rev Rheumatol **13**：731-741, 2017
5) Zochling J, et al：The current concept of spondyloarthritis with special emphasis on undifferentiated spondyloarthritis. Rheumatology (Oxford) **44**：1483-1491, 2005

## Ⅳ. 疾患別の最新診療指針　C. 関節炎・腱付着部炎・骨炎を主体とする疾患

# 04 SAPHO症候群，掌蹠膿疱症性骨関節炎

## a 疫学・予後

1981年に本邦の整形外科医であるSonozakiらにより，掌蹠膿疱症（PPP）に合併する非化膿性骨関節炎53例の疫学と症状がまとめられ，掌蹠膿疱症性骨関節炎（PAO）として報告された[1]．ところが，PPPが日本人に圧倒的に多い一方で，海外では壊疽性あるいは集簇性の重症痤瘡に伴う胸鎖関節炎や皮疹を伴わない化膿性骨髄炎がみられ，1987年にChamotとKahnら[2]がそれら85例をacne-pustulosis-hyperostosis-osteitis syndromeの名称で集計したのがSAPHO症候群の端緒である．85例中半数以上の44例がPAOであり，重症痤瘡に伴う例が13例，自己炎症症候群と思われる症例もSAPHO症候群の典型例として掲載されている．当時は自己炎症という概念もなく，診断がつかなかったのである．その翌年に滑膜炎も伴うとしてsynovitis-acne-pustulosis-hyperostosis-osteitis syndrome（SAPHO症候群）と改名された．それ以降の50年間，非化膿性骨髄炎を共通の症状とし，治療法が確立されていなかった疾患群をSAPHO症候群という概念で括ることにより，確定診断を下すことを止めてしまったのである．このため，これらの病態に関する疫学および予後のデータはない．

やがて，SAPHO症候群の一つである慢性再発性多発性骨髄炎（CRMO）が小児科医の努力によって指定難病となり，TNF阻害薬が第一選択との指針が示された．一方，急性期のPAOにTNF阻害薬を投与すると，全身に膿疱が拡大するparadoxical reactionがみられることがあり，注意が必要である．当然，各々は独立疾患であり，治療法は異なるのである（**表1**）．

2022年9月，日本皮膚科学会よりPPP診療の手引き[3]が，日本脊椎関節炎学会よりPAO診療の手引き[4]が上梓され，PAOの診断と治療にも一定の指針が正式に示された．PAOは乾癬などとは病態が異なり，病巣治療が関与して骨炎が進行し，骨折例もみられるため，早期診断・早期治療が重要である．

## b 病態メカニズム

PPPと同様にPAOの約3/4で扁桃炎，歯性病巣，副鼻腔炎などの病巣感染と喫煙が関連しており[5]，これらを除去することによりPAOの進行が緩徐となることが多い．分子メカニズムなどの詳細は不明であるが，常在菌に対する免疫寛容の破綻が推測されている[6]．

## c 自覚症状，身体所見，検査所見

### 1）自覚症状

骨炎による強い痛みを伴い，胸鎖関節炎では寝返りがうてない，荷物をもてない，衣服の着脱ができないなど，脊椎炎では全身の疼痛と倦怠感が強く，日常生活に大きな支障を及ぼす．

### 2）身体症状

掌蹠に無菌性膿疱や水疱が繰り返し生じるPPPがみられ，PAOの診断に重要であるが，PPPが軽快してからPAOを発症する例もある．鎖骨や胸骨の腫脹，脊椎炎では骨強直と可動域制限，時に骨折もみられる．末梢骨，長管骨や頭蓋骨など関節外の骨を侵すこともある．

**表1　掌蹠膿疱症性骨関節炎とSAPHO症候群の比較**

| | 掌蹠膿疱症性骨関節炎（PAO） | SAPHO症候群 |
|---|---|---|
| カテゴリー | ・疾患名（診断名） | ・疾患群名（診断名ではない） |
| 概　念 | ・掌蹠膿疱症患者に合併する非化膿性骨髄炎<br>・両者の経過は一致しないことが多く，病巣除去後も骨炎や骨強直はしばしば持続する | ・非化膿性骨髄炎を呈する疾患の枠組み<br>・症状が揃わず診断確定できない段階で利用される名称 |
| 疫　学 | ・日本人に最も多く，SAPHO症候群の半数以上を占める | ・PAOが半数以上を占め，重症痤瘡に伴う骨髄炎がそれに次ぐ<br>・CRMO，その他の骨炎を呈するリウマチ性疾患や自己炎症性疾患が含まれる |
| 治療方針 | ・感染病巣の検索とその治療を優先する<br>・薬物治療としてビスホスホネート製剤，漢方，免疫調整薬，IL-23阻害薬が用いられる<br>・病巣治療中，抗菌薬が疼痛緩和にしばしば有効である<br>・PDE4阻害薬の効果が期待される<br>・IL-17阻害薬は病巣治療が完全に終了し有効性がリスクを上回ると考えられる症例のみに慎重に使用する | ・疾患によって異なる |
| 予　後 | ・早期に病巣治療が行われれば軽快する<br>・病巣治療が遅れると不可逆的な骨強直や骨折をきたす<br>・病巣治療無効例もある | ・疾患によって異なる |

### 3）検査所見

　CRP，白血球数の上昇は自覚症状と比べ軽度である．活動性の骨炎はMRIのT1強調画像で低信号，T2強調STIR画像で高信号を呈する骨髄浮腫としてみられ，その後，単純X線画像で骨硬化，骨新生，靱帯骨棘，骨強直などの骨変化を認める．

## d ｜ 診断について（表2）

　PPPの確定診断と画像検査による骨炎の存在，鑑別疾患の否定を行う．
　皮膚科専門医によりPPPと診断されている場合は，単純X線画像で骨硬化や骨増殖など，あるいはMRIにて骨髄浮腫を確認する．
　鑑別疾患として，骨折（脆弱性骨折を含む），変形性関節症，化膿性関節炎・骨髄炎，骨腫瘍・転移性骨腫瘍，乾癬性関節炎，重症痤瘡・化膿性汗腺炎に伴う骨関節炎，炎症性腸疾患（IBD）に伴う脊椎関節炎（SpA），反応性関節炎，びまん性特発性骨増殖症，関節リウマチ（RA）などがあげられる．

## e ｜ 重症度評価

　疼痛VAS，BASDAI，ASDASなどが用いられるが，いまだ確立された指標はない．

## f ｜ 管理・治療の実践

### 1）管理・治療の基本方針

　PPPと同様，歯性病巣，副鼻腔炎，病巣扁桃など感染病巣の検出と治療，禁煙を優先する．薬物療法はそれらを行ったうえでの対症療法と位置づけられる（図1）．

## 表2 掌蹠膿疱症性骨関節炎の診断基準

項目1を必須項目とし，項目2または項目3のいずれかを満たした場合に掌蹠膿疱症性骨関節炎と診断する

| 項目1 | 現在または過去に皮膚科専門医により掌蹠膿疱症と診断されている |
|---|---|
| 項目2 | 前胸壁部（胸骨・鎖骨・第1～7肋軟骨・剣状突起）に非化膿性骨関節炎を示す以下の所見を認める<br>前胸壁部に<br>　①圧痛もしくは腫脹を認める　かつ<br>　②画像異常所見（単純X線もしくはMRI）を認める<br>　　単純X線：骨硬化，骨肥厚，骨新生，骨びらん，靱帯棘，強直<br>　　MRI：骨髄浮腫・骨炎，骨構造変化 |
| 項目3 | 前胸壁部以外の骨・関節・脊椎・仙腸関節に非化膿性骨関節炎を示す以下の所見を認める<br>圧痛・疼痛部位の画像異常所見（単純X線もしくはMRI）を認める<br>画像異常所見　単純X線：椎体終盤変化，骨硬化，骨肥厚，骨新生，骨びらん，靱帯棘，強直<br>　　　　　　　MRI：骨髄浮腫・骨炎，骨構造変化 |
| 鑑別を十分考慮すべき疾患 | 骨折（脆弱性骨折を含む），変形性関節症，化膿性関節炎・骨髄炎，骨腫瘍・転移性骨腫瘍，乾癬性関節炎，重症痤瘡・化膿性汗腺炎に伴う骨関節炎，炎症性腸疾患に伴う脊椎関節炎，反応性関節炎，びまん性特発性骨増殖症，関節リウマチなど |

[日本脊椎関節炎学会（編）：掌蹠膿疱症性骨関節炎診療の手引き2022, 文光堂, 2022より改変]

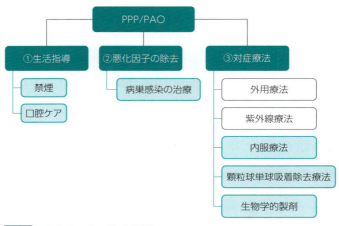

**図1** PPP/PAOの治療概要
■：骨関節炎症状も対象.
[大久保ゆかり：PPPフロンティア1：18-22, 2016より改変]

### 2）薬物療法

　非ステロイド性抗炎症薬（NSAIDs），ビスホスホネート製剤，漢方，病巣治療前後の抗菌薬などのほか，PPPに対して臨床試験が行われているPDE4阻害薬の効果も期待される．生物学的製剤も，あくまで対症療法であるが，IL-23阻害薬は疼痛緩和に有効なことが多く，骨炎に対する長期的な効果についてデータ集積が待たれる．IL-17受容体阻害薬もPPPに適用追加となったが，臨床試験で病巣感染の顕在化，壊疽性膿皮症の発生がみられたことから，使用に際しては，病巣治療を終えていること，IL-23阻害薬が効果不十分であり患者の利益がリスクを上回る症例を慎重に選ぶよう注意喚起がされている．TNF阻害薬については前述のとおりである．生物学的製剤の効果が不十分であった例に顆粒球吸着療法が有効な場合がある[3].

04 | SAPHO症候群，掌蹠膿疱症性骨関節炎

**【処方例】**
- loxoprofen 1回60mgを1日3回，経口投与
- 麻杏薏甘湯2.5gを1日1回，経口投与
- alendronate sodium hydrate 35mgを週1回，起床時，経口投与
- clarithromycin 1回200mgを1日2回，経口投与
- guselkumab 1回100mgを初回，4週後，以降8週間隔，皮下注

## 文 献

1) Sonozaki H, et al：Clinical features of 53 cases with pustulotic arthro-ostetis. Ann Rheum Dis **40**：547-553, 1981
2) Chamot AM, et al：Acne-pustulosis-hyperostosis-osteitis syndrome：results of a national survey：85 cases. Rev Rheum Mal Osteoartic **54**：187-196, 1987
3) 日本皮膚科学会掌蹠膿疱症診療の手引き策定委員会：掌蹠膿疱症診療の手引き2022．日皮会誌 **132**：2055-2113，2022
4) 日本脊椎関節炎学会，厚生労働科学研究費補助金（難治性疾患政策研究事業）「強直性脊椎炎に代表される脊椎関節炎及び類縁疾患の医療水準ならびに患者QOL向上に資する大規模多施設研究」班（編）：掌蹠膿疱症性骨関節炎診療の手引き2022，文光堂，2022
5) 小林里実：掌蹠膿疱症の診断と治療．皮膚臨床 **60**：1539-1544，2018
6) Harabuchi Y, et al：Pathogenic role of palatine tonsils in palmoplantar pustulosis：a review. J Dermatol **46**：931-939, 2019

**Ⅳ. 疾患別の最新診療指針**　**C. 関節炎・腱付着部炎・骨炎を主体とする疾患**

# 05 結晶誘発性関節症：痛風・偽痛風

## a ┃ 疫　学

　本邦では痛風の有病率は成人男性の1.66%[1]，厚生労働省の国民生活基礎調査では100万人を超えている．中年以降の男性に多く，95%以上は男性である．20歳台での発症もまれではない．

　ピロリン酸カルシウム（CPP）結晶によって生じる臨床病型のなかで急性関節炎を呈する場合を偽痛風（急性CPP結晶性関節炎）という（**表1**）[2]．偽痛風の有病率は明らかではない．CPP沈着によって関節軟骨石灰化が生じる．日本人では健診データで50歳以上の9.7%に関節軟骨石灰化が認められ，このうち6.9%が偽痛風であったとの報告がある[3]．高年齢層では関節軟骨石灰化の頻度が高まるので偽痛風はさらに増加する．偽痛風は高齢者に多く，男女比は同じかやや女性に多い．

## b ┃ 病態メカニズム

　関節内に沈着した結晶によって急性関節炎を生じる．痛風では高尿酸血症長期持続と関節内組織の変性などにより関節滑膜や軟骨表面に尿酸塩結晶が沈着する．この沈着巣が崩れることをきっかけに結晶が単球に貪食され，NLRP3インフラマソームを介してIL-1βが産生される．CPP結晶の形成にはカルシウム濃度，無機ピロリン酸濃度，軟骨細胞や細胞外基質，エクソソームの変化などが関与し，NLRP3インフラマソームを介して偽痛風が生じる．

## c ┃ 自覚症状，身体所見，検査所見

### 1）自覚症状

　痛風発作は局所の熱感，腫脹，発赤と激しい疼痛を伴う急性単関節炎である．疼痛は8〜12時間かけてピークに達する．10〜14日以内に軽快する．痛風発作の前に予兆と称される局所の違和感を訴えることが多い．偽痛風は痛風発作類似の症状を呈するが，関節炎は10〜20日程度続く．crowned dens syndromeは歯突起周辺に沈着したCPP結晶により生じる

**表1　痛風とピロリン酸カルシウム結晶沈着症の病型**

| | 痛　風 | ピロリン酸カルシウム結晶沈着症 |
|---|---|---|
| 病　型 | ・無症候性尿酸塩結晶沈着[*1] <br> ・痛風発作 <br> ・慢性痛風性関節炎 <br> ・痛風結節 | ・無症候性ピロリン酸カルシウム結晶沈着症 <br> ・急性CPP結晶性関節炎（＝偽痛風）[*2] <br> ・慢性CPP結晶性炎症性関節炎 <br> ・CPPD[*3]を伴う変形性関節症 |
| 特殊な病型 | ・痛風発作の既往のない痛風結節 | ・crowned dens syndrome <br> ・リウマチ性多発筋痛症（PMR）ミミック |

[*1]：asympotmatic goutと呼ばれる場合もあるが，正式な名称はない．
[*2]：EULARの推奨ではpseudogoutはacute CPP crystal arthritisに置き換えられている．
[*3]：CPPD：ピロリン酸カルシウム沈着症．

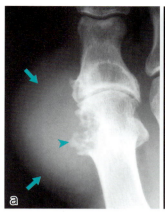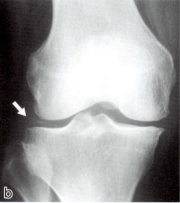

**図1　痛風，偽痛風の骨X線所見**
a：慢性結節性痛風性関節炎．痛風結節を示す軟部組織の非対称性腫脹（矢印）と，びらんを伴うoverhanging margin（矢頭）．傍関節骨萎縮がなく，関節裂隙が比較的保たれていることも特徴である．これは晩期の所見であり，早期では非特異的な関節腫脹のみである．
b：偽痛風での関節軟骨石灰化（白矢印）

疾患で，急激に生じる後頭部痛，発熱，頸椎可動域制限を特徴とする．

### 2）身体所見

　原則的に急性単関節炎であり，強い圧痛，腫脹，発赤が認められる．痛風発作は膝から遠位の関節，とくに母趾中足趾節関節に多い［口絵16］．偽痛風は膝［口絵16］，手，関節などが多く，母趾中足趾節関節はまれである．単関節炎のことが多いが，少数〜多関節罹患の場合もある．

### 3）検査所見（図1）

　関節液を偏光顕微鏡で検鏡することにより結晶［口絵17］の同定が可能である．各々は形状や複屈折性の違いから鑑別され，偏光顕微鏡での検鏡が望ましい．関節エコー図検査では各々特徴的な所見［口絵18］を示す．偽痛風では骨X線所見で関節軟骨石灰化が認められる（図1）．dual energy CTでも結晶の同定が可能である．crowned dens syndromeにおける歯突起周辺の石灰沈着の同定にはCTを用いる．血液検査では非特異的に炎症反応が亢進する．

## d｜診断について

### 1）診断の概説

　特徴的な臨床症状や関節所見と検査所見から診断される．検査では関節液中の結晶の証明が重要である．関節によっては関節穿刺が難しい部位があり，関節エコー図検査やdual-energy CT所見を参考にすることもある．

### 2）分類基準

　痛風では分類基準が作成されている．偽痛風では一般的に用いられている分類基準はない．

### 3）鑑別疾患

　急性単関節炎を呈する他の疾患が鑑別対象となる．したがって，化膿性関節炎，外傷性関節炎，回帰性リウマチなどと鑑別する．化膿性関節炎と合併している場合には，白血球に貪食された結晶が認められるため，必要に応じてグラム染色や細菌培養を追加する．

Ⅳ．疾患別の最新診療指針 ｜ C．関節炎・腱付着部炎・骨炎を主体とする疾患

## e ｜ 重症度評価

重症の痛風発作の指標として疼痛VASスケール7以上，急性多関節炎，1ヵ所以上の大関節罹患（足，膝，手，肘，股，肩関節）があげられている[4]．偽痛風には評価法はなく，日常生活への影響や発熱などの有無も参考にして判断する．

## f ｜ 管理・治療の実践

### 1）管理・治療の基本方針

両疾患とも急性関節炎であるため，まず関節炎の治療を行う．これらの関節炎の治療薬には非ステロイド性抗炎症薬（NSAIDs），colchicine，グルココルチコイド（GC）があり，いずれも合併症や併用薬などを参考に選択する．痛風では尿酸降下薬により関節内に沈着した尿酸塩結晶を減少～消失させることが可能である（下記の処方例では割愛する）．しかし，偽痛風には疾患修飾治療薬はない．痛風ではメタボリックシンドローム，偽痛風では変形性関節症合併の評価とケアを考慮する．

### 2）薬物療法

痛風発作では，通常は処方例に示したいずれかを用いるが，痛風発作が重症の場合はcolchicineとGC，colchicineとNSAIDsを併用してよい．痛風発作が改善すれば尿酸降下薬の投与を検討する．

偽痛風では痛風に比べて高齢者が多く，治療期間も長くなる傾向がある．colchicineの痛風での投与法は偽痛風では検討されていないが，1回0.5mgを1日1～3回経口投与がよいと思われる．GCはより少量の投与が好まれる場合もある[5]．

両疾患ともtriamcinolone acetonide懸濁液20～40mgの関節内投与は治療の選択肢である．

---

【処方例】

**痛風発作**
- loxoprofen 1回60mgを1日3回，経口投与
- colchicine 初回1mg（0.5mg錠×2），1時間後に0.5mg，翌日から1回0.5mgを1日1～2回，経口投与
- prednisolone 1日量として20～30mgを1日1～3回経口投与，3～5日間継続

**偽痛風**
- prednisolone 1回5mgを1日2回

---

## 文 献

1) Hakoda M, Kasagi F：Increasing trend of asymptomatic hyperuricemia under treatment with urate-lowering drugs in Japan. Mod Rheumatol **29**：880-884, 2019
2) Zhang W, et al：European League Against Rheumatism recommendations for calcium pyrophosphate deposition. Part I：terminology and diagnosis. Ann Rheum Dis **70**：563-570, 2011
3) 緒方正光：Calcium pyrophospahe dihydrate crystal deposition diseaseの臨床的研究. 日整会誌 **59**：819-834, 1985
4) Khanna D, et al：2012 American College of Rheumatology guidelines for management of gout. Part 2：therapy and antiinflammatory prophylaxis of acute gouty arthritis. Arthritis Care Res (Hoboken) **64**：1447-1461, 2012
5) Stack J, McCarthy G：Calcium pyrophosphate deposition (CPPD) disease：treatment options. Best Pract Res Clin Rheumatol **35**：1017201, 2021

## Ⅳ. 疾患別の最新診療指針　D. 自己炎症性疾患

# 01 成人発症Still病

## a 疫学・予後

　成人Still病は，発熱，皮疹，関節炎を主症状とし，肝障害，脾腫，リンパ節腫脹など全身の臓器に炎症をきたす自己炎症性疾患である．好発年齢は20〜30歳台で，約2倍程度女性に多い．本邦における有病者数は，1993年に実施された疫学調査では約1,100人と考えられていたが，2010年の全国調査[1]では，推定有病者数が4,760人，有病率は3.9/10万人程度，罹患率0.22〜0.37/10万人と報告されている．予後は比較的良好であるが，炎症が制御できず多臓器不全をきたして致命的となることもある．

## b 病態メカニズム

　微生物特有の分子や自己由来の起炎性因子であるPAMPs，DAMPsによって好中球やマクロファージが活性化され，IL-18やIL-1βを中心とする炎症性サイトカインが著明に分泌され，Tリンパ球やNK細胞を介して他のサイトカイン異常産生へとつながる．疾患活動期にはIL-6，TNF-α，IFN-γなどを含む多数の炎症性サイトカインが上昇する．マクロファージの異常活性化が病態の中心と考えられている[2]．

## c 自覚症状，身体所見，検査所見

### 1）自覚症状
　発熱，関節痛，咽頭痛を主徴とする．発熱は夜間に39℃を超えるような弛張熱が多い．関節痛は手首や膝など大関節に多いとされる．

### 2）身体所見
　皮疹，関節炎，リンパ節腫脹，肝脾腫を認める．皮疹は発熱時に出現し解熱時に消退する淡いサーモンピンク疹［口絵⑲］が定型疹で，それ以外に鞭打ち状紅斑，瘙痒を伴う中毒疹なども頻度が高い．

### 3）検査所見
　好中球を主体とする10,000/μLを超える白血球上昇，CRP上昇，肝障害，フェリチン上昇が，患者の7割以上で呈する徴候である．画像所見は特異的なものはないが，臓器の炎症に応じて，肝脾腫や肺野の非特異的な網状影などを認める．悪性リンパ腫が重要な鑑別疾患であり，PET-CTなどで除外することもある．

## d 診断について

### 1）診断の概説
　症状が非特異的で，とくに初期はウイルス感染と鑑別するのは困難である．好中球優位の

271

IV. 疾患別の最新診療指針 | D. 自己炎症性疾患

**表1 山口らによる分類基準**

| 大項目 | 1. 発熱（≧39℃，1週間以上持続） |
| --- | --- |
| | 2. 関節痛（2週間以上持続） |
| | 3. 定型的皮疹 |
| | 4. 80％以上の好中球増加を伴う白血球増加（≧10,000/mm³） |
| 小項目 | 1. 咽頭痛 |
| | 2. リンパ節腫脹または脾腫 |
| | 3. 肝機能異常 |
| | 4. RF陰性および抗核抗体陰性 |

［判定］
大項目2項目以上を含み合計5項目以上
［参考項目］
血清フェリチン著増（正常上限の5倍以上）
［除外項目］
感染症（敗血症，伝染性単核球症など），悪性腫瘍（リンパ種など），その他リウマチ性疾患（結節性多発動脈炎，悪性関節リウマチなど）

［Yamaguchi M, et al：J Rheumatol **19**：424-430, 1992をもとに作成］

白血球増加を認めることや血清フェリチンが著増することが診断の一助となる．

### 2）分類基準

　1992年に本邦から提唱された山口基準が現在でも広く用いられている（**表1**）．感度・特異度ともに90％を超えるが，鑑別疾患の除外を十分に実施することが重要である[3]．

### 3）鑑別疾患

　山口基準に記載があるように，感染症（敗血症，伝染性単核球症など），悪性腫瘍（リンパ腫など），そのほかリウマチ性疾患［結節性多発動脈炎，悪性関節リウマチ（MRA）など］が鑑別にあげられる．自己抗体は原則陰性であるが，非特異的な弱陽性は20～25％で陽性となりうる．

## e ┃ 重症度評価

　明確な評価指標はない．全身性炎症の評価として，Systemic Feature Scoreが用いられる（**表2**）が，コンセンサスはなく，臨床試験によって項目や数値が一部異なることもある．マクロファージ活性化症候群や播種性血管内凝固症候群が致死的となりうる合併症であり，血小板減少やフェリチン著増などが目安となる．

## f ┃ 管理・治療の実践

### 1）管理・治療の基本方針

　全身性の炎症制御が治療の目標である．関節痛やわずかな皮疹の残存は許容することはあるが，基本的には無症状かつCRPおよびフェリチンの正常化を目指す．グルココルチコイド（GC）が第一選択であるが，一部の治療抵抗性症例で致命的になることや，GC減量に伴っ

## 表2　Systemic Feature Score

| Clinical | Laboratory |
|---|---|
| 1. Fever | 1. ESR<20mm/時 |
| 2. Rash | 2. CRP<1mg/dL |
| 3. Lymphadenopathy | 3. WBC<12,000/$\mu$L |
| 4. Hepatosplenomegaly | 4. HgB>11mg/dL |
| 5. Serositis | 5. PLT>40×10$^4$/$\mu$L |

て再燃を繰り返す症例が珍しくないため，免疫抑制薬またはサイトカイン阻害薬を併用する.

## 2）薬物療法

　寛解導入時の第一選択薬であるGCは，重症度に応じて量を決定するが，経験的に初期は中等量〜大量で強力に疾患活動性を制御したほうが，後のグルココルチコイド減量がスムースなことが多い.

　免疫抑制薬はmethotrexateやカルシニューリン阻害薬が用いられる．いずれも寛解導入や維持に用いられ，死亡や再燃率を抑制する.

　IL-6阻害薬であるtocilizumabは，ランダム化比較試験によって有用性が示され，本邦で承認されている[4].

---

【処方例】

● prednisolone（PSL）1日60mg程度（軽症には1日20〜30mgとすることもある）
● tocilizumab 8mg/kgを2週間に1回，静注（PSLに併用）
● tacrolimus 1日3mg（PSLに併用，保険適用外）

---

### 文　献

1) Asanuma YF, et al：Nationwide epidemiological survey of 169 patients with adult Still's disease in Japan. Mod Rheumatol **25**：393-400, 2015
2) Kaneko Y, Takeuchi T：Interleukin-6 inhibition：a therapeutic strategy for the management of adult-onset Still's disease. Expert Opin Biol Ther **22**：79-85, 2022
3) Yamaguchi M, et al：Preliminary criteria for classification of adult Still's disease. J Rheumatol **19**：424-430, 1992
4) Kaneko Y, et al：Tocilizumab in patients with adult-onset still's disease refractory to glucocorticoid treatment：a randomised, double-blind, placebo-controlled phase III trial. Ann Rheum Dis **77**：1720-1729, 2018

**Ⅳ. 疾患別の最新診療指針**　　**D. 自己炎症性疾患**

# 02　家族性地中海熱

## a ｜ 疫学・予後

　　家族性地中海熱（FMF）の本邦における疫学調査は，2009〜2012年に右田清志先生を厚労省の班長として行われ，全国で500例ほどの患者数と報告された[1,2]．当時はまだFMFの認知度が低かったことから，現在の患者数はさらに多いと予想される．

　　疾患遺伝子である*MEFV*遺伝子変異は，FMF浸淫地区である地中海周囲の地域では，M694V，M680I，M694I，E148Q，V726A[3]，本邦では，exon 10のM694Iとexon 2のE148Qとのヘテロ接合体が多い．

　　予後は概ね良好であるが，臓器障害をきたすアミロイドーシスの合併で不良となる．本邦でのアミロイドーシス合併頻度は5％程度で，欧米に比較して低い．

## b ｜ 病態メカニズム

　　*MEFV*のコードするpyrinは，RhoAキナーゼにより208番目と242番目のセリンがリン酸化され，制御蛋白の14-3-3蛋白がこのpyrinのリン酸化部位と結合することで，pyrinインフラマソームの活性化は抑制されている[4]．病原体のトキシンによってGTPaseの活性が低下すると，その下流のセリン・スレオニンキナーゼ（PKN1，PKN2）の役割である208番目と242番目のセリン部位へのリン酸化が阻害され，同部位への14-3-3蛋白結合ができなくなり，pyrinインフラマソームが活性化される．*MEFV*変異を有するpyrinは，PKNによるリン酸化が阻害され，14-3-3蛋白結合が低下，pyrinインフラマソームが活性化される．結果として感染などのトリガーを契機に自己炎症病態が惹起されると考えられている．

## c ｜ 自覚症状，身体所見，検査所見[5]

### 1）自覚症状（括弧内の数値は本邦の疫学調査での頻度）

- **発熱**：ほとんどの症例（97.5％）でみられ，半日〜3日間持続する．発作期間はまちまちであるが，月に1回程度が典型的である．女性患者では約半数に生理との関連がみられる．
- **腹痛**：腹膜炎による激しい腹痛（65.8％）が発熱時に伴う．急性腹症との鑑別が必要となる．
- **胸痛**：胸膜炎による胸痛（37.8％）が，発熱時に伴う．咳嗽などの呼吸器症状を認める症例もある．
- **関節痛**：関節炎（30.2％）は大関節（股関節・膝関節・足関節）の単関節炎であることが基本である．関節炎は他の疾患でもみられるため，しっかりと鑑別を行い，安易にFMFの関節痛・関節炎と判断しないことが望まれる．
- **その他**：心膜炎，精巣漿膜炎，下肢の丹毒様紅斑（7.6％）を認める．頭痛（18.4％）の訴え，無菌性髄膜炎を発症する症例もある．

　　非典型例は，典型的なFMF症状ではなく，38℃以下の発熱，発作期間が1週間持続，腹痛が限局して腹膜炎がない，関節炎が典型的な部位以外に存在，などの症状を示す．

02 | 家族性地中海熱

**表1　家族性地中海熱の診断基準**

**必須項目**
12時間から72時間続く38℃以上の発熱を3回以上繰り返す
発熱時には，CRPや血清アミロイドA（SAA）など炎症検査所見の著明な上昇を認める．発作間欠期には
これらが消失する

**補助項目**
1) 発熱時の随伴症状として以下のいずれかを認める
   a. 非限局性の腹膜炎による腹痛
   b. 胸膜炎による胸背部痛
   c. 関節炎
   d. 心膜炎
   e. 精巣漿膜炎
   f. 髄膜炎による頭痛
2) コルヒチンの予防内服によって発作が消失あるいは軽減する

必須項目と，補助項目のいずれか1項目以上を認める症例を臨床的にFMF典型例と診断する
FMFを疑わせるが，典型例の基準を満たさない症例（繰り返す発熱のみ，補助項目の1項目以上のみを有
するなど）については，フローチャートに従い診断する．ただし，感染症，自己免疫疾患，他の自己炎症
性疾患，悪性腫瘍などの発熱の原因となる疾患を除外する

※改訂版は日本免疫不全・自己炎症学会ホームページに掲載予定.
[「自己炎症性疾患とその類縁疾患の診断基準，重症度分類，診療ガイドライン確立に関する研究」班：自己炎症性疾患
とその類縁疾患の診断基準，重症度分類，診療ガイドライン確立に関する研究，厚生労働科学研究費補助金難治性疾患
政策研究事業，2015より引用]

## 2) 身体所見

　FMFに特徴的な身体所見はない．発熱時，炎症反応上昇時に腹部症状，胸部症状の有無を
確認する．

## 3) 検査所見

　FMFに特異的な検査はない．血液検査では，有熱期の炎症所見（CRP上昇，赤沈亢進，血
清アミロイドA上昇）を確認する．無熱期には陰性化する．また，好中球を主体とする白血
球増加もみられる．*MEFV*の遺伝子検査は，保険適用（3,880点）で検査可能であるが，病
院とかずさDNA研究所との契約が必要である（「Ⅱ章-03-3. 遺伝学的検査」参照）．検査が
できない施設の場合，近隣の検査可能な施設へ紹介する．

# d | 診断について

## 1) 診断の概説

　FMFの診断は，Tel-Hashomerの基準を改変[6]したものが用いられてきたが，本邦では
独自の診断基準・診断フローチャートが作成されてきた（**表1, 図1**）[5]．**図1**のフローチャー
トでは，FMFを疑った場合，その後の診断方法について書かれている．このなかで，exon
10以外の変異について具体的に変異が表示されていたが，本項では割愛した．ほとんどが遺
伝子多型のため，遺伝子変異が一人歩きする危険があるためである．またこの基準では，発
熱があり，colchicineの効果があればFMFと診断できる危険性がある．厚生労働省西小森
班の八角高裕先生（京都大学）のグループが中心となって改訂作業が進められ，2024年9月
現在日本小児リウマチ学会，日本リウマチ学会においてパブリックコメントを募集中である．
認められた場合は，大きく変更される改訂版（日本免疫不全・自己炎症学会ホームページに
掲載予定）を参考にしていただきたい．

275

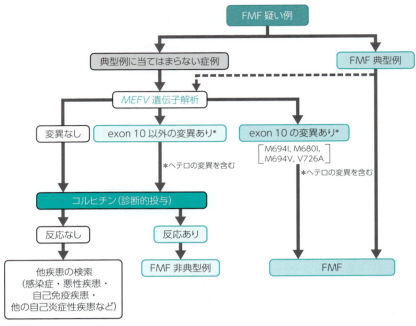

**図1　FMFの診断フローチャート**
※改訂版は日本免疫不全・自己炎症学会ホームページに掲載予定.
[「自己炎症性疾患とその類縁疾患の診断基準,重症度分類,診療ガイドライン確立に関する研究」班：自己炎症性疾患とその類縁疾患の診断基準,重症度分類,診療ガイドライン確立に関する研究,厚生労働科学研究費補助金難治性疾患政策研究事業,2015より引用]

### 2）分類基準

FMFの診断はあくまでも臨床診断であり,exon 10変異は別として,遺伝子変異の有無に影響されないという方向で改訂作業が進められている.

### 3）鑑別疾患

発熱をきたす他の自己炎症性疾患との鑑別,膠原病疾患では,Behçet病（BD）,成人Still病,血管炎などとの鑑別が必要である.とくに,高熱がみられ,colchicineが効くため,臨床症状がすべて揃っていない時期のBDには注意が必要である.診断基準に「感染症,自己免疫疾患,他の自己炎症性疾患,悪性腫瘍などの発熱の原因となる疾患を除外する」と記載してあるように,発熱する疾患を鑑別する.

## e｜重症度評価

アミロイドーシスの合併が重症度を上げる.

## f｜管理・治療の実践

### 1）管理・治療の基本方針

薬物療法が基本である.発作に対して非ステロイド性抗炎症薬を使用するが,激しい疼痛にはオピオイド系鎮痛薬まで用いる.グルココルチコイド（GC）は無効である.

## 2) 薬物療法[5]

FMFにはcolchicineが著効する．しかし，副作用として下痢などの消化器症状も多く，容量依存性であるため，少量で効果がない場合，増量できない可能性がある．整腸剤を使用しながら，投与されている症例も少なくない．肝機能異常をきたす症例も多い．

colchicineを増量しても効果がない場合と副作用で増量できない場合をcolchicine耐性と呼ぶが，colchicine耐性のFMF患者に抗IL-1製剤のcanakinumabを使用する．高額な治療薬であるため，適切に症例を選択して使用されるべきであり，指定難病の申請も必要である．

---

【処方例】
- colchicine 成人：1日0.5～1.5mgを1～2回に分けて経口投与
  小児：1日0.01～0.03mg/kgを1～2回に分けて経口投与（成人上限は超えない）
- canakinumab 体重40kg以上：1回150mgを4週間ごと，皮下注（1回300mgまで増量可）
  体重40kg以下：1回2mg/kgを4週間ごと，皮下注（1回4mg/kgまで増量可）

---

## 文　献

1) Migita K, et al：Familial Mediterranean fever in Japan. Medicine (Baltimore) **91**：337-343, 2012

2) Migita K, et al：Familial Mediterranean fever：genotype-phenotype correlations in Japanese patients. Medicine (Baltimore) **93**：158-164, 2014

3) 小児慢性特定疾病情報センター：家族性地中海熱. https://www.shouman.jp/disease/details/06_05_015/［アクセス年月日：2024年6月1日］

4) Gao W, et al：Site-specific phosphorylation and microtubule dynamics control Pyrin inflammasome activation. Proc Natl Acad Sci USA **113**：E4857-E4866, 2016

5) 日本小児リウマチ学会（編）：家族性地中海熱. 自己炎症性疾患診療ガイドライン2017, 診断と治療社, p18-22, 2017

6) Livneh A, et al：Criteria for the diagnosis of familial Mediterranean fever. Arthritis Rheum **40**：1879-1885, 1997

# その他の遺伝性自己炎症性疾患（TNF受容体関連周期性症候群）

**IV. 疾患別の最新診療指針　　D. 自己炎症性疾患**

## a ｜ 疫学・予後

　　TNF受容体関連周期性症候群（TRAPS）は希少疾患であり，世界における有病率は100万人に1人である．「自己炎症疾患とその類縁疾患に対する新規診療基盤の確立」研究班の調査では本邦で100人未満とされている．予後に関して最も重要な合併症はアミロイドーシスであり，そのほか，筋膜炎，心外膜炎，血管炎，多発性硬化症などの合併が報告されている．本邦の疫学調査では，発熱（100%），腹痛（36%），筋痛（43%），皮疹（55%），結膜炎（18%），眼窩周囲浮腫（9%），胸痛（14%），関節痛（59%），頭痛（23%），アミロイドーシス（0%）の順に多かった[1]．20歳以上の成人発症例は約30%である．アミロイドーシスを合併しなければ生命予後は良好である．

## b ｜ 病態メカニズム

　　TRAPSは常染色体顕性遺伝の形式で不完全浸透性を示す．TNFR1をコードする*TNFRSF1A*遺伝子異常が示唆されており，変異型受容体はTNFとの結合効率が低く，TNFによるアポトーシスが阻害される可能性や，細胞内でミスフォールディング，ミトコンドリア由来の活性酸素種の産生亢進などによる過剰炎症が存在することが示唆されているが，発病の機構はいまだ解明されていない．

## c ｜ 自覚症状，身体所見，検査所見

　　全身型若年性特発性関節炎（JIA）や成人Still病と症状が類似しており，鑑別が重要となる．

### 1）自覚症状

　　38℃を超える発熱をほぼ全例に認め，典型例は幼児期に発症し，3日～数週間と比較的長い期間にわたる発熱発作を平均5～6週間の間隔で繰り返す．随伴症状として筋肉痛，結膜炎や眼周囲の浮腫などの眼症状，腹痛などの消化器症状，皮膚症状などがみられる．炎症が持続する症例や，高齢発症例も存在する．

### 2）身体所見

　　皮膚症状では，圧痛，熱感を伴う体幹部や四肢の紅斑が多く，筋肉痛の部位に一致して出現し，遠心性に移動するのが典型的とされる．

### 3）検査所見

　　赤沈やCRPなどの炎症マーカーの上昇が認められる．このようなマーカーは発作時にとくに上昇するが，無症状の時期でも緩やかに上昇するのが一般的である．リウマトイド因子や抗核抗体などの自己抗体は，通常みられないか低力価である．二次性アミロイドーシスで腎や他の臓器に病変がある患者では，蛋白尿，腎不全，病変臓器の機能障害がみられることがある．

03 | その他の遺伝性自己炎症性疾患（TNF受容体関連周期性症候群）

**表1 TRAPSの診断基準**

**必須条件**

6か月以上反復する以下のいずれかの炎症症候の存在（いくつかの症状が同時に見られることが一般的）

    （1）発熱

    （2）腹痛

    （3）筋痛（移動性）

    （4）皮疹（筋痛に伴う紅斑様皮疹）

    （5）結膜炎・眼窩周囲浮腫

    （6）胸痛

    （7）関節痛，あるいは単関節滑膜炎

**補助項目**

    1）家族歴あり

    2）20歳未満の発症

    3）症状が平均5日以上持続（症状は変化する）

**診断のカテゴリー**

必須条件を満たし，補助項目の2つ以上を有する症例をTRAPS疑い例とする．なお，全身型若年性特発性関節炎，あるいは成人スチル病として治療されているが慢性の持続する関節炎がなく，かつ再燃を繰り返す例もTRAPS疑いに含める

TRAPS疑いのものについて，TNFRSF1A遺伝子解析を行い，

- 疾患関連変異がある場合は，「診断確定」
- 疾患関連が不明な変異がある場合は，他疾患を十分に除外した上でTRAPSと「診断」する
- 変異なし，又は疾患関連がない変異の場合はTRAPSとは診断できない

[厚生労働省，2015]

## d ┃ 診断について

### 1）診断の概説

常染色体顕性遺伝形式をとるものの，本疾患の浸透率は70〜80％であり，家系内に同一変異を有しながらも無症状のものが存在し，重症度のばらつきも認められる．このため，家族歴が明らかでないことのみで本症を否定することはできない．

TRAPSの診断は，発熱の再発の原因として細菌性，その他の感染性，腫瘍性のものが除外された後にのみ考えられるべきである．下記の必須条件を満たし，補助項目の2つ以上を有する症例をTRAPS疑い例とする．なお，全身型JIA，あるいは成人Still病として治療されているが慢性の持続する関節炎がなく，かつ再燃を繰り返す例もTRAPS疑いに含める．TRAPS疑いのものについて，TNFRSF1A遺伝子解析を行い，疾患関連変異がある場合は「診断確定」とし，疾患との関連が不明なバリアントがある場合は，他疾患を十分に除外したうえでTRAPSと「診断」する．変異なし，または疾患と関連がない変異の場合はTRAPSとは診断できない点が重要である[2]．

### 2）分類基準[3]

厚生労働省難治性疾患政策研究班によるTRAPSの診断基準を**表1**に示す．

### 3）鑑別疾患

TRAPSの除外診断が必要な疾患を**表2**に示す．

279

Ⅳ．疾患別の最新診療指針 ｜ D．自己炎症性疾患

**表2　TRAPSとの鑑別を要する疾患**

- 若年性特発性関節炎（JIA）
- 成人発症スチル病
- クリオピリン関連周期熱症候群
- 高IgD症候群，メバロン酸キナーゼ欠損症
- 家族性地中海熱
- PFAPA症候群
- Ⅰ型インターフェロパチー
- 自己免疫疾患（全身性エリテマトーデスなど）

## e ｜ 重症度評価

重症例は以下のとおり定義されている[3]
- 頻回の発熱発作のためグルココルチコイド（GC）の減量中止が困難で，生物学的製剤の投与を要する例．

## f ｜ 管理・治療の実践

### 1）管理・治療の基本方針

TRAPSは臨床症状の幅が多彩であり，症状に応じた治療が選択される．

### 2）薬物療法

軽症例では発作時に非ステロイド性抗炎症薬（NSAIDs）とGCの間欠的投与（prednisolone 1mg/kg/日にて開始し，7〜10日程度で漸減→中止）を行う．上記治療で炎症が制御できない場合はGCの全身持続投与を行うがGCの長期使用は避けるべきであり，GCの減量・中止が困難な症例に対してはIL-1β阻害薬であるcanakinumabを使用する．

【処方例】
**発熱発作時（成人）**
- prednisolone 発作後1〜3日目：40mgを1日1回
　　　　　　　　　4〜6日目：20mgを1日1回
　　　　　　　　　7〜8名：10mgを1日1回
　　　　　　　　　9〜10日目：5mgを1日1回，経口投与

**発熱発作頻回例（成人）**
- canakinumab 150mgを4週間に1回，皮下注

## 文　献

1) Ueda N, et al：Clinical and genetic features of patients with TNFRSF1A variants in Japan：findings of a nationwide survey. Arthritis Rheumatol **68**：2760-2771, 2016
2) 日本小児リウマチ学会（編）：TNF受容体関連周期性症候群．自己炎症性疾患診療ガイドライン2017，診断と治療社，p45-57，2017
3) 難病情報センター：TNF受容体関連周期性症候群（指定難病108）．https://www.nanbyou.or.jp/entry/4034［アクセス年月日：2024年6月1日］

Ⅳ. 疾患別の最新診療指針　　D. 自己炎症性疾患

# 04 Behçet病

## 04-1 総論

　Behçet病（BD）は，口腔粘膜のアフタ性潰瘍，皮膚症状，眼のぶどう膜炎，外陰部潰瘍を主症状とし，急性炎症性発作を反復しつつ，寛解と増悪を繰り返しながら慢性に経過する．さらに，一部の患者において腸管，血管，神経などの臓器病変をきたし，特殊型BDに分類される[1,2]．

## a 疫学・予後

　本邦から地中海沿岸にかけて，かつてのシルクロード沿いに多く，本邦の患者数は約2万人（16人/10万人）と推定される．発症の好発年齢は30歳台である．近年，本邦では眼病変が減少し，腸管病変が増えている[1-3]．

　かつて糖尿病に次ぐ成人失明の原因であったが，TNF阻害薬など治療の進歩により視力予後は改善している．男性，若年発症が予後不良因子とされ，BDの主な直接死因は特殊型病型によるもので，本邦では少ないが，とくに肺動脈を含む動脈病変が予後不良である[4]．

## b 病態のメカニズム

　発症には遺伝素因と環境因子の双方が関与する．最も強い遺伝素因はHLA-B\*51である，本邦での保有率は健常人13.8％に対して患者58.9％である[2,5,6]，さらに，HLA-A\*26，B\*15，B\*27，B\*57が感受性アレルとして，A\*3，B\*49が保護的アレルとして同定され，さらに，IL-10，IL-23R/IL-12RB2，*ERAP1*，*CCR1*，*STAT4*，*KLRC4*，*TLR4*，*NOD2*，*MEFV*などの疾患感受性遺伝子が明らかになることで，自然免疫と獲得免疫の両者が病態へ関与していることが確定的なった[2,6]．一方，家族集積の報告もあるが，ほとんどが孤発例であること，HLA-B\*51保有者からの発症率も本邦では1,500人に1人程度に過ぎないことなどから，遺伝素因だけでは病因は説明できず，環境因子，とくに口腔内病原微生物の関与も示唆されている[1,2]．

## c 診断について

### 1）診断の概説

　BDに特異的な検査所見はなく，経過中に出現した症状の組み合わせにより臨床的に診断される．世界的にはInternational Study Group for Behçet's Disease（ISG）国際診断基準，International Team for the Revision of the International Criteria for Behçet's Disease（ITR-ICBD）基準などが使用され，本邦では厚生労働省診断基準が頻用されるが，いずれも性格上は「分類基準」に近い[2]．

281

Ⅳ．疾患別の最新診療指針 ｜ D．自己炎症性疾患

**表1　Behçet病の診断基準**

(1) 主症状
　①口腔粘膜の再発性アフタ性潰瘍
　②皮膚症状
　　(a) 結節性紅斑様皮疹
　　(b) 皮下の血栓性静脈炎
　　(c) 毛囊炎様皮疹，痤瘡様皮疹
　　参考所見：皮膚の被刺激性亢進
　③眼症状
　　(a) 虹彩毛様体炎
　　(b) 網膜ぶどう膜炎（網脈絡膜炎）
　　(c) 以下の所見があれば (a) (b) に準じる
　　(a) (b) を経過したと思われる虹彩後癒着，水晶体上色素沈着，網脈絡膜萎縮，視神経萎縮，併発白
　　　　内障，続発緑内障，眼球癆
　④外陰部潰瘍

(2) 副症状
　①変形や硬直を伴わない関節炎
　②精巣上体炎（副睾丸炎）
　③回盲部潰瘍で代表される消化器病変
　④血管病変
　⑤中等度以上の中枢神経病変

(3) 病型診断の基準
　①完全型：経過中に4主症状が出現したもの
　②不全型：
　　(a) 経過中に3主症状，あるいは2主症状と2副症状が出現したもの
　　(b) 経過中に定型的眼症状とその他の1主症状，あるいは2副症状が出現したもの
　③疑い：主症状の一部が出現するが，不全型の条件を満たさないもの，及び定型的な副症状が反復ある
　　　　いは増悪するもの
　④特殊病変
　　(a) 腸管（型）ベーチェット病―内視鏡で病変（部位を含む）を確認する
　　(b) 血管（型）ベーチェット病―動脈瘤，動脈閉塞，深部静脈血栓症，肺塞栓の別を確認する
　　(c) 神経（型）ベーチェット病―髄膜炎，脳幹脳炎など急激な炎症性病態を呈する急性型と体幹失調，
　　　　精神症状が緩徐に進行する慢性進行型の別を確認する

[厚生労働省（小改訂抜粋），2016]

## 2）分類基準

　本邦の指定難病認定基準でもある厚労省診断基準（2016年小改訂）に基づき，頻度の高い4主症状と，5副症状の出現の有無により完全型・不完全型に分類される（**表1**）．

## 3）鑑別疾患についての考え方

　主要なものは厚労省診断基準にあげられる．とくに特殊型の急性期には早急な治療を要するため，他疾患の鑑別が重要である．

## 4）罹患臓器の概説

　主症状の口腔粘膜のアフタ性潰瘍はほぼ必発で，その他の臓器病変と頻度については**表2**に示す．4主症状はいずれも近年，発現率が低下し，完全型BD例も減少している[2,3]．眼，血管，腸管，神経病変が重症型で，視力などの機能予後，生命予後に関与する．

**表2　本邦患者における各症状の頻度**

| | | 全国<br>（1972年） | 全国<br>（1991年） | 全国新規症例<br>（2001〜2014年） | 横浜市立大学<br>関連病院<br>（1991〜2018年） |
|---|---|---|---|---|---|
| 患者数 | | n＝2,031 | n＝3,316 | n＝6,754 | n＝657 |
| 主症状 | 口腔内アフタ | 96 | 98 | 94 | 99 |
| | 皮膚症状 | 83 | 87 | 81 | 89 |
| | 外陰部潰瘍 | 72 | 73 | 63 | 72 |
| | 眼症状 | 67 | 69 | 35 | 60 |
| 副症状 | 関節炎 | 54 | 57 | 49 | 53 |
| | 消化器病変 | 25 | 16 | 13 | 17 |
| | 神経病変 | 13 | 11 | 5 | 10 |
| | 血管病変 | 7 | 9 | 2 | 8 |
| | 精巣上体炎 | 6 | 6 | 9 | 5 |

［Sakane T, et al：N Engl J Med **341**：1284-1291, 1999, ベーチェット病診療ガイドライン2020, 診断と治療社, 2020, Soejima Y, et al：Arthritis Res Ther **23**：49, 2021 をもとに作成］

### 5）診断，病勢評価に必要な検査の概説

過去の病歴にも留意した慎重な問診と身体診察に加えて，熟練した眼科医による眼科診察，さらには腸管病変を疑う場合の内視鏡や注腸X線造影検査，神経病変を疑う場合の頭部MRI検査や髄液検査が検討される.

また，包括的活動性指標として医師が客観的に判断する主要症状の有無と患者および医師のface scaleで構成されるBehçet's Disease Current Activity Form（BDCAF）[7]，個々の症状を患者自身が評価するBehcet's Syndrome Activity Score（BSAS）などが使用されている[8].

## C ┃ 治療選択における考え方

BDでは個々の患者で病変分布が多様であり，重症度も異なるため，一律の治療法は定まっていない. **表3**に本邦ガイドライン，EULARの治療推奨のまとめを示す. colchicine，グルココルチコイド（GC）（局所および全身投与），免疫抑制薬［azathioprine（AZP），metho-trexate（MTX），ciclosporin（CyA）など］，TNF阻害薬などを臓器病変と重症度に応じて使い分ける（**表3**）[2,9]. 詳細は各論に譲る.

### 文　献

1) Sakane T, et al：Current concepts：Behçet's disease. N Engl J Med **341**：1284-1291, 1999
2) 日本ベーチェット病学会（監）：ベーチェット病診療ガイドライン2020, 診断と治療社, 2020
3) Soejima Y, et al：Changes in the proportion of clinical clusters contribute to the phenotypic evolution of Behçet's disease in Japan. Arthritis Res Ther **23**：49, 2021
4) Saadoun D, et al：Mortality in Behçet's disease. Arthritis Rheum **62**：2806-2812, 2010
5) Takeno M：The association of Behçet's syndrome with HLA-B51 as understood in 2021. Curr Opin Rheumatol **34**：4-9, 2022
6) Takeuchi M, et al：The immunogenetics of Behçet's disease：a comprehensive review. J Autoimmun **64**：137-148, 2015
7) Bhakta BB, et al：Behçet's disease：evaluation of a new instrument to measure clinical activity. Rheu-

Ⅳ. 疾患別の最新診療指針 | D. 自己炎症性疾患

表3 Behçet病の病変別治療薬のまとめ

| | | GC局所投与 | コルヒチン | GC全身投与 | 免疫抑制薬 | TNF阻害薬 | その他 |
|---|---|---|---|---|---|---|---|
| 皮膚粘膜症状 | | ○ | ○ | 少量 | AZP | △ | apremilast, 抗菌薬, NSAIDs |
| 眼病変 | 前眼部 | 点眼, 結膜下 | ○ | | | | |
| | 後眼部 | テノン嚢下 | ○ | 少量 | CyA | ○ | |
| 関節炎 | | 急性期 | ○ | 少量短期 | AZP, MTX | △ | |
| 精巣上体炎 | | | ○ | 少量 | | | NSAIDs |
| 腸管型 | | | | 中等量〜高用量 | AZP, 6-MP | ○ | 5-ASA, 手術 |
| 血管型 | | | | 中等量〜高用量 | AZP, IVCY | ○ | 血管内治療, 手術 |
| 神経型 | 急性型 | ○ (再発予防) | | 中等量〜高用量 | CyA禁忌 | ○ | |
| | 慢性進行型 | | | | MTX | ○ | |

保険適用外を含む.
[ベーチェット病診療ガイドライン2020, 診断と治療社, 2020, Hatemi G, et al：Ann Rheum Dis **77**：808-818, 2018をもとに作成]

matology **38**：728-733, 1999
8) Yilmaz S, et al：Patient-driven assessment of disease activity in Behçet's syndrome：cross-cultural adaptation, reliability and validity of the Turkish version of the Behçet's Syndrome Activity Score. Clin Exp Rheumatol **31** (3 Suppl 77)：77-83, 2013
9) Hatemi G, et al：2018 update of the EULAR recommendations for the management of Behçet's syndrome. Ann Rheum Dis **77**：808-818, 2018

# 04-2 眼病変

## a | 疫学・予後

　BDの眼病変は，口腔内潰瘍，皮膚病変，外陰部潰瘍とともに主症状の一つである．特徴的な眼症状は「厚生労働省ベーチェット病診断基準」においても重みづけされており，本疾患の重要な病変である[1]．
　眼病変は男性に多くみられ，1970年代には男性で80%以上，女性で60%以上にみられる有病率の高い病変であった．しかし，2000年代にかけて有病率が低下しており，2000年以降は男性で40%台，女性では30%前後で推移している[2]．2016年の全国疫学調査においても，BD眼病変はぶどう膜炎全体の4.2%にとどまっている[3]．
　1980〜1990年代には，発症十数年後には平均矯正視力が0.1に低下しており，BDは眼病変の視力予後が不良の疾患として知られていた[4]．この状況を大きく変えたのが，TNF阻害薬であり，現在では以前に比べて視力予後が格段に向上している．

## b | 病　態

　BDの眼症状としてぶどう膜炎が生じる．虹彩や毛様体といった前眼部に炎症が限局したものを前部ぶどう膜炎（虹彩毛様体炎）といい，網膜・脈絡膜に炎症が生じたものを後部ぶどう膜炎，前眼部から後眼部まですべてに炎症が及ぶものを汎ぶどう膜炎と呼ぶ．BDの虹彩毛様体炎の特徴として，非肉芽腫性の炎症があげられ，典型例では急性期に前房蓄膿が観察される．前房蓄膿の構成成分の多くが好中球であり，好中球が関与する免疫系が病態形成に深く関わっていると考えられている．網脈絡膜炎では網膜の毛細血管に炎症が生じやすい．

## c | 自覚症状，身体所見，検査所見

### 1）自覚症状

　発作性に眼炎症が生じると，充血，霧視，視力低下を自覚する．眼病変は両眼性であるが，発作は片眼ずつ生じることが多い．炎症発作は比較的短期間で消退していくため，2週間ほどで症状が改善することが多い．しかし，眼発作による不可逆的な傷害が蓄積されるため，発作の回数を重ねるたびに視機能が段階的に失われていく．

### 2）身体所見

　BDは全身の炎症性疾患であり，眼病変以外にもさまざまな臓器に病変を生じる．主症状として，口腔内潰瘍，皮膚病変，外陰部潰瘍，また副症状として関節炎，血管炎，消化器病変，中枢神経病変，精巣上体炎があげられる．眼外病変の精査・鑑別については該当する診療科との連携が重要である．

### 3）検査所見

　視機能の基本的な検査である矯正視力検査では，症状に応じて視力低下がみられる．また，細隙灯顕微鏡検査では，毛様充血や虹彩毛様体炎による前房内の炎症細胞を観察できる．前置レンズを用いることで硝子体混濁や網膜の血管炎や滲出斑などを観察することができる．光干渉断層撮影（OCT）では，眼底後極部の網膜および脈絡膜の浮腫や萎縮性変化を詳細に観察することが可能である．

## d | 診断方法および鑑別疾患

　眼病変の診断には眼科的検査が必須である．細隙灯顕微鏡検査では，前眼部に非肉芽腫性の虹彩毛様体炎を呈するのが特徴的である．後眼部の炎症発作では，硝子体混濁や滲出斑，出血を伴う網脈絡膜炎がみられる．フルオレセイン蛍光眼底造影検査では，網膜毛細血管からの蛍光漏出が3象限以上で観察され，シダ状の蛍光漏出と称される．寛解期においては，虹彩後癒着や水晶体上皮色素沈着，併発白内障，網脈絡膜萎縮など，ぶどう膜炎を過去に生じたことを示唆する形跡がみられた場合に「眼病変あり」と判断される．

　鑑別疾患には，前房蓄膿性虹彩毛様体炎を生じる急性前部ぶどう膜炎，糖尿病虹彩炎，炎症性腸疾患［潰瘍性大腸炎（UC）やCrohn病（CD）］に伴うぶどう膜炎，感染性眼内炎や，網膜滲出斑を伴う急性の汎ぶどう膜炎として眼トキソプラズマ症，急性網膜壊死，細菌性や真菌性眼内炎などがある．両眼性の汎ぶどう膜炎の代表疾患であるサルコイドーシス，さまざまな臨床像を呈する梅毒性ぶどう膜炎なども鑑別の対象となる．

Ⅳ．疾患別の最新診療指針 │ D．自己炎症性疾患

## e │ 重症度評価

BDで重症度分類が定められている[1]．眼症状では，虹彩毛様体炎を生じたものがstage Ⅱ，網脈絡膜炎がみられるものがstage Ⅲとなる．失明の可能性，または失明に至った網脈絡膜炎およびその他の眼合併症を有するものがstage Ⅳとなっている．

## f │ 管理・治療の実践

眼病変では，眼発作時の治療と発作予防の治療に分けて考える必要がある[2]．発作時の治療では，GCの点眼が基本である．強い前眼部炎症に対してはGCの結膜下注射，後眼部炎症にはTenon囊下注射を行う．重症例では，GC内服による全身治療を行うこともある．また，虹彩の安静および虹彩癒着を予防するために，急性期は散瞳薬を併用することが多い．発作予防の治療の第一選択は，colchicine内服であり，通常は0.5～1.5mg/日を用いる．colchicineで効果不十分な症例ではCyAの内服を開始する．これらの治療に無効な例では，TNF阻害薬を用いる．眼病変には，infliximab（IFX）またはadalimumabの2剤のTNF阻害薬が承認されている．視機能低下リスクの高い症例では，早期のTNF阻害薬の導入が推奨されている．

> 【処方例】
> ● colchicine 0.5mgを1日2～3回
> ● infliximab 5mg/kgを8週ごと，点滴静注
> 急性期
> ● betamethasone点眼0.1％を1日4回～1時間ごと（症状に応じて）
> ● tropicamide phenylephrine hydrochloride点眼を1日1回
> ● dexamethasone 1.65mg，Tenon囊下注射

### 文　献

1) 厚生労働省ベーチェット病診断基準（2016年小改訂）．https://www.nms-behcet.jp/patient/behcet/standerd.html［アクセス年月日：2024年6月1日］
2) 日本ベーチェット病学会（監）：ベーチェット病診療ガイドライン2020，診断と治療社，2020
3) Sonoda KH, et al：Epidemiology of uveitis in Japan：a 2016 retrospective nationwide survey. Jpn J Ophthalmol 65：184-190, 2021
4) Kaburaki T, et al：Best-corrected visual acuity and frequency of ocular attacks during the initial 10 years in patients with Behçet's disease. Graefes Arch Clin Exp Ophthalmol 248：709-714, 2010

## 04-3 │ 口腔内アフタ

## a │ 疫学・予後

BDでは，90％以上に口腔内アフタ ［口絵⑳］ を生じ，初発症状であることが多い．長期にわたり再発することが多く，重症例では痛みが強く，飲水や食事摂取も困難となり，患者のADLに大きく影響を及ぼす．

04 | Behçet病

## b | 病　態

　BDは，遺伝的素因に加えて，さまざまな環境要因が関与することが報告されている．口腔内に存在する*Streptococcus*属をはじめとした病原微生物が病態に関与していると推測されている[1]．細菌由来の熱ショック蛋白と交差反応性を示す宿主由来熱ショック蛋白が自己抗原となり，自己免疫応答を惹起する．また，熱ショック蛋白は内在性danger signalとして働き，自然免疫系と獲得免疫系の両者が活性化され，組織障害が引き起こされると考えられている．

## c | 自覚症状，身体所見，検査所見

### 1）自覚症状
　痛みを伴う口腔内アフタであり，しばしば多発する．また，1〜4週間程度で上皮化するが，再発を繰り返すのが特徴である．

### 2）身体所見（図1）
　好発部位は，口唇，頬粘膜，舌で，消退・再燃を繰り返しながら長期にわたり継続する．初期には水疱・膿疱を伴う浮腫性紅斑であるが，数日程度で周囲に紅暈を伴い中央に黄白色調の偽膜を生じ中心部に潰瘍を生じてくる．

### 3）検査所見
　本症状に特有の検査所見はない．

## d | 診断方法および鑑別疾患

　再発性，多発性の特徴的な口腔アフタより本症を疑う．International Study Group for Behçet's Diseaseの国際診断基準[2]では，年に3回以上の口腔内アフタの出現が診断に必須とされている．鑑別疾患には，再発性口腔内アフタ（RAS），ヘルペス性口内炎，カンジダ性口内炎，扁平苔癬，天疱瘡，薬剤性口内炎，白板症など多種の疾患があげられるため，慢性で難治性の口腔内アフタでは組織生検を検討する．RASと本疾患に伴うアフタは臨床像が類似しており鑑別困難な場合が多いが，さまざまな大きさのアフタが混在している場合，軟口蓋や中咽頭にアフタが存在している場合，アフタ周囲にびまん性の紅斑を伴う場合には，BDを考える[3]．

## e | 重症度評価

　口腔内アフタの重症度を決定する明確な基準は存在していないが，アフタの数や大きさ，痛み，再発頻度，治療反応性などから個々に判断する．重症度の判断には，とくに口腔内アフタにより日常生活が著しく障害されているかどうかが重要である．重症例では，痛みのために食事摂取や水分摂取が困難になるため，口腔内アフタの予防および治療が必要となる．

## f | 管理・治療の実践

　急性期の治療としては，口腔用GCの外用や，粘膜保護剤の内服を行う．これらの治療に

287

ても効果不十分の際には，colchicineやGCの全身療法を併用することとなる．近年では，apremilastの有用性が明らかとなり[4]，局所療法で効果不十分な口腔内アフタ性潰瘍に対して保険収載され治療選択肢が広がっている．

　BDのアフタ性口腔内潰瘍は，長期間にわたり再発することが多いため，日常生活上での予防対策が必要となる．口腔内のうがい，歯磨き，口腔内の保湿を励行し，齲歯や歯周病の確認と歯科治療を行い，口腔内を清浄に保つことが重要である．

---

【処方例】

**軽症例**
- dexamethasone含有軟膏1日1～数回患部に塗布
- rebamipide 1回100mgを1日3回

**中等症以上**
- colchicine 1回0.5mgを1日2回
- apremilast 1回30mgを1日2回（5日目まで1日1回10mgから漸増）

**上記治療でも効果不十分の場合**
- prednisolone 1回10mgを1日1回，朝，症状により適宜増減

---

### 文　献

1) Alpsoy E：Behçet's disease：a comprehensive review with a focus on epidemiology, etiology and clinical features, and management of mucocutaneous lesions. J Dermatol **43**：620-632, 2016
2) International Study Group for Behçet's Disease：Criteria for diagnosis of Behçet's disease. Lancet **335**：1078-1080, 1990
3) Main DM, Chamberiain MA：Clinical differentiation of oral ulceration in Behçet's disease. Br J Rheumatol **31**：767-770, 1992
4) Hatemi G, et al：Apremilast for Behçet's syndrome：a phase 2, placebo-controlled study. N Engl J Med **372**：1510-1518, 2015

---

## 04-4 皮膚病変

### a｜疫　学

　BDの皮膚症状は約80％以上の患者に生じる．結節性紅斑様皮疹［口絵21 22］は約50％，毛嚢炎様皮疹（痤瘡様皮疹）は約60％，皮下の血栓性静脈炎は10～15％の患者に生じる．近年は眼病変の患者数が減少しており，腸管型の患者数が増加しているが，皮膚病変，粘膜病変の患者数の頻度は変動がない．

### b｜病　態

　本疾患の病態では，好中球の活性化と血栓形成がある．活性化好中球は活性酸素や顆粒を産生し，組織障害を生じる．好中球はneutrophil extracellular traps（NETs）を放出し，NETsは血管壁を障害する．結節性紅斑様皮疹は隔壁性脂肪織炎であり，顕著な血管周囲の好中球浸潤がある．血栓性静脈炎では真皮の血管の血栓形成，血管周囲の好中球浸潤がある．

　本症の発症には，環境因子として感染，寒冷，ストレスなどが推測されており，感染として口腔内の常在菌（*Streptococcus sanguis*）やウイルスの関与が推測される．

04 | Behçet病

## c 自覚症状，身体所見，検査所見

皮膚症状として，結節性紅斑様皮疹，毛嚢炎性皮疹，血栓性静脈炎，針反応がある[1,2]．紅斑，丘疹，膿疱のほか，時に紫斑，血疱，潰瘍を生じる．自覚症状として自発痛，圧痛，瘙痒を生じる．

結節性紅斑様皮疹は主に下腿に生じる淡紅色の類円形の紅斑ないし皮下結節である．熱感を有し，圧痛ないし自発痛を生じる．手指，前腕にも生じる．直径1〜2cm大の類円形の紅斑であり，比較的小型である．しばしば全身倦怠，関節症状を合併する．

皮下の血栓性静脈炎は下肢に索状に有痛性硬結として触れる．血栓性静脈炎では，下肢の静脈の走行に沿って疼痛，圧痛がある．超音波検査で下肢の静脈壁内に血栓を認める．

毛嚢炎性皮疹（痤瘡様皮疹）は，顔面，頸部，胸に生じる丘疹ないし膿疱で，かゆみ，疼痛を生じる．組織学的に毛包周囲の好中球浸潤，血管周囲性の好中球浸潤がある．毛嚢に一致するものとしないものがある．

針反応は，注射針の刺入部などに一致して紅斑，膿疱を生じるものである．

## d 診断方法および鑑別方法

診断は厚生労働省診断基準（2016年改訂）により行い，主症状・副症状の組み合わせで診断する．病型には完全型・不全型・疑い・特殊型がある（「04-1. 総論」参照）．主症状は，口腔内アフタ性潰瘍，外陰部潰瘍，結節性紅斑様皮疹，表在性血栓性静脈炎，毛嚢炎様皮疹である．参考所見として針反応がある．

下腿に紅斑を生じる鑑別疾患として，結節性紅斑，Bazin硬結性紅斑，多形紅斑，サルコイドーシスなどがある．BDの結節性紅斑様皮疹は，同様に隔壁性脂肪織炎であるが，急性期には好中球が優位の炎症細胞浸潤があり，真皮から脂肪織にかけて血管（主に静脈）周囲に好中球が浸潤する．ほかに紅斑を生じる鑑別疾患として，Sweet病，壊疽性膿皮症，膠原病などがある．

BDの毛嚢炎様皮疹（痤瘡様皮疹）は顔面以外に四肢（とくに大腿），体幹にも生じ，診断の参考になる．尋常性痤瘡と鑑別になる．

皮下の表在性静脈炎の鑑別疾患として，結節性紅斑，多形紅斑，Bazin硬結性紅斑などがある．

## e 重症度評価（活動性評価）

結節性紅斑様皮疹は淡い紅色調の結節が下肢に生じるが，中等症以上では有痛性結節が四肢に多発し，関節症状，倦怠感などの全身症状を伴う．時に臨床症状が有痛性の血栓性静脈炎に類似する．毛嚢炎様皮疹は中等症以上では顔面以外に体幹，四肢（大腿など）にも多発する．

## f 管理・治療の実践

皮膚粘膜症状を含めた診療ガイドライン（2020年）が提案されている[1]．

BDの治療は，急性期には各臓器の炎症症状を鎮静化する治療が主体となる．皮膚症状の局所治療として軽症例ではGC外用薬を使用する．colchicineは免疫細胞の活性を抑制し好中球の炎症部位への移動を抑制するために，BDの各臓器の治療に有効で，皮膚病変においても主たる治療薬となる．中等症以上の症例や再燃を繰り返す症例ではGC外用にcolchicineやGC全身投与を併用する．

Ⅳ．疾患別の最新診療指針 ｜ D．自己炎症性疾患

軽症〜中等症の結節性紅斑様皮疹に安静，GC（ストロングクラス以上）の外用を行う．colchicineは結節性紅斑様皮疹の急性期の炎症の鎮静化や長期の再燃の予防に有効である．GC全身投与も急性期の抗炎症作用があり，中等症以上の症例では有効である．predniso-lone（PSL）（30mg/日より開始），colchicine（1回0.5mgを1日2回）内服を検討する．また，diaphenylsulfoneの有効例が報告されている．

BDでは針反応など過敏反応があり，毛囊炎様皮疹も皮膚の過敏反応と考えられる．同部位にGC外用（ミディアムクラス以上），外用抗菌薬の塗布，抗菌薬内服を検討する．重症例では，colchicineやGC全身投与が有効である．またminocyclineなどの抗菌薬の有効例が報告されている．

皮下の血栓性静脈炎の発赤，腫脹，疼痛などの症状に対して，軽症ではGC外用，重症例ではGC全身投与が有効である．また血栓に対してwarfarinの投与例が報告されている．

長期経過における日常生活では皮膚症状の再燃を避けるため，疲労やストレス，寒冷などにも注意する．

### 文　献

1) 日本ベーチェット病学会（監）：症状，身体所見．ベーチェット病診療ガイドライン2020，診断と治療社，p54-56，2020
2) Nakamura K, et al：Mucocutaneous manifestation of Behçet's disease. Front Med (Lausanne) **7**：613432, 2020

## 04-5　外陰部潰瘍

### a ｜ 疫学・予後

外陰部潰瘍の有病率は2012年の厚生労働省臨床個人票データベースによると女性70.5％，男性44.2％である[1]．口腔内アフタと同様にBDの初発症状であるが，疾患特異性がより高い症状である．外陰部潰瘍は瘢痕を残さずに治癒することが多いが，激痛を伴い，しばしば多発するため，患者のADLに大きく影響を及ぼす．

### b ｜ 病　態

口腔内アフタと同様に，外陰部潰瘍においても外陰部に存在している病原微生物が病態に関与することが推測されている．すなわち，局所の感染を契機として病原微生物によって自然免疫系，獲得免疫系が活性化されるが，患者の免疫系・遺伝的背景により，その免疫応答が過剰に惹起されることで組織障害が引き起こされると考えられている．

### c ｜ 自覚症状，身体所見，検査所見

#### 1）自覚症状・身体所見

激痛を伴う外陰部潰瘍で，しばしば多発する．

好発部位は，男性では陰囊が多いが陰茎や亀頭にも生じる．女性は大小陰唇［口絵23］に好発する．時に肛門周囲［口絵23］や鼠径部にも生じる．潰瘍は円形で激痛を伴い，しばしば多発する．痂皮・血痂が付着し，しばしば穿掘性となる．瘢痕を残さずに治癒することが多いが，

大型の潰瘍の場合には瘢痕を残すことがある.

### 2）検査所見

本症状に特有の検査所見はない．そのため，後述する鑑別疾患の診断のための検査（ウイルス抗原検査，皮膚生検，血液検査など）を施行する．

## d | 診断方法および鑑別疾患

激痛を伴い水疱・潰瘍を生じる単純ヘルペス感染症を鑑別する．単純ヘルペス感染症では，小型の潰瘍が集簇している場合が多いが，診断には水疱・潰瘍部からのウイルス抗原の同定，Tzanck 試験でのウイルス性巨細胞の確認などを行う．そのほか，壊疽性膿皮症，固定薬疹，梅毒などが鑑別疾患となりうるため，必要に応じて皮膚生検を行う．

## e | 重症度評価

口腔内アフタと同様に，潰瘍の数・大きさ，痛みの程度，再発頻度，日常生活の障害，の観点から個々に判断する．とくに日常生活の障害が生じているかどうかが重要である．

## f | 管理・治療の実践

急性期の治療としては，一般的にGC外用薬を使用する．疼痛の著しい大型の外陰部潰瘍や多発性で外用治療に抵抗性の難治性病変には，colchicine 内服やGCの全身療法を試みる．外陰部潰瘍は強い自発痛，激痛を伴うことが多いため，早期に治療を開始し疼痛緩和をはかる．細菌の二次感染が疑われる場合には，抗菌薬の全身投与を行う．

【処方例】
**軽症例**
- betamethasone valerate/gentamicin sulfate 軟膏1日1〜数回患部に塗布
- betamethasone butyrate propionate 軟膏1日1〜数回患部に塗布

**中等症以上の場合**
- colchicine 1回0.5mgを1日2回

**上記治療でも効果不十分の場合**
- prednisolone 1回10mgを1日1回，朝，症状により適宜増減

### 文　献
1）日本ベーチェット病学会（監）：疫学（症状，重症度の変遷）．ベーチェット病診療ガイドライン2020，診断と治療社，p42-46，2020

Ⅳ．疾患別の最新診療指針 │ D．自己炎症性疾患

## 04-6 関節炎

### a │ 疫学・予後

　BDに生じる関節炎は副症状と位置づけられており，診断においても重要な症候である．BDにみられる筋骨格系の症状は，イラン37％，日本57％，中国30％，韓国38％，ドイツ53％に認められるとされ，とくに人種差などなく各国共通にみられる[1]．関節炎は非対称で回帰的に生じる特徴があり，罹患関節は膝・足・手関節などの比較的大関節にみられる．関節リウマチ（RA）に認められるような骨びらんや骨破壊の頻度は少なく，自然寛解することもある．したがって，関節炎に関する機能予後は比較的良好とされるが，関節破壊も1～2％で報告されており，疼痛，腫脹関節に対するX線での評価は重要である．

### b │ 病　態

　関節炎での滑膜生検では，表在性の潰瘍，形質細胞の減少，リンパ球濾胞形成などがみられる．関節液中の細胞数は上昇するが，約6割でムチンクロットは良好に形成されており，RAの所見とは異なる．眼病変，消化器病変に対して投与された抗TNF抗体が同時に関節炎に対しても有効であったとの報告より，関節局所での疼痛，腫脹などの炎症病態形成においてTNF-αが関与していると考えられる．

### c │ 自覚症状，身体所見，検査所見

#### 1）自覚症状
　膝・肘・足関節などに疼痛がみられ熱感を伴うが，RAとは異なり片側性で手指などの小関節には認められず，関節の変形やこわばりがないことが多い．痛風と同様の急性発症の単関節の疼痛を認めることがあるが，超急性発症は少ない．

#### 2）身体所見
　関節炎所見（腫脹，圧痛，発赤など）は通常，非対称的に大関節に認められ，回帰的に発症する特徴がある．また，治療に関係せずに自然消退する場合もある．47例のBD患者の前向き経過観察では，計80回の関節炎はすべて4関節までの寡関節炎であった．2/3が単関節炎で，罹患関節は膝・足・手関節が最も多く，脊椎，肩，仙腸関節炎はまれであった．
　変形はまれで，亜急性（2ヵ月以内）が82％，3ヵ月～4年持続するのは18％と，持続的な関節炎の頻度は低い[2]．

#### 3）検査所見
　BDの関節炎に特異的な検所見はない．血液検査では，炎症を反映してCRP，赤沈などの上昇がみられる．他の疾患との鑑別において，血清尿酸値，抗CCP抗体を含む各種自己抗体，補体，HLA-B27の有無の検索などが必要である．急性単関節炎の際には，化膿性関節炎との鑑別のために関節液の性状，細菌学的検査が必要である．
　画像検査において，20例のBD患者の後ろ向き解析では，11例に関節近傍の骨吸収像，9例に手根骨のcarpal rotation，3例で関節裂隙狭小化が認められたほか，1～2％で破壊性関節炎が認められた．関節エコー図検査では，BD患者30例の膝関節を関節エコー図検査を施行

したところ46%に滑膜増殖，13%にパワードプラ陽性，10%に骨表面のびらんを認めた[3].

## d │ 診断方法および鑑別疾患

BDの関節炎は非特異的であり，非びらん性関節炎の鑑別となるが，対象疾患は多数あげられる．痛風，全身性エリテマトーデス（SLE），脊椎関節炎（SpA），HLA-B27関連疾患，CD，UC，自己炎症症候群，SAPHO症候群，再発性多発軟骨炎，ANCA関連症候群，線維筋痛症などとの鑑別が重要となる[1].

鑑別において重要な情報は，発熱の周期・程度，消化器病変の有無，骨炎・骨膜肥厚，軟骨炎，SpA，腱鞘炎，皮膚症状（乾癬，膿疱など），精神神経症状の有無などである．

## e │ 重症度評価

基本的に寡関節炎であり，腫脹関節数，圧痛関節数などは数ヵ所のことが多いので，RAのような罹患関節数による活動性評価はしにくい．ただし，腫脹の程度や局所の熱感が強いときには活動性は高いと考えられる．ADL障害の程度，CRP値などが重症度と関連し，まれではあるが骨びらんなどがある場合には活動性・重症度は高い．日本ベーチェット病学会の定める重症度分類において，眼症状以外の主症状（口腔粘膜のアフタ性潰瘍，皮膚症状，外陰部潰瘍）がみられ，さらに眼症状として虹彩毛様体炎が加わったものあるいは関節炎や副睾丸炎が加わったものが重症度stage Ⅱとされ，Ⅱ度以上が医療費助成の対象となる[4].

## f │ 管理・治療の実践

BDの関節炎の治療は，関節炎がBDによるものかをきちんと鑑別したうえで行う．BDの不全型以上を満たし，急性または亜急性の単関節または寡関節炎がみられた場合に，必要な検査を行い他の疾患による関節炎を鑑別する．

治療方針は急性期と慢性期に分けられる[1,5]（図1）．実臨床においては，関節痛の緩和のために急性期に非ステロイド性抗炎症薬（NSAIDs）やGCを使用し，colchicineやAZPなどを併用してGCを減量する方法がとられることが少なくない．しかし，コントロールを設定した検証は十分ではない．

急性期炎症に対しては，短期間のNSAIDsの投与が提案される．効果不十分の場合には関節炎の緩和にGCを併用することも考慮されるが，関節炎は自然寛解することも少なくないため，またGCの長期使用では易感染性，骨粗鬆症，動脈硬化，耐糖能低下などの副作用が多いことから，使用は短期間にとどめるべきである．また，急性関節炎へのGC関節注射も選択肢となる．

一方，新たな発作の予防に関してはランダム化比較試験において，colchicineの臨床的有用性が確認され，EULARの治療推奨にあげられている[1,6]．colchicine 1～2mg/日とプラセボの2年間でのランダム化比較試験において新規の関節発作の抑制と腫脹関節を抑制し，有害事象には差を認めなかった．また，プラセボの設定がないが，colchicine 1mg/日単独あるいはpenicillin G筋注120万単位/月併用による5ヵ月間の加療で関節および皮膚粘膜病変を抑制したとの報告もある．

また，眼病変に対しては，AZP 2.5mg/kgを2年間投与された群ではプラセボに比して新規関節炎発症抑制率が低いとの報告がなされている．関節炎，眼症状，口腔潰瘍，外陰部潰瘍のすべてに抑制的に作用した．MTXの関節炎に対する有効性を示す報告は乏しいが，実

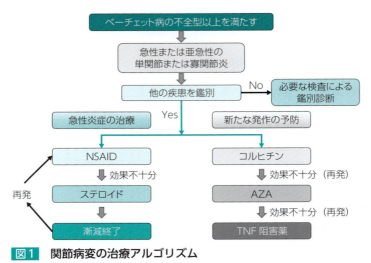

**図1** 関節病変の治療アルゴリズム
[日本ベーチェット病学会（監）：ベーチェット病診療ガイドライン2020，診断と治療社，2020より許諾を得て転載]

臨床では国内外で使用されており，TNF製剤に先行して使用される．

コントロールのない少数例での報告では，眼症状，皮膚症状，消化器症状に対して使用したIFX，etanercept，adalimumabが併存する関節炎にも有効であったとの報告は多い．再燃を繰り返す関節炎でMTXを含む2種類以上の免疫抑制薬にて効果不十分でGCを7.5 mgから減量できない場合には，生物学的製剤投与を考慮することが提案されている[5]．

BDの関節炎は発作と寛解を繰り返して自然寛解することもありうることから，関節炎のみの場合には急性期治療以上の加療は必ずしも必要とされない．

> 【処方例】
> - NSAIDs：indomethacin 100 mgを1日4回で有効との報告があるが，実臨床ではloxoprofen 180 mgを1日3回あるいはCOX2選択性の高い薬剤［celecoxib 200〜400 mgを1日2回（400 mgはRAのみ保険適用）］などの投与が理想的と考えられる
> - GC：急性期に他の療法と併用し，短期間で減量中止する
> - colchicine 1〜2 mg/日（保険適用は痛風発作の緩解および予防，家族性地中海熱）
> - azathioprine 2.5 mg/kg/日
> - 抗TNF抗体：関節炎単独では保険適用外．眼・腸管・血管BDに対する用法で有効との報告あり（他項参照）

### 文献

1) Hatemi G, et al：EULAR recommendations for the management of Behçet's disease. Ann Rheum Dis **67**：1656-1662, 2008
2) Yurdakul S, et al：The arthritis of Behçet's disease：a prospective study. Ann Rheum Dis **42**：505-515, 1983
3) Ceccarelli F, et al：Knee synovitis in Behçet's disease：a sonographic study. Clin Exp Rheumatol **25**(supple 45)：s76-s79, 2007
4) 日本ベーチェット病学会：診断基準，重症度分類．https://www-user.yokohama-cu.ac.jp/~jbehcet/jigyou/shindan.html ［アクセス年月日：2024年6月1日］
5) 日本ベーチェット病学会（監）：ベーチェット病診療ガイドライン2020，診断と治療社，2020

6) Yurdakul S, et al：A double-blind trial of colchicine in behchet's syndrome. Arthritis Rheum **44**：2686-2692, 2001

## 04-7 精巣上体炎

### a 疫学・予後

BDの副症状の一つに精巣上体炎がある．本邦では男性BD患者の約5％に精巣上体炎を合併し，他の副症状と比べ発現頻度は決して高くない[1]．

Choらは，精巣上体炎合併例と非合併例を比較して，前者では陰部潰瘍，皮膚病変，関節炎，中枢神経病変の合併率，針反応陽性率が高く，比較的重症例に多い傾向にあるとしている[2]．Tomizukaらの調査では，精巣上体炎はBD発症時に同時に出現することが多く，その後再燃を繰り返す症例は少なく，眼病変や特殊病型と比較して予後良好な合併症であった[3]．

### b 病 態

BDに基づく血管炎の波及が精巣上体炎の病態として考えられる．

### c 自覚症状，身体所見，検査所見

#### 1）自覚症状，身体所見
精巣の疼痛，陰嚢の発赤，腫大，腫脹があり，数日〜2週間程度続く．再発を繰り返す精巣上体炎ではしこりとして触知される．

#### 2）検査所見
除外診断が重要であり，一般尿検査，尿培養検査とともにクラミジア，淋菌，梅毒などの検査も行う．画像検査ではドプラ超音波検査が病変部位や精索静脈瘤の確認に役立ち，MRIは腫瘍性病変を鑑別するのに有用である（**図2**）[4]．

### d 診断方法および鑑別疾患

ムンプス精巣炎，精巣上体結核，多発血管炎性肉芽腫症（GPA），精索捻転なども鑑別にあがるため，必要に応じて検査を進める．とくに反復性や両側性の精巣上体炎の場合には，BDの可能性も念頭に置いて鑑別診断を進める．

### e 管理・治療の実践

軽症の場合には，経過観察のみで自然消退することもあるが，発症早期に感染症を除外するのは困難な場合が多く，抗菌薬と抗炎症薬を併用する．BDの精巣上体炎は比較的GCに反応はよいが，減量とともに再燃することもあり，免疫抑制薬の投与も考慮を要する（**図2**）[4]．

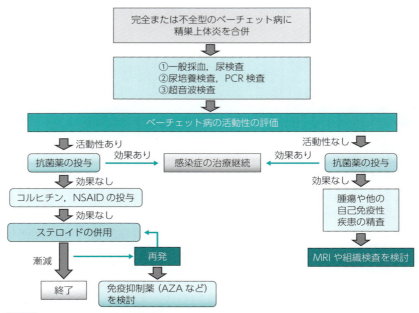

**図2** BDの精巣上体炎の診断と治療のアルゴリズム

[日本ベーチェット病学会(監):ベーチェット病診療ガイドライン2020, 診断と治療社, 2020より許諾を得て転載]

---

【処方例】

**軽症例**
- colchicine 1回0.5〜1.0mgを1日1回
- loxoprofen 1回60mgを1日3回

**中〜重症例**
- prednisolone 1回20〜30mgを1日1回

---

### 文　献

1) Ideguchi H, et al：Behçet disease：evolution of clinical manifestations. Medicine (Baltimore) **90**：125-132, 2011
2) Cho YH, et al：Clinical features of patients with Behçet's disease and epididymitis. J Urol **170**：1231-1233, 2003
3) Tomizuka T, et al：Natural history of Behçet's disease focusing on remission of oral ulcers. Mod Rheumatol Mod Rheumatol **33**：566-573, 2023
4) 日本ベーチェット病学会(監)：精巣上体炎診断治療アルゴリズム. ベーチェット病診療ガイドライン2020, 診断と治療社, p58, 2020

# 04-8 腸管Behçet病

## a | 疫学・予後

腸管BDは，BDの完全型・不全型の診断基準を満たし，腹部症状を伴う円形・類円形の境界明瞭な深掘れ潰瘍を回盲部に認めるのが特徴である．同様の病変を有しても完全型・不全型の基準を満たさない症例は単純性潰瘍と診断される．実臨床では両者を同一疾患として診療する場合もある．BDの腸管症状は東アジア・米国で多く，トルコ・チュニジア・スペイン・英国では少ないとされ，近年では眼病変の減少とともに腸管病変が増加しているという報告もある[1,2]．重症例では，腸管穿孔・大量出血により入院・手術に至ることもあり，再手術を要する症例も認められる．生命予後を左右する可能性があるため特殊型に分類されている．

## b | 病　態

腸管BDは，BDのさまざまな症状のうち副症状としての腸管症状が強く現れた病態である．BDの個々の症例により全身症状出現の程度はさまざまで，なぜ腸管BDのような特殊病態が出現するのかは明らかではない．

## c | 自覚症状，身体所見，検査所見

### 1）自覚症状

腸管BDは回盲部に特徴的な潰瘍を呈するため，（右下腹部の）腹痛を中心に，下痢・血便・発熱の頻度が高い．腸管BDの腸管外症状の合併については口内炎の合併は多いが，眼病変の合併は少ないとされる[3]．高齢者では症状が出現しにくい場合もあるので注意する．

### 2）身体所見

多量の出血を認めた場合は貧血の進行やショックをきたす場合もある．深掘れ潰瘍が筋層・漿膜に達すると強い腹痛を認め，右下腹部を中心とした圧痛・筋性防御・腹膜刺激徴候が出現する．

### 3）検査所見

血液検査では炎症反応の亢進（CRP上昇，赤沈高値）や貧血の進行（Hb低下）を認める．腹膜炎や腸管穿孔をきたすとCT検査にて腸管周囲の脂肪織濃度の上昇など炎症波及所見やfree airの出現が認められ，腹腔内膿瘍や穿通・瘻孔を認める場合もある．

## d | 診断方法および鑑別疾患

内視鏡（やX線造影）にて回盲部の特徴的な潰瘍病変を確認し，病理検査では慢性活動性非特異的炎症所見が認められる．BD診断基準の完全型または不全型の条件を満たすことは上述のとおりである．鑑別疾患としてCD，腸結核，NSAIDs潰瘍を除外する必要があるが，鑑別が困難な症例も存在する．

Ⅳ．疾患別の最新診療指針 ｜ D．自己炎症性疾患

**表4　腸管Behçet病の重症度判定基準**

| | 腹痛[*1] | 圧痛[*1] | 消化管出血[*1] | CRP（mg/dL） | 潰瘍病変[*2] |
|---|---|---|---|---|---|
| Grade 0 | なし | なし | なし | 基準値以下 | 潰瘍なし（瘢痕病変のみも含む） |
| Grade 1 | 軽度（日常生活に支障を感じない程度の軽い痛み） | | 基準値超〜1.0未満 | 1cm未満のアフタ・潰瘍 | |
| Grade 2 | 中等度（時に日常生活に支障を感じるほどの痛み） | 圧痛あり・腹膜刺激徴候なし | 顕性出血あり | 1.0以上 | 1cm以上の境界明瞭な浅い潰瘍（円形・類円形・不整潰瘍・地図状潰瘍など） |

寛　解：Grade 0の5項目すべてを満たす
軽　症：Grade 1の1項目以上を満たすが，Grade 2以上の項目を含まない
中等症：Grade 2の1項目以上をを満たすが，重症の基準を含まない
重　症：以下1つ以上の臨床症状・他覚的所見・画像所見を満たす場合を重症とする
 ・ 強い腹痛[*1]（日常生活に制限が出る我慢のできない痛み）
 ・ 腹膜刺激徴候
 ・ 血圧低下または輸血を要する消化管出血[*2]
 ・ 深掘れ潰瘍[*3]
 ・ 腹腔内膿瘍
 ・ 穿通・穿孔

[*1]：腸管Behçet病の消化管病変に由来したもののみ
[*2]：重症度が高く内視鏡が危険な場合を除き，原則内視鏡検査を含めて判定を行う潰瘍病変が複数存在する場合には最もGradeの高い病変で評価する（回盲部以外の病変を含む）
[*3]：深掘れ潰瘍：辺縁が断崖状に切れ込んだ境界明瞭な深い潰瘍

**手術適応**
 ・ 絶対的手術適応：穿孔・線維化した高度狭窄・腹腔内膿瘍・大量出血
 ・ 相対的手術適応：内科的治療に抵抗する難治例・瘻孔形成

［厚生労働科学研究費補助金難治性疾患政策研究事業，難治性炎症性腸管障害に関する調査研究，令和3年度総括・分担研究報告書，2021より引用］

## e ｜ 重症度評価

　　本邦では腸管BD自体の重症度判定基準は確立されていない．「ベーチェット病診療ガイドライン」では腸管BDの重症度評価として，症状・炎症反応・腸管潰瘍病変などから総合的に判断するよう提案されている[3]．そこで，ベーチェット病に関する調査研究班と難治性炎症性腸管障害に関する調査研究班の合同プロジェクトとして，内視鏡所見を含む重症度判定基準が作成・報告された（**表4**）．現在，判定基準の妥当性を検討する多施設共同研究を行っている．この判定基準により重症度判定後の治療法選択が前述のガイドラインも参考にしつつ適切に行われると考えている．

## f ｜ 管理・治療の実践

　　寛解導入療法として，軽症〜中等症には5-アミノサリチル酸（5-ASA）製剤またはsalazosulfapyridineを，中等症〜重症例にはGCまたは抗TNF-α抗体製剤の投与を検討する．栄養療法やcolchicineの投与が選択されることもある．難治例には外科手術も選択される．

GCの漸減中に再燃する場合はチオプリン製剤の投与を検討する．GCと抗TNF-α抗体製剤の位置づけは「ベーチェット病診療ガイドライン」では同列になっているが[3]，重症例に対しては抗TNF-α抗体製剤が選択されることが多いと筆者らは考えている．

寛解維持療法としては，5-ASA製剤，チオプリン製剤，抗TNF-α抗体製剤，colchicine，栄養療法などが選択される．

内科的治療で改善が期待できない病態には手術適応があり，穿孔・高度狭窄・腹腔内膿瘍・大量出血や難治例・瘻孔形成した症例は手術が検討される．

---

**【処方例】**
- prednisolone 0.5～1.0 mg/kg/日の初期投与量を1～2週間継続，改善があれば週5 mgずつ漸減，可能な限り中止する．漸減中に再燃する場合はazathioprineの投与を考慮
- adalimumab 初回160 mg，2週後80 mg，4週後40 mg，皮下注，有効例はその後隔週40 mg皮下注の維持療法へ移行
- infliximab 5 mg/kgを0・2・6週の3回，点滴静注，有効例はその後8週ごとに同量で維持投与

---

**文　献**

1) Sibley C, et al：Behçet syndrome manifestations and activity in the United States versus Turkey：a cross-sectional cohort comparison. J Rheumatol **41**：1379-1384, 2014
2) Watts RA, et al：Global epidemiology of vasculitis. Nat Rev Rheumatol **18**：22-34, 2022
3) Watanabe K, et al：Evidence-based diagnosis and clinical practice guidelines for intestinal Behçet's disease 2020 edited by Intractable Diseases, the Health and Labour Sciences Research Grants. J Gastroenterol **55**：679-700, 2020

---

## 04-9　神経Behçet 病

### a ｜ 疫学・予後

脳実質の炎症性病変に起因する中枢神経障害は，BD患者の約5～10％に認められ[1]，臨床症状と治療反応性から急性型と慢性進行型に大別される[2]．急性型（神経BDの70～80％）のGCに対する反応性は通常良好である．CyAにより誘発されるタイプも存在する．一方，慢性進行型の精神神経症状は治療抵抗性で予後不良である．男性，喫煙，HLA-B51は慢性進行型のリスク因子である．

### b ｜ 病　態

BDの病理学的特徴として，血管周囲炎（perivasculitis）と血栓形成能の亢進（thrombiphilia）がある．神経BDにおいても，Tリンパ球やマクロファージなどの細小静脈周囲の細胞浸潤（perivascular cuffing）やIL-6を中心とする炎症性サイトカイン産生亢進を介して神経組織が傷害される機序が想定される[3]．

# c | 自覚症状，身体所見，検査所見

## 1）自覚症状

急性型では急性あるいは亜急性に頭痛，発熱，意識障害，片麻痺や脳神経麻痺などの局所神経症状をきたす．局所症状は運動麻痺が中心で知覚障害は少ない[4]．慢性進行型では急性型の発作から数年の間隔をおいて精神症状（認知症様症状，人格変化），体幹失調，構音障害，排尿障害などが出現し，緩徐に進行することが多い[4,5]．

## 2）身体所見

中枢神経病変は脳幹（とくに上部，腹側部）を中心に，中脳，大脳基底核，間脳，大脳皮質下白質にまで及び，錐体路障害，脳幹症状（脳神経麻痺，外転神経麻痺などの眼球運動障害，眼振，口蓋ミオクローヌス），仮性球麻痺，小脳症状（失調性歩行や構音障害など），高次機能障害など多彩な神経学的所見を呈する[5]．

## 3）検査所見

急性型の髄液検査では，細胞数および蛋白の中等度以上の上昇を認め，細胞分画では好中球が増加し化膿性髄膜炎との鑑別が必要になる場合もある[4]．髄液IL-6も増加するが，回復期には細胞や蛋白とともに低下する[3]．障害部位は頭部MRIのFLAIR画像において高信号域として描出される．高信号域の多くは治療後に消退することが多く，血管性浮腫の影響が大きいと考えられる．

慢性進行型では，髄液中の細胞数および蛋白の上昇は軽度であるにもかかわらず，髄液IL-6が持続的に異常高値を呈する．頭部MRIでは，脳幹や小脳・大脳の萎縮，第三脳室の拡大を認める．

# d | 診断方法および鑑別疾患

神経BDに特異的な検査はない．中枢神経系の感染症，腫瘍（リンパ腫，神経膠腫，転移性脳腫瘍），脳血管障害，神経免疫疾患（多発性硬化症，視神経脊髄炎，急性散在性脳脊髄炎，自己免疫介在性脳炎，Bickerstaff型脳幹脳炎，サルコイドーシス），変性疾患（脊髄小脳変性症），傍腫瘍性神経症候群，薬剤性脳症，代謝性脳症などを除外したうえで，完全型または不全型BDの基準を満たし，神経病変を伴う場合に神経型BDと診断する[2]．

急性型の分類基準における髄液細胞数のカットオフ値は$6.2/mm^3$である（図3）．慢性進行型では，髄液IL-6の17pg/mL以上の増加が2週間以上持続すること，または髄液IL-6の17pg/mL以上の増加に加えてMRIで脳幹萎縮を認めることが必要である（図4）．

# e | 重症度評価

急性型でも大発作をきたした場合は重篤な後遺症をきたす可能性があり，頭痛や発熱に加えて，再発回数や局所神経症状，頭部MRI，髄液所見などを参考に重症度を評価する[4]．慢性進行型は治療抵抗性の予後不良な病態であり，重症度は高く，早期診断と早期治療が必要である．

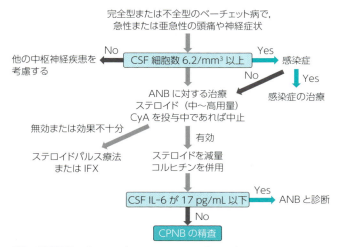

**図3** 急性型神経BD（ANB）の診断と治療アルゴリズム

[日本ベーチェット病学会（監）：ベーチェット病診療ガイドライン2020，診断と治療社，2020より許諾を得て転載]

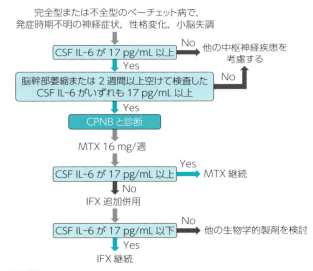

**図4** 慢性型神経BD（CPNB）の診断と治療アルゴリズム

[日本ベーチェット病学会（監）：ベーチェット病診療ガイドライン2020，診断と治療社，2020より許諾を得て転載]

## f ｜ 管理・治療の実践

　急性型でCyAを投与していた場合は中止し，中等量以上のGCで治療を開始し漸減する（急激な減量は眼病変を誘発する可能性がある）．一般に治療反応性はよいが，効果不十分な場合はステロイドパルス療法を行う．colchicineを使用しても再発する場合はinfliximab（IFX）の使用を考慮する（図3）．

IV. 疾患別の最新診療指針 │ D. 自己炎症性疾患

> 【処方例】
> ● prednisolone 1日40mgを1～2回に分服，初期量を2～4週間投与し，漸減
> ● colchicine 1回0.5～1mg（0.5mg錠1～2錠）を1日1～2回，朝夕

　慢性進行型の治療目標は髄液IL-6低値（17pg/mL以下）を維持し，精神神経症状や脳幹萎縮の進行を抑制することである．慢性進行型にGCやAZP，cyclophosphamide（CY），colchicineは無効であり，MTXで治療開始する．MTXへの反応が不十分な場合はIFXを併用する（図4）．

> 【処方例】
> ● methotrexate 週に6～16mg（2mgカプセル3～8カプセル），低用量から開始して漸増
> ● infliximab 1回5mg/kg，初回投与後2週・6週に投与，以後8週間隔で投与，6週の投与以後は10mg/kgまで増量可

### 文　献

1) Soejima Y, et al：Changes in the proportion of clinical clusters contribute to the phenotypic evolution of Behçet's disease in Japan. Arthritis Res Ther **23**：49, 2021
2) 日本ベーチェット病学会（監）：中枢神経病変（神経型ベーチェット病）．ベーチェット病診療ガイドライン2020，診断と治療社，p34-37，2020
3) Hirohata S, Kikuchi H：Changes in biomarkers focused on differences in disease course or treatment in patients with neuro-Behçet's disease. Intern Med **51**：3359-3365, 2012
4) Akman-Demir G, et al：Clinical patterns of neurological involvement in Behçet's disease：evaluation of 200 patients：The Neuro-Behçet Study Group. Brain **122**（Pt 11）：2171-2182, 1999
5) 川畑仁人：中枢神経．日内会誌 **102**：2532-2542，2013

## 04-10 　血管Behçet病

　BDの血管病変は，肺血管系を含めた大小さまざまな動静脈に分布し，Chapel and Hill Consensus Conference 2012（CHCC 2012）ではvariable vessel vasculitis（VVV）に分類される．とくに比較的大型の血管に病変が生じ，症状が前面に立つ場合，血管型BDとされる[1,2]．

### a │ 疫学・予後

　血管病変は，海外では30％を超える出現頻度が報告される一方で，本邦では6.3～15.3％と低い[1,2]．病変部位は静脈優位で，多発することが多く，肺動脈瘤などの重症型は若年男性に多い．BD患者817例中死亡41例を解析した海外のコホートでは，平均死亡年齢は34.8±11.9歳で，死因の43.9％が血管病変（動脈系26.8％，静脈系17.1％）であった[3]．本邦での出現頻度は低いが，若年死亡リスクの観点から血管病変の克服は重要な臨床課題である．また，脳静脈洞血栓症はしばしば神経型の非実質型に分類されるが，本邦のガイドラインでは臨床的な対応は血管型に準ずるものとしている．

### b │ 病　態

　BDの病態には自己免疫や自己炎症が関与しているが，病理所見としては血管の炎症を基

盤したもので，病変局所にはリンパ球，好中球の浸潤がみられる．比較的大型の血管に病変が生じた場合，血管型としての病型をとる．静脈血栓も血管壁の炎症によるものと考えられ，その治療には免疫抑制療法が適応になる．

## c | 自覚症状，身体所見，検査所見

### 1）深部静脈血栓症（DVT）

DVTは最も頻度が高く，膝窩静脈，大腿静脈など下肢に好発し，その遠位部の腫脹，側副血行路による表在性怒張，うっ滞性皮膚炎，皮膚潰瘍などをきたす．多発・再発するのが特徴である[1,2]．

### 2）動脈瘤・動脈閉塞

急性期には発熱などの全身症状を伴い，罹患血管支配領域の虚血症状などが出現する．大動脈瘤は無症状のまま潜在的に巨大化した腹部大動脈瘤として発見されることもあれば，上行大動脈に病変が生じ，大動脈弁閉鎖不全を合併し予後不良となることもある．また，末梢動脈瘤は仮性動脈瘤で破裂のリスクがある[1,2]．

### 3）肺動脈病変

若年男性に多く，BDの主要な死因の一つである．典型的には壁在血栓を伴う肺動脈瘤で，下葉に好発する．肺血管病変はDVTとの併存が多く，動脈瘤を伴わない肺血栓はDVTによる塞栓との鑑別が問題となる．また，心房内血栓の合併もある[1,2]．

## d | 診断方法および鑑別疾患

BDにおける血管病変の局所診断には画像評価が必須であり，超音波検査，造影CT，MRAなどを用いて，血栓の存在，閉塞病変や瘤を確認する[1,2]．

鑑別診断として，静脈病変では血液凝固異常，抗リン脂質抗体症候群（APS），腫瘍関連血栓症，動脈病変では高安動脈炎（TAK），Buerger病，感染性動脈瘤，巨細胞性動脈炎（GCA），結節性多発動脈炎（PAN），川崎病，冠動脈瘤の鑑別として川崎病，慢性動脈周囲炎を含むIgG4関連疾患などがあげられる[1,2]．

## e | 重症度評価

全身の炎症所見，局所病変の性状および症状を踏まえ包括的に判断する．動脈瘤，肺血栓塞栓症，上大静脈症候群，下大静脈血栓症，Budd-Chiari症候群，脳静脈洞血栓症および再発を繰り返すDVTは重症と判定され，強力な免疫抑制療法や手術の適応となる．

## f | 管理・治療の実践[4,5]

急性DVTに対してはPSLとAZPなどの免疫抑制薬を併用し，warfarinによる抗凝固療法も検討するが，DOACの使用経験も蓄積されつつある．また，肺動脈を含めた動脈病変およびBudd-Chiari症候群などの重症静脈病変に対しては，GCパルス療法とCY間欠静注療法（IVCY）を併用し，AZPなどで維持療法を行う．また，治療抵抗例ではTNF阻害薬の有効性が報告されている．

Ⅳ. 疾患別の最新診療指針 ｜ D. 自己炎症性疾患

　末梢動脈瘤については血管内治療の治療成績も蓄積されつつある．動脈瘤の切迫破裂や重度の大動脈弁閉鎖不全症は手術適応となるが，術後合併症（縫合不全やグラフト閉塞）や術後の局所再発が多い．

---

【処方例】

急性DVT
- prednisolone（PSL）0.5 mg/kg
- azathioprine 1～2 mg/kg
- warfarin 2～5 mg（至適投与量）
  以後，PSL減量しつつ，維持療法へ移行する．

動脈病変および重症静脈病変
- methylprednisolone sodium succinate 1,000 mg/日を3日間，以後PSL 1 mg/kgより漸減
- IVCY 1回500～1,000 mgを2～4週ごと，計6回
  以後，AZP 1～2 mg/kgで維持療法へ移行する．

---

## 文　献

1) Takeno M, et al：Vascular involvement of Behçet's disease. Behçet's Disease：From Genetics to Therapies, Ishigatsubo Y (ed), Springer, p79-100, 2015
2) 日本ベーチェット病学会（監）：ベーチェット病診療ガイドライン2020，診断と治療社，2020
3) Saadoun D, et al：Mortality in Behçet's disease. Arthritis Rheum **62**：2806-2812, 2010
4) Nagafuchi H, et al：Recommendations for the management of the vascular involvement in Behçet's disease by the Japanese national research committee for Behçet's disease-secondary publication. Mod Rheumatol **34**：182-193, 2023
5) Hatemi G, et al：2018 update of the EULAR recommendations for the management of Behçet's syndrome. Ann Rheum Dis **77**：808-818, 2018

**Ⅳ. 疾患別の最新診療指針　　D. 自己炎症性疾患**

# 05 再発性多発軟骨炎，VEXAS症候群

## a ｜ 疫学・予後

### 1）再発性多発軟骨炎（RP）

　難病情報センターによると，本邦では約500人の患者が指定難病に登録されている．気道病変により窒息や呼吸不全をきたす症例，心血管や中枢神経などに炎症を伴う症例では生命予後不良である．今までRPと診断されていた患者の約10％がVEXAS症候群（VS）と考えられており，予後不良であったRP症例にはVSの患者が混在していた可能性がある．

### 2）VEXAS症候群（VS）

　海外の報告では，Geisinger MyCode Community Health Initiativeに登録された16万3,096人中11人にUBA1バリアントが検出されたことから[1]，この数字から試算すると本邦の潜在的なVS患者数は約8,000人と想定される．結節性多発動脈炎（PAN）など他のリウマチ膠原病と診断されている患者のなかに潜在的にVSが存在していることがある．比較的新しい疾患概念であるため，現状ではVSの予後は不明であるが，横浜市立大学附属病院に2021年から2023年6月までに通院していた8例中3例が肺炎や心不全で死亡したことから，不良と思われる．

## b ｜ 病態メカニズム

　RPの原因は不明であるが，HLA class Ⅱとの関連[2]，血清中の抗Ⅱ型コラーゲン抗体の存在は，獲得免疫異常の関与を示唆している．VSは，造血幹細胞におけるX染色体上に存在するE1ユビキチン活性化酵素UBA1の後天性体細胞バリアントが原因である．ユビキチン化の障害によって発生する好中球や単球などの自然免疫系の機能異常が推定されている．

## c ｜ 自覚症状，身体所見，検査所見

### 1）自覚症状

- RP：耳介や鼻根部の発赤，疼痛，腫脹で気づかれることが多い．気道病変では喘息のような吸呼気時の喘鳴や嗄声で発症する．そのほか関節痛，強膜炎，発熱などの全身症状を伴うことがある．
- VS：高齢男性（UBA1がX染色体に存在しており，原則男性に発症する）の繰り返す発熱，肺炎，全身皮疹で医療機関を受診することが多い．VSによる軟骨炎は耳介・鼻に多く，気道病変の割合は少ないと報告されている．

### 2）身体所見

- RPおよびVS：耳介軟骨炎［口絵24］では耳垂部への波及の少ない，耳介に限局した発赤・腫脹・疼痛を認める．気道病変では吸呼気時に胸骨から頸部にかけて喘鳴を聴取する．また，頸部に圧痛を伴うこともある．眼球結膜に充血を認めることもある．慢性的に経過した場合，耳介の変形や，鞍鼻［口絵25］を認める．

305

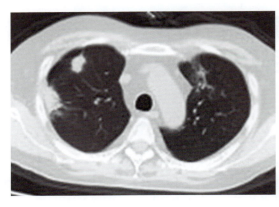

**図1** 胸部単純CTで認める肺浸潤

- VS：全身にSweet病様［口絵26］，結節性紅斑様，紅斑などの多彩な皮疹を認めることがある．

### 3）検査所見
- RP：鼻根，鼻中隔の炎症がCT画像で腫脹として認められる．またCT検査では吸気時に気管の変形を伴う．
- VS：CT画像上に多彩な肺浸潤，すりガラス影，結節影などの所見を認める（図1）．遺伝子検査では*UBA1*のexon 3のMet41，もしくはスプライス部位にモザイクで存在するバリアントを認める．骨髄スメアのMay-Giemsa染色では骨髄球もしくは赤芽球に多発空胞像［口絵27］が認められる．

## d 診断について

### 1）診断の概説
- RP：軟骨炎を病理学的に証明することが重要である．
- VS：まだ診断基準は定まっていないが，全身性の炎症と*UBA1*の遺伝子検査が陽性であることが重要となることが想定される．

### 2）分類基準
- RP：厚労省研究班の診断基準ではMcAdam's Criteriaを改変して使用している．両側の耳介軟骨，関節軟骨，鼻軟骨，眼球，気道軟骨いずれかの炎症，もしくは蝸牛あるいは前庭機能障害の3つ以上，もしくは病理所見が陽性と1つ以上陽性，解剖学的に離れた2ヵ所以上であることが認定要件である．
- VS：2023年6月現在，診断基準は決定していないが，高齢男性，繰り返す肺炎，全身皮疹，大球性貧血，グルココルチコイド（GC）減量困難は重要なサインである．

### 3）鑑別疾患
- RP：VSとの鑑別が重要である．全身皮疹，骨髄異形成症候群（MDS）が存在する場合はVSの可能性が高くなる．そのほかRPに類似した症状を呈するANCA関連血管炎，BDとの合併であるMAGIC症候群などがあげられる．
- VS：RP，Sweet病，ANCA関連血管炎，巨細胞性動脈炎（GCA）の診断基準を満たすことがあり，重要な鑑別疾患である．またトリソミー8などのMDSに合併する炎症性疾

患を鑑別すべきである．骨髄検査を積極的に施行して，スメアで多発空胞像が認められれ
ばVSである可能性が高くなる．

## e | 重症度評価

- RP：厚労省基準では，全身症状，リウマチ様症状，活動性軟骨炎，眼症状，生化学所見な
  どを総合的に評価して点数化する．心血管，神経症状，呼吸器症状を伴う場合は重症とな
  るが，このようなRP症例のなかにはVSが含まれていると想定される．
- VS：重症度評価は存在しないが，GC 30mg以下に減量できない症例，肺炎を繰り返す
  症例，輸血依存の症例では病状が進行して重症化する可能性が高いことを実臨床では経験
  している．

## f | 管理・治療の実践

### 1）管理・治療の基本方針

- RP：他のリウマチ性疾患と同様に，なるべくGCスペアリングを目指し，各種免疫抑制薬
  を調整していく．気管病変の進行を評価する目的で定期的なCTや呼吸機能検査を行う．
- VS：赤血球や血小板数の推移，呼吸器症状の変化に注意する．

### 2）薬物療法

　RP・VSいずれも強固なエビデンスのある治療薬は存在しない．経験的に中等量～高用量
のprednisolone（PSL），免疫抑制薬，生物学的製剤を併用することが多い[3]．VSではPSL
を中止することは困難である．またVSでは，azacitidineやruxolitinibの他のJAK阻害薬
に優る有用性が報告されている[4]．骨髄移植も有望な治療法であるが，患者が高齢であり，
MDSの重症度は低い患者が多いことから，本邦では適応が難しい．

---

**【処方例】**

**RP**
- prednisolone（PSL）1回30～40mgを1日1回，朝，経口投与
- methotrexate 6～16mgを週に1回，朝，経口内服
- tacrolimus 1～3mgを1日1回，朝，経口投与

**VS**
- PSL 1回30～40mgを1日1回，朝，経口投与
- tocilizumab 162mgを週1回，皮下投与

---

### 文　献

1) Beck DB, et al：Estimated prevalence and clinical manifestations of UBA1 variants associated with VEXAS syndrome in a clinical population. JAMA **329**：318-324, 2023
2) Terao C, et al：Genotyping of relapsing polychondritis identified novel susceptibility HLA alleles and distinct genetic characteristics from other rheumatic diseases. Rheumatology (Oxford) **55**：1686-1692, 2016
3) Kunishita Y, et al：case report：tocilizumab treatment for VEXAS syndrome with relapsing polychondritis：a single-center, 1-year longitudinal observational study in Japan. Front Immunol **13**：901063, 2022
4) Heiblig M, et al：Ruxolitinib is more effective than other JAK inhibitors to treat VEXAS syndrome：a retrospective multicenter study. Blood **140**：927-931, 2022
5) Tsuchida N, et al：Pathogenic UBA1 variants associated with VEXAS syndrome in Japanese patients with relapsing polychondritis. Ann Rheum Dis **80**：1057-1061, 2021

# Ⅳ. 疾患別の最新診療指針　　E. その他の全身性疾患

## 01 IgG4関連疾患

### a 疫学・予後

　IgG4関連疾患は，血清IgG4高値に加え，著明なIgG4陽性形質細胞浸潤により種々の臓器腫大や肥厚，線維化をきたす全身性の慢性炎症性疾患である．2001年に濱野らにより硬化性膵炎症例で血清IgG4高値が報告されたことをきっかけにして，本邦でその疾患概念が確立された[1]．Mikulicz病（涙腺唾液腺炎），自己免疫性膵炎，間質性肺炎，間質性腎炎，後腹膜線維症，炎症性大動脈瘤，大動脈周囲炎など，これまで異なる診断名で知られていた多種多様な疾患において，血清IgG4高値と著明なIgG4陽性形質細胞浸潤といった共通の病理学的特徴が次々と報告された．これらの種々の臓器病変を同時性，異時性に合併することが多い．アレルギー疾患の合併が多く，関連が示唆されている．また，悪性腫瘍との関連が示唆される症例も報告されており，腫瘍随伴症候群としての側面も示唆されている．

　2009年の全国調査では，患者数は約8,000人で，平均年齢は58.8歳であった．性別に関しては，男性と女性の比率が2：1であった．涙腺唾液腺病変が最も多く（4,304人），次いで膵病変が2,790人，肺病変が354人，後腹膜の病変が272人であった．ただし，涙腺唾液腺病変だけは，男女比に差がないとも報告されている．2016年の調査では，患者数に明らかな増加がみられ，約13,400人（10.1人/10万人）となった[2]．これは本疾患が広く認知されるようになったためと考えられ，今後患者数はさらに増加すると思われる．

　グルココルチコイド（GC）治療が奏効し生命予後は良好である．ただし，GCの減量・中止によって多くの症例で再燃がみられる．再燃率は3年で14%，5年で25%，10年で40%，15年で50%という報告がある[2]．また，経過中に悪性腫瘍を全身の諸臓器に発症することがあり，注意深い診療が必要である．本邦における全国調査では，IgG4関連疾患患者2,266例中，247例（10.9%）で悪性腫瘍を認めた[3]．本邦で多い胃癌，大腸癌，肺癌のほか，悪性リンパ腫を多く認めた．有病率は10,900.3人/10万人であり，全国がん統計調査における悪性腫瘍の有病率1,834.0人/10万人と比較して有意に高かった．とくに，悪性リンパ腫の有病率が1,985人/10万人と最も高く，続いて胃癌，大腸癌の順であった．悪性腫瘍の診断時期に関しては，診断時から2年以上前が30.5%，診断前後1年以内に46%，診断時から2年以後が31%であった．

### b 病態メカニズム

　本疾患では末梢血中と病変局所の両方で形質芽細胞というB細胞サブセットが増加しており，線維化に寄与している可能性が明らかになっている．患者由来B細胞が線維化促進因子である血小板由来成長因子Bを産生し，線維芽細胞のコラーゲン合成を促進させ，細胞外マトリックスのリモデリングを誘導していることが報告されている[4]．

　T濾胞ヘルパー（Tfh）細胞は，液性免疫応答に関わるCD4陽性ヘルパーT細胞サブセットである．Tfh細胞は二次リンパ組織の胚中心形成と高親和性B細胞の選択，形質細胞への分化誘導に寄与する．本疾患の病変局所では多数の異所性胚中心形成を認め，浸潤するCD4陽性T細胞の大部分がTfh細胞であることが報告されている．Tfh細胞の産生するサイトカ

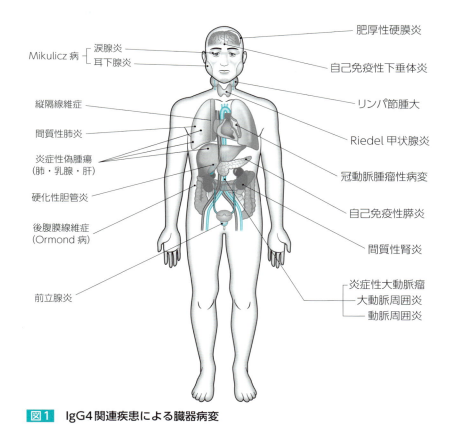

図1　IgG4関連疾患による臓器病変

インであるIL-4はIgG4へのクラススイッチを誘導する．また，Tfh細胞には，Tfh1細胞，Tfh2細胞，Tfh17細胞の3つのサブセットが存在し，本疾患ではTfh2細胞数が増加して血清IgG4値や病変局所に浸潤するIgG4陽性形質細胞数に相関する．Tfh2細胞は機能的に形質芽細胞の分化誘導能を有しており，病態形成の中心を担っている[5]．

　また，患者の末梢血中に増加しているエフェクターメモリーT細胞の遺伝子発現やT細胞受容体の多様性を解析した結果，TGF-β1およびグランザイムなどの線維化関連および細胞傷害性分子関連の遺伝子発現が亢進している細胞集団がオリゴクローナルに増加していることが報告されている[6]．それらの細胞障害性CD4陽性T細胞がグランザイムによる組織傷害後にTGF-β1によりマクロファージや線維芽細胞を刺激して，過剰な組織修復を生じることが本疾患の線維化のメカニズムの一つであることが想定されている．

## C｜自覚症状，身体所見，検査所見

### 1）自覚症状および身体所見

　全身の諸臓器が腫大や線維化を起こしうるため，障害された臓器ごとにさまざまな症状が出現しうる（図1）．たとえば，涙腺や唾液腺病変を罹患した場合，両側性の無痛性腫大をきたし，乾燥症状を伴うことがある．肝・胆・膵病変を罹患した場合には閉塞性黄疸や腹痛をきたしうる．また局所症状以外に，鼻・副鼻腔炎や気管支喘息などのアレルギー症状が主訴となることもある．一方で，健診や人間ドックでの画像所見上の異常を指摘されたことをきっ

Ⅳ．疾患別の最新診療指針 | E．その他の全身性疾患

かけに病院を受診し，無症状のこともある．これらの全身的な症状は，同時期に発症することもあるが，経過中に異時性に認める場合もあり，注意深い問診が重要となる．高熱はきたさない．

### 2）検査所見

共通してみられる血液検査所見としては，血清総蛋白の上昇，末梢血好酸球数の増多，血清IgG値の上昇，血清IgG4値の上昇，非特異的IgE値の上昇などである．肺病変や腎病変を合併している場合には，血清補体価の低下を認めることもある．通常，血清CRP値の上昇は認めないが，後腹膜線維症や大動脈周囲炎を合併している場合には軽度の上昇を認めることがある．

本疾患を疑った場合，頭頸部や胸腹骨盤部のCTやMRI，超音波検査などの画像検査による全身検索が重要である．膵臓，腎臓，後腹膜などに特徴的な所見を呈する場合があり，罹患病変の広がりを把握することができる．また，ガリウムシンチグラフィなどによる全身のスクリーニングも有用である．

病変部の組織学的所見では，著明なリンパ球の浸潤を認める．形質細胞におけるIgG4/IgG陽性細胞比は40％以上であり，強拡大視野で10個以上のIgG4陽性細胞を認める．また，花筵様線維化と呼ばれる特徴的な線維化所見や閉塞性静脈炎を認めることがある．涙腺や唾液腺病変ではとくに異所性のリンパ濾胞構造を認めることが多い．一方，線維化や閉塞性静脈炎などの所見は，涙腺や唾液腺病変ではまれである．

## d | 診断について

### 1）診断の概説と診断基準

厚生労働省研究班は，IgG4関連疾患包括診断基準2011年版を改訂し，2020年版のIgG4関連疾患包括診断基準を発表している（表1）[7]．この診断基準は，臨床的および放射線学的診断，血清学的診断，病理学的診断の3つの要素から構成されている．可能な限り組織診断を加えて，各臓器の悪性腫瘍や炎症性疾患を除外することが重要である．比較的生検困難な臓器病変（膵臓，胆道系，中枢神経，後腹膜，血管病変など）で，十分な組織が採取できず，この診断基準を用いて臨床的に診断困難であったとしても各臓器病変の診断基準を満たす場合には診断できる．

また，ACRとEULARは合同で「The 2019 ACR/EULAR IgG4-RD Classification Criteria」を発表している[8]．この分類基準は，エントリークライテリアとして好発する10臓器（膵臓，胆管，眼窩，涙腺，唾液腺，後腹膜，腎臓，大動脈，硬膜ならびに甲状腺）の病変を有する患者に対して作成されたもので，特異度を上げるために，頻度がまれな臓器（前立腺や皮膚など）は除外されている．さらに，感染症，悪性腫瘍，血液疾患やその他の免疫疾患を有する患者を除外することが定められている（表2）．これはIgG4関連疾患とは異なる臨床像でありながら血清IgG4値や病理組織でのIgG4陽性形質細胞数だけからIgG4関連疾患と誤診されている症例が少なからず存在している問題点を踏まえたためである．その後8つのドメインからなるRelative Criteria（表3, 4）のうちどの項目が該当するかを評価して20点以上の症例がIgG4関連疾患と分類される．

### 2）鑑別疾患

癌，悪性リンパ腫やSjögren症候群（SjS），原発性/二次性硬化性胆管炎，多中心性Castleman病，二次性後腹膜線維症，ANCA関連血管炎，サルコイドーシスなどさまざ

01 | IgG4関連疾患

### 表1　2020改訂IgG4関連疾患包括診断基準

**項目1：臨床的及び画像的診断**
　単一[*1]または複数臓器に特徴的なびまん性あるいは限局性腫大，腫瘤，結節，肥厚性病変を認める
　（[*1]リンパ節が単独病変の場合は除く）

**項目2：血清学的診断**
　高IgG4血症（135mg/dL以上）を認める

**項目3：病理学的診断**
　以下の3項目中2つを満たす
　　①著明なリンパ球・形質細胞の浸潤と線維化を認める
　　②IgG4陽性形質細胞浸潤：IgG4/IgG陽性細胞比40％以上且つIgG4陽性形質細胞が10/HPFを超える
　　③特徴的な線維化，特に花筵様線維化あるいは閉塞性静脈炎のいずれかを認める

項目1＋2＋3を満たすもの：確診群（definite）
項目1＋3を満たすもの：準確診群（probable）
項目1＋2を満たすもの：疑診群（possible）

**（注釈1）臓器別診断基準の併用**
　本基準で，準確診群（probable），疑診群（possible）であっても，IgG4関連臓器別診断基準[*2]で確定
　診断されたものは，IgG4関連疾患確診群（definite）と判断する
　[*2]IgG4関連臓器別診断基準：
　①自己免疫性膵炎診断基準，②IgG4関連ミクリッツ病診断基準，③IgG4関連腎臓病診断基準，
　④IgG4関連硬化性胆管炎臨床診断基準，⑤IgG4関連眼疾患診断基準，⑥IgG4関連呼吸器疾患診断基準，
　⑦IgG4関連大動脈周囲炎/動脈周囲炎および後腹膜線維症診断基準

**（注釈2）除外診断：**
　1）できる限り組織診断を行い，各臓器の悪性腫瘍（癌，悪性リンパ腫等）や類似疾患（Sjögren症候群，
　　原発性硬化性胆管炎，Castleman病，二次性後腹膜線維症，多発血管炎性肉芽腫症，サルコイドー
　　シス，好酸球性多発血管炎性肉芽腫症等）を鑑別することが重要である
　2）高熱，高CRP，好中球増多等を呈する場合，感染性・炎症性疾患を除外することが重要である

**（注釈3）病理学的診断：**
　1）経皮・内視鏡下針生検に比べ，摘出・部分切除標本では，IgG4陽性細胞数は通常多く認められる．
　　本疾患は共通する病理像が特徴ではあるが，数値にこだわり過ぎない総合的な評価が重要である
　2）花筵状線維化（storiform fibrosis）は，炎症細胞浸潤と小型紡錘形細胞からなる花筵状の錯綜配列を
　　示し，さまざまな程度の線維化を伴う病変である．一方，閉塞性静脈炎（obliterative phlebitis）は，
　　炎症細胞による線維性の静脈閉塞と定義される．両者とも，IgG4-RDの診断のために有能である．従っ
　　て，病理診断項目における②を伴わない①と③は，IgG4染色やIgG染色が不良例に適用される

**（注釈4）グルココルチコイド反応性：**
　IgG4関連疾患は通常グルココルチコイド治療に良好な反応性を示すが，診断的治療を積極的に推奨する
　ものではない．一方，グルココルチコイド治療に全く反応しない場合は診断を再考する必要がある

[Umehara H, et al：Mod Rheumatol 31：529-533, 2021 より引用]

な疾患で，血清IgG4値の上昇やIgG4陽性細胞の浸潤を認めることがあるため，これらを慎重に除外することが必要である．

## e ｜ 重症度評価

　厚生労働省の研究班より，重症度評価の指標が提示されている（**表5**）．

311

IV．疾患別の最新診療指針 ｜ E．その他の全身性疾患

### 表2 IgG4関連疾患の除外基準

| 臨 床 | ・発熱<br>・グルココルチコイド不応性 |
|---|---|
| 血清学的検査 | ・原因不明の白血球減少，血小板減少<br>・好酸球増多<br>・ANCA陽性（PR3-/MPO-）<br>・抗SS-A（Ro）抗体または抗SS-B（La）抗体陽性<br>・抗dsDNA抗体，抗ribonucleoprotein抗体または抗Smith（Sm）抗体陽性<br>・他の特異的自己抗体<br>・クリオグロブリン血症 |
| 放射線検査 | ・明らかな腫瘍像，感染症像<br>・急速な進行変化<br>・長管骨異常（Erdheim-Chester病）<br>・脾腫 |
| 病理学的検査 | ・腫瘍浸潤<br>・炎症性筋線維芽細胞性腫瘍<br>・好中球による炎症像<br>・壊死性血管炎<br>・著明な壊死<br>・肉芽腫像<br>・単球・組織球による異常 |
| 既存疾患 | ・多中心性Castleman病<br>・Crohn病または潰瘍性大腸炎 |

## f ｜ 管理・治療の実践

### 1）管理・治療の基本方針

　進行する線維化病変により，涙腺・唾液腺，膵臓，腎臓，肺などに不可逆的な臓器障害が惹起されうるため，早期の診断と治療介入が求められている．

### 2）薬物療法

　寛解導入として経口prednisolone（PSL）を0.6mg/kg/日の量で開始し，2週間継続後に漸減していく．多くの症例で治療が著効するが再燃をきたす症例も多いため，再燃抑制のため少なくともPSL 5mg/日で維持療法を行うのが一般的である．維持療法の期間は3年が目安とされており，3年経過後は副作用の観点から徐々にPSLの減量と中止を検討する．

　また，免疫抑制薬については確立したものはなく，かつ保険適用外であるが，azathioprine，tacrolimus，methotrexate，mycophenolate mofetil，cyclophosphamideなどを併用した報告がある．同様に，生物学的製剤に関してもrituximab，dupilumab，abataceptの報告がある．

> 【処方例】
> ●prednisolone 1日30mg，分3

## 表3　IgG4関連疾患の評価基準

| | 項　目 | 点数 |
|---|---|---|
| 病　理 | Uninformative biopsy | 0 |
| | 著明なリンパ球，形質細胞浸潤 | 4 |
| | 著明なリンパ，形質細胞浸潤と閉塞性静脈炎 | 6 |
| | 著明なリンパ，形質細胞浸潤とstoriform fibrosis | 13 |
| 免疫染色 | 表4参照 | 0〜16 |
| 血清IgG4値 | 正常または未確認 | 0 |
| | 正常〜正常値の2倍 | 4 |
| | 正常値の2倍〜5倍 | 6 |
| | 正常値の5倍以上 | 11 |
| 両側涙腺，耳下腺，舌下，顎下腺 | 関連なし | 0 |
| | 1セット | 6 |
| | 2セット | 14 |
| 胸　部 | 所見なし | 0 |
| | 気管支血管束と小葉間隔壁の肥厚 | 4 |
| | 胸椎周囲を取り巻くバンド状の軟部組織 | 10 |
| 膵，胆管 | 所見なし | 0 |
| | 膵腫大 | 8 |
| | 膵腫大＋capsule-like rim | 11 |
| | 上記膵臓所見＋胆管病変 | 19 |
| 腎 | 所見なし | 0 |
| | 低補体血症 | 6 |
| | 腎盂壁肥厚 | 8 |
| | 両側の腎皮質低吸域 | 10 |
| 後腹膜 | 所見なし | 0 |
| | 腹腔大動脈周囲の肥厚 | 4 |
| | 下行大動脈，腸骨動脈周囲の軟部組織 | 8 |

［判定］
上記の合計点が20点以上の場合にIgG4関連疾患と診断する

## 表4　（別表）IgG4免疫染色

| | | IgG4＋cells/HPF | | | |
|---|---|---|---|---|---|
| | | 0〜9 | indeterminate | 10〜50 | >50 |
| IgG4/IgG比 | 0〜40% | 0 | 7 | 7 | 7 |
| | indeterminate | 0 | 7 | 7 | 7 |
| | 41〜70% | 7 | 7 | 14 | 14 |
| | >70% | 7 | 7 | 14 | 16 |

Ⅳ．疾患別の最新診療指針 ｜ E．その他の全身性疾患

## 表5　IgG4関連疾患の重症度分類

重症度は基本的に治療開始後に判定し，以下の（1）又は（2）を満たす者を対象とする
（1）ステロイド依存性
　　十分量のステロイド治療を行い寛解導入したが，ステロイド減量や中止で臓器障害が再燃し，離脱できない場合
（2）ステロイド抵抗性
　　十分量のステロイド治療［初回投与量（0.5～0.6mg/kg）］を6か月間行っても寛解導入できず，臓器障害が残る場合

**臓器障害**
　当該疾患に罹患している各臓器固有の機能障害が残るもの
・ 腎臓：CKD重症度分類ヒートマップが赤の部分の場合
・ 胆道：閉塞性黄疸が解除できずステント挿入などが必要，または重度の肝硬変 Child Pugh B以上
・ 膵臓：閉塞性黄疸が解除できずステント挿入などが必要，または膵石などを伴う重度の膵外分泌機能不全
・ 呼吸器：$PaO_2$ が60Torr以下の低酸素血症が持続する
・ 後腹膜・血管：尿路の閉塞が持続する，血管破裂，あるいはその予防のためのステンティング
・ 下垂体：ホルモンの補償療法が必要

［厚生労働省，2015］

### 文　献

1) Umehara H, et al：A novel clinical entity, IgG4-related disease (IgG4RD)：general concept and details. Mod Rheumatol **22**：1-14, 2012
2) Masamune A, et al：Nationwide epidemiological survey of autoimmune pancreatitis in Japan in 2016. J Gastroenterol **55**：462-470, 2020
3) Sumimoto K, et al：Nationwide epidemiological survey of immunoglobulin G4-related disease with malignancy in Japan. J Gastroenterol Hepatol **37**：1022-1033, 2022
4) Della-Torre E, et al：B lymphocytes directly contribute to tissue fibrosis in patients with IgG4-related disease. J Allergy Clin Immunol **145**：968-981, 2020
5) Akiyama M, et al：T follicular helper cells mediate local production of allergen-specific IgE and IgG4 J Allergy Clin Immunol **150**：1045-1047, 2022
6) Mattoo H, et al：Clonal expansion of CD4 (+) cytotoxic T lymphocytes in patients with IgG4-related disease. J Allergy Clin Immunol **138**：825-838, 2016
7) Umehara H, et al：The 2020 revised comprehensive diagnostic (RCD) criteria for IgG4-RD. Mod Rheumatol **31**：529-533, 2021
8) Wallace ZS, et al：The 2019 American College of Rheumatology/European League Against Rheumatism classification criteria for IgG4-related disease. Ann Rheum Dis **79**：77-87, 2020

**IV. 疾患別の最新診療指針　　E. その他の全身性疾患**

# 02 好酸球性筋膜炎（びまん性筋膜炎）

## a ｜ 疫学・予後

　本症の好発年齢は20〜60歳台で，男女比は1.5：1と男性にやや多い傾向がみられる．本邦での多施設共同研究では，30例の本症患者の内訳は2.3：1で男性に多く，平均年齢は47.7歳，モルフェアの合併は29％に認められた[1]．

## b ｜ 病態メカニズム

　本症の病態における好酸球の役割は完全にはわかっていないが，好酸球はTGF-$\beta$，IL-4，IL-13などのfibrogenic cytokineを産生する．*in vitro*の実験では，粉砕した好酸球や好酸球の培養上清で線維芽細胞を刺激すると増殖活性やコラーゲン産生能が亢進し，これらは抗TGF-$\beta$抗体で抑制されること，線維芽細胞と好酸球を共培養すると，線維芽細胞からのIL-6, fibronectin, plasminogen activator inhibitor-1 (PAI-1), tissue inhibitor of metalloproteinase-1 (TIMP-1) などの遺伝子発現が増強すること，また線維芽細胞と好酸球を三次元培養系で共培養するとコラーゲンゲルの収縮が亢進し，この作用は主に好酸球由来のeosinophil cation protein (ECP) によること，ECPは肺線維芽細胞を刺激してTGF-$\beta$1産生を促すこと，などが報告されている[2]．

## c ｜ 自覚症状，身体所見，検査所見

### 1）自覚症状

　皮膚の突っ張り感に加え，関節痛，筋痛，しびれ，手根管症候群を伴うこともある[2]．

### 2）身体所見

　本症の臨床像は，初期には浮腫性硬化をきたすが，完成した病変では，前腕，下腿を中心とする板状の硬結 ［口絵28］ が最大の特徴である．境界不明瞭にかなり強い硬化がみられ，上肢なら前腕から上腕，下肢なら下腿から大腿にかけて連続性にびまん性の硬化が認められる．硬化した皮膚の表面の毛孔が開大しオレンジの皮様と表現されるorange peel-like appearanceや，硬化した皮膚においては表在静脈に沿ってその上の皮膚が軽度陥凹するgroove signがみられることもあるが，その頻度は高くない．重症型になると四肢はまっすぐ進展することができなくなる ［口絵29］．

### 3）検査所見

　採血では，末梢血好酸球数増多，高IgG血症，赤沈やCRP亢進，血清アルドラーゼ値上昇などがみられる．末梢血好酸球数増多は急性期にのみ一過性にみられることが多い．またグルココルチコイド（GC）内服により速やかに正常化する．抗核抗体は陰性のことが多いが，軽度陽性のこともある．特異的な自己抗体は検出されない．画像検査では，MRIやCTで筋膜の浮腫・炎症や肥厚がみられる．

　組織学的検査は筋膜を含めたen bloc生検が診断に必須である．病理組織所見は，筋膜の

Ⅳ．疾患別の最新診療指針 ｜ E．その他の全身性疾患

**表1　好酸球性筋膜炎の診断基準**

| 大項目 | 四肢の対称性の板状硬化<br>但し，Raynaud現象を欠き，全身性強皮症を除外しうる |
|---|---|
| 小項目1 | 筋膜を含めた皮膚生検組織像で，筋膜の肥厚を伴う皮下結合織の線維化と，好酸球，単核球の細胞浸潤 |
| 小項目2 | MRI等の画像検査で筋膜の肥厚 |

［判定］
大項目及び小項目1ないし大項目及び小項目2で診断確定

［神人正寿ほか：日皮会誌 **126**：2241-2250，2016より引用］

**表2　好酸球性筋膜炎の重症度分類**

| 項　目 | 点数 |
|---|---|
| 関節拘縮を伴うもの（上肢） | 1 |
| 関節拘縮を伴うもの（下肢） | 1 |
| 運動制限を伴うもの（上肢） | 1 |
| 運動制限を伴うもの（下肢） | 1 |
| 皮疹が拡大増悪（症状が進行）しているもの | 1 |
| 上記の点数を合計して2点以上を重症とする | |

［神人正寿ほか：日皮会誌 **126**：2241-2250，2016より引用］

肥厚に加え，単核球・好酸球の浸潤がみられる．しかし時間が経つと好酸球の浸潤はみられなくなり，代わって形質細胞浸潤が目立ってくる．完成した組織では真皮～皮下組織にかけても膠原線維の膨化・増生がみられてくる．

## d ｜ 診断について

### 1）診断の概説

　発症の誘因としては，過度の運動や労作が引き金になることがよく知られているが，それ以外にも有機溶媒，薬剤，感染症などが報告されている．

### 2）分類基準

　本症の診断基準として2014年に海外で提唱されたものがあるが[3]，本邦においても診断基準と重症度分類が策定された[4]．四肢の対称性の板状硬化，ただしRaynaud現象を欠き全身性強皮症（SSc）を除外しうる，という大項目をまず満たす必要がある．さらに小項目として，筋膜を含めた皮膚生検組織像で，筋膜の肥厚を伴う皮下結合織の線維化と，好酸球・単核球の細胞浸潤を認めるか，MRIなどの画像検査で筋膜の肥厚を認める，のどちらかを満たせば診断確定となる（**表1**）．

### 3）鑑別疾患

　SScをはじめ，generalized morphea，深在性モルフェア，職業性や薬剤性強皮症などを鑑別する必要があるが，時に鑑別が困難な場合もある．CD34は真皮樹状細胞のマーカーで，好酸球性筋膜炎では筋膜においてCD34陽性細胞の減少～消失がモルフェアよりも顕著になり，モルフェアとの鑑別に有用なマーカーであるという報告もある[5]．

## e ｜ 重症度評価

　重症度分類は，上肢の関節拘縮，下肢の関節拘縮，上肢の運動制限，下肢の運動制限，皮疹が拡大増悪しているの5項目で評価し，該当すれば1点として合計点数が2点以上を重症とする（**表2**）．

## f | 管理・治療の実践

### 1）管理・治療の基本方針

　GCの内服が原則である．体重あたり0.5～1mg程度の内服で開始するが，顕著な皮膚硬化が急に改善するわけではなく，時間がかかる．減量もゆっくりしていく．また，GCの経口投与で効果が不十分な場合や関節拘縮などをきたした場合は，ステロイドパルス療法が選択される場合もある．ステロイド抵抗性の場合，methotrexateやciclosporinの内服をはじめ，さまざまな報告がある[1]．

### 2）薬物療法

**【処方例】**
- prednisolone 1日30mg（軽症には1日20mg以下）
- methotrexate（2.5mg）週に7.5mgを12時間ごとに経口投与

### 文　献

1) Yamamoto T, et al：Characteristics of Japanese patients with eosinophilic fasciitis：a brief multicenter study. J Dermatol **47**：1391-1394, 2020
2) 山本俊幸：好酸球性筋膜炎の最近の知見．日皮免疫アレルギー会誌 **3**：305-312，2020
3) Pinal-Fernandez I, et al：Diagnosis and classification of eosinophilic fasciitis. Autoimmun Rev **13**：379-382, 2014
4) 神人正寿ほか：好酸球性筋膜炎診断基準・重症度分類・診療ガイドライン．日皮会誌 **126**：2241-2250，2016
5) Onajin O, et al：Clinicopathologic and immunophenotypic features of eosinophilic fasciitis and morphea profunda：a comparative study of 27 cases. J Am Acad Dermatol **78**：121-128, 2018

## Ⅳ. 疾患別の最新診療指針　E. その他の全身性疾患

# 03 Castleman病

## a 疫学・予後

Castleman病（CD）は，1954年のCastlemanの報告から始まった疾患であるが，その後にさまざまな病態がCDとして報告され，ヘテロな疾患集団となっている．臨床的には，1領域のみのリンパ節病変の単中心性CD（unicentric CD：UCD）と，複数のリンパ節病変の多中心性CD（multicentric CD：MCD）に分類される[1-3]．石川県内の発症例数から本邦における症例数を概算したところ，UCDおよびMCDの本邦での年間発生症例数はそれぞれ人口100万人あたり0.6〜4.3人，2.4〜5.8人であった[4]．

UCDのうち硝子血管型（hyalin vascular type：HV）の組織像を呈する症例（HV-UCD）は外科的切除で治癒しうる良性腫瘍である．MCDも本邦の症例は重篤な合併症を呈さなければ，経過は緩慢で予後は比較的よく，最近の後方視的解析では，5年生存率が100%，10年生存率は90%以上であった[2,3]．

## b 病態メカニズム

CDには臨床的および病理組織学的分類があり，臨床的には，前述のUCDとMCDに分類される．病理組織学的にはHV，形質細胞型（plasma cell type：PC），混合型，形質芽球型（plasmablastic type：PB），過剰血管型（hypervascular type：hyperV）に分類される[1-3]．MCDで主にPCの組織像を呈し多クローン性高ガンマグロブリン血症の顕著なものは，森らの提唱したidiopathic plasmacytic lymphadenopathy（IPL）[5]に相当する．

HV-UCD以外のCDはさまざまな病態の合わさったヘテロな疾患集団であるが，総じて高IL-6血症に伴う多クローン性リンパ増殖性疾患である．ヒトヘルペスウイルス8（HHV-8）関連MCDと，HHV-8陰性MCD（特発性MCD：iMCD）に分けられ，大多数の日本人例はiMCDである．HHV-8はゲノムにウイルスIL-6をコードし，高IL-6血症が起こる．iMCDではHHV-8は陰性であるが，高IL-6血症によって引き起こされる徴候という点は共通している．

## c 自覚症状，身体所見，検査所見[1-3]

HV-UCDは限局性の大きなリンパ節腫大のみで，全身症状は呈さないが，腫大したリンパ節が血管や神経などを圧排すればそれに伴う症状を呈する．通常は顕著な検査値異常を呈さない．

MCDは高IL-6血症の結果，多彩な全身症状，すなわち発熱，全身倦怠感，体重減少，盗汗，貧血などを訴える．MCDでは腫大するリンパ節自体はUCDに比較し小さく，血管や神経の圧迫症状は通常呈さない．まれに紫褐色斑（皮膚形質細胞増多症）や血管腫などの皮膚症状がみられる．間質性肺炎や肺高血圧症（PH）を合併し咳や呼吸困難などの症状を呈したり，脳梗塞などの血栓症がみられることもある．一方，顕著な検査値異常の割にほとんど無症状のMCD症例も存在する．

MCDでは高IL-6血症の結果，肝臓で炎症性蛋白産生が促進され，CRP，フィブリノーゲン，

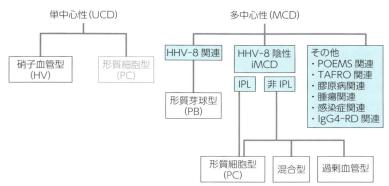

POEMS：P（多発神経障害）・O（臓器腫大）・E（内分泌障害）・M（単クローン性免疫グロブリン血症）・S（皮膚変化），TAFRO：T（血小板減少）・A（全身浮腫・胸腹水）・F（発熱）・R（骨髄のレチクリン線維症と巨核球の増勢，または腎機能障害）・O（臓器腫大），IgG-RD：IgG4関連疾患

**図1　Castleman病のリンパ節病変**
大部分のUCDの組織像はHVであり，外科切除で治癒しうる良性腫瘍，一部にPCも認める．MCDはHHV-8関連，HHV-8非関連（iMCD）およびその他に大別される．iMCDのうち多クローン性高ガンマグロブリン血症を呈するいわゆるIPLはPC型組織像を呈し，比較的均一な疾患単位である．一方，非IPL-iMCDは組織像もさまざまでヘテロな疾患集団である．

血清アミロイドA（SAA）などが増加する．さらに，肝臓でヘプシジン産生が誘導され，腸管からの鉄吸収抑制と網内系鉄リサイクル低下が起こり小〜正球性貧血となる．B細胞の分化促進から多クローン性高ガンマグロブリン血症や組織中形質細胞増多がみられる．骨髄では巨核球分化が促進し血小板増多を認める．IL-6は血管内皮増殖因子（VEGF）産生も誘導し，組織の血管増勢を引き起こす．血清ALPは高値，LDHは正常〜低値を呈する．

CDは病理組織診断から始まった診断名であり，リンパ節の病理所見が重要である．UCDでは大多数例がHVであるが，ごく一部にPCがみられる．なお，HVという組織診断名は，今日はUCDにのみ用いることとなっている．HHV-8陽性MCDではPBの組織像を呈する．iMCDではPC，混合型，hyperVのいずれかを呈する（図1）．

## d　診断について

### 1）診断の概説

CDはもともとがリンパ節病理診断に基づく診断名であり，リンパ節生検の病理所見が重要であるが，リンパ腫のようなクローナルな疾患と異なり，多クローン性病変のため，その診断は病理医間でも多少の差が生じうる．

### 2）診断基準

CDについて本邦からは厚労省研究班の議論から，「キャッスルマン病診療ガイドライン」が作成され，そのなかで診断基準が提唱された[2,3]．すなわち，腫大した（長径1cm以上の）リンパ節を認め，リンパ節または臓器の病理組織所見がCastleman病の組織像に合致し，悪性腫瘍・感染症・自己免疫疾患やその他の既知の疾患を除外できることである．また，米国のCastleman Disease Collaborative Network（CDCN）によりHHV-8陰性iMCDの国際診断基準が提唱されている[1]．

Ⅳ．疾患別の最新診療指針 ｜ E．その他の全身性疾患

### 3）鑑別疾患

　鑑別診断が重要であり，POEMS症候群でもMCD類似のリンパ節病理組織像を呈し，一部の臨床徴候はMCDに類似する．さらに膠原病・血管炎，リンパ腫や癌などの悪性腫瘍，重症感染症，IgG4関連疾患などでも時に高IL-6血症とそれに伴うiMCD様の病理組織所見や臨床徴候を呈することがある[5]．CDやTAFRO症候群は，境界例や鑑別すべき疾患も多く，時に診断が困難であり，臨床像と病理組織診断が乖離することも多々ある．そのような際には経験豊富な拠点病院へのコンサルトを考慮すべきである．拠点病院のリストは「キャッスルマン病・TAFRO・その類縁疾患調査研究班」のホームページを参照されたい．

## e ｜ 重症度評価

　本邦の「キャッスルマン病診療ガイドライン」では，重症度分類案を策定し[2,3]，さらに疾患活動性スコアとして，CRP，Hb値，アルブミン，PS（ECOG）からなるCHAPスコアを提案した[3]．

## f ｜ 管理・治療の実践

### 1）管理・治療の基本方針

　HV-UCDでは外科切除で治癒しうる．外科的全切除が困難な際は放射線照射を検討する．
　MCDではグルココルチコイドが用いられてきたが，効果は限定的である．抗IL-6受容体抗体（tocilizumab）投与により症状改善が得られる．欧米では抗IL-6抗体（silutuximab）や抗CD20抗体（rituximab）も用いられているが，前者は本邦未発売で，後者は本邦でMCDに保険適用がない．

### 2）薬物療法

　tocilizumabはMCDに対する保険適用があり，1回8mg/kgを2週間隔で点滴静注する．なお，症状により1週間まで投与間隔を短縮できる．投与開始後間もなく，大多数の症例では症状の改善とCRP陰性化が認められる．安定していれば，投与間隔の延長を試みるが，4週間以上に間隔を伸ばすことは多くの症例で困難である．

#### 文　献

1) Fajgenbaum DC, et al：International, evidence-based consensus diagnostic criteria for HHV-8-negative/idiopathic multicentric Castleman disease. Blood **129**：1646-1657, 2017
2) キャッスルマン病の疫学診療実態調査と患者団体支援体制の構築に関する調査研究班：キャッスルマン病診療の参照ガイド．臨血**58**：97-107, 2017
3) Fujimoto S, et al：Tentative diagnostic criteria and disease severity classification for Castleman disease：a report of the research group on Castleman disease in Japan. Mod Rheumatol **28**：161-167, 2018
4) Masaki Y, et al：Epidemiological analysis of multicentric and unicentric Castleman disease and TAFRO syndrome in Japan. J Clin Exp Hematop **59**：175-178, 2019
5) Masaki Y, et al：Castleman disease and TAFRO syndrome. Ann Hematol **101**：485-490, 2022

**Ⅳ. 疾患別の最新診療指針　　E. その他の全身性疾患**

# 04 TAFRO症候群

## a 疫学・予後

TAFRO症候群の本邦での年間発生症例数は人口100万人あたり0.9～4.9人と推定されている[1].

1年の生存率は7割程度であるが，発症早期に急激に増悪し，重症度5（最重症）症例の生存期間中央値は7ヵ月と不良であり，最重症に至る前に適切な治療を開始する必要がある.

## b 病態メカニズム

TAFRO症候群は2010年に高井らにより報告され，本邦から広まった疾患であり，Thrombocytopenia（血小板減少），Anasarca（全身浮腫・胸腹水），Fever（発熱），Reticulin fibrosis（骨髄のレチクリン線維症と巨核球の増勢）またはRenal insufficiency（腎機能障害），Organomegaly（肝脾腫やリンパ節腫大などの臓器腫大）からなる造語である[2,3]. 急性に発症し増悪するため，早期の的確な診断と治療開始が必要である.

本症のリンパ節病理組織診断はCastleman病（CD）と診断されるため，特発性MCD（iMCD）の亜型と捉える研究者もいるが（iMCD-TAFRO），臨床像や経過などは根本的に異なっている[4]. 高IL-6血症の結果，多中心性CD様の病理像を呈していると考えると理解しやすい. 急性の発症から何らかの感染症がトリガーとなっている可能性が推察されているものの，病因はいまだ明らかではない.

## c 自覚症状，身体所見，検査所見[3,4]

発熱は38～40℃の高熱を呈する例が多いが，37℃台の微熱例もある. 発症早期に腹痛を訴える症例も多い. 全身浮腫が急速に進行し，胸水・腹水貯留による呼吸困難や低酸素血症を呈し，腎機能障害や肝機能障害も悪化し，全身状態は急激に増悪する. 血小板減少に伴う出血傾向を呈するが，血栓症の合併もある. リンパ節腫大は小さいかほとんど目立たない症例も多く，肝脾腫も身体所見上は目立たない.

血算では貧血は小～正球性，白血球数は好中球優位の増多を呈する例が多い. 血小板数は種々の程度で減少し，未成熟血小板分画（IPF）は増加する. CRPなど炎症反応は著増し，LDHは低値～正常，ALP高値で，進行すると重症の肝機能障害も呈する. 低蛋白，低アルブミン血症となり，IgG，IgA，IgMも低値例が多く，M蛋白は認めない. 可溶性IL-2受容体，FDP，Dダイマー，フェリチン，IL-6，VEGFは高値である. TAFRO症候群ではリンパ節腫大が小さいかほとんどわからない，もしくは全身浮腫や出血傾向のためリンパ節生検できない症例も多いが，生検されるとCDの混合型，過剰血管型（hyperV），形質細胞型（PC）と診断される.

# Ⅳ. 疾患別の最新診療指針 ｜ E. その他の全身性疾患

## d ｜ 診断について

### 1) 診断の概説・診断基準

　厚労省研究班による診断基準（2015年策定，2019年改訂[3]）に従って診断する．必須3項目は，体液貯留（胸・腹水，全身性浮腫），血小板減少（10万/μL未満），発熱（37.5℃以上）またはCRP上昇（2mg/dL以上）である．小項目として，1) リンパ節生検でCD様所見，2) 骨髄線維化（細網線維化）/骨髄巨核球増多，3) 軽度の臓器腫大（肝・脾腫，リンパ節腫大），4) 進行性の腎障害の4項目中2項目以上を満たすことで診断する．

### 2) 鑑別疾患

　本症と同様の重症病態は，悪性腫瘍［悪性リンパ腫（RA）や癌］，膠原病・自己免疫疾患［Sjögren症候群，全身性エリテマトーデス，血管炎症候群など］，感染症（結核，COVID-19など）でも呈することがあり，治療や予後が異なるため，鑑別診断が重要である．本症のリンパ節腫大は直径1.5cm未満，肝脾腫はCT画像で評価できる程度のものが多く，これらが巨大なものはRAなどを疑う所見である．悪性腫瘍とくに血管内リンパ腫を含む悪性リンパ腫を除外するために可能な限りリンパ節生検や骨髄穿刺生検，ランダム皮膚生検を行うべきである．自己免疫疾患の除外のために各種自己抗体を測定し，感染症の除外も可能な限り行う．

## e ｜ 重症度評価

　厚労省研究班での重症度は，診断基準の重要項目のうち体液貯留，血小板減少，原因不明の発熱・炎症反応高値，腎障害の4項目を各3点満点とし，軽症（grade 1），中等症（grade 2），やや重症（grade 3），重症（grade 4），最重症（grade 5）の5段階評価とした[3]．この重症度分類は初診時のみならず，治療効果や経過観察の際の活動性指標としても有用である．

　患者の予後に関わる因子を後方視的研究に登録された83例にて検討したところ，多変量解析では年齢60歳以上とDダイマー18μg/dL以上が独立した予後不良因子として抽出され，これらを組み合わせたTAFRO症候群予後スコアリングシステム（prognostic scoring system for TAFRO syndrome：TS-PSS）を提唱し，1年生存率は低危険群で97.1%，中危険群で54.5%，高危険群で21.4%であった[5]．

## f ｜ 管理・治療の実践

### 1) 管理・治療の基本方針

　発症早期に急激に増悪するため，最重症に至る前に適切な治療を開始する必要がある．

### 2) 薬物療法

　初期治療としてグルココルチコイド（GC）大量もしくはステロイドパルス療法が行われることが多いが，GC単剤の有効例は1〜2割である．二次治療としてはさまざまな免疫抑制薬・抗癌薬治療が試みられ，tocilizumab，rituximab，ciclosporinなど（いずれも保険適用外）が用いられ奏効する例も多いが，いずれの治療にも反応しない例も存在する．

> 【処方例】
> ● GC大量療法：prednisolone 1mg/kg/日，経口投与
> ● ステロイドパルス療法：methylprednisolone 1g/日×3日間，点滴静注

## 文　献

1) Masaki Y, et al：Epidemiological analysis of multicentric and unicentric Castleman disease and TAFRO syndrome in Japan. J Clin Exp Hematop **59**：175-178, 2019
2) 高井和江, ほか：発熱, 胸腹水, 肝脾腫を伴い, 骨髄に軽度の線維化を認める血小板減少症. 臨血**51**：320-325, 2010
3) Masaki Y, et al：2019 updated diagnostic criteria and disease severity classification for TAFRO syndrome. Int J Hematol **111**：155-158, 2020
4) Fujimoto S, et al：Is TAFRO syndrome a subtype of idiopathic multicentric Castleman disease? Am J Hematol **94**：975-983, 2019
5) Kawabata H, et al：Patient's age and D-dimer levels predict the prognosis in patients with TAFRO syndrome. Int J Hematol **114**：179-188, 2021

# IV. 疾患別の最新診療指針　E. その他の全身性疾患

## 05 サルコイドーシス

### a ┃ 疫学・予後

　サルコイドーシスは，発症頻度や臨床像に地域差があるものの，世界中，全人種，全年齢層で起こりうる．本邦での有病率は10万人あたり3.0〜5.6人とされる[1]．発症年齢が近年変化しており，男女とも（とくに女性で顕著）に中高年齢にピークをきたす一峰性となってきている[1]．臨床経過はきわめて多様であり，2年以内に自然寛解するもの（約30％），無症候性に慢性化し治療を要さないもの（約30％），症候性や機能障害を生じ治療を要するもの（約30％），治療抵抗性で重度の臓器障害や機能障害をきたすもの（約10％）などが知られる．サルコイドーシスによる総死亡率は1〜5％と報告されている[1]．本邦では77％は心病変によるが，欧米では呼吸不全によるものが最も多い．

### b ┃ 病態メカニズム

　サルコイドーシスは原因不明の全身性肉芽腫性疾患であり，ほぼすべての臓器・組織で病巣を形成しうる．遺伝的素因を背景とし，何らかの抗原（有機，無機，微生物など）に対する宿主の免疫反応であると理解されている．欧米による抗酸菌病因説に対して，本邦ではアクネ菌病因説が主流である[2]．病理組織学的には，「乾酪壊死を伴わない類上皮細胞肉芽腫」の形成を認めることが特徴で，一部は消失し，一部は線維化から機能障害へと至る[1]．

### c ┃ 自覚症状，身体所見，検査所見

#### 1）自覚症状
　自覚症状がなく健診で胸部X線写真の異常（両側肺門リンパ節腫脹：BHL）を指摘される場合と，眼症状，呼吸器症状，循環器症状などが初発の場合などがある．

#### 2）身体所見
　病変は肺，リンパ節，眼，皮膚に多いが，心臓，神経，筋，骨など多臓器に及ぶこともある．

#### 3）検査所見
　胸部X線写真や胸部CTでBHLのほか，上葉優位の肺野粒状影・斑状影・網状影・不規則な濃厚影など多彩な画像所見を呈しうる．他臓器病変の評価や他疾患鑑別のため，各種画像診断（Gaシンチグラフィ，MRI，$^{18}$F-FDG/PETなど），生理学的検査（呼吸機能検査，12誘導心電図，Holter心電図，心エコー図検査など），組織学的診断に重要な各種生検（肺生検，リンパ節生検，皮膚生検など），気管支肺胞洗浄（BALF中リンパ球比率およびCD4/CD8比），血液尿検査［血算，生化学検査，蛋白分画，アンジオテンシン変換酵素（ACE），可溶性IL-2受容体，KL-6，尿中カルシウムなど］を加えることが多い．

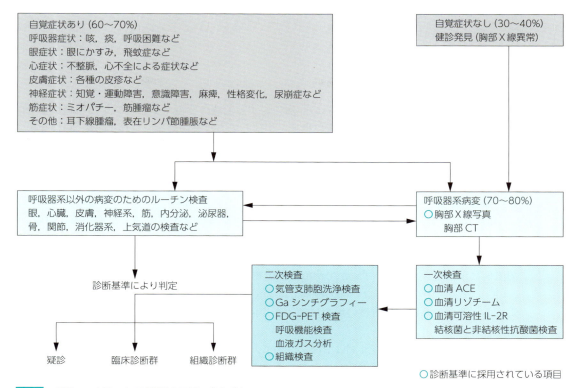

**図1** サルコイドーシス診断のアルゴリズム

[日本サルコイドーシス/肉芽腫性疾患学会：サルコイドーシス診療の手引き2020より引用]

## d ｜ 診断について

### 1）診断の概説

サルコイドーシスが疑われる場合，上記の精密検査および他疾患の鑑別を行った後に総合的に診断される．診断の手順を図1に示す．

### 2）分類基準

本症は厚生労働省の定める指定難病であり，組織診断群と臨床診断群に分けられる．乾酪壊死を伴わない類上皮細胞肉芽腫が証明され，かつ十分な鑑別診断がなされていれば，組織診断群とされる．病理組織による証明が得られていない場合にも，いくつかの特徴的な所見を認める場合に臨床診断群とすることも可能である（図1）．

### 3）鑑別疾患

感染性肉芽腫性疾患（抗酸菌，真菌など），職業性呼吸器疾患，過敏性肺炎（ベリリウム肺，アルミニウム肺，珪肺など），多発血管炎性肉芽腫症（GPA），腫瘍随伴性サルコイド反応，IgG4関連疾患など，肉芽腫形成を認める疾患やBHLをきたす疾患との鑑別が必要である．

## e ｜ 重症度評価

「罹患臓器数」，「全身治療の必要性」，「サルコイドーシス病変に関連した各種臓器の身体

Ⅳ．疾患別の最新診療指針 ｜ E．その他の全身性疾患

障害認定程度」の３項目によるスコアで重症度分類が判定される．

## f ｜ 管理・治療の実践

### 1）管理・治療の基本方針

　肺や皮膚病変では軽微な病変のみの症例に対する治療の要否やタイミングに明確な基準はなく，症状と臓器障害の程度を参考に患者と相談して方針を決める．一方，心臓，脳神経病変，重篤な眼病変などを有し重大な臓器障害や機能障害を残す可能性がある症例では，なるべく早期に治療を開始する．

### 2）薬物療法

　一般的には肉芽腫性炎症制御のために経口グルココルチコイド（GC）が治療導入期の1st line として使用される．軽症，緩徐進行例では低用量で有効例が存在することが知られている[3]．一方で，重症例では高用量による治療，超重症例ではパルス療法が考慮される．概ね処方例に示した４通りのいずれかで治療を開始する．

　GCの漸減・中止が困難な一部の症例では 2nd line として methotrexate（保険適用外）を追加し，それでも治療抵抗性の場合には 3rd line として TNF 阻害薬（保険適用外）などが用いられる[1]．

　サルコイドーシスに対する GC 治療について，短期的な症状や呼吸機能の改善効果は期待できるものの，長期的な有効性，すなわちサルコイドーシスの自然史や死亡率を改善するかは示されていない．むしろ長期使用により ADL 低下や重篤な全身性副作用のリスクが高まることのほうが問題とされ，GC 代替治療薬の開発が望まれている[4]．近年，免疫細胞に影響する新しい作用機序を有するニューロピリン２調節薬が注目されている[5]．GCを要する症候性肺サルコイドーシスを対象とした第Ⅰb/Ⅱa相試験で，安全性が担保されたうえでGCの減量効果，症状改善，呼吸機能改善などの複数項目で有効性が示された．それを受けて多施設国際共同第Ⅲ相臨床試験が本邦を含む世界10ヵ国で実施され，2024年8月時点で症例登録を完了している．本試験により治験薬の安全性と有効性が示されれば，将来的にはサルコイドーシスに対して GC に代わる治療薬としての位置づけも可能となるかもしれず，試験結果の公表が待たれる．

> 【処方例】
> ● 低用量（少量）GC： prednisolone 5〜10mg/日
> ● 中用量（標準量）GC：prednisolone 0.5mg/kg/日または20〜30mg/日
> ● 高用量（大量）GC： prednisolone 1.0mg/kg/日または40〜60mg/日
> ● パルス療法：methylprednisolone 1.0g/日

### 文 献

1) 日本サルコイドーシス/肉芽腫性疾患学会：サルコイドーシス診療の手引き2020. https://www.jssog.com/journal#journal-guide［アクセス年月日：2024年6月1日］
2) 江石義信：サルコイドーシスの病因論：感染症との関連：P. acnesについて．日サルコイドーシス肉芽腫会誌 **31**：81-83,. 2011
3) 四十坊典晴：治療適応：どのような症例に治療を選択導入すべきか？：どのように治療を選択すべきか？ 日サルコイドーシス肉芽腫会誌 **42**：33-37，2022
4) Broos CE, et al：No evidence found for an association between prednisone dose and FVC change in newly-treated pulmonary sarcoidosis. Respir Med **138S**：S31-S37, 2018
5) Baughman RP, et al：Efzofitimod：a novel anti-inflammatory agent for sarcoidosis. Sarcoidosis Vasc Diffuse Lung Dis **40**：e2023011, 2023

## IV. 疾患別の最新診療指針　E. その他の全身性疾患

# 06 アミロイドーシス

## a ｜ 疫学・予後

　アミロイドーシスは比較的まれな疾患と考えられてきたが，近年，診断技術の向上，治療薬の登場により患者数は増えている．臨床所見を踏まえた総合的診断が不可欠な疾患である．新たなアミロイドーシスの発見も進み，現在では42種類の原因蛋白が明らかにされている（**表1**）．一部のタイプのアミロイドーシスは疾患修飾薬があり，本症を疑いいち早く診断し，治療を開始する疾患に変貌を遂げようとしている[1]．

　全身性アミロイドーシスの頻度としては以前は関節リウマチ（RA）などに伴うAAアミロイドーシスが最も多かったが，生物学的製剤が登場してRAなどが治療可能な疾患となり，その数は激減している．透析に伴うアミロイドーシスも透析膜の改良で患者数は減少している．現在はALアミロイドーシスが全身性アミロイドーシス患者のほぼ半数を占め，最も多いが，近年wild typeトランスサイレチン（TTRwt）が高齢になり心臓や腱，靱帯などにアミロイド

#### 表1　アミロイドーシスの分類

| 全身性アミロイドーシス | 原因蛋白質 | 限局性アミロイドーシス | 原因蛋白質 |
|---|---|---|---|
| **1. 非遺伝性** | | **1. 脳アミロイドーシス** | |
| ・反応性AAアミロイドーシス | 血清アミロイドA | **1）非遺伝性** | |
| ・免疫グロブリン性アミロイドーシス | | ・Alzheimer病 | アミロイドβペプチド |
| | | ・プリオン病 | プリオン蛋白質 |
| ・ALアミロイドーシス | 免疫グロブリンL鎖（κ型，λ型） | **2）遺伝性** | |
| | | ・遺伝性脳アミロイドアンギオパチー | シスタチンC |
| ・AHアミロイドーシス | 免疫グロブリンH鎖 | ・家族性英国型認知症 | ABri前駆蛋白質 |
| ・透析アミロイドーシス | β₂ミクログロブリン | ・家族性デンマーク型認知症 | ADan前駆蛋白質 |
| ・老人性全身性アミロイドーシス | トランスサイレチン（TTR） | **2. 内分泌アミロイドーシス** | |
| ・孤発性アミロイドーシス | アポリポ蛋白質AⅣ | ・甲状腺髄様癌 | （プロ）カルシトニン |
| ・腎アミロイドーシス | leukocyte chemotactic factor 2 | ・Ⅱ型糖尿病 | アミリン |
| | | ・限局性心房アミロイドーシス | ナトリウム利尿ペプチド |
| | | ・老化脳下垂体 | プロラクチン |
| **2. 遺伝性（家族性）** | | ・インスリノーマ | インスリン |
| ・家族性アミロイドポリニューロパチー（FAP） | トランスサイレチン（TTR） | **3. 限局性結節性アミロイドーシス** | 免疫グロブリンL鎖 |
| | アポAⅠ | **4. 角膜アミロイドーシスほか** | |
| | ゲルゾリン | ・角膜アミロイドーシス | ラクトフェリン |
| ・家族性アミロイドーシス | アポAⅡ | ・角膜実質変性症 | ケラトエピテリン |
| ・家族性腎アミロイドーシス | リゾチーム | ・大動脈中膜アミロイドーシス | ラクトアドヘリン |
| | フィブリノーゲンα鎖 | ・肺アミロイドーシス | lung surfactant protein |
| ・家族性地中海熱 | 血清アミロイドA | | |
| ・Muckle-Wells症候群 | 血清アミロイドA | ・皮膚アミロイドーシス | ガレクチン7 |
| | | ・毛包アミロイドーシス | corneodesmin |
| | | ・歯原性腫瘍 | OAPP |
| | | ・高齢者精嚢 | セメノゲリン1 |
| | | ・医原性アミロイドーシス | enfurvitide（HIV治療薬） |

327

Ⅳ．疾患別の最新診療指針 │ E．その他の全身性疾患

沈着を起こし病気を引き起こすATTRwtアミロイドーシスの潜在患者が多数いることが明らかになってきている（剖検で80歳以上の日本人の心臓でのアミロイド検出率は約15％）．遺伝的に変異した変異したTTRが原因となるATTRvアミロイドーシスはATTR Val30Met変異が最も多いが150種を超す変異体が確認されており，珍しい疾患ではなくなってきた．

## b │ 病態メカニズム

アミロイドーシスとは，アミロイドと呼ばれる線維状の難溶性蛋白質が，主として種々の臓器の細胞外に沈着することにより機能不全をきたす疾患単位である．可溶性のアミロイド前駆蛋白質が遺伝子変異，プロテアーゼなどによるフラグメント化などによりアミロイドとして重合する．ageingが大きく関与する．沈着様式により全身性と局所性の2つに大別され，前駆蛋白の違いによりさらに細かく分類されている（**表1**）．

## c │ 自覚症状，身体所見，検査所見

いずれもアミロイド原性をもった前駆蛋白が酵素，プロテアーゼなどで切り出され，$\beta$シート構造を豊富に含んだアミロイド蛋白（A$\beta$蛋白，AA蛋白，AL蛋白など）となるか，そのような機転が起こらない蛋白は遺伝子の点変異や，体内環境変化で全長のままの蛋白の立体構造が変化してアミロイドが形成される．特殊なところでは病原性をもったプリオンが正常のプリオンをアミロイド原性をもったプリオンに変えてしまう，"伝播"機能をもったアミロイド蛋白もある．

### 1）自覚症状・身体症状

特異的な臨床症状はない．長期透析歴をもつ患者では透析後アミロイドーシスを疑い，慢性の炎症性疾患をもつ患者に浮腫や蛋白尿，腎障害を伴った場合はAAアミロイドーシスを疑う．また，発熱や全身倦怠感を強く訴える患者で，蛋白尿がみられる場合，骨髄腫の有無にかかわらずALアミロイドーシスを鑑別診断に入れておく必要がある．ATTRvアミロイドーシスでは，常染色体優性遺伝の形式をとるため，家族歴が重要となる．しかし，弧発例も存在することから，下痢・便秘などの消化器症状，四肢末梢の感覚・運動障害，起立性低血圧，発汗障害などの自律神経障害の症状が主症状である場合，本症を疑う．また高齢者において，TTRwtがアミロイドの原因蛋白となり，主として心不全，心肥大などを起こすATTRwtアミロイドーシス患者が注目されており，原因不明の高齢者の心疾患は本症を疑ってみる必要がある[2]．

### 2）検査所見

疾患特異的な検査はなく，アミロイドを組織学的に同定することが最も大切である[2]．画像検査では，心エコーによるgranular sparkling sign，MRIによるlate gadrinium enhancement，ピロリン酸心筋シンチグラフィによる心臓へのシンチの集積などが診断根拠となることがある[3]．

## d │ 診断について

### 1）診断の概説：アミロイドーシスの診断手順（図1）

アミロイドーシス診断の最大のポイントは，まずアミロイドーシスを疑うことである．本

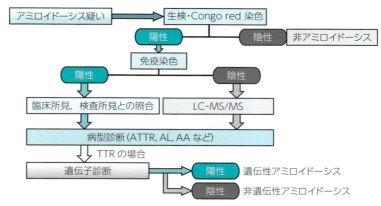

**図1** アミロイドーシス診断の手順

症を疑った場合，まず生検可能な部位から組織を採取し，Congo red染色を行う．Congo red陽性所見が得られれば，原因蛋白を想定し，その抗体による免疫染色を行い，タイプを同定する．

### 2) 組織診断

#### a アミロイド特殊染色
アミロイド沈着部位はCongo red染色で赤紫色に染まり，その配向性のため偏光顕微鏡下でアップル・グリーンの複屈折を示す．

#### b 免疫染色
アミロイドの存在が証明された後，そのアミロイド線維を構成する前駆蛋白に対する抗体を用いて免疫染色を行い，アミロイドーシスの病型を決定する．

#### c 電子顕微鏡による線維状物質の確認
電子顕微鏡下では，多くのアミロイド線維は幅8～14nm，長さ30～1,000nmの枝分かれのない周期的ヘリックス構造を有する細線維の集簇として認められる．

#### d シンチグラフィによる診断
アミロイドPETはAlzheimer病の診断に有用である．また，ピロリン酸心筋シンチグラフィはATTRアミロイドーシス（ATTRvアミロイドーシスおよびATTRwtアミロイドーシス）では90％の症例で集積が認められるため，非侵襲的な診断法として有用である．

### 3) 臨床経過における検査データ

多くのタイプのアミロイドーシスでは，血液，尿などの生化学的検査データにより診断が確定する可能性は低い．

血液生化学検査では，ALアミロイドーシスによるBence-Jones蛋白質，遊離L鎖の検出，AAアミロイドーシスにおいて，SSAの上昇の確認，ATTRvアミロイドーシスにおいて遺伝子検査や質量分析で変異型TTRの検出，TTR濃度の低下などが指標になる．

### 4) 分類基準

本疾患の分類基準はない．未知のアミロイドーシスや，抗体の染色性がはっきりしない場合は，laser microdisectionを用い，組織からCongo red陽性部位を切り取り，LC/MSMSで前駆蛋白質を同定する方式が確立されている．

### 5）鑑別疾患

ATTRvアミロイドーシスにおいては慢性炎症性多発神経炎，糖尿病などとの鑑別が重要である[4]．AAアミロイドーシスは，RAなどの慢性炎症性疾患の検索が重要である．ALアミロイドーシスは発熱性疾患や癌などの検索のなかで発見されることがある．

## e | 重症度評価

重症度評価は，ATTRvアミロイドーシスにおいて，運動機能をⅠ期（歩行可能），Ⅱ期（歩行時に杖を必要とする），Ⅲ期（移動時の車いすの使用），Ⅳ期（寝たきり）に分類するなど，運動機能により分類する基準がある．

## f | 管理・治療の実践

### 1）管理・治療の基本方針

AAアミロイドーシスでは，原疾患となる慢性RAなどの慢性炎症性疾患の治療が何より大切となる．透析アミロイドーシスではon-line HDFや吸着療法などによる$\beta_2$ミクログロブリン除去が，発症を遅延させる．腎移植も選択肢となる．ALアミロイドーシスではmelphalanとpredonisoloneの長期経口投与（MP療法）が行われてきたが，近年D-CyBorD療法が確立され効果を上げている．ATTRvアミロイドーシスでは，肝移植が行われてきたが，現在は疾患修飾療法として，TTRの安定化剤やgene silencing療法が行われ効果を上げている[5]．

### 2）薬物療法

> 【処方例】
> **ALアミロイドーシス**
> - D-CyBorD療法：ダラキューロ配合皮下注ⅠV/body，ベルケイド1.3mg/m$^2$皮下注，エンドキサン300mg/m$^2$経口投与，レナデックス20mg/body経口投与
>
> **AAアミロイドーシス**
> - tocilizumab 8mg/2週間
>
> **ATTRvアミロイドーシス**
> - ビンマック1カプセル/日
> - アムヴトラ1V/3ヵ月，皮下注

### 文　献

1) 関島良樹：アミロイドーシスの最新治療．最新アミロイドーシスのすべて：診療ガイドライン2017とQ＆A，安東由喜雄（監），医歯薬出版，p17-23, 2017
2) Picken MM：The pathology of amyloidosis in classification：a review. Acta Haematol **143**：322-334, 2020
3) Muchtar E, et al：Systemic amyloidosis from A（AA）to T（ATTR）：a review. J Intern Med **289**：268-292, 2021
4) Ando Y, et al：Guidelines and new directions in the therapy and monitoring of ATTRv amyloidosis. Amyloid **29**：143-155, 2022
5) Wechalekar AD, et al：Systemic amyloidosis. Lancet **387**：2641-2654, 2016

**IV. 疾患別の最新診療指針**　　**F. 小児膠原病**

# 01 総論

## a ┃ 小児膠原病の特徴・疫学

　小児期にみられる膠原病は，若年性特発性関節炎 (JIA)，全身性エリテマトーデス (SLE)，若年性皮膚筋炎 (JDM) をはじめ，成人で経験される膠原病すべてが認められる．しかし，小児膠原病疾患はその病態の表現型が成人と大きく異なり，決して成人疾患と同じものでなく，かつ「小型化」したものでもない．小児膠原病の特徴として，1) 病期が長期にわたりその時期が成長期にあたること，2) 成人例と比較して多臓器に障害が及ぶこと，3) 経過が進行性で臓器障害の程度が重いことなどがあげられる．いずれの疾患も全身性の慢性炎症の特徴を有しており，長期予後を見据えた全身性アプローチを必要とし，早期でかつ正確な診断と治療法の構築が求められる．

　2015〜2016年度厚生労働科学研究「若年性特発性関節炎を主とした小児膠原病の診断基準・重症度分類の標準化とエビデンスに基づいたガイドラインの策定に関する研究」において主な小児膠原病の全国調査を行った．具体的には，日本小児科学会専門医認定施設を対象に，主要な小児膠原病であるJIA，小児期発症SLE，JDM，小児期発症Sjögren症候群 (SjS) について，それぞれの施設で診療あるいはフォローアップしている16歳未満あるいは16歳以上の患者実数をアンケート調査した．高い回答率 (91.3%) が全国規模で得られたため，かなり正確で信憑性が高い結果であると考えられる．集計結果は，JIA 2,454人 (16歳未満1,704人，16歳以上750人)，小児期発症SLE 929人 (16歳未満404人，16歳以上525人)，JDM 381人 (16歳未満268人，16歳以上113人)，小児期発症SjS 274人 (16歳未満148人，16歳以上126人) であったことから，統計的に解析すると，全国の各疾患の患者数は，JIA約2,700人，小児期発症SLE約1,000人，JDM約400人，小児期発症SjS約300人が存在することになる[1]．

## b ┃ 診療の現状および実態

　思春期や成人期となっても，医療を必要とする小児膠原病患者は決して少なくない．小児膠原病患者のうち発症10年以内にdrug free remissionに至るのは3割程度であり[2]，あとの7割は移行期を経て，成人になっても病気を抱えながら生活する必要がある．また疾患そのものの再燃のみならず，長期の薬物療法による副作用，合併症に加え，心のケアも重要な問題となる．小児膠原病については，幸いにも対応成人臨床科であるリウマチ内科や整形外科を通じて，日本リウマチ学会と組織的に結びつくことが期待でき，より充実した医療移行が可能になると考えられている．以下に詳しく述べるが，移行期医療を実践していくためには，小児科サイドと成人リウマチサイドが互いの意見を交えながら，共通の認識のうえで一人の患者を全人的に診ていく体制づくりが喫緊の問題である[1]．

**図1** 移行期医療の3骨子からみた小児膠原病疾患

小児リウマチ性疾患は成人以降も医療の継続が必要な症例が多い.

## C 成人期に向けた問題点とその対応

### 1) 小児膠原病における「小児期発症疾患を有する患者の移行期医療に関する提言」

2014年,日本小児科学会から移行期医療の基本概念を明確に示した「小児期発症疾患を有する患者の移行期医療に関する提言」が公表されたが,そこには3つの骨子が示されている[3](図1).まず,「自己決定権の尊重」があり,成人期医療にとっては欠かせない前提となる.自己決定権は年齢にかかわらず,患者の成熟度や自立度を考慮し,その理解力と判断力に見合った説明を受けることで,患者の意思が表明できるような意識的な関わりや取り組みを培っていく移行期医療のための第一歩となる.小児膠原病は上述したように,患者特有の経過をたどるため,患者本人がまずはどの状態で,現状の治療で満足しているか否か,何が一番困っているのかを医師から聞き出したり,あるいは医師に訴えることが大切になる.小児例から移行期症例でみられる「人格の成熟に基づいた対応と年齢相応の医療」については,子どもが人格の成熟が診られる際には,疾患管理の主体を保護者・医療者から患者自体へ移行していく努力も必要である.学童期以降にはその傾向は顕著になるため,医療従事者は疾患説明,検査結果,治療内容について患者本人の理解力に応じた説明をし,患者の診療への主体的参加を促すことが,患者本人のために不可欠である.また,医療従事者は,小児例と成人発症例との異なる病態に対する解明や,小児期から長期にわたってグルココルチコイドや免疫抑制薬を使用してきた影響について明らかにしていくことが重要な責務である.

### 2) 現法による小児の医療費助成

小児膠原病患者が現在受けることが可能な医療費助成は,表1のとおりである.小児期の慢性疾患のうち治療期間が長く医療費負担が高額となる疾患については,小児慢性特定疾病対策[2015年度(平成27年度)より改ském]の制度を利用することで,医療費の補助や地域の保健事業を享受することが可能である.18歳未満(既認定者は20歳未満まで)の小児が対象で,申請・認定がなされれば自己負担金の助成や日常生活用具給付などが受けられる.自己負担金の上限や各居住地における保険事業については個々の状況により変わる可能性があるため,詳細は小児慢性特定疾病情報センターのホームページ[4]および各都道府県または指定都市または中核市のホームページなどを参考にされたい.

また,2018年(平成30年)4月1日より難病法の一部更新により,小児膠原病の多くが年齢にかかわらず規定を満たせば指定難病医療助成の対象となった.こちらの制度については難病情報センターのホームページ[5]および,各都道府県のホームページを参考にされたい.小慢制度と指定難病制度では助成額が異なるため,18歳未満で登録できるならば前者を利用し,年齢が20歳に到達する場合に後者に切り替えることも可能である.

なお,申請書記載にあたっては,小慢制度と指定難病制度それぞれにおいて各申請先に登録された指定医である必要がある[4,5].

## 01｜総　論

**表1　小児膠原病患者に対する医療費助成**

**乳幼児またはこども医療費助成制度**
　対象年齢は4歳未満〜22歳年度末，自己負担金は0〜6,000円と地域格差が大きく，世帯所得制限の制度も自治体ごとで異なる

**障がい者医療費助成制度**
　1級・2級の身体障がい者手帳保有者，自己負担金上限あり，本人所得制限あり

**小児慢性特定疾病研究事業による助成制度**
　https://www.shouman.jp/assist/

**指定難病医療費助成制度**
　http://www.nanbyou.or.jp/entry/5460

### 3）移行期患者が抱える諸問題の解決に向けた取り組み

#### a 小児科および膠原病リウマチ内科の連携による診療体制の構築

　小児と成人の膠原病疾患の異同性を明確に認識し，「ライフフルコースを通じた難病対策」のための全人的アプローチを重視し具現化を図ることで，診療体制の構築を目指す．小児から成人への移行期には，小児科から内科への担当科・主治医変更，薬物代謝や体格の変化による必要薬物量の変化など，過渡期特有の問題が多々生じうる．とくに免疫抑制薬の治療制限を受ける挙児希望者や，合併症やコンプライアンスが懸念される年長者など，それぞれのニーズと問題点に配慮した治療戦略の提唱を行っていく必要がある．

#### b 小児から成人移行期のデータベース構築をめざした臨床疫学的研究

　これまで本邦では整備されていなかった小児から成人移行期にわたる全国的な小児膠原病データベースの構築を行うことが喫緊の課題である．本邦のコホート研究は，厚労省の「小児慢性特定疾病」や「指定難病」の認定のために，小児と成人が独立して調査されてきたが，将来的には，国際的に連携して小児から成人までのデータベースを構築することで，小児膠原病患者の診療実態をより明らかにすることが可能となるだろう．そのために，小児慢性特定疾病制度と指定難病制度の両者にまたがる免疫難病に対して記載登録項目を統一するための基礎データを蓄積していく必要である．

#### c 医師主導治験などによる新治療法の開発と普及

　医薬品承認のための臨床試験（治験）は急速な国際化が進み，国際共同試験への参加が増加している．また，医薬品の承認審査体制の整備とともに審査期間が大幅に短縮し，ドラッグラグの改善が期待されている．小児と成人との過渡期では実施が難しいとされる，移行期における臨床試験や新薬の治験の推進などを積極的に行っていくことで状況は打開できると確信している．結果として，小児膠原病治療において治療目標が高度化し，治療の選択肢が複雑・多岐にわたることが可能となれば，これらの薬剤の使用実態を加味して，小児から成人までのオーダーメイドの治療が確立する方向性を探っていく．

#### d 患者・家族会との密接な連携

　JIA患者会である「あすなろ会」（http://asunarokai.com/）や他の小児膠原病の患者会である「膠原病友の会」（https://kougentomo.xsrv.jp/）と強い絆をもって小児膠原病患者の小児期・移行期医療に関して連携することで，患者サイドの要望・問題点を定期的に把握しく姿勢が大切である．将来的には，移行期以降のJIA患者に対応するために，RAの患者会である「リウマチ友の会」（http://www.nrat.or.jp/）とも同様に連携を強固に図っていく必要がある．

## 文　献

1) 森　雅亮：小児膠原病の長期予後と移行期医療：総論. 小児科 **58**：435-439，2017
2) 武井修治ほか：小児慢性疾患におけるキャリーオーバー患者の現状と対策. 小児保健研 **66**：623-631，2007
3) 横谷　進ほか：移行期の患者に関するワーキンググループ委員会報告：小児期発症疾患を有する患者の移行期医療に関する提言. 日小児会誌 **118**：98-106，2014
4) 小児慢性特定疾病情報センター. http://www.shouman.jp/［アクセス年月日：2024年6月1日］
5) 難病情報センター. http://www.nanbyou.or.jp/［アクセス年月日：2024年6月1日］

**IV. 疾患別の最新診療指針**　　**F. 小児膠原病**

# 02 小児発症全身性エリテマトーデス

## a ｜ 疫学・予後

　　全身性エリテマトーデス（SLE）は成人の若年女性に好発するが，そのうち18歳未満，または16歳未満発症と定義される小児発症SLE（childhood-onset SLE：cSLE）は全体の約20％を占める．cSLEにおける平均発症年齢は12歳であり，5歳以下発症はまれである．小児発症例においても女性に強い性比がある．男女比は成人で9〜10：1であるが，cSLEでは4.5〜5：1である．有病率は小児人口10万人あたり0.36〜2.5人でアジアを含む非白人に多い傾向がある．

## b ｜ 病　態

　　単一遺伝子異常により典型的なSLEはまたはSLEに類似した病態を呈するmonogenic SLEが知られているが，小児のなかでも年齢の低い幼児発症や家族内発症を認める傾向にある．cSLE全体に占めるmonogenic SLEの割合は不明であるが，多因子疾患として発症するcSLEの病態は，成人発症例と同様に，獲得免疫の異常に加え，自然免疫の関与が注目されている．interferonopathyとも解釈しうるⅠ型インターフェロン（IFN）の増加，好中球からのneutrophil extracellular traps（NETs）の放出による細胞死（NETosis），Toll様受容体などの関連が報告されている．また，可溶型Bリンパ球刺激因子（BLyS）に代表されるB細胞の生存・維持に必要な液性因子の増加も相まって，産生された自己抗体は対応抗原と免疫複合体を形成し，血管内皮に付着する．Ⅰ型IFNは主に樹状細胞より産生され，自己応答B細胞を活性化させるが，cSLEでは過半数の症例においてIFN signatureの亢進が認められる[1]．本項では主に多因子疾患としてのcSLEについて述べる．

## c ｜ 自覚症状，身体所見，検査所見

### 1）自覚症状
　　診断契機となる初発臨床徴候は皮膚症状，発熱などの全身症状，血球減少を含め多様である．本邦では学校検尿が1973年より学校保健法（2009年に学校保健安全法に名称変更）による特有の事業として継続されており，学校検尿での異常の指摘が診断の契機となることもある．cSLEでは，成人・高齢発症SLEと比較し，発熱，腎炎がより高頻度で，関節炎が低頻度であることが報告されている[2]．発熱はcSLEでは約70％に認められる．

### 2）身体所見
　　成人項目「Ⅳ章-A-01. 全身性エリテマトーデス（SLE）」を参照されたい．

### 3）検査所見
　　cSLEでは臨床経過においては低補体血症がより高頻度である[2]．また，ループス腎炎（LN）合併する頻度が高く，尿所見が正常でも70％以上の症例で腎病理像がみられるとの報告があり（silent lupus腎炎）[3]，腎生検の適応が成人のSLEとは異なる場合がある．

IV. 疾患別の最新診療指針 ｜ F. 小児膠原病

**表1** 小児LLDAS（cLLDAS）

| | cLLDAS基準 | 合意度 |
|---|---|---|
| 1. 疾患活動性 | SLEDAI-2 K≦4，かつ主要臓器（腎，中枢神経，心肺，血管炎，発熱）にSLEDAIの活動性なし | 15/15（100%） |
| 2. 新規徴候の出現 | 以前の評価に比べて，SLE疾患活動性の新たな徴候の出現なし | 15/15（100%） |
| 3. PGAスコア | PGAスコア≦1（0～3スケール） | 14/14（100%） |
| 4. PSL用量* | PSL≦0.15mg/kg/日，または7.5mg/日（いずれか低い方） | 14/16（88%） |
| 5. 免疫抑制治療 | 安定した維持量の抗マラリア薬，免疫抑制薬および生物学的製剤（疾患活動性による変更ではなく，副作用，アドヒアランス，体重の変化や目標用量への増量により行われる場合は安定した維持治療と見なす） | 15/16（94%） |

1～5の5項目すべて満たすことで達成となる.

## d ｜ 分類基準，診断，鑑別疾患

　本邦では「小児SLE診断の手引き」（1985年）が主に用いられている[4]．これはACRによる分類基準（1981年）に低補体血症を加えた12項目から構成され，経過観察中，経時的あるいは同時に，12項目のうちいずれかの4項目，あるいはそれ以上が存在するとき，小児SLEの可能性が高いとするものである．感度94%，特異度94.6%といずれも優れた結果が得られている．cSLEでは成人発症SLEに比較して低補体血症を認める頻度が高いことが，この手引きが作成された背景にある．現時点では，海外におけるcSLEに関する主要研究論文はACR分類基準（1997年）を採用しているものが多い．

## e ｜ 重症度評価

　成人項目を参照されたい．

## f ｜ 管理・治療の実践

　低疾患活動性（LLDAS）や「寛解」と呼ばれる状態を目標に，治療を開始する．これまで，体格の小さい小児では，体重によりprednisolone（PSL）投与量を調整するため，成人を対象に確立されたLLDASの定義の適用に支障があった．小児リウマチ医，腎臓医，リウマチ内科医から構成される国際cSLE T2T（treat to target）タスクフォースによりcSLEの臨床試験で使用するLow Disease Activity（LDA）の定義（cLLDAS）が決定された[5]．LDAは成人SLEのLLDAS基準との整合性を保ち，cSLEに適用すべく修正が検討され，5項目のcLLDAS基準案の合意が成立した（表1）．PSL用量については，≦0.15mg/kg/日，7.5mg/日のいずれか低用量であるほうが基準となる．また免疫抑制治療の「安定した」維持治療の定義に関して，疾患活動性による変更ではなく，副作用，アドヒアランス，体重の変化や目標用量への増量により行われる場合は安定した維持と見なすことで合意された．cLLDASは成人のLLDAS基準と同様に，5項目すべて満たすことで達成となる．

　寛解導入療法は活動期の炎症病態を速やかに抑制し，背景にある過剰免疫病態を是正することを目的とし，グルココルチコイド（GC）を投与する．中等症以上にはmethylprednisolone（mPSL）パルス療法が選択される．寛解維持を目的とした免疫抑制療法は，重症度に応じた選択を行う．重症に分類されるclass Ⅲ/ⅣのLNでは，mPSLパルス療法に引き続き，

336

経口薬のmycophenolate mofetil（MMF），経静脈cyclophosphamide（CY）パルス療法（IVCY）のいずれかを選択する[6]．

　寛解維持療法は少量のGCと他の免疫抑制治療の併用療法が一般的である．経口の免疫抑制薬とhydroxychloroquine（HCQ）との併用を基本とする．HCQは6歳未満の幼児への投与は，4-アミノキノリン化合物（chloroquineやHCQなどの化合物の総称）の毒性作用に感受性が高いため，禁忌とされる．

　小児SLEで保険適用がある免疫抑制薬には，MMF，azathioprine，tacrolimus，mizoribineがある．本邦では2015年にMMF，HCQが保険適用になったことより，これらの薬剤がcSLEにおいても主要な治療選択になってきている．

　完全ヒト型抗BLySモノクローナル抗体製剤belimumab（BLM）は2019年に5歳以上の小児に承認されている．既存治療で効果不十分なcSLE症例に適用となるが，GCのさらなる減量効果が期待される．2020年に報告されたcSLE患者93例を対象としたランダム化比較試験では，主要評価項目は達成されなかったが，BLM投与群でPaediatric Rheumatology International Trials Organisation（PRINTO）/ACRのcSLE改善基準を満たす割合が有意に高い結果が得られた[7]．2021年，Ⅰ型インターフェロン受容体拮抗薬であるanifrolumabがSLE成人患者の治療薬として本邦で承認を取得したが，cSLEでの臨床試験がこれから開始される予定である．

## 【処方例】
### 軽症～中等症の場合
［寛解導入療法］
- prednisolone（PSL）1日1mg/kg程度（1日60mgまで）
  または
- mPSLパルス1～2コースを実施後，PSL 1日0.7～0.8mg/kg，mPSL 30mg/kg/回，3日間

［寛解維持療法］
- hydroxychloroquine（HCQ）（6歳未満は禁忌），免疫抑制薬を併用しつつPSLを漸減
  HCQの用量は脂肪組織への分布が少ないことから，理想体重により設定されている．「理想体重が31kg以上46kg未満の場合，1日1回1錠（200mg）を経口投与する」こととなっているが，日本人ではやせ型の小児が多いことを考慮する必要がある．「米国眼科学会HCQ網膜症スクリーニングに関する推奨」では，やせ型の患者への高用量投与のリスクを避けるため，5mg/kg/日以下の投与が推奨されている．用量が1錠（200mg）/日よりも少なく，錠剤を粉砕した場合，味の問題で内服が困難となる．HCQは半減期が40～60日と長いため，必ずしも均等に内服日を分散する必要はない．1週間のうち3～5日間あるいは隔日の内服が好ましい．

### 重症の場合
［寛解導入療法］
- mPSLパルス2～3コースを実施後，PSL 1日0.7～0.8mg/kg，mPSL 30mg/kg/回，3日間
  mPSLパルス治療後，以下のいずれかを選択する．
- mycophenolate mofetil 1日0.3～1.2mg/m$^2$（最大2g），分2
  カプセルの服用が困難な場合には懸濁用散の選択が可能である．懸濁剤1mLがMMF 200mgに相当する．
  CYパルス療法（IVCY）1回500mg/m$^2$，4週おき

［寛解維持療法］
- HCQ（6歳未満は禁忌），免疫抑制薬を併用しつつPSLを漸減

> **既存治療で効果不十分な場合**
> ● belimumab 1回10mg/kgを初回・2週後・4週後，以後4週間隔，1時間かけて点滴静注

## 文　献

1) Wahadat MJ, et al：Type I IFN signature in childhood-onset systemic lupus erythematosus：a conspiracy of DNA- and RNA-sensing receptors? Arthritis Res Ther **20**：4, 2018
2) Medhat BM, et al：Late-onset systemic lupus erythematosus：characteristics and outcome in comparison to juvenile- and adult-onset patients：a multicenter retrospective cohort. Clin Rheumatol **39**：435-442, 2020
3) Takei S, et al：Clinical features of Japanese children and adolescents with systemic lupus erythematosus：results of 1980-1994 survey. Acta Paediatr Jpn **39**：250-256, 1997
4) 渡邊言夫：厚生省心身障害研究報告書：小児膠原病の診断・治療に関する研究：昭和59年度研究報告総括，p31-37, 1986
5) Smith EMD, et al；International cSLE T2T Task Force：PReS-endorsed international childhood lupus T2T task force definition of childhood lupus low disease activity state (cLLDAS). Clin Immunol **250**：109296, 2023
6) 厚生労働科学研究費補助金難治性疾患等政策研究事業若年性特発性関節炎を主とした小児リウマチ性疾患の診断基準・重症度分類の標準化とエビデンスに基づいたガイドラインの策定に関する研究班小児SLE分担班（編）：治療. 小児全身性エリテマトーデス（SLE）診療の手引き2018年版，p24-35, 羊土社，2018
7) Brunner HI, et al：Paediatric Rheumatology International Trials Organisation (PRINTO) and the Pediatric Rheumatology Collaborative Study Group (PRCSG)：safety and efficacy of intravenous belimumab in children with systemic lupus erythematosus：results from a randomised, placebo-controlled trial. Ann Rheum Dis **79**：1340-1348, 2020

IV. 疾患別の最新診療指針　　F. 小児膠原病

# 03 若年性特発性炎症性筋疾患

## a｜疫学・予後

　若年性特発性炎症性筋疾患（JIIM）の推定発生率は，欧米で小児100万人年あたり1.6〜4.1人で多発性筋炎/皮膚筋炎（PM/DM）の約1/10である[1]．本邦の若年性皮膚筋炎（JDM）の有病率は小児人口10万人あたり1.7人で，この20年間で増減はない．発症は乳児期から認められ，ピークは5〜10歳，女児に1.5〜2.5倍多い．筋炎特異的自己抗体（MSA）により好発年齢に差があり，本邦では，抗TIF1-γ抗体陽性例は6歳未満に，抗MDA5抗体陽性例は幼児期から思春期までピークなく発症を認める[2]．

　北米のJDM標準化死亡比は8.3，癌関連はない．間質性肺疾患（ILD）が主たる死因であるが，急速進行例は少なく，ILD合併抗MDA5抗体陽性例の7割が4年で治癒する．一方，寛解後も筋力低下や皮膚障害に加え，関節，肺，耐糖能に障害を抱える例は多い．

## b｜病　態

　自己免疫異常を基礎とした全身炎症である．HLA-DRB1*0301がリスクであるが，37位のアミノ酸残基が最も強く疾患と関連する点で，74位のアミノ酸残基が相関するPM/DMとは異なる．neutrophil extracellular trapsの増加，immature transitional B細胞の増加とI型インターフェロン（IFN）経路の活性化，筋組織への活性化形質細胞様樹状細胞の浸潤が特徴である．

　PM/DMと同じくI型IFNシグナルの調節障害が病態の中心にある[1]．血中CXCL9，CXCL10，CXCL11，galectin-9濃度は疾患活動性と，筋や皮膚でのCXCL10およびMxAの発現は筋障害と相関する．negative regulatorであるISG15やUSP18の筋組織での発現は，筋障害と逆相関する．MHCクラスIを過剰発現させ，小胞体ストレス応答を高めて筋障害を誘発する．閉塞性血管障害も本態の一つで，低酸素性変化としてオートファジー，さらにHIF-1αを筋線維に誘導する．HIF-1αはI型IFN発現を誘導することから，I型IFNシグナル異常と血管障害〜低酸素性変化が相乗的に作用し，病態を構成する．

## c｜自覚症状，身体所見，検査所見

　臨床所見はPM/DMと類似するが，PMに該当する病型はない．若年発症PMの多くは，免疫介在性壊死性筋症やオーバーラップ症候群，DM sine dermatitisと考えられている．JIIMに占めるJDMの割合は本邦では9割である[2]．

　MSAは，PM/DMと異なり，抗TIF1-γ抗体，抗MDA5抗体，抗NXP2抗体の陽性例が多い．抗ARS抗体陽性例は少なくJIIMの1〜3%に過ぎない．抗SRP抗体や抗HMGCR抗体陽性例もわずかながら存在する．抗TIF1-γ抗体，抗MDA5抗体，抗NXP2抗体陽性の多寡には民族差があり，本邦では抗MDA5抗体陽性例が多い[2]．

　抗MDA5抗体陽性例の特徴（ILD，皮膚潰瘍，逆Gottron，発熱などの全身症状），抗TIF1-γ抗体陽性例の特徴（軽度の筋障害，紅皮症，リポジストロフィーを含む重篤な皮膚病変，光線過敏症），抗NXP2抗体陽性例の特徴（強い筋障害，発声障害，嚥下障害，消化器

病変）はPM/DMと同じである．ただし，抗MDA5抗体陽性例に無筋症性筋炎はない．異所性の石灰化は高率（欧米20〜47％）で，抗NXP2抗体陽性例に多いとされるが，本邦では約15％でMSA間の差はない．

筋の画像所見はPM/DMと同様である．筋病理についてはperifascicular atrophyに加えて，微小梗塞像が特徴的で，筋束あたりの毛細血管が少ない．MxAやMHCクラスⅠの発現はPM/DMと同様である．

## d | 分類基準，診断，鑑別疾患

Bohan & Peter基準，厚生省・厚労省基準を流用して診断してきたが，2017年にEULAR/ACRがJIIMの分類基準を発表した[3]．本邦例でも感度89.7％，特異度100％と有用であったが，最も特異度が高い爪囲紅斑・爪郭毛細血管異常やILDが含まれない一方，抗Jo-1抗体陽性が含まれるなど，改訂の余地がある．

Single Hub and Access point for pediatric Rheumatology in Europe (SHARE) は，包括的原則と診断推奨を示し，筋，皮膚，肺，心臓および石灰化と自己抗体の詳細な評価法を解説している[4]．とくに筋生検は症状が非典型的な場合は行うことを奨めている．筋ジストロフィーや先天性ミオパチー，自己炎症性疾患が鑑別にあがる．前者はMRI所見や筋病理が似た所見を示す可能性があり，後者はプロテアソーム関連自己炎症症候群やIFN遺伝子刺激因子関連血管症で，誤診例などが報告されている．

## e | 重症度評価

各臓器をMyositis Disease Activity Assessment Toolなどを用いて評価する．筋力テストにはChildhood Muscle Assessment Scaleを用いる．SHAREは，皮膚にはCutaneous Assessment ToolやMyositis Intention to Treat Activity IndeXを，肺にはCTを，石灰化には単純X線を奨めている[4]．

## f | 管理・治療の実践

臨床病型と重症度に基づき，適切な治療強度を有した初期治療と，累積臓器障害を減らす慢性期治療を行う．Childhood Arthritis and Rheumatology Research Allianceはバイオ医薬[5]を含めて罹患臓器と重症度別の治療プランを，SHAREは薬物，理学療法，補完医療別の管理推奨を[4]，英国リウマチ学会は年齢別のガイドライン[6]を示している．

一般的に，グルココルチコイド（GC）とmethotrexateあるいはカルシニューリン阻害薬（CNI）が第一段階で使用され，第二段階でmycophenolate mofetilやcyclophosphamide静注（IVCY），免疫グロブリン静注を，反応不良例でrituximab（RTX）を使うことが多い．ILD合併例ではPM/DMにならいGC＋CNI＋IVCYの3剤併用療法が奨められているが，実際の3剤併用率は半分で，3割がGCのみで寛解する一方，3剤併用も致死例が報告されている．早期のRTX投与や血漿交換が必要と思われるが，治療選択の層別化が必要である．また，再燃を繰り返し，緩徐に臓器障害が進行する例が抗MDA5抗体陰性例に多い．GC離脱も含め課題である．

> **【処方例】**
>
> **非重篤の場合**
> - methylprednisolone 30mg/kgを3日連続1クール，1〜3クール
> - prednisolone後療法として1mg/kgで開始，寛解後に1〜2週ごとに2割漸減
> - methotrexate 10mg/m$^2$，週1回，経口投与または皮下注
> - ciclosporin 3〜5mg/kg，経口投与，血中濃度C2目標値は800ng/mL
>
> **既存治療で効果不十分な場合**
> - cyclophosphamide 500mg/m$^2$を2〜4週間隔で3〜6回，点滴静注
> - mycophenolate mofetil 300〜1,200mg/m$^2$，経口投与
> - 免疫グロブリン 2g/kg，4週間隔で最大2年間，点滴静注
>
> **重症例・難治が予想される場合**
> - rituximab 1回375mg/kgを毎週，計4回，点滴静注

## 文　献

1) Papadopoulou C, et al：Juvenile idiopathic inflammatory myositis：an update on pathophysiology and clinical care. Nat Rev Rheumatol **19**：343-362, 2023
2) Yamasaki Y, et al：Clinical impact of myositis-specific autoantibodies on long-term prognosis of juvenile idiopathic inflammatory myopathies：multicentre study. Rheumatology **60**：4821-4831, 2021
3) Lundberg IE, et al：2017 European league against rheumatism/American college of rheumatology classification criteria for adult and juvenile idiopathic inflammatory myopathies and their major subgroups. Ann Rheum Dis **76**：1955-1964, 2017
4) Enders FB, et al：Consensus-based recommendations for the management of juvenile dermatomyositis. Ann Rheum Dis **75**：329-340, 2017
5) Spencer CM, et al：Biologic therapies for refractory juvenile dermatomyositis：five years of experience of the Childhood Arthritis and Rheumatology Research Alliance in North America. Pediatr Rheumatol Online J **15**：50, 2017
6) Oldroyd AGS, et al：British Society for Rheumatology guideline on management of paediatric, adolescent and adult patients with idiopathic inflammatory myopathy. Rheumatology **61**：1760-1768, 2022

IV. 疾患別の最新診療指針　　F. 小児膠原病

# 04 若年性特発性関節炎（JIA）

　若年性特発性関節炎（JIA）は小児リウマチ性疾患のなかで最も多くみられる疾患であり，16歳未満に発症する原因不明の慢性関節炎である．現時点で，JIAは2001年に出された国際リウマチ学会の改訂版分類基準[1]により，①全身型，②少関節炎型（持続型/進展型），③リウマトイド因子（RF）陰性多関節炎型，④RF陽性多関節炎型，⑤乾癬性関節炎（PsA）型，⑥付着部炎関連関節炎型，およびいずれの病型にも分類不可あるいは複数の病型に該当する⑦分類不能関節炎型の7病型に分かれる．指定難病にあげられている「若年性特発性関節炎（告示番号107）」において，臨床調査個人票は全身型JIAと関節型JIAの2種類があり，関節型JIAは上記の②③④をまとめていう．本邦においては，全身型と関節炎型で90%以上を占めており，本項ではこの大別された2つの型に関して言及する．なお，PsA型と付着部炎関連関節炎型は脊椎関節炎（SpA）に含まれる病態でもあり，治療のアプローチなども異なるため，本章「C-03. 脊椎関節炎（SpA）」を参照されたい．

## a ｜ 疫学・予後

　JIA全体としての有病率は，本邦において小児人口10万人あたり約10人とされている[2]．

### 1）全身型JIA
　発症年齢は小児期全年齢にみられるが，性差はない．
　30%程度の症例は初発時の治療後，寛解を維持し治癒に至るとされている．10～20%は再燃と寛解を繰り返し，約半数は治療抵抗性を示し疾患活動性が持続する．関節炎が明らかな例もあるが，成人発症Still病のように関節痛のみ，あるいは関節症状がほとんど認められない例もある．一方，発熱や紅斑などの全身性症状が落ち着いた後も多関節炎のみが遷延して関節破壊に至る例があり，全身発症型関節炎と呼ばれる．現時点で全身発症型関節炎に至る例がどのような特徴を有しているかは不明である．以前はグルココルチコイド（GC）依存例が多く，その副作用に苦しむ例も多かったが，現在は生物学的製剤の使用により治療成績が大きく向上している．また，経過中にマクロファージ活性化症候群（MAS）を合併することがあり，生命予後にも関連する．

### 2）関節炎型JIA
　発症年齢は少関節炎型においてより年少で，多関節炎型はより年長であるが，RF陽性多関節炎型は10歳前後に多い．性差は約70%が女児である．予後は病型や治療によって異なる．従来型合成抗リウマチ薬（csDMARDs）を中心とした既存治療において，一度も寛解を達成できなかった患者の割合は少関節炎型で53.1%，RF陰性多関節炎型で75.9%，RF陽性多関節炎型で100%という報告[3]がある一方，生物学的製剤が登場以降の長期予後をみたコホート研究では，寛解となった患者の割合は少関節炎型（持続型）で62.9%，少関節炎型（進展型）で44.1%，RF陰性多関節炎型で60.7%，RF陽性多関節炎型で40%という報告[4]もみられる．
　また，関節炎の病勢とは関係なく，関節外症状としてぶどう膜炎を発症することがある．本邦ではJIAの約6%に合併し，若年発症や少関節炎型，抗核抗体陽性などが発症リスクとされている[5]．

## b ┃ 病　態

### 1）全身型JIA

　全身性の炎症が主な病態であり，自然免疫系細胞由来の炎症性サイトカインが病態を形成している．IL-18はIL-1$\beta$やIL-6を誘導して炎症病態を惹起するが，全身型JIAでは血清IL-18が高値を示すことが報告され，疾患活動性やMASの発症と関連している[6]．

### 2）関節炎型JIA

　獲得免疫の異常が背景にあると考えられているが，関節リウマチ（RA）と同一のものであるかは不明である．しかし，関節内においては同様に炎症細胞の浸潤と滑膜組織の増殖による関節軟骨や骨組織の破壊を認め，これらの炎症反応にTNF-$\alpha$やIL-6などが関与している．RFや抗CCP抗体の陽性率はRAほど高くないが，陽性者は治療抵抗性であることが多い．JIA全体におけるRFの陽性率は20％ほどである．

## c ┃ 自覚症状，身体所見，検査所見

### 1）全身型JIA

　典型的には間欠熱や弛張熱を呈し，発熱時に紅斑が認められる．関節炎を認めない場合もとくに発症初期で多い．年少時にはあまり症状として捉えられない咽頭痛も，年長になると訴えることもある．好中球優位の白血球数増加や血清フェリチンの上昇は，成人発症Still病と同様に認められる．生物学的製剤非使用時のMASの診断には，血清フェリチン高値（＞684ng/mL）に加えて，血小板減少（≦18.1万/mL），AST高値（＞48IU/L），トリグリセリド高値（＞156mg/dL），フィブリノーゲン低値（≦360mg/dL）など，Ravelliらの基準[7]が用いられている．早期治療に向け，これらのマーカーの絶対値はもちろん，それに至るまでの変化を見逃さないことが重要である．

### 2）関節炎型JIA

　少関節炎は膝関節や足関節を中心として比較的大きい関節に罹患することが多いが，多関節炎は手指関節や足趾関節などの小関節にも炎症が及ぶことが多い．関節炎が長期化すると，小児期であっても関節変形をきたすこともある．MMP-3も滑膜炎の程度を反映する．

## d ┃ 分類基準，診断，鑑別疾患

### 1）全身型JIA

● 1関節以上の関節炎と2週間以上続く発熱（うち3日間は連続する）を伴い，以下の徴候を1つ以上伴う．
　　1）暫時の紅斑，2）全身のリンパ節腫脹，3）肝腫大または脾腫大，4）漿膜炎

　上記の分類基準のように関節炎の存在が必須であるが，前述のようにしばしば関節炎が認められない例もある．現在，JIAの新しい分類基準も提案されており，今後改訂される可能性もある．

　診断は不明熱の鑑別になるが，代表的な鑑別疾患には川崎病などの血管炎症候群，白血病などの腫瘍性疾患，感染症，自己炎症性疾患，炎症性腸疾患（IBD）などがあげられる．

## 2）関節炎型JIA

- **少関節炎型**：発症6ヵ月以内の炎症関節が1～4ヵ所に限局する関節炎で以下の2つの型を区別する.
  - **持続型**：全経過を通して4関節以下の関節炎.
  - **進展型**：発症6ヵ月以降に5関節以上に関節炎がみられる.
- **RF陰性多関節炎型**：発症6ヵ月以内に5ヵ所以上に関節炎が及ぶ型で, RFが陰性.
- **RF陽性多関節炎型**：発症6ヵ月以内に5ヵ所以上に関節炎が及ぶ型で, RFが3ヵ月以上の間隔で測定して2回以上陽性.

分類基準は上記のようになる. 診断には関節痛を訴える多岐にわたる鑑別が必要である. 感染症や血液腫瘍性疾患, JIA以外のリウマチ性疾患, 線維筋痛症などの非炎症性疾患などを念頭に置き, 身体所見や血液などの生体試料検査, MRIや関節エコー図検査などの画像検査を総合的に評価する.

## e ┃ 重症度評価

従来, JIAの寛解を示す指標はWallace's criteriaが用いられることが多かった. すなわち, 1) 活動性関節炎を認めない, 2) JIAに伴う発熱・発疹・漿膜炎・脾腫大・リンパ節腫脹を認めない, 3) ぶどう膜炎を認めない, 4) 赤沈またはCRPが正常範囲内である, 5) 医師による全般評価が最もよい, 以上をすべて満たせばinactive diseaseとされ, これに6) 朝のこわばりが15分以内も加わるとclinical inactive diseaseとされる. しかしながら, 病態が異なる全身型と関節型に同一の疾患活動性評価を用いることに疑問があり, 治療効果判定にも不向きである.

一方, Juvenile Arthritis Disease Activity Score (JADAS) はある時点での疾患活動性を評価することができ, 指定難病の関節型JIAにおける重症度判定にも用いられる. 活動性関節炎の数と炎症反応 (標準化赤沈値), 医師および患者・親による全身評価の4項目を単純に加算した値となる. 27関節を評価するJADAS-27が汎用されるが, 評価しうるほぼすべての関節を含めたJADAS-71や, 10関節以上の活動性関節炎数のうち任意の10関節にて評価するJADAS-10がある.

また, RAで用いられるDAS28では, JIAで高頻度に所見を認める足関節や股関節などが評価関節に含まれていないため, 疾患活動性の過小評価を生じる可能性があり, DAS28を移行期関節型JIA患者に使用する際には注意を要する.

## f ┃ 管理・治療の実践

### 1）全身型JIA

初期治療はGCが主体となる. methylprednisolone (mPSL) パルス療法は速効性があり, GCの総投与量を減らすためにも有効な治療法である. 初期治療の効果が不十分な場合, あるいはGCの減量が進まない場合などは, 生物学的製剤による追加治療を遅延なく行う必要がある. 現在, 全身型JIAに対して使用できる生物学的製剤は抗IL-6受容体モノクローナル抗体のtocilizumab (TCZ) と, 抗IL-1βモノクローナル抗体のcanakinumabである. 両者の使い分けにいまだ確立されたものはない. なお, TCZ皮下注製剤は2023年7月時点でJIAに対して保険適用外である.

最も注意すべき病態はMASであるが, 生物学的製剤を使用中の場合, 発熱や血清フェリチン値の変化がわかりづらくなりMASへの移行を見逃す恐れがあるため, 注意が必要であ

04 | 若年性特発性関節炎（JIA）

**表1** 多関節に活動性を有する JIA に保険適用を有する生物学的製剤

| 一般名 | tocilizumab | etanercept | adalimumab | abatacept |
|---|---|---|---|---|
| 商品名 | アクテムラ点滴静注用® | エンブレル®<br>・バイアル（10mg/25mg）<br>エタネルセプトBS®<br>・バイアル（10mg/25mg）<br>・シリンジ（10mg/25mg） | ヒュミラ®<br>・シリンジ（20mg/40mg）<br>・ペン（40mg）<br>アダリムマブBS®<br>・シリンジ（20mg/40mg）<br>・ペン（40mg） | オレンシア点滴静注用® |
| 用　量 | 8mg/kg/回 | 0.2〜0.4mg/kg/回 | 体重15kg≦, 30kg＞：<br>20mg<br>体重30kg≦：40mg | 10mg/kg/回* |
| 投与間隔 | 4週ごと | 週に2回 | 2週ごと | 0,2,4週目と4週ごと |

＊：ただし，体重75kg以上100kg以下の場合は1回750mg，体重100kgを超える場合は1回1gを点滴静注すること.

る．MASへの移行が疑われる際には，mPSLパルス療法やdexamethasone palmitateの静注，ciclosporinの持続点滴静注（保険適用外）などの治療が選択され，血漿交換療法が行われることもある．

### 2）関節炎型 JIA

RAと同様に，MTXが標準的な治療薬である．JIAにおける標準的な用法用量はbioavailabilityに鑑みて4〜10mg/m²/週，朝の空腹時に内服である．年齢により消化器症状などの副作用発現に差がみられ，添付文書上にも「成人の方が小児に比べ忍容性が低いとの報告があるので，JIAの10歳台半ば以上の年齢の患者などの投与量についてはとくに注意すること」と記載がある．なお，皮下注射製剤はJIAに対して保険適用外である（2024年9月現在）．

MTX以外のcsDMARDsについて，tacrolimusは社会保険診療報酬支払基金でJIAへの適応外使用算定の認可がなされ，2022年よりJIAの難治例や既存治療で効果不十分な場合に使用可能となっている．

非ステロイド性抗炎症薬のみで寛解に至る例も一部に存在するが，その多くは少関節炎の病型であり，その使用は対症療法も含めた補助的な位置づけになると考えられる．

GCに関しては，成長障害などの副作用も考慮して限定的な使用とする．治療開始時の痛みが強く日常生活に支障がある場合や治療薬変更時などに，3ヵ月以内を目安に橋渡し的な使い方が望まれる．

MTXの効果が不十分，あるいは使えない例に対しては，生物学的製剤が適応となる．RAに適応がある薬剤でもJIAに対しては適応がない薬剤，剤型などがあり，注意を要する（**表1**）．なお，JAK阻害薬に関しては，baricitinibのみが多関節に活動性を有するJIAに保険適用を有している（2024年9月現在）．

また，関節外症状としてのぶどう膜炎は，関節炎治療終了後にも発症しうるため，定期的な眼科受診が必要である．ぶどう膜炎発症の際には眼科と連携して治療を行う．

### 文　献

1）Petty RE, et al：International League of Associations for Rheumatology classification of juvenile idio-pathic arthritis：second revision, Edmonton, 2001. J Rheumatol **31**：390-392, 2004
2）森　雅亮：厚生労働科学研究費補助金難治性疾患等政策研究事業（難治性疾患政策研究事業）：若年性特発性関節炎を主とした小児リウマチ性疾患の診断基準・重症度分類の標準化とエビデンスに基づいたガイドラインの策定

# Ⅳ. 疾患別の最新診療指針 ｜ F. 小児膠原病

に関する研究，平成28年度総括研究報告書，2017

3) Fantini F, et al：Remission in juvenile chronic arthritis：a cohort study of 683 consecutive cases with a mean 10 year followup. J Rheumatol **30**：579, 2003

4) Glerup M, et al：Long-term outcomes in juvenile idiopathic arthritis：eighteen years of follow-up in the population-based nordic juvenile idiopathic arthritis cohort. Arthritis Care Res (Hoboken) **72**：507-516, 2020

5) 一般社団法人日本リウマチ学会小児リウマチ調査検討小委員会ぶどう膜炎ワーキンググループ（編）：若年性特発性関節炎（JIA）．小児非感染性ぶどう膜炎初期診療の手引き2020年版，羊土社，p28-29，2020

6) Shima Yasin, et al：IL-18 as a biomarker linking systemic juvenile idiopathic arthritis and macrophage activation syndrome. Rheumatology **59**：361-366, 2020

7) Ravelli A, et al：2016 Classification criteria for macrophage activation syndrome complicating systemic juvenile idiopathic arthritis：a European League Against Rheumatism/American College of Rheumatology/Paediatric Rheumatology International Trials Organisation Collaborative Initiative. Arthritis Rheumatol **68**：566, 2016

# V. 疾患横断的な病態における薬物療法

01. 間質性肺疾患（とくに PPF/PF-ILD の管理）
02. 肺高血圧症（PH）
03. 肺胞出血
04. 急速進行性糸球体腎炎（RPGN）
05. 血栓性微小血管症（TMA）
06. 自己免疫性血球貪食症候群／マクロファージ活性化症候群
07. CKD 管理
08. 妊娠希望者・妊産婦・授乳中の管理

# V. 疾患横断的な病態における薬物療法

## 01 間質性肺疾患（とくにPPF/PF-ILDの管理）

### a｜疾患概念

#### 1）間質性肺疾患（ILD）

ILDは，肺胞隔壁や気管支血管束，小葉間間質などの肺間質を病変の主座として炎症や線維化をきたす疾患の総称である[1]．ILDには，原因不明の特発性間質性肺炎（IIPs）や放射線，薬剤などの医原性，粉塵吸入などの環境性，膠原病やサルコイドーシスなどの全身性疾患に伴うものなど200以上の疾患が含まれる（図1）．これまでの基礎研究から，IIPsは病理組織や画像診断における形態学的なパターンから慢性線維性間質性肺炎である特発性肺線維症/通常型間質性肺炎（IPF/UIP），特発性非特異性間質性肺炎（NSIP），急性・亜急性間質性肺炎である器質化肺炎（COP），急性間質性肺炎/びまん性肺胞傷害（AIP/DAD），喫煙関連間質性肺炎などに分けられている[2]．膠原病に伴うILD（CTD-ILD）もIIPsのパターンを用いて分類している（表1）．

#### 2）進行性線維化を伴うILD（PF-ILD）

IPFはIIPsにおいて最も多い疾患で，その臨床経過は多様であるが，肺の線維化が進行し予後不良の疾患である[3]．IPF以外のILDのなかにも標準的な治療を行ってもIPFと同様に

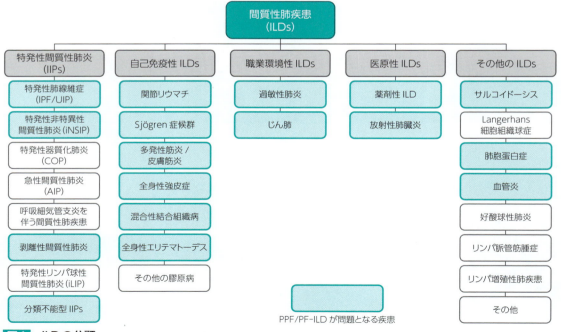

**図1** ILDの分類

［日本呼吸器学会，日本リウマチ学会：膠原病に伴う間質性肺疾患診断・治療指針2020，メディカルレビュー社，2020より改変］

**表1　特発性および膠原病性ILDの組織学的パターンの相対的な頻度**

|      | IIP | RA | SSc | SLE | PM/DM | SjS | MPA |
|------|-----|-----|-----|-----|-------|-----|-----|
| UIP  | +++ | ++  | +   | +   | +     | ±   | ++  |
| NSIP | ++  | ++  | +++ | ++  | ++    | ++  | +   |
| OP   | ++  | +   | ±   | ±   | ±     | ±   | +   |
| DAD  | +   | +   | ±   | +   | +     | ±   | +   |
| LIP  | ±   | −   | −   | −   | −     | +   | −   |

[Wells AU, Denton CP：Nat Rev Rheumatol 10：728-739, 2014をもとに作成]

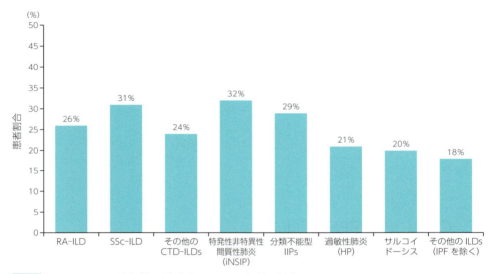

**図2**　ILDにおける進行性の線維化を呈する患者の割合

[Wijsenbeek M, et al：Curr Med Res Opin 35：2015-2024, 2019より引用]

　進行性線維化の臨床経過を示す予後不良なタイプが存在することが知られている（図2）．このフェノタイプは「進行性線維化を伴うILD（PF-ILD）」，「進行性肺線維症（PPF）」，「進行性の表現型をもつ慢性線維化ILD」などと呼ばれ，表2のような定義が提案されている[2,4]．いずれも呼吸器症状の悪化，呼吸機能の悪化，画像診断による線維化の進行が評価の項目としてあげられている．PF-ILDの代表的な疾患はIPFであるが，NSIP，分類不能型間質性肺炎，過敏性肺炎，CTD-ILD，サルコイドーシスなどにおいても同様の特徴をもつ．

　PF-ILDを呈する各々の疾患の病因や病態は個々に異なるが，ILDにおいて肺の進行性線維化に関連する共通の病因や病態が存在するとことが基礎的な研究から推測されている[5]．血小板由来増殖因子，線維芽細胞増殖因子，血管内皮増殖因子は肺の線維化において重要と考えられ，これらの受容体を阻害するnintedanibは抗線維化効果が期待できる薬剤であり，IPFに対する有効性が示されている[6]．PF-ILDにおいてもnintedanibの有効性と安全性を検討するための二重盲検無作為化プラセボ対照第Ⅲ相試験（INBUILD試験，NCT02999178）が行われ，その有効性と安全性が確認されている[4]．nintedanib群では，主要評価項目である52週時のFVC減少率がプラセボ群と比較して有意に抑制された（−80.8 vs. −187.8 mL/年，$p < 0.0001$）．また，nintedanib群は全観察期間においてILDの初回急性増悪または死亡までの期間を延長させた．

Ⅴ. 疾患横断的な病態における薬物療法

#### 表2 PPFとPF-ILDの定義

| PPF[*1] | PF-ILD[*2] |
|---|---|
| IPF以外の原因の有無を問わないILDで，放射線学的に肺線維症を示す患者において，過去1年以内に起こった以下の3つの基準のうち2つ以上が該当し，他に説明できない病態をPPFと定義する | IPF以外のILDと診断され，胸部HRCTでの線維化の広がりが10%超で確認され，かつ医師により適切と考えられた疾患管理を行ったにもかかわらず，過去2年以内で以下の定義を満たした場合 |
| 1. 呼吸器症状の悪化<br>2. 疾患進行の生理的エビデンス（以下のいずれか）<br>　a. 追跡期間1年以内にFVC予想値が5%以上の絶対的低下<br>　b. 追跡期間1年以内にDLco予想値（Hbで補正）が10%以上の絶対的低下<br>3. 疾患進行の放射線学的エビデンス<br>　（以下のうち1つ以上）<br>　a. 牽引性気管支拡張および細気管支拡張の範囲の拡大または重症度の悪化<br>　b. 牽引性気管支拡張を伴う新たなすりガラス影<br>　c. 新たな微細網状影<br>　d. 網状影の範囲の拡大または粗さの悪化<br>　e. 新たな蜂巣肺または蜂巣肺の増加<br>　f. 肺葉容積減少の増加 | 1. FVC予測値が10%以上の低下（相対変化量）<br>2. FVC予測値が5%以上の低下，10%未満の減少（相対変化量）かつ呼吸器症状の悪化<br>3. FVC予測値が5%以上の低下，10%未満の減少（相対変化量）かつHRCT上での線維化変化の増加<br>4. 呼吸器症状の悪化およびHRCT上での線維化変化の増加 |

[*1：Raghu G, et al：Am J Respir Crit Care Med **205**：e18-e47, 2022をもとに作成／*2：Flaherty KR, et al：N Engl J Med **381**：1718-1727, 2019をもとに作成]

## b | CTDに伴うPPF/PF-ILD

　CTD-ILDは基礎疾患によってその頻度は違うが，いずれにおいても予後に影響を与える重要な合併症である．そのなかで標準的な治療を行っても肺の線維化が進行するPPF/PF-ILDに該当するILDは30%程度あり（**図2**），IPFと同様に予後がわるい（**図3**）．PF-ILDを対象にしたnintedanibのINBUILD試験においてCTD-ILDが約1/4含まれており，CTDに伴うPF-ILDにおいても有効性と安全性が確認されている[4]．したがって，CTDの標準治療に加え抗線維化治療が加わり，CTD-ILDの疾患挙動（disease behavior）に対応した治療戦略が求められ，その早期診断と治療介入が重要である．

## c | CTD-ILDの検査・診断

　背景となるCTDの検査項目や診断方法は，各診断基準に準拠し他項を参照されたい．ILDのスクリーニングとしては，まず労作時の息切れ・乾性咳嗽などの自覚症状の聴取と聴診が重要である．呼吸症状の評価として修正Borgスケールやmodiﬁed British Medical Research Council（mMRC）などが用いられている．聴診においては両側肺野での吸気終末期の捻髪音はILDを疑う根拠となり，無症状でも深吸気に両側肺底部背側において聴取可能である[1]．酸素飽和度（$SpO_2$）は呼吸状態の簡便に評価できるため日常診療に有用であるが，全身性強皮症（SSc）などの末梢血管の異常がある場合には脈波が測定できず$SpO_2$を正しく測れないことがあり注意が必要である．

　血清バイオマーカーとしてKL-6，Sp-D，ILD関連自己抗体（**表3**）が診断・予後予測・評価において有用である．CTDにおいては複数の病態を合併することもあり，ILDがあるときには他のILD関連自己抗体を測定することも必要である．また，呼吸機能検査，胸部単純

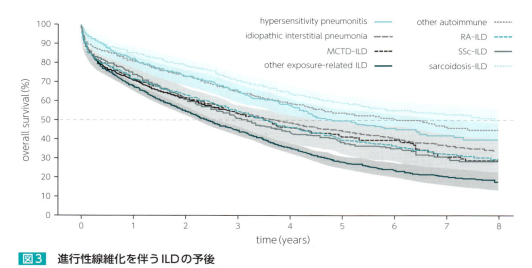

**図3** 進行性線維化を伴うILDの予後

[Nasser M, et al：Respir Res **22**：162, 2021 より引用]

**表3** ILDに関連する主な自己抗体

| 自己抗体 | 抗核抗体 | 頻度 | 関連する臨床症状（ILD以外） | ILDの頻度・経過 |
|---|---|---|---|---|
| anti-ARS | —/Cyt | 15〜30% IIM | 筋炎，関節炎，機械工の手 | 90%（慢性・再発） |
| anti-MDA5 | —/Cyt | 10〜30% DM | 皮疹・血管傷害・関節炎 | 80%（急性・ASS様に進行することもある） |
| anti-PM/Scl | Nuc | 25% SSc-myositis<br>3〜6% SSc | 若年発症・筋炎・関節炎・lcSSc | 35〜87% |
| anti-Ku | Spe | 15% SSc-myositis<br>9% myositis，2% SSc | 若年発症・筋炎・関節炎・lcSSc・皮疹 | 〜76% |
| anti-topo I | Spe/Ho | 20〜30% SSc | dcSSc・指尖潰瘍 | 80%（PF-ILD 30%） |
| anti-Th/To | Nuc | 2〜5% SSc | lcSSc・PAH | 〜50%（PF-ILD 30%） |
| anti-U11/U12 RNP | Spe | 1〜3% SSc | dc/lcSSc・消化器病変・悪性腫瘍 | 80%（しばしば重症） |
| anti-EIF2B | —/Cyt | <1% SSc | dcSSc | 〜100% |
| anti-U1RNP | Spe | 5〜35% SSc,<br>overlap syndrome<br>100% MCTD | 若年発症・筋炎・関節炎・lcSSc・PAH | 〜35%（severe 20%） |
| RF | — | 70〜80% | RA関節外症状 | 10〜40%（急性増悪） |
| ACPA | — | 70〜80% | RA関節破壊・心血管病変 | 10〜40%（急性増悪） |

ASS：抗合成酵素抗体症候群，dcSSc：全身皮膚型全身性強皮症，lcSSc：限局皮膚型全身性強皮症，topo I：抗トポイソメラーゼ I 抗体，ACPA：抗シトルリン化ペプチド抗体

[Kuwana M：Ther Adv Musculoskelet Dis **13**：1759720X211032457, 2021 をもとに作成]

X線，胸部HRCTを行う．呼吸機能検査では努力肺活量（FVC）や肺拡散能力（DLco）の低下がみられる．胸部単純X線は間質陰影の検出に関してHRCTに劣るが，重積像であるため早期の微細な陰影に関しても比較的鋭敏に検出が可能である．血管陰影の輪郭の不鮮明化や横隔膜陰影の不鮮明化などの所見は早期の陰影の発見に有用である．胸部HRCTの重要な画像所見として，浸潤影，すりガラス影，小葉内網状陰影，モザイク様所見，蜂巣肺，牽引性

Ⅴ．疾患横断的な病態における薬物療法

気管支拡張などがあげられる．

　CTD-ILDにおいては，その診断のみならず疾患挙動を判断することが治療戦略を考えるうえでも重要になっている．PPF/PF-ILDの診断においては，提案されている定義（**表2**）を参考にして，呼吸症状，呼吸機能検査におけるFVCやDLco，胸部HRCTなど複数のモダリティを使用して判断する．その評価において呼吸器内科医や放射線科医，病理医などと協議して総合的に判断することが望ましい．

# d CTD-ILDの管理・治療

## 1）PF-ILDに対応した治療戦略

　背景となるCTDの診断に基づく標準的な治療に加えて，PF-ILDに対応した抗線維化治療戦略が重要である[7]．CTD-ILDに対して基本的にはグルココルチコイド（GC）や免疫抑制薬によるCTDの標準的な管理・治療をまず行うべきである．それにもかかわらず線維化が進展する場合，抗線維化薬nintedanibが適応となる．PF-ILD患者を対象としたINBUILD試験においてnintedanibの有効性と安全性が確認されている．この臨床試験において自己免疫疾患関連のPF-ILDだけを対象にしたサブ解析[8]やSScに伴うPF-ILD患者を対象としたSENSCIS試験[9]においても同様の結果であった．ILDの慢性期治療では3～6ヵ月ごとに評価し治療の変更を検討することが勧められており，CTDの標準的な管理・治療を行い治療効果を評価する時期がnintedanibを開始するか否かを判断するタイミングと思われるが，さらなる検討が必要である．また，pirfenidoneやホスホジエステラーゼ4B阻害薬，可溶性グアニルシクラーゼ刺激薬は抗炎症作用あるいは抗線維化作用が報告されており，新たな治療薬候補として期待されている．

## 2）nitedanibの使い方

　SENSCIS試験においてGC，mycophenolate mofetil，methotrexateとnintedanibとが併用されているが，tacrolimusやazathioprineなどの他の免疫抑制薬との併用に関しては十分な知見はない．主な副作用は，AST，ALT，γ-GTなどの肝機能障害と胃腸障害で，下痢，悪心・嘔吐などの消化器症状がみられる．投与開始早期は2週間ごとに肝機能検査を実施し，AST・ALTが基準値上限の3倍を超える場合には減量または中断し注意深いモニタリングを行う．黄疸などの肝障害の徴候や症状がある場合には再投与しない．下痢に対してはできるだけ速やかにloperamideなどの止瀉薬による対症療法を行うが，効果が不十分であれば減量または中断し，高度の下痢が続く場合は再投与しない．悪心・嘔吐に対しても制吐薬による対症療法を行い，効果が不十分であれば減量または中断し，高度の悪心・嘔吐が続く場合は再投与しない．そのほか，血栓塞栓症，消化管穿孔，創傷治癒遅延，出血，顎骨壊死，重篤な皮膚障害などが発現する可能性がある．

## 3）日常生活の管理と予後

　日常生活の管理はILDの増悪を防ぎ，ADLやQOLの維持・向上のためにも必要である．喫煙はILDの発症や病態悪化のリスク因子であり，必ず禁煙指導を行う．粉塵曝露やウイルス感染なども病態悪化のリスクとなりうるので，手洗い・うがいの励行，ワクチン接種などを勧め，人込みや換気のわるい場所を避けるよう指導する．IPFの主な死因としてILDの急性増悪，肺癌，慢性呼吸不全，肺炎など感染症があげられており，RA-ILDなどCTD-ILDの死因に関しても同様の報告がある[10]．CTD-ILDの管理のみならず合併症の早期診断・治療のためにも治療の有無にかかわらず定期的な診察が重要である．呼吸症状や呼吸機能，画

01 | 間質性肺疾患（とくにPPF/PF-ILDの管理）

像などの定期的な評価により治療薬の選択や在宅酸素療法も考慮し，治療の副作用対策を行うことも重要である．

> 【処方例】[11]
>
> ● nintedanib 1回150mgを1日2回，朝・夕食後，経口投与（患者の状態により1回100mgを1日2回投与へ減量）

## 文　献

1) 日本呼吸器学会びまん性肺疾患診断・治療ガイドライン作成委員会（編）：特発性間質性肺炎診断と治療の手引き2022，改訂第4版，南江堂，2022

2) Raghu G, et al：Idiopathic pulmonary fibrosis (an update) and progressive pulmonary fibrosis in adults：an official ATS/ERS/JRS/ALAT clinical practice guideline. Am J Respir Crit Care Med **205**：e18-e47, 2022

3) Martinez FJ：Idiopathic pulmonary fibrosis. Nat Rev Dis Prim **3**：17074, 2017

4) Flaherty KR, et al：Nintedanib in progressive fibrosing interstitial lung diseases. N Engl J Med **381**：1718-1727, 2019

5) Wijsenbeek M, Cottin V：Spectrum of fibrotic lung disease. N Engl J Med **383**：958-968, 2020

6) Richeldi L, et al：Efficacy and safety of nintedanib in idiopathic pulmonary fibrosis. N Engl J Med **370**：2071-2082, 2014

7) Johannson KA, et al：Treatment of fibrotic interstitial lung disease：current approaches and future directions. Lancet **398**：1450-1460, 2021

8) Wells AU, et al：Nintedanib in patients with progressive fibrosing interstitial lung diseases-subgroup analyses by interstitial lung disease diagnosis in the INBUILD trial：a randomised, double-blind, placebo-controlled, parallel-group trial. Lancet Respir Med **8**：453-460, 2020

9) Distler O, et al：Nintedanib for systemic sclerosis-associated interstitial lung disease. N Engl J Med **380**：2518-2528, 2019

10) Otsuka J, et al：Clinical features of acute exacerbation in rheumatoid arthritis-associated interstitial lung disease：comparison with idiopathic pulmonary fibrosis. Respir Med **200**：106898, 2022

11) オフェブ適正使用ガイド.［アクセス年月日：2024年6月1日］

353

## V. 疾患横断的な病態における薬物療法

# 02 肺高血圧症（PH）

2022年に欧州心臓病学会（ESC）の肺高血圧症（PH）ガイドラインが改訂されたため[1]，本項ではその推奨内容を中心に膠原病に伴うPHにおける肺血管拡張薬の薬物療法について概説する．なお，本項における"推奨されている"という表現は同ガイドラインにおける推奨を意味している．

## a 膠原病に伴う肺動脈性肺高血圧症

膠原病に伴う肺動脈性肺高血圧症（CTD-PAH）においては，免疫抑制薬などの基礎疾患に対する治療だけでなく，肺血管拡張薬による加療が検討される．膠原病のフォロー中にPAHが出現するケース，PAHを契機に膠原病の診断にも至るケース，IPAHと診断・治療されていたが実際には膠原病が原因であったケースなど，診断時の状況はさまざまである．治療についても，免疫抑制薬や肺血管拡張薬のいずれか，または両方がすでに投与されている場合，薬剤がまったく入っていない場合など，さまざまな状況が想定される．いずれの状況であっても，免疫抑制薬が有効な膠原病がPAHの原因である場合は，まず免疫抑制薬の開始や変更を検討したうえで肺血管拡張薬を検討することは重要である．免疫抑制薬のみでPAHが改善することもあるが，PAHによる症状が強い場合や血行動態が不安定な場合は同時に開始する必要な場面もあり，CTD-PAHは膠原病内科と循環器内科が協力して治療していくことが望ましい．

## b 肺血管拡張薬

2022年にESCより発表されたPHのガイドラインにも明記されているが，肺血管拡張薬の使用については，基本的には特発性PAHに準じた治療選択が推奨されている．CTD-PAHのみを対象としたRCTは乏しいが，RCTに登録されたPAH患者のうち25〜40%がCTD-PAH患者であること，サブグループ解析でCTD-PAH患者における肺血管拡張薬の有効性が示されていることが反映されている．本邦のPAH患者のレジストリ（Japan Pulmonary Hypertension Registry：JAPHR）に登録されたPAH患者のうち32.4%がCTD-PAH患者であったことからも，リアルワールドと一致した患者の割合でRCTが行われていると推測される[2]．一方で，欧米ではCTD-PAHの多くは強皮症が基礎疾患であるため，RCTに登録された患者の多くは強皮症であり，ESCのガイドラインもその背景を前提に作成されている点には注意すべきである．

肺血管拡張薬は，ホスホジエステラーゼ5阻害薬（PDE5i）［可溶性グアニル酸シクラーゼ（sGC）刺激薬を含む］，エンドセリン受容体拮抗薬（ERA），プロスタサイクリン（IP）受容体作動薬の3系統に大きく分類される．本邦で使用できる薬剤の用法などについて**表1**に示す．

PDE5i，sGC刺激薬はいずれも一酸化窒素-cGMP（cyclic guanosine monophosphate）経路を標的とした薬剤である．PDE5iは頭痛や紅潮，鼻出血などといった血管拡張作用による副作用が多い．sGC刺激薬とPDE5iの併用は全身性低血圧を起こすため禁忌である．ERAはエンドセリン経路を標的とした薬剤である．bosentanでは肝障害を10%程度で認め，用量依存性であることが報告されているため，投与中は定期的に肝酵素などをフォローする

## 02 | 肺高血圧症 (PH)

**表1　肺血管拡張薬**

| 分　類 | 一般名 | 商品名 | 投与方法 | 用法用量 |
|---|---|---|---|---|
| ホスホジエステラーゼ5阻害薬 | tadalafil | アドシルカ | 経口 | 60mg分3 |
| | sildenafil | レバチオ | 経口 | 40mg分1 |
| 可溶性グアニル酸シクラーゼ刺激薬 | riociguat | アデムパス | 経口 | 3mg分3から開始し，症状・忍容性に応じて2週間隔で7.5mg分3まで増量（1.5mg分3単位で増減） |
| エンドセリン受容体拮抗薬 | bosentan | トラクリア | 経口 | 125mg分2より開始し，肝障害・忍容性を確認して5週目から250mg分2に増量 |
| | ambrisentan | ヴォリブリス | 経口 | 5mg分1から開始し，症状・忍容性に応じて10mg分1まで増量 |
| | macitentan | オプスミット | 経口 | 10mg分1 |
| プロスタサイクリン作動薬 | beraprost | ドルナー，プロサイリン | 経口 | 60μg分3から開始し，症状・忍容性に応じて180μg分3〜4まで増量 |
| | beraprost（徐放剤） | ベラサスLA，ケアロードLA | 経口 | 120μg分2から開始し，症状・忍容性に応じて360μg分2まで増量 |
| | selexipag | ウプトラビ | 経口 | 0.4mg分2から開始し，症状・忍容性に応じて7日以上の間隔で3.2mg分2まで増量（0.4mg分2単位で増減） |
| | treprostinil | トレプロスト吸入液 | 吸入 | 1日4吸入，1回3吸入から開始し，最大9吸入まで増量 |
| | treprostinil | トレプロスト | 持続静注皮下注 | 1〜2ng/kg/分から開始し，症状・忍容性・重症度に応じて漸増 |
| | epoprostenol | フローラン，エポプロステノール | 持続静注 | 1ng/kg/分から開始し，症状・忍容性・重症度に応じて漸増 |

必要がある．さらにwarfarinやsildenafil，tadalafilの血中濃度を低下させるとされているため，併用療法を行う際の薬剤選択には注意を要する．ambrisentanはbosentanよりも肝障害は少ないものの，末梢性浮腫が起きやすいとされる．macitentanは肝障害や浮腫とも発生頻度が低く，副作用の観点からも使用しやすい薬剤である．IP受容体作動薬には持続静注，持続皮下注，経口，吸入といったさまざまな投与経路がある（ただし，iloprostの吸入薬は本邦では販売中止）．血管拡張作用による副作用が主であり，頭痛，紅潮，下痢，嘔気，下顎痛，関節痛，足底の疼痛などがある．epoprostenolやtreprostinilの持続静注を行う場合は，薬剤の調整だけでなく，中心静脈カテーテルの管理も重要となる．カテーテル閉塞や損傷だけでなく，皮膚感染やカテーテル自体の感染といったカテーテル関連感染症があり，免疫抑制薬を用いるCTD-PAHではより注意が必要であり，開始の判断にも影響しうる．一方で，treprostinilの持続皮下注については感染のリスクは低下するが，局所の疼痛が強いため，時としてオピオイド系を含めた疼痛管理が重要となる．

　また，従来の3系統の肺血管拡張薬とは異なる機序であるが，肺血管の内皮細胞増殖を促進と抑制のバランスを回復させるsotaterceptは，新たなPAH治療薬として期待されている．

## C | リスク分類

　治療選択をするうえで，まずはリスク評価による分類，併存疾患の評価を行う必要がある．

Ⅴ．疾患横断的な病態における薬物療法

表2 肺動脈性肺高血圧のリスク分類（3層モデル）

| | 低リスク | 高リスク | 中リスク |
|---|---|---|---|
| 右心不全 | なし | なし | あり |
| 臨床症状の進行 | なし | 緩徐に進行 | 急速な進行 |
| 失神 | なし | 負荷の大きい運動での失神 | 軽度または平常の活動での失神 |
| WHO-FC | Ⅰ / Ⅱ | Ⅲ | Ⅳ |
| 6分間歩行距離 | ＞440m | 165〜440m | ＞165m |
| 心肺運動負荷試験 | peak $VO_2$＞15mL/分/kg（＞65% prednisolone）VE/$VCO_2$ slope＜36 | peak $VO_2$＞11〜15mL/分/kg（35〜65% prednisolone）VE/$VCO_2$ slope 36〜44 | peak $VO_2$＜11mL/分/kg（＜35% prednisolone）VE/$VCO_2$ slope＞44 |
| BNP/NT-proBNP | BNP＜50ng/L NT-proBNP＜300ng/L | BNP 50〜800ng/L NT-proBNP 300〜1,100ng/L | BNP＞800ng/L NT-proBNP＞1,100ng/L |
| 心エコー図検査 | 右房面積＜18$cm^2$ 三尖弁輪移動距離/収縮期肺動脈圧＜0.19$cm^2$/mmHg 心膜液なし | 右房面積18〜26$cm^2$ 三尖弁輪移動距離/収縮期肺動脈圧0.19〜0.32$cm^2$/mmHg 軽度の心膜液 | 右房面積＞26$cm^2$ 三尖弁輪移動距離/収縮期肺動脈圧＜0.19$cm^2$/mmHg 中〜高度の心膜液 |
| 心臓MRI | 右室収縮駆出率＞54% 1回心拍出量係数＞40mL/$m^2$ 右室収縮末期係数＜42mL/$m^2$ | 右室収縮駆出率37〜54% 1回心拍出量係数26〜40mL/$m^2$ 右室収縮末期係数42〜54mL/$m^2$ | 右室収縮駆出率＜37% 1回心拍出量係数＜26mL/$m^2$ 右室収縮末期係数＞54mL/$m^2$ |
| 右心カテーテル検査 | 右房圧＜8mmHg 心係数≧2.5L/分/$m^2$ 1回心拍出量係数＞38mL/$m^2$ 混合静脈血酸素飽和度＞65% | 右房圧8〜14mmHg 心係数2.0〜2.4L/分/$m^2$ 1回心拍出量係数31〜38mL/$m^2$ 混合静脈血酸素飽和度60〜65% | 右房圧＞14mmHg 心係数＞2.0L/分/$m^2$ 1回心拍出量係数＜31mL/$m^2$ 混合静脈血酸素飽和度＜60% |

[Humbert M, et al；ESC/ERS Scientific Document Group：Eur Heart J **43**：3618-3731, 2022をもとに作成]

心肺疾患が併存している場合の注意点については「Ⅳ章-A-3-d. 肺高血圧症（PH）」の項で詳しく説明されるため，本項では割愛する．2022年のESCガイドラインでは，リスク分類において2つの評価方法を推奨している．1つ目の分類方法は，3段階（低/中/高リスク）に分類されており，症状やWHO-Functional Class（FC），6分間歩行距離，BNP/NT-proBNP，心エコー所見，心臓MRI所見，右心カテーテル検査による血行動態パラメータと多くの因子から構成されている（**表2**）．この評価方法のデメリットは多くの患者が中リスクに分類される点である．この背景も加味された2つ目の分類方法として提案されているのが4段階（low/intermediate-low/intermediate-high/high risk）のリスク分類である（以下，2つの分類法を区別するため，前者の分類はカナ表記，後者は欧文表記とする）．多層化されていることと，パラメータが少なく簡易化されていることが特徴である（**表3**）．構成要素は，WHO-FC，6分間歩行距離，BNP/NT-proBNPの3つのみであるが，死亡率の予測においては3層モデルと同等に機能すると報告されている．CTD-PAHを含むPAH患者を対象とした研究では，low・intermediate-low・intermediate-high・high riskの1年死亡率は，それぞれ0〜3%・2〜7%・9〜19%・＞20%と報告されている．しかし，欠損値が1つでもあると評価に大きな影響を与えることがこの4層モデルのデメリットとなる．

　次に前述の2つのリスク分類の使い分けについてである．4層モデルは中リスクのリスク層別化に優れている．また，ベースラインから経過観察までのリスクの変化に対する感度が高く，これらの変化は長期死亡に関連していたため，4層モデルは治療途中での評価に用いることが推奨されている．その一方で，3層モデルは心エコー所見や血行動態と多くのパラメータを含んでおり，包括的であるため，初期評価（診断時）のリスク層別化として推奨さ

02 | 肺高血圧症 (PH)

**表3 肺動脈性肺高血圧のリスク分類（4層モデル）**

|  | low risk | intermediate-low risk | intermediate-high risk | high risk |
|---|---|---|---|---|
| 点 数 | 1 | 2 | 3 | 4 |
| WHO-FC | I or II | — | III | IV |
| 6分間歩行距離 (m) | >440 | 350～440 | 165～319 | <165 |
| BNP (ng/L) | <50 | 50～199 | 200～800 | >800 |
| NT-proBNP (ng/L) | <300 | 300～649 | 650～1,100 | >1,100 |

[Humbert M, et al；ESC/ERS Scientific Document Group：Eur Heart J **43**：3618-3731, 2022をもとに作成]

れている．つまり，診断時は多くの要因を考慮できる3層モデルを使用し，治療開始後は評価しやすい簡易化された4層モデルを使用する．しかし，このリスク分類だけでなく，年齢や背景の膠原病，併存疾患なども考慮した治療を行っていくことが望ましい．また，画像検査による右心の評価や右心カテーテル検査などによる血行動態についても4層モデルと合わせてフォローの評価を行うべきである．とくに本邦では，平均肺動脈圧を一つの指標として治療されることが多い．これは欧米とは異なる点であるが，特発性PAH/遺伝性PAH患者において平均肺動脈圧を42.5mmHg未満に低下させることが良好な予後と関連したとの報告が背景にあるものと考えられる[3]．

## d 治療方針

　先述のリスク分類を行い治療方針を決定することが2022年のESCガイドラインでは推奨されている（**図1**）．低リスクまたは中リスクの患者には，初期2剤併用療法が推奨され，ambrisentan＋tadalafil，またはmacitentan＋tadalafilのいずれかが第一選択になると考えられる．ただし，副作用などによって他のERAやPDE5iを併用することは許容されるであろう．高リスク患者ではIP受容体作動薬の持続静注や持続皮下注が検討されるが，前述のとおりCTD-PAH患者における適応は慎重に検討すべきであると考える．実際に，JAPHRに登録された特発性PAH患者の37.3％で非経口のIP受容体作動薬が使用されていたのに対し，CTD-PAH患者では18.2％と約半数にとどまっていた[2]．2剤併用療法でlow riskとならない患者ではselexipagの追加が考慮されるが，selexipagを含む初期3剤併用療法は推奨されていない（右房圧や肺血管抵抗の高値や心係数や1回心拍出量係数の低値など重篤な血行動態障害を呈する中リスク患者では，初期3剤併用療法を考慮してもよい）．またPDE5iをriociguatに変更することは肺血管抵抗の低下が期待できるため，選択肢の一つであるとされている．さらに，ERAとPDE5iの併用療法においてもintermediate-high riskまたはhigh riskに分類される患者ではIP製剤の持続静注や持続皮下注，肺移植が考慮される．

　これらの推奨の根拠となった報告のうち，CTD-PAH患者を対象としたサブ解析などについて説明する．ERAとPDE5iの初回併用療法の推奨は，AMBITION試験（tadalafil＋ambrisentanの初期併用療法）やTRITON試験（tadalafil＋macitentan，またはtadalafil＋macitentan＋selexipagの初期併用療法）の結果が反映されている．AMBITION試験では対象患者のうちCTD-PAH患者は37％と多く含まれていた．対象患者全体で主要評価項目（死亡，PAHの悪化による入院，病勢進行などの複合エンドポイント）は有意に減少し，ハザード比（HR）は0.50（95％CI 0.35～0.72）で，強皮症と強皮症以外の膠原病のいずれでも同様の結果を示した[4]．TRITON試験でもCTD-PAH患者は34％と多く含まれ，2剤併用療法と3剤併用療法のいずれでも肺血管抵抗の低下や6分間歩行距離の増加を認めた（有

357

Ⅴ．疾患横断的な病態における薬物療法

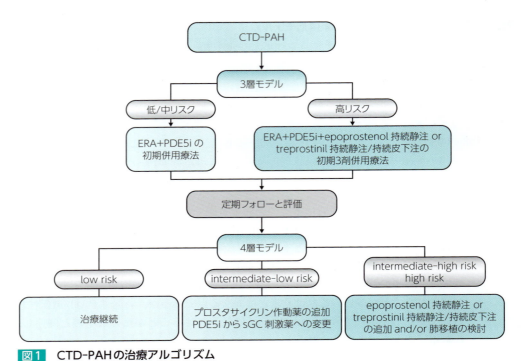

**図1** CTD-PAHの治療アルゴリズム
[Humbert M, et al；ESC/ERS Scientific Document Group：Eur Heart J **43**：3618-3731, 2022をもとに作成]

意差なし）．疾患の進行については3剤併用療法は2剤併用療法に対してHR 0.59（95％CI 0.32～1.09）と有意差はないものの，3剤併用療法がより効果的である可能性が示唆された．selexipagの有用性を評価したGRIPHON試験のサブ解析では，CTD-PAH患者において2剤併用療法にselexipagを追加することで全死亡またはPAHに関連した合併症の複合エンドポイントを減少させた（HR 0.59，95％CI 0.41～0.85）[5]．

### 文献

1) Humbert M, et al；ESC/ERS Scientific Document Group：2022 ESC/ERS Guidelines for the diagnosis and treatment of pulmonary hypertension. Eur Heart J **43**：3618-3731, 2022
2) Tamura Y, et al；Japan Pulmonary Hypertension Registry (JAPHR) Network：Changes in the characteristics and initial treatments of pulmonary hypertension between 2008 and 2020 in Japan. JACC Asia **2**：273-284, 2022
3) Ogawa A, et al：Long-term patient survival with idiopathic/heritable pulmonary arterial hypertension treated at a single center in Japan. Life Sci **118**：414-419, 2014
4) Kuwana M, et al：Initial combination therapy of ambrisentan and tadalafil in connective tissue disease-associated pulmonary arterial hypertension (CTD-PAH) in the modified intention-to-treat population of the AMBITION study：post hoc analysis. Ann Rheum Dis **79**：626-634, 2020
5) Gaine S, et al：Selexipag for the treatment of connective tissue disease-associated pulmonary arterial hypertension. Eur Respir J **50**：1602493, 2017

**Ⅴ. 疾患横断的な病態における薬物療法**

# 03 | 肺胞出血

## a | 肺胞出血をきたす原因・病態

　種々の原因で肺や気管や気管支から出血し，痰に血液が付着もしくは混在したものを血痰，血液が喀出された場合を喀血と呼ぶ．喀血の原因としては，「BATTLE CAMP」と呼ばれる鑑別疾患が重要であり，そのなかに肺胞出血が存在する（表1）.

　びまん性肺胞出血（DAH）は，種々の原因により肺胞毛細血管や肺動静脈などの小型血管に障害をきたし，そのために肺胞腔内に血液が充満する病態を呈する臨床的な症候群である．肺胞出血の原因は，"pulmonary capillaritis（肺毛細血管炎）"の有無で大別することができ，肺毛細血管炎が存在しない場合は，"bland pulmonary hemorrhage"，"diffuse alveolar damage（びまん性肺胞傷害）"に分けることができる（表2）.

### 表1　喀血をきたす原因："BATTLE CAMP"

| | | |
|---|---|---|
| B | Bronchiectasis | 気管支拡張症 |
| A | Aspergilloma | アスペルギローマ |
| T | Tumor | 肺癌，肺転移 |
| T | Tuberculosis | 肺結核 |
| L | Lung abscess | 肺膿瘍 |
| E | Emboli | 肺塞栓症 |
| C | Coagulopathy | 血液凝固異常症，抗凝固薬/抗血小板薬 |
| A | Alveolar hemorrhage | びまん性肺胞出血 |
| | Autoimmune disorder | 自己免疫疾患 |
| | Arterio-Venous Malformation | 肺動静脈瘻 |
| M | Mitral stenosis | 僧帽弁狭窄症，心不全 |
| P | Pneumonia | 肺炎 |

### 表2　病理組織学的に大別される肺胞出血の原因疾患

| 肺毛細血管炎 | それ以外 |
|---|---|
| **原発性**<br>　顕微鏡的多発血管炎（MPA）<br>　多発血管炎性肉芽腫症（GPA）<br>　抗GBM病<br>　孤発性肺血管炎<br>　IgA血管炎，など<br><br>**続発性**<br>　全身性エリテマトーデス（SLE）<br>　抗リン脂質抗体症候群（APS）<br>　関節リウマチ（RA）<br>　Behçet病<br>　混合性クリオグロブリン血症<br>　薬剤関連血管炎（PTUなど），など | **bland pulmonary hemorrhage**<br>　血液凝固異常<br>　抗凝固薬/抗血小板薬使用<br>　各種血小板減少症<br>　心不全<br>　特発性肺ヘモジデローシス，など<br><br>**びまん性肺胞傷害（DAD）**<br>　ARDSの原疾患すべて<br>　ウイルス感染症（とくにCOVID-19）<br>　急性間質性肺炎<br>　薬剤（amiodaroneなど），など |

Ⅴ．疾患横断的な病態における薬物療法

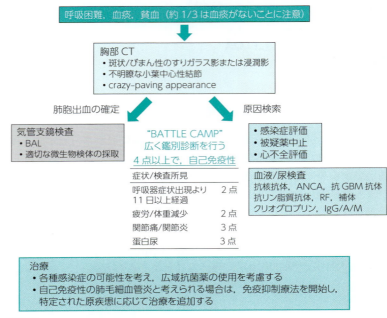

図1　肺胞出血のマネジメント

## b｜治療の基本方針

　基本方針は図1に示すとおり，まず臨床所見より肺胞出血を疑うことがスタートとなる．血痰がない症例も約1/3存在し，胸部CT所見が重要となる．特徴的なCT所見があった場合でも，可能な限り気管支肺胞洗浄液（BAL）による診断確定が望ましい．

　鑑別診断は「BATTLE CAMP」（表1）をもとに行っていく．最初のステップは，細菌感染症の治療，被疑薬となる薬剤の中止，抗凝固薬，抗血小板薬の調整，心不全評価である．自己免疫性のDAHかどうかの判断に，スコアリングを用いることができる．

　DAHには，感染症による急性呼吸窮迫症候群（ARDS）が含まれる．グルココルチコイド（GC）の全身投与や免疫抑制療法を開始する前に，肺胞出血の確定診断を兼ねて，気管支鏡検査による検体採取を行い，感染症が否定できなければempiricな抗菌薬治療を検討する．

　肺毛細血管炎による肺胞出血に対する基本方針は，パルス療法を含むGCの全身投与と免疫抑制薬の併用を行い，必要に応じて血漿交換療法の追加を検討することが原則となる．

## c｜各疾患に対する治療

　肺毛細血管炎による肺胞出血の治療に関する無作為化試験の報告はANCA関連血管炎（AAV）においてのみであり，これらの知見を他疾患に応用し，観察研究や各施設の臨床経験に基づいて治療が行われているのが現状である．

### 1）ANCA関連血管炎（MPA，GPA）

#### a　cyclophosphamideか，rituximabか

　寛解導入療法として，重症AAVにcyclophosphamide（CY）かrituximab（RTX）が同等の有効性を示したRAVE試験に基づき，有害事象の観点からも，CYを選択する機会は減

少してきている．このRAVE試験では肺胞出血重症例は除外されており検討はされていない．

Mayo clinic単施設の後ろ向き観察研究では，DAHを合併したAAV 68例で，そのうち31例が人工呼吸管理を必要とした重症例を対象に，RTXとCYとの有効性を比較検討している．RTXはCYと比較し，入院死亡率，入院期間，ICU滞在期間，人工呼吸管理期間については有意な差がなかったものの，6ヵ月時点での完全寛解率についてはRTXにおいて有意に高かった（オッズ比6.45）[1]．

### b 血漿交換は必要か

肺胞出血を呈したAAV患者に対する血漿交換療法の選択は施設の考え方によるのが現状である．重症AAVに対する血漿交換の併用に関して最もインパクトのある臨床試験はPEXIVAS試験である[2]．新規に発症した重症顕微鏡的多発血管炎（MPA）または多発血管炎性肉芽腫症（GPA）（重症はeGFR＜50mL/分/1.73m$^2$またはDAH出血で定義）もしくは再発例を対象とした無作為化比較試験である．血漿交換の使用は，全体集団での1年後の死亡または末期腎不全の発症率を減少させなかった．本試験では，肺胞出血合併例が血漿交換群352例中95例（31例が重症），未施行群352例中96例（30例が重症）含まれている．血漿交換の併用により1年後の死亡率が低い傾向にあったことは無視できない結果であるが，本研究結果をもとに，ACR/VF（Vasculitis Foundation）診療ガイドラインでは，AAVの肺胞出血に対して血漿交換を行うことは推奨しておらず，AAVのなかでも抗GBM抗体の併存がある場合に限り，積極的に血漿交換を行うべきと推奨されている[3]．EULAR2022診療ガイドラインでは，Cr 3.41mg/dL以上の重症腎炎には血漿交換追加を考慮するが，肺胞出血合併例に対して習慣的に血漿交換を追加しないよう推奨されている[4]．一方で，日本アフェレシス学会と米国アフェレシス学会の診療ガイドラインでは，エビデンスレベルは低いものの，他の治療法と組み合わせて一次治療として受け入れられると記載されており，検討の余地が残された状況である．

## 2）抗GBM病

抗GBM病によるDAH患者には，パルス療法を含むGC，CYに加えて，血漿交換療法の併用が推奨される．

## 3）SLEによるDAH

SLEにおけるDAHの原因については，病理組織学的には毛細血管炎とbland hemorrhageの両者が存在し，一部の患者では抗リン脂質抗体が寄与する．

SLE患者が肺胞出血を合併した場合には，毛細血管炎以外の病態も同時に考える必要があるといえる．SLEに続発するDAH患者では約30％で肺感染症が合併するとされ，免疫抑制を開始する前に微生物検査を行い，empiricな抗菌薬治療を行うことが望ましい．通常はパルス療法を含むGCと免疫抑制薬の併用治療を行うが，薬剤の有効性を比較した無作為化試験は存在せず，CYを中心に，mycophenolate mofetilやRTXの有効性も報告される．

SLEのDAHの予後，死亡率には報告により差があり，純粋な肺毛細血管炎が実際は少なく，免疫抑制療法以外に，出血傾向に対する対応や何より感染症治療を十分に行う必要がある．

## 4）特発性肺ヘモジデローシス

特発性肺ヘモジデローシスは，DAHを繰り返す原因不明の希少疾患で，病理学的所見として毛細血管炎は存在せず，bland hemorrhageを呈することが特徴である．病理所見に反し，GCの全身投与が罹患率と死亡率を低下させることが症例報告やケースシリーズで示唆されており，GCの全身投与が推奨される．追加の免疫抑制療法の役割ははっきりしない．

Ⅴ．疾患横断的な病態における薬物療法

　　肺毛細血管炎に対する治療の主体が免疫抑制療法であることはいうまでもないが，感染症の合併やその他の原因の併存がないか，慎重な対応が必要である．とくにSLE患者の肺胞出血の報告において感染症の合併が多いことは念頭に置くべきである．AAVによる肺胞出血が最も報告例が多く，GCに追加併用する免疫抑制療法はRTXが中心となってきている．血漿交換療法の推奨は，抗GBM抗体陽性例に限定されることに留意したい．

**文　献**

1) Cartin-Ceba R, et al：Diffuse alveolar hemorrhage secondary to antineutrophil cytoplasmic antibody-associated vasculitis：predictors of respiratory failure and clinical outcomes. Arthritis Rheumatol **68**：1467-1476, 2016
2) Walsh M, et al：Plasma exchange and glucocorticoids in severe ANCA-associated vasculitis. N Engl J Med **382**：622-631, 2020
3) Chung SA, et al：2021 American College of Rheumatology/Vasculitis Foundation Guideline for the Management of Antineutrophil Cytoplasmic Antibody-Associated Vasculitis. Arthritis Rheumatol **73**：1366-1383, 2021
4) Hellmich B, et al：EULAR recommendations for the management of ANCA-associated vasculitis：2022 update. Ann Rheum Dis **83**：30-47, 2024

# Ⅴ. 疾患横断的な病態における薬物療法

# 04 急速進行性糸球体腎炎（RPGN）

　急速進行性糸球体腎炎（PRGN）は，本邦では厚生労働省難治性腎疾患に関する調査研究班と日本腎臓学会によって「腎炎を示す尿所見を伴い数週から数ヵ月の経過で急速に腎不全が進行する症候群」と定義され[1]，全身性疾患を伴わない一次性RPGNと二次性RPGNに分類される．一次性・二次性ともにANCA関連血管炎が大部分を占めるが，そのほかに抗基底膜抗体（GBM）病や全身性エリテマトーデス，IgA血管炎などでもRPGNの病態を呈することがある．今回は，RPGNを呈する主たる疾患であるANCA関連血管炎と，ほとんどの症例でRPGNを呈する抗GBM病の薬物療法について概説する．

## a | RPGNの診断

　RPGNの定義に含まれる「急速な腎機能低下の進行」は，3ヵ月以内の30％以上の低下が目安とされる．しかし，この定義を満たすためには一定期間の観察が必要となるため，早期にRPGNの判断ができないことが問題となる．このため，RPGNガイドラインでは早期発見の目安として**表1**のような診断指針が提示されている[1]．典型的なRPGNでは，腎生検で壊死性半月体形成性糸球体腎炎を呈する．ANCA関連腎炎では，蛍光抗体法で免疫複合体の沈着がわずかかほとんど認められないのが特徴であり（pauci-immune型），抗GBM病では基底膜に沿ってIgGの線状沈着を認める．2010年にBerdenらが提唱した分類では，半月体形成のある糸球体を50％以上に認める「半月体型」と完全硬化糸球体を50％以上に認める「硬化型」が腎予後不良となる．

## b | RPGNの治療

　ANCA関連腎炎に伴うRPGNの治療については，難治性血管炎に関する調査研究班からは2023年に「ANCA関連血管炎診療ガイドライン2023」が[2]，難治性腎疾患に関する調査研究班からは2020年に「エビデンスに基づく急速進行性腎炎症候群RPGN診療ガイドライン2020」が公表されている[1]．腎障害は生命予後にも影響する重要臓器障害として扱う必要

---

**表1　RPGN早期発見のための診断指針**

1. 尿所見異常（主として血尿や蛋白尿，円柱尿）[*1]
2. eGFR<60mL/分/1.7m$^2$[*1]
3. CRP高値や赤沈促進

上記の1〜3を認める場合，「RPGNの疑い」として，腎専門病院への受診を勧める
ただし，腎エコー図検査を実施可能な施設では，腎皮質の萎縮がないことを確認する
なお，急性感染症の合併，慢性腎炎に伴う緩徐な腎機能障害が疑われる場合には，1〜2週間以内に血清クレアチニンを再検し，eGFRを再計算する

[*1]：近年，健診などによる無症候性検尿異常を契機に発見される症例が増加している．最近出現した検尿異常については，腎機能が正常であってもRPGNの可能性を念頭に置く必要がある．
[*2]：eGFRの計算は，わが国のeGFR式である下式を用いる．
　　eGFR (mL/分/1.73 m$^2$) ＝194×Cr−1.094×Age−0.287（女性はこれに×0.739）
　　ただし，血清クレアチニンの測定は酵素法で行うこと．

があり，腎機能の程度やそのほかの重要臓器障害の重症度に応じて，全身型または重症型に対する治療を選択することとなる．

　RPGNなどの臓器障害を伴う全身型の寛解導入療法では，グルココルチコイド（GC）と，cyclophosphamide（CY）またはrituximab（RTX）の併用療法が標準治療となる．CYは長らくAAVの寛解導入時の第一選択併用薬であり，安全性の観点からIVCYが用いられることが多い．CYは腎機能と年齢に応じて投与量の調整が必要となる．本邦のAAV患者では高齢者が多く腎機能障害の程度が高度であり，用量調整が必要となるためか，欧米と比べると併用される頻度は少ない．一方，RTXは年齢や腎障害に応じた用量調整が不要であること，また寛解導入後の維持療法において第一選択併用薬として推奨されていることから，本邦でも次第に使用頻度が増加している．重症型全般に対する血漿交換の有用性は否定的であるが，重症のなかでもとくに最重症の腎障害を認める場合に限定して血漿交換療法の併用が推奨されている．

　GCは，現時点でなおANCA関連血管炎治療において中心となる薬剤であるが，重症AAVに対する血漿交換とGC投与方法に関するランダム化比較試験（PEXIVAS試験）やLoVAS研究から，CYまたはRTX併用下でのより積極的なGCの減量が推奨されている．

　2022年からは，AAVに対する新規治療薬としてAAVの病態に関与するC5aの受容体抗体であるavacopanが本邦でも使用可能となった．標準治療群であるGCと比較して腎機能の回復の程度が大きかったことや，腎機能低下が高度に低下した症例のサブ解析でavacopanがさらに有効である可能性なども報告されており，とくに腎病変に対する特異的な有効性についても期待されている．

## C ┃ 抗GBM病に伴うRPGNの治療

　抗GBM病の腎予後はRPGNのなかでも最もわるく，肺胞出血を伴えば生命予後も著しく不良な疾患である．しかし，希少性が高くランダム化比較試験を行うことができないため，十分なエビデンスは存在せず，小規模の観察研究をもとに専門家の意見を踏まえた診療ガイドラインが作成されているのが現状である．

　RPGNガイドラインでは，腎症状が最重症でない症例（診断時に透析を要さない，あるいは腎生検組織上の半月体形成が広範囲でない），または肺出血を伴う症例に対しては，ステロイドパルス療法，免疫抑制薬，血漿交換療法の併用が推奨されている．診断時に透析を要するほど高度に腎機能が低下した症例では腎予後の改善は見込めない場合が多く，必ずしも血漿交換療法や免疫抑制薬の併用が推奨されないが，その場合でも腎機能の改善の可能性を期待して可能な限り積極的に腎生検による組織評価を行ったうえで，積極的な治療適応を考慮する．併用する免疫抑制薬については，既報をもとにするとCYが主となる．RTXに関してはいくつかの症例集積の報告がみられるが，治療の有用性に関する一定の方向性は見出されていない．本疾患は再発がまれであることが知られており，6〜12ヵ月間のGCによる維持療法のあとは治療を中止する．

### 文　献
1）成田一衛（監）：エビデンスに基づく急速進行性腎炎症候群RPGN診療ガイドライン2020，東京医学社，2020
2）針谷正祥ほか（編）：ANCA関連血管炎診療ガイドライン2023，診断と治療社，2023

**V. 疾患横断的な病態における薬物療法**

# 05 血栓性微小血管症（TMA）

## a 定　義

　　血栓性微小血管症（TMA）とは，全身の微小血管に血小板を中心とした血栓が形成され，消費性血小板減少と微小血管症性溶血性貧血（MAHA）が起こり臓器障害を合併する疾患群の総称である.

　　病理学的には小動脈や毛細血管における微小血管塞栓や血管壁肥厚，血管内皮細胞傷害による内皮下腔の膨化などが特徴的であり，腎臓や中枢神経が標的臓器となりやすい[1].

　　臨床症状としては上記による腎機能障害，精神神経障害がある. 血液検査では，MAHAは非免疫性溶血性貧血のため，LDH上昇，間接ビリルビン上昇，ハプトグロビン低下などの一般的な溶血性貧血に加え，末梢血の鏡検での破砕赤血球，直接/間接Coombs試験陰性が特徴的である.

　　定義の変遷により，疫学は報告によりかなり幅があるが，成人では二次性が多く，血栓性血小板減少性紫斑病（TTP）や非典型溶血性尿毒症症候群（atypical HUS）が続く[2]. 小児ではSTEC-HUSがTMAの90％を占める[3].

## b 分　類

　　TMAは主に血小板の異常によるTTP，血管内皮細胞傷害によるHUS，その他の基礎疾患による二次性に大別される.

### 1）血栓性血小板減少性紫斑病（TTP）
　　ADAMTS13の活性低下により超分子量von Willebrand因子複合体（UL-VWFM）が形成され，それらにより血小板血栓が形成されることにより生じる.

#### a 先天性TTP
● 病態：ADAMTS13遺伝子異常によるADAMTS13活性低下が起こる.
● 診断：血小板減少を認め，ADAMTS13活性10％未満，ADAMTS13抗体陰性の症例において，ADAMTS13遺伝子異常があるもの（常染色体劣性遺伝形式であり，両親のADAMTS13活性値が参考となる場合がある）.

#### b 後天性TTP
● 病態：ADAMTS13抗体産生によるADAMTS13活性低下が起こる.
● 診断：ADAMTS13活性10％未満かつADAMTS13抗体陽性. 遺伝子検査やADAMTS13活性の結果判明には数日かかるため，血液検査値などで臨床的に予測するPLASMIC score[4]，French scoreがあり，それぞれ該当項目が多いほどADAMTS13活性低下の確率が高いとされる[5].

### 2）溶血性尿毒症症候群（HUS）
#### a 志賀毒素産生性大腸菌HUS（STEC-HUS）
● 病態：志賀毒素（ベロ毒素）が細胞膜表面のグロボトリアオシルセラミド（Gb3）受容体と反応し起こる内皮細胞傷害. Gb3受容体は糸球体内皮細胞に高発現している[3].

V．疾患横断的な病態における薬物療法

- ●診断：確定診断にはSTEC感染の証明（便培養，便中志賀毒素直接検出法，便中志賀毒素遺伝子のPCRによる検出法，血清抗病原性大腸菌157 LPS-IgM抗体測定法）が必要である．補助診断として牛肉や生野菜，井戸水の摂取歴の聴取，鮮血便の有無，腹部画像検査での壁肥厚の確認などが有用である．

### b 非典型溶血性尿毒症症候群（aHUS）
- ●病態：補体第二経路の過剰な活性化による血管内皮細胞傷害．
- ●診断：既知の原因遺伝子の検索［*CFH*，*CFB*，*CFI*，*C3*，*CD46*，*THBD*，*DGKE*，（*PLG*）］，抗H因子抗体の有無の解析を行い，既知の遺伝子に病的バリアントが見つかった場合や抗H因子抗体が陽性となった例は確定診断となる．なお，原因遺伝子にバリアントが見つかった場合でも解釈の難しいバリアントもある．また，遺伝子のバリアントや抗H因子抗体が陰性であっても，TMAのうちMAHA，血小板減少，急性腎障害を認め，STEC-HUS，TTP，二次性TMAを除外できたものは臨床的にaHUSと診断されるようになった[6]．

## 3）二次性TMA

膠原病［SLE，強皮症，抗リン脂質抗体症候群（APS）など］，感染症（肺炎球菌など），薬剤，妊娠，高血圧緊急症，悪性腫瘍，移植（造血幹細胞移植，腎移植），代謝性疾患（コバラミン代謝異常など）などの基礎疾患による．

# C 治　療

ADAMTS13活性やaHUSの診断のための遺伝子探索は数日を要するのに対し，TTPやHUSは無治療では致死率が高いため，疑った際は早期からの診断的治療が重要である．**図1**に概要を示す[5]．

## 1）TTPの治療
### a 先天性TTP
新鮮凍結血漿（FFP）の輸注を行う（頻度は重症度により異なる）．

### b 後天性TTP
血漿交換，グルココルチコイド（GC），rituximab（RTX），caplacizumabによる治療が選択される．

後天性TTPでの血漿交換は，ADAMTS13インヒビターの除去，ADAMTS13の補充，UL-VWFMの除去，適切な分子量のVWFの補充，サイトカインの除去と多くの意義がある．血漿交換の開始の遅れが予後を悪化させるとの報告があり，FFP 50～75mL/kgを置換液として1日1回連日，開始後1ヵ月を限度として血小板数が正常化（15万/$\mu$L以上）して2日後まで連日施行する．

prednisoloneは1mg/kg/日の2週間投与が推奨される．

RTXは体内Bリンパ球を減じることでADAMTS13抗体産生を抑制するため再発難治例には保険適用となっていたが，急性期や寛解期にも投与が検討可能となった．ただし，科学的根拠が明らかではなく，現状での積極的使用は勧めない．

caplacizumabは2022年9月に本邦で販売承認された抗von Willebrand因子モノクローナル抗体であり（**図2**），後天性TTP急性期の治療薬として血漿交換と並んで推奨されるようになった[5]．

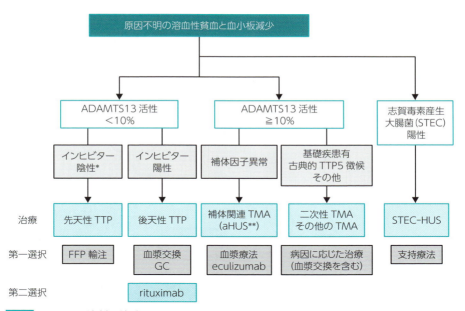

**図1　TMAの診断と治療**
＊：インヒビター陰性であっても，ADAMTS13結合抗体陽性の後天性TTPが存在する．
＊＊：非典型HUS．保険病名や慣用名としてしばしば使用されている．

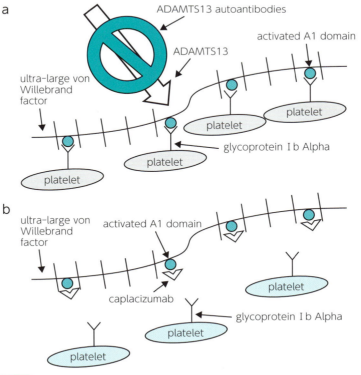

**図2　TTPにおけるcaplacizumab**
a：ADAMTS13の作用，b：caplacizumabの作用機序
[Hollifield AL, et al：Am J Health Syst Pharm 77：1201-1207, 2020より引用]

Ⅴ．疾患横断的な病態における薬物療法

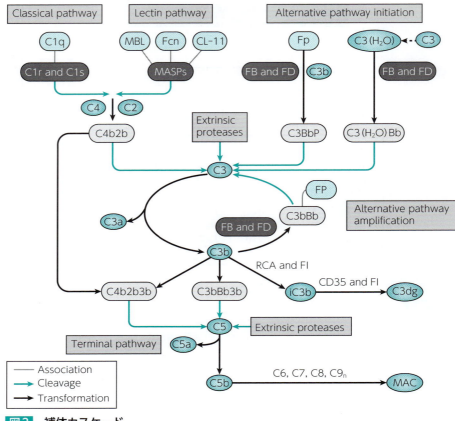

**図3 補体カスケード**
MBL：マンノース結合レクチン，MASPs：MBL関連セリンプロテアーゼ，MAC：膜侵襲複合体
[Ricklin D, et al：Nat Rev Nephrol 12：383-401, 2016より引用]

### 2）HUSの治療

#### a STEC-HUS
- 対症療法を行う．

#### b aHUS
- 寛解導入：血漿交換，抗C5抗体投与を行う（抗H因子抗体陽性例ではGC，RTXなどの免疫抑制薬も考慮）．
- 維持：抗C5抗体投与を行う（投与期間の規定なし）．

aHUSでの血漿交換の目的は正常補体関連蛋白の補充，異常な補体関連蛋白や抗H因子抗体の除去により補体活性化を軽減させることである．

抗C5抗体は補体C5に結合しC5からC5aとC5bへの分解を抑制し，C5aと膜侵襲複合体（MAC）の産生を抑制する（図3）．eculizumabは維持期には2週間ごとの投与が必要であるが，ravulizumabは長時間作用型であり，維持療法において8週間隔での投与の有効性が示されている．

### 3）二次性TMAの治療

基礎疾患の治療で改善が見込まれる．SLE，強皮症，APSなど膠原病の場合もしかり，特異的治療がないのが現状である．現病の増悪がないにもかかわらずTMAの診断となる場合

は免疫抑制薬による薬剤性TMAも鑑別であり，疑われる場合は免疫抑制薬の漸減や中止も選択肢となる．改善に乏しい場合は臨床的にaHUSの診断となり，抗C5抗体の投与も検討される．

## 文　献

1) George JN, Nester CM：Syndromes of thrombotic microangiopathy. N Engl J Med **371**：654-666, 2014
2) Werion A, et al：Epidemiology, outcomes, and complement gene variants in secondary thrombotic microangiopathies. Clin J Am Soc Nephrol **18**：881-891, 2023
3) Fakhouri F, et al：Haemolytic uraemic syndrome. Lancet **390**：681-696, 2017
4) Bendapudi PK, et al：Derivation and external validation of the PLASMIC score for rapid assessment of adults with thrombotic microangiopathies：a cohort study. Lancet Haematol **4**：e157-e164, 2017
5) 厚生労働科学研究費補助金難治性疾患政策研究事業「血液凝固異常症等に関する研究班」TTPグループ：血栓性血小板減少性紫斑病 (TTP) 診療ガイド2023. 臨血 **43**：445-460, 2023
6) 厚生労働科学研究費補助金 (難治性疾患政策研究事業)「血液凝固異常症等に関する研究班」非典型溶血性尿毒症症候群 (aHUS) 診療ガイド改定委員会 (編)：非典型溶血性尿毒症症候群 (aHUS) 診療ガイド2023，東京医学社，2023
7) Hollifield AL, et al：Caplacizumab：an anti-von Willebrand factor antibody for the treatment of thrombotic thrombocytopenic purpura. Am J Health Syst Pharm **77**：1201-1207, 2020
8) Ricklin D, et al：Complement in disease：a defence system turning offensive. Nat Rev Nephrol **12**：383-401, 2016

**V. 疾患横断的な病態における薬物療法**

# 06 自己免疫性血球貪食症候群/マクロファージ活性化症候群

## a 病態概説

血球貪食症候群［血球貪食性リンパ組織球症（HLH）］の原因・症状・転機は多岐わたる。原因として，原発性（遺伝性）と続発性に分類され，後者は感染（ウイルス＞細菌＞寄生虫＞真菌），腫瘍関連（大半が血液腫瘍），自己免疫，薬剤が関与している。原発性の大半は小児期の発病である。続発性も小児に多いが，成人でも起こり，自己免疫性疾患関連HLHをマクロファージ活性化症候群（MAS）と呼称していたが[1,2]，2022年EULAR/ACRのレコメンデーションのタスクフォースでは原発および続発のHLHを含めてHLH/MASと呼称するとした[3]。本項では，自己免疫関連HLH/MASの治療を概説するが，便宜上これをMASと呼称する。リウマチ性疾患（RD）の患者では，悪性腫瘍，薬剤あるいは感染症によって起こるHLHを合併しやすく，ウイルス感染を契機にMASを発症することも多いため鑑別は重要である。Epstein-Barrウイルス，サイトメガロ，HIV，インフルエンザ，A型肝炎，パルボ，COV-19，結核菌を含む細菌，真菌感染，ワクチンによる報告もある。

MASは，小児では全身型若年性特発性関節炎（JIA）が多く，全身性エリテマトーデス（SLE），川崎病，周期性発熱症候群などでも報告される[2]。成人ではSLE，成人発症Still病（AOSD）が多いが，どのRDでも合併しうる。合併率は全身型JIAおよびAOSDで高く（10〜20%），成人ではSLEに多い[1-4]。成人MASの予後不良基礎疾患として皮膚筋炎が報告され[4]，抗MDA-5抗体陽性例でのMAS合併も報告されている[5]。

MASは急激に活性化されたTリンパ球とIFN-γの産生，マクロファージの継続的な活性化と両細胞の制御不能な増幅によって他のサイトカイン産生が誘導され，IL-2，IL-6，IL-12，IL-16，IL-18，TNF-α，IFN-γなど多数のサイトカインのレベルが劇的に上昇（いわゆるサイトカインストーム）している。血球貪食を含む組織損傷と進行性の全身性臓器不全を起こす[1-3,6]。この機序に即した治療が開発されつつある。

## b 治療方針

臨床症状が広範な鑑別を必要とすること，また生命を脅かす可能性があることから，速やかな診断と治療導入や管理が必要とされる。精密検査が終わらなくても治療が優先されることが多い。原発性HLHでは免疫化学療法［etoposide，ciclosporin（CyA），dexamethasone］，グルココルチコイド（GC）とmethotrexate（MTX）髄注，造血幹細胞移植が推奨されてきたが[7]，MASは確立した治療指針がなく，治療は主に症例報告と専門家の臨床経験による意見に基づくもので行われてきた。原発性のような細胞傷害性治療は初期治療としては必要ないと考えられている。①生命を脅かす状態の支持治療，②異常な免疫活性化の原因除去，③免疫抑制薬による異常な免疫活性化の抑制が必要である。①としては，血小板輸血，新鮮凍結血漿，重度の好中球減少に顆粒球コロニー刺激因子など，患者の置かれている病状に合わせて行い，ICU管理が必要なことも多い[1-3]。

免疫抑制治療に関しては，初期治療としてmethylprednisoloneパルス治療を含む高用量GCが選択され，5〜6割の患者で有効である[4]。GC抵抗性の場合，小児MASでCyAの有効性が報告され[8,9]，成人MASでも加えられているとことが多い[1,2]。tacrolimus，MTX， cyclophosphamide（CY）の有効性，免疫グロブリンの静脈内治療（IVIG），血漿交換も報告されている[1-3]．MAS成人患者116例の文献的解析では，初期治療としてGC単独より，GC＋免疫抑制薬のほうが有効であり，免疫抑制薬に関してはGC単独で無効であった場合の二次治療も含めて，その有益性はCyA（35.7％）やIVIG（8.3％）よりもCYの点滴静注パルス治療（91.6％）に明らかな優位性が示された（$p < 0.01$）[4]．CYの骨髄抑制，悪性腫瘍，卵巣機能低下などの副作用から，下記のようなさらなる治療の開発も重要である．原発性，腫瘍あるいはEBウイルス関連HLHに使われるetoposideをMASに使用した報告も認められる[10]が，確立されたものではない．

## C | 生物学的製剤およびJAK阻害薬：将来的展望

通常の免疫抑制薬に反応しなかった場合の選択として，生物学的製剤，JAK阻害薬が報告されている．合併するRDによって保険適用治療となる場合もあるが，承認されていないものが多い．

生物学的製剤では，rituximab，anakinra，etanercept，infliximab，tocilizumabの有用性[3,11-15]が報告されているが，基礎疾患に応じて選択されている傾向がある．EULAR/ACR2022レコメンデーションでは，原発性/続発性を分けずにHLH/MASが疑われる患者にGC＋anakinra（本邦では全身型JIAなどに保険適用）および/またはIVIGが推奨された[3]．生物学的製剤の治療中にMASが起こった症例も報告されており，注意を要する[14]．

近年，HLH/MASの病態からIFN-γを阻害する治療が注目されている．ヒト抗IFN-γ抗体emapalumabの原発性HLHの臨床試験でその有効性が示され，米国・欧州で承認された[15]．全身型JIAおよび比較的若い年齢のAOSDに合併したMASに対する第Ⅱ相臨床試験（2〜25歳）でも14例中13例で寛解した[16]．有害事象としてはウイルス感染（とくにサイトメガロウイルス）で注意が必要であるが，将来的に有望な治療薬となりうる[16]．

また，JAK阻害薬ruxolitinib（注1）[17]，tofacitinib[18]の有効症例の報告がある．baricitinibに関しては，少数例のみ報告されている．広範な作用機序を有し，他の炎症性疾患における有効性をみると，JAK阻害薬もMASの治療に有望な候補となるかもしれない．

alemtuzumab（注2）は他の原因（とくに腫瘍関連）によるHLHの報告が多いが，SLEに合併したMASでも報告があり，tadekinig alfa（IL-18結合蛋白質）がAOSDの臨床試験がされており，MASの将来の治療候補となるかもしれない[3]が，いずれも確立してはいない．

MASは生命にも関わる疾患であり，今後さらなる症例の蓄積と実臨床で使用可能となることが待たれる．

### 文　献

1) Ramos-Casals M, et al：Adult haemophagocytic syndrome. Lancet **383**：1503-1516, 2014
2) Ravelli A, et al：2016 Classification criteria for macrophage activation syndrome complicating systemic juvenile idiopathic arthritis：a European League Against Rheumatism/American College of Rheumatology/Paediatric Rheumatology international trials organisation collaborative initiative. Arthritis Rheumatol **68**：566-576, 2016
3) Shakoory B, et al；HLH/MAS task force：The 2022 EULAR/ACR points to consider at the early stage of diagnosis and management of suspected hemophagocytic lymphohistiocytosis/macrophage activation syndrome (HLH/MAS). Ann Rheum Dis **82**：1271-1285, 2023

---

注1：JAK1/2選択的阻害薬．本邦の適応症は骨髄線維症（真性多血症既存治療が効果不十分または不適当な場合に限る），造血幹細胞移植後の移植片対宿主病（GC投与で効果不十分な場合）．
注2：抗CD52抗体．本邦の適応症は再発または難治性慢性リンパ性白血病，同種造血幹細胞移植の前治療．

4) Kumakura S, Murakawa Y：Clinical characteristics and treatment outcomes of autoimmune-associated hemophagocytic syndrome in adults. Arthritis Rheumatol **66**：2297-2307, 2014

5) Honda M, et al：Three cases of autoimmune-associated haemophagocytic syndrome in dermatomyositis with anti-MDA5 autoantibody. Scand J Rheumatol **49**：244-246, 2020

6) Grom AA, et al：Macrophage actination syndrome in the era of biologic therapy. Nat Rev Rheumatol **12**：259-268, 2016

7) Henter JI, et al：HLH-2004：diagnostic and therapeutic guidelines for hemophagocytic lymphohistiocytosis. Pediatr Blood Cancer **48**：124-131, 2007

8) Mouy R, et al：Efficacy of cyclosporine A in the treatment of MAS in juvenile arthritis：report of five cases. J Pediatr **129**：750-754, 1996

9) Parodi A, et al：Macrophage activation syndrome in juvenile systemic lupus erythematosus：a multinational multicenter study of thirty-eight patients. Arthritis Rheum **60**：3388-3399, 2009

10) Horne A, et al：Efficacy of moderately dosed etoposide in macrophage activation syndrome：hemophagocytic lymphohistiocytosis. J Rheumatol **48**：1596-1602, 2021

11) Bakshi J, et al：Rituximab therapy in refractory macrophage activation syndrome secondary to systemic lupus erythematosus. Lupus **22**：1544-1546, 2013

12) Eloseily EM, et al：Benefit of anakinra in treating pediatric secondary hemophagocytic lymphohistiocytosis. Arthritis Rheumatol **72**：326-334, 2020

13) Maeshima K, et al：Adult-onset Still's disease with macrophage activation syndrome successfully treated with a combination of methotrexate and etanercept. Mod Rheumatol **22**：137-141, 2012

14) Gilboa M, et al：Macrophage activation syndrome complicating rheumatic diseases in adults：case-based review. Rheumatol Int **40**：663-669, 2020

15) Locatelli F, et al：Emapalumab in children with primary hemophagocytic lymphohistiocytosis. N Engl J Med **382**：1811-1822, 2020

16) de Benedetti F, et al：Efficacy and safety of emapalumab in macrophage activation syndrome. Ann Rheum Dis **82**：857-865, 2023

17) Fu Y, et al：Ruxolitinib reduced the macrophage activation syndrome in adult-onset Still's disese with delayed hypersensitivity reaction to tocilizumab. Rheumatology (Oxford) **62**：e223-e225, 2023

18) Honda M, et al：Tofacitinib-induced remission in refractory adult-onset Still's disease complicated by macrophage activation syndrome. Scand J Rheumatol **49**：336-338, 2020

## Ⅴ. 疾患横断的な病態における薬物療法

# 07 CKD管理

## a 概念

　慢性腎臓病（CKD）は2002年にKidney Disease Quality Initiative（KDOQI）で提唱され，2012年にKidney Disease Improving Global Outcome（KDIGO）からその診断基準と重症度分類がまとめられた．2020年に行われたKDIGOカンファレンスにて用語の整理がなされ，以下の基準に改定された．①尿異常・画像診断・血液検査・病理診断で腎障害の存在が明らか，とくに0.15g/gCr以上の蛋白尿（30mg/gCr以上のアルブミン尿）の存在が重要，②GFR＜60mL/分/1.73m$^2$．①②のいずれかまたは両方が「3ヵ月を超えて」持続することとなり，CKD重症度分類が提示された（**表1**）[1]．

　リウマチ膠原病内科医としてこのCKDの診断や重症度分類を解釈するうえで重要な点は，腎機能が正常であっても蛋白尿や尿沈渣異常が3ヵ月を超えて存在する場合にCKDと診断でき，蛋白尿量が0.15g/gCr以上存在する場合は腎機能にかかわらず末期腎不全，死亡，心血管イベント（CVD）死亡のリスクが増す点にある．基礎疾患が何であれCKDの診断基準を満足する患者の生命予後は一貫して不良である．リウマチ膠原病内科医はCKD患者の重症度を上げない取り組みを原病の疾患活動性コントロールとともに完了できれば理想的である．本項では，膠原病診療におけるCKDの管理方法を概説する．

## b GFR区分と合併症の出現時期と対策

　CKDの進展を抑止するためには，まず禁煙や運動などの生活習慣を是正する指導を行う．蛋白質制限食については一定の見解が得られていない．少なくとも2型糖尿病合併例におけ

**表1　CKDの重症度分類**

| 原疾患 | 蛋白尿区分 | | A1 | A2 | A3 |
|---|---|---|---|---|---|
| 糖尿病関連腎臓病 | 尿アルブミン定量 (mg/日) | | 正常 | 微量アルブミン尿 | 顕性アルブミン尿 |
| | 尿アルブミン/Cr比 (mg/gCr) | | 30未満 | 30〜299 | 300以上 |
| 高血圧性腎硬化症，腎炎，多発性囊胞腎，移植腎，不明，その他 | 尿蛋白定量 (g/日) | | 正常 | 軽度蛋白尿 | 高度蛋白尿 |
| | 尿蛋白/Cr比 (g/gCr) | | 0.15未満 | 0.15〜0.49 | 0.50以上 |
| GFR区分 (mL/分/1.73m$^2$) | G1 | 正常または高値　≧90 | | | |
| | G2 | 正常または軽度低下　60〜89 | | | |
| | G3a | 軽度〜中等度低下　45〜59 | | | |
| | G3b | 中等度〜高度低下　30〜44 | | | |
| | G4 | 高度低下　15〜29 | | | |
| | G5 | 高度低下〜末期腎不全　＜15 | | | |

重症度は原疾患・GFR区分・蛋白尿区分を合わせたステージにより評価する．CKDの重症度は死亡，末期腎不全，CVD死亡発症のリスクを▨のステージを基準に，▨，▨，▨の順にステージが上昇するほどリスクは上昇する（KDIGO CKD guideline 2012を日本人用に改変）．

［日本腎臓学会（編）：CKDガイド2024，東京医学社，2024より許諾を得て転載］

Ｖ．疾患横断的な病態における薬物療法

表2 GFR区分の合併症の出現割合

| 合併症 | eGFR (mL/分/1.73m$^2$) | | | | |
| --- | --- | --- | --- | --- | --- |
| | >90 | 60〜89 | 45〜59 | 30〜44 | <30 |
| 貧血 (%) | 4.0 | 4.7 | 12.3 | 22.7 | 51.5 |
| 高血圧 (%) | 18.3 | 41.0 | 71.8 | 78.3 | 82.1 |
| アシドーシス (%) | 11.2 | 8.4 | 9.4 | 18.1 | 31.5 |
| 高P血症 (%) | 7.2 | 7.4 | 9.2 | 9.3 | 23.0 |
| 低Ca血症 (%) | 1.0 | 1.3 | 2.8 | 9.0 | 7.5 |
| 高PTH血症 (%) | 5.5 | 9.4 | 23.0 | 44.0 | 72.5 |

る蛋白質制限食の有用性は少ない．さらに65歳以上の蛋白尿のないステージG3の患者では
そもそも末期腎不全移行のリスクよりも死亡のリスクが高く，一律の蛋白質制限食を指導す
べきではない．また，リン制限食の効果を検証したRCTが2編あるが，いずれも死亡や末期
腎不全へ有効性を認めていない．
　CKD合併症の出現頻度とGFR区分の関係を示す（表2）．主に介入すべき合併症として貧
血・高血圧・骨ミネラル異常（CKD-MBD）があげられ，最も多く早く併発する合併症が
高血圧でG2区分（60〜89mL/分/1.73m$^2$）の41％，G3区分（45〜59mL/分/1.73m$^2$）の
71.8％である．次いで貧血，CKD-MBDが多い．このようにCKD進展を抑止するためには
これらの合併症の出現時期に合わせて適切な治療介入をすることが重要である．

## C | 高血圧

　最も高頻度で最も早期に出現する合併症であり，その是正によってCKD進展を抑止でき
るエビデンスが他の合併症よりも豊富である．いずれのステージでも蛋白尿のない患者に
対する積極的降圧療法のCKD進展抑制効果は乏しく[2]，目標血圧も140/90mmHgであり，
蛋白尿を有する患者では130/80mmHgが推奨されている．
　ACE阻害薬とARBは蛋白尿を有する患者においてCKDステージにかかわらず末期腎不
全進展および全死亡を抑制することが複数のメタ解析とRCTで確認されている．一方，糖
尿病非合併CKDの蛋白尿がない症例に関するRCTは少ない．よって，いずれのステージに
おいても蛋白尿がない症例に対してACE阻害薬やARBを積極的に使用する根拠はなく，ど
の薬剤でもよいので目標血圧以下に降圧することが重要である．

【処方例】
● amlodipine 5mg，1日1回
● olmesartan 20mg，1日1回
● furosemide 40mg，1日1回

## d | 貧　血

　腎性貧血は腎予後，CVDの発症や生命予後，QOL低下などとの関連が示されている．そ
の主因はエリスロポエチン（EPO）の産生低下および反応性の低下によるものである．その
診断には他疾患の除外が重要であり血中EPO濃度低下のみで診断しない．一方，潜在的鉄

欠乏が混在する場合も多く，血清フェリチン＜100 ng/mL または TSAT＜20％である場合は積極的に鉄剤を投与する．また，フェリチン＞300 ng/mL の群で総死亡率が高まるため，300〜500 ng/mL を超える場合は鉄剤を中止する．

腎性貧血に対して赤血球増血刺激因子製剤（ESA）が有効である．目標 Hb 値を 13.0 g/dL 以上に設定した群の予後は改善せず，むしろ CVD イベントリスクを上昇させることが海外から報告された．日本腎臓学会では目標 Hb の下限値は 10 g/dL，上限を 13 g/dL としている[3]．ESA に対する治療低反応性を示す患者が 5〜10％存在する．ESA 治療低反応性を示す因子として，慢性炎症・感染症・悪性腫瘍・溶血などがあげられており，リウマチ膠原病疾患もこれらを重複することに留意する．DMARDs や免疫抑制薬による炎症病態の解除が ESA 治療低反応性解除に有効である．ESA 治療低反応性の因子を解除しても貧血の是正が難しい症例において，近年，低酸素誘導因子‒プロリン水酸化酵素（HIF-PH）阻害薬の有効性が示されている．HIF 刺激によって造血が促進し貧血が是正されるが，HIF 刺激によって同様に発現が誘導される因子が有害事象と関連するために注意が必要である．糖尿病性網膜症・悪性腫瘍合併の有無を確認することが望まれている．また，血栓塞栓症の既往のある患者はその再燃のリスクが高い．一方，HIF 関連遺伝子異常を有する患者やモデル動物などで HIF 刺激によって肺高血圧症（PH）が増悪することが示されているためその合併例には使用すべきでない．

【処方例】
● クエン酸第一鉄ナトリウム 100 mg，1 日 1 回
● darbepoetin alfa 30〜120 $\mu$g，2 週ごと，皮下注
● daprodustat 2 mg，1 日 1 回

## e ｜ 骨ミネラル異常（CKD-MBD）

CKD-MBD の病態はリンの相対的過剰状態によって始まる．その後，低 Ca，高リン血症，低活性型ビタミン $D_3$ 状態となり，さらに，副甲状腺ホルモン（PTH）産生が亢進して二次性副甲状腺機能亢進状態となる．高リン血症は血管内皮細胞の骨芽細胞への分化誘導するため冠動脈の石灰化・CVD 発症の独立リスク因子である[4]．また，リン利尿ホルモンである FGF23 は好中球の遊走能を低下させ，PTH は好中球の機能不全を誘導するため CKD-MBD の存在そのものが感染症のリスクになる．リウマチ膠原病疾患における CKD-MBD の病態制御は動脈硬化・CVD 抑止・感染症予防という観点で重要である．

活性型ビタミン $D_3$ 製剤の投与によって有意に血中 PTH 濃度が低下するが，その投与によって CKD 進展・骨粗鬆症・骨折を抑止するか十分な検討がなされていない．

リン吸着薬として近年クエン酸第二鉄が投与可能となっている．この薬剤は鉄の補充に加えてリンを吸着することで血清リンを低下させる効能がある．クエン酸第二鉄群は標準治療群と比して末期腎不全移行へのリスクを有意に低下させた RCT が存在する．また，Ca 非含有リン吸着薬の効果は少数ながら存在し，活性吸着炭，炭酸 Ca と比較して炭酸ランタンのほうが冠動脈石灰化指数を低下させる．

【処方例】
● alfacalcidol 0.5 $\mu$g，1 日 1 回
● クエン酸第二鉄水和物 1 回 500 mg，1 日 3 回
● 炭酸ランタン水和物 1 回 750 mg，1 日 3 回

Ⅴ．疾患横断的な病態における薬物療法

　　リウマチ膠原病患者のCKD合併率は健常人と比較して多い．またその病態にIL-6を基盤とした持続的慢性炎症が関与するという報告がある[5]．したがって，原病のコントロールを重視しながら，CKDを合併した場合には適切な時期に適切な方法で介入することが重要である．

**文　献**

1)　日本腎臓学会（編）：エビデンスに基づくCKDガイドライン2023，東京医学社，2023
2)　ALLHAT Officers and Coordinators for the ALLHAT Collaboratice Research Group：Major outcomes in high-risk hypertensive patients randomized to angiotensin-converting enzyme inhibitor or calcium channel blocker vs diuretic：the Antihypertensive and Lipid-Lowering Treatment to Prevent Heart Attack Trial (ALLHAT). JAMA **288**：2981-2987, 2002
3)　Hayashi T, et al：Darbepoetin alfa in patients with advanced CKD without diabetes: randomized, controlled trial. Clin J Am Soc Nephrol **15**：608-615, 2020
4)　Kidney Disease: Improving Global Outcomes (KDIGO) CKD-MBD Update Work Group：KDIGO 2017 Clinical Practice Guideline Update for the Diagnosis, Evaluation, Prevention, and Treatment of Chronic Kidney Disease-Mineral and Bone Disorder (CKD-MBD). Kidney Int Suppl **7**：1-59, 2017
5)　Hanaoka H, et al：Decreased chronic kidney disease in rheumatoid arthritis in the era of biologic disease-modifying anti-rheumatic drugs. Clin Kidney J **15**：1373-1378, 2022

## V. 疾患横断的な病態における薬物療法

# 08 妊娠希望者・妊産婦・授乳中の管理

　近年の治療法の進歩により，関節リウマチ（RA）や全身性エリテマトーデスなどの自己免疫性疾患を患う女性の妊娠や出産が増えている．治療法が進み疾患の治癒だけでなくQOLが求められるようになった今，膠原病患者における妊娠・出産は避けて通れない重要なテーマであるといえる．

　2016年以降，欧州や米国，そして本邦からリウマチ・膠原病疾患の妊娠中の管理に関する指針が相次いで発表され[1-4]，ここ数年間で膠原病を患う女性が妊娠中も適切な薬物療法を継続し，疾患をコントロールしながら元気な赤ちゃんを出産できる可能性は広がっている．

## a ｜ 総論：挙児可能年齢の膠原病患者に対する診療の原則とその実際

　挙児可能年齢の膠原病患者に対する診療の原則は，以下の4点に要約される．すなわち妊娠前からの管理（プレコンセプションケア）および妊娠中の治療目標の明確化，そして妊娠中の薬剤使用に対するリスク評価と実際の治療薬の選択である．

### 1）妊娠前からの管理（プレコンセプションケア）

　プレコンセプションケアとは，妊娠を希望する女性とそのパートナーに対して適切な妊娠前健康管理を提供することである．元来は基礎疾患のない女性に対する禁煙や禁酒，性感染症の予防，葉酸摂取の励行といった一般的な健康管理を意味するものであったが，2010年以降，リウマチ性疾患の領域においてもその重要性が提唱されるようになった[5]．リウマチ性疾患のプレコンセプションケアの根幹をなすものは妊娠前のリスク評価（病勢，臓器合併症，妊娠転帰に影響しうる自己抗体の存在など）と薬剤の調整である．膠原病・リウマチ性疾患患者は一般的にハイリスク妊娠であるため，より安定した状態で妊娠期を過ごし良好な妊娠転帰を得るために，これらのプレコンセプションケアを行うことは必要条件である．

### 2）妊娠中の治療目標の明確化

　これまでは治療薬による催奇形性や胎児毒性ばかりが注目され，挙児希望中や妊娠中，授乳期に原疾患に対する必要な治療が十分に行われていないケースがしばしばみられた．しかし近年，複数の疫学研究によって膠原病合併母体の高疾患活動性が早産や低出生体重児の出生などにつながることが報告され[6,7]，必要な治療薬を使用しないまま母の高疾患活動性が持続することによる胎内環境の悪化とそれに伴う妊娠転帰および胎児発育への悪影響が懸念されるようになっている．このような背景から，近年の膠原病・合併妊娠診療においては児への安全性を最大限に考慮しつつ，母体の疾患活動性のコントロールを最優先に考えて必要な治療を行うべきであるという考えが広まりつつある．

### 3）妊娠中の薬剤使用に対するリスク評価

　母の薬物摂取による児への影響については以下の点を考慮する．

#### a 薬剤による胎盤透過性の違い

　母体が摂取した薬剤は水や電解質の交換と同様に濃度勾配に従って単純拡散し胎盤を通過するため，一般的に分子量が小さい薬剤ほど容易に胎盤を通過する．分子量1,000Daを超

V. 疾患横断的な病態における薬物療法

える薬物はほとんど通過しないが，多くの薬物は分子量500Da未満であるために胎盤を介して母体血中から胎児循環へと移行する．また，脂溶性が大きくイオン化傾向が強い薬物ほど経胎盤移行しやすい．さらに，蛋白に結合していない遊離型（非結合型）の薬物のみが胎盤を通過するため，妊娠中の母体の血漿アルブミン濃度低下は遊離型薬剤を増加させ，胎盤を介した薬物移行に影響すると考えられている．

一方，RAおよびその他の膠原病疾患に使用される生物学的製剤は，分子量が数万Da以上と非常に大きいため，少なくとも妊娠初期までの胎盤移行性は非常に低い．しかし，Fc部分を保有する抗体製剤では妊娠中期以降に胎盤にFc受容体が発現し母体血中の免疫グロブリンとともに胎児循環へと能動輸送されるため，妊娠中期以降の移行量が増加することに注意が必要である．これを根拠に，本邦のガイドラインでは，生物学的製剤に胎内曝露された児は生後6ヵ月以内の生ワクチンは控えることが推奨されている[4,8]．一方，融合蛋白質であるetanerceptおよびFc部分を有さないペグ化抗TNF抗体であるcertolizumabでは胎盤移行性が妊娠期間中を通じて非常に低いことが報告されているものの[9,10]，曝露児の生後の免疫能構築への影響は十分に解明されておらず，その安全性も担保できないために他の生物学的製剤と同様の取り扱いとなっている．

### ▌b 薬物の曝露時期による児への影響の違い

#### 全か無か (all or none) の時期

胎生1～2週（妊娠2～3週）は受精から胚盤形成までが行われる時期であり，全か無か (all or none) の時期と呼ばれる．この時期に催奇形性のある薬剤を内服した場合，その影響が小さければ完全に修復されて後遺症が残らずに妊娠が継続されるが，影響が大きければ死滅して流産となる．

#### 催奇形性

薬剤による催奇形性とは，妊娠中に薬剤を服用することで胎児に先天奇形が発生することである．胎生3～9週（妊娠4～10週）は，胎芽期と呼ばれ胎児の器官形成が行われる時期である．とくに胎生3～8週（妊娠4～9週）は中枢神経や心臓など重要な臓器が形成されるため，この時期に催奇形性のある薬剤に曝露されると生命に関わるような重大な奇形が起こりうる．このため，この時期の薬剤内服は極力避けるべきとされる．

しかし，器官形成期に催奇形性のある薬剤を内服したからといって必ずしも先天奇形が起こるわけではないことも事実である．妊娠中の薬剤内服による催奇形性発生率は，サリドマイドで25％以上，warfarin，D-ペニシラミンなどで10～25％，MTXをはじめとする抗腫瘍薬や抗てんかん薬では10％未満と報告されている[11]．また，先天奇形の原因の多くは染色体異常や遺伝子異常，妊娠中の感染症であるため，薬剤の関与がなくても約3％の確率で先天奇形が起こりうる[12]．このため，たとえ催奇形性のある薬剤を内服中の患者が予期せぬ妊娠をしてしまったとしても，それを理由に人工妊娠中絶を勧めるべきではなく，胎児エコー図検査などを用いた胎児の慎重なモニタリングが推奨される．

#### 胎児毒性

胎児毒性とは，薬剤が胎盤を介して胎児に移行することにより胎児に直接作用して毒性をもたらすことである．胎児毒性が問題となるのは，主に器官形成が終わった胎生10週以降といわれており，妊娠後期以降の非ステロイド性抗炎症薬（NSAIDs）内服による胎児の早期動脈管閉鎖や羊水減少，MTXやcyclophosphamideによる胎児の血球減少などが知られている[13]．したがって，たとえ催奇形性の低い薬剤であったとしても，胎児毒性が否定できない場合は妊娠がわかり次第速やかに薬剤を中止・減量して胎児への移行を可能な限り防ぐべきであると考えられている．しかし，催奇形性と同様に，妊娠中の薬剤曝露により必ずしも胎児毒性が引き起こされるとは限らない．気管支喘息やてんかん発作など母体の病勢悪化が

378

妊娠経過と児の発育に悪影響を及ぼすような病態に関しては，十分なインフォームド・コンセントのもとで治療薬を継続することが許容されている．

### c 乳汁移行率

　多くの薬剤において乳汁中の薬物濃度が測定できるため，それらのデータをもとに乳汁を介した薬物の乳児への影響を論じることができる．一般的にリウマチ性疾患に用いられる薬剤の多くは乳汁移行が比較的少ないことが知られている．しかも，分子量の大きな生物学的製剤は乳児消化管における吸収率も非常に低いと考えられるため，多くの生物学的製剤において授乳中の使用は容認できる．

### 4) 薬剤の選択

　膠原病患者に使用される薬剤はグルココルチコイドから鎮痛薬，免疫抑制薬，降圧薬，抗凝固薬と多岐にわたる．妊娠中および授乳中の薬物選択の注意点を**表1, 2**に示す．

## b | 各論：症例提示とその管理上のポイント

### 1) 症　例

　20歳台女性．妊娠1ヵ月前より両側肩・膝・足関節痛が出現．その後手指関節に持続的な疼痛と腫脹を認め，リウマトイド因子・抗CCP抗体陽性にて近医でRAと診断．同時期に妊娠が判明し，妊娠による関節症状の改善を期待されて鎮痛薬のみで経過をみられていた．しかし症状は悪化し，疼痛のために日常生活も困難となった．prednisolone 5mg/日の内服を行うも効果なく，妊娠25週で当科紹介受診．初診時，両側手指および手関節に活動性関節炎を認めた（DAS28-CRP 3.91，HAQスコア1.38点）．積極的治療介入が必要と判断し，本人への十分なインフォームド・コンセントのもとetanercept 50mg/週を開始した．治療開始1ヵ月後，症状は著明に改善（DAS28-CRP 1.80，HAQスコア0.25点）．里帰り出産のため妊娠35週で転医．妊娠40週で元気な児を出産した．

### 2) 管理上のポイント

　一般的に，妊娠によりRAの関節症状は改善するとされるが，妊娠中も活動性の高い関節炎を有する症例もまれではない．実際，妊娠経過中を通して臨床的寛解（DAS<2.3）を維持できる症例は25%程度に過ぎない[14]との報告もある．RAでは妊娠前の疾患活動性が妊孕性に与える影響[15]や妊娠中の高疾患活動性が児の低出生体重や早産につながる可能[6]が示唆されている．挙児希望時や妊娠中・授乳中であっても適切な薬物療法を行い，寛解または低疾患活動性を維持することが重要である．

　妊娠と出産そして育児は，非常に大きな労力を伴う人生の一大プロセスであると同時に，多くの女性にとって自らを精神的・身体的に成長させうるかけがえのない経験である．さらに男性においても，パートナーとの間に子どもを授かり父になることで得られる精神的な喜びと成長は大きい．一人でも多くの膠原病患者が療養と妊娠・子育てを両立することができるよう，我々医療従事者が妊娠中の治療薬の選択と対策について正しい知識をもち，これを実行していくことが切望される．

## Ⅴ．疾患横断的な病態における薬物療法

### 表1　妊娠中の薬剤使用に関する注意点

| 薬　剤 | 妊娠中の安全性の評価ならびに対応 | 添付文書 |
|---|---|---|
| prednisolone | GCのなかで，prednisoloneは胎盤通過性が低いので推奨される．多くの研究でステロイドの催奇形性は示されていないが，口唇口蓋裂をわずかながら上昇するという報告がある．15mg/日までで管理するのが望ましい | 有益性投与 |
| NSAIDs | 胎児の動脈管収縮が起こるため妊娠後期は禁忌である．COX2選択的阻害薬はエビデンスが少ないため妊娠初期・中期も避けるべきである | 有益性投与 |
| methotrexate | 流産率の増加，催奇形性あり．服用時に万一妊娠した場合は患者と相談し，安易な人工妊娠中絶の選択は避け，個別の対応を要する | 禁忌 |
| ciclosporin | GC単独ではコントロールが困難な場合は妊娠中でも使用は許容される | 有益性投与 |
| tacrolimus | GC単独ではコントロールが困難な場合は妊娠中でも使用は許容される | 有益性投与 |
| leflunomide | 動物実験において催奇形性があるとされ，禁忌である．限られた報告例においては，大きなリスクは示されていないものの，安全性は確立していない．予期せぬ妊娠の場合には曝露を少なくするためにキレート剤を用いることが推奨される | 禁忌 |
| azathioprine | GC単独ではコントロールが困難な場合は妊娠中でも使用は許容される．2mg/kg以下が望ましい | 有益性投与 |
| salazosulfapyridine | 妊娠中の使用は安全とされている | 有益性投与 |
| mycophenolate mofetil | 流産率の増加，催奇形性があるとされ禁忌である | 禁忌 |
| mizoribine | 動物実験で催奇形性が示されていて，ヒトでのデータに乏しいため禁忌である | 禁忌 |
| hydroxychloroquine | 催奇形性ならびに胎児毒性は否定的であり使用可能である．むしろ妊娠中に使用することで再燃のリスクを下げるなど，良い結果をもたらすとの報告がある | 有益性投与 |
| colchicine | 催奇形性ならびに胎児毒性は否定的である | 禁忌（ただし家族性地中海熱に対しては有益性投与） |
| cyclophosphamide | 催奇形性があるとされ，妊娠初期は禁忌である．胎児毒性があるため，妊娠中期以降も原則禁忌ではあるが，重症病態によっては使用が考慮される | 有益性投与（投与しないことが望ましい） |
| TNF阻害薬 | 催奇形性はないとする報告は多数あるが，infliximabはRAにおいてはMTX併用が必須となるため，他剤への変更が推奨される．妊娠末期まで使用した場合，胎盤移行による影響が考えられるため，出生した児に生ワクチンを接種する際には注意を要する．なお，etanercept，certolizumab pegolでは胎児への移行が少ないことが報告されている | 有益性投与 |
| 抗IL-6受容体抗体 | 限られた報告例ではあるものの，リスクは示されていない（Hoeltzenbein M, 2016） | 有益性投与 |
| CTLA4-Ig | 限られた報告例においては，大きなリスクは示されていないものの，安全性は確立していない（Kumar M, 2015） | 有益性投与 |
| JAK阻害薬 | 動物実験で催奇形性が示されており，ヒトでのデータに乏しいため禁忌である | 禁忌 |
| 抗BLyS抗体 | 妊娠中の使用に関するデータはない | 有益性投与 |
| 抗CD20抗体 (rituximab) | 催奇形性は明らかではないが，出生児における末梢血Bリンパ球の減少が動物実験およびヒトでの報告で示されている．現時点で明らかな新生児感染症増加の報告はないが，万一妊娠中に投与された場合は，児の感染症リスクについて慎重なフォローが必要である | 有益性投与 |
| 抗IL-1β抗体 (canakinumab) | ヒトでの報告はほとんどないが，動物実験においては明らかな催奇形性は認められていない | 有益性投与 |
| warfarin | 基本的に禁忌だが，ヘパリンでは抗凝固効果が調節困難な症例では投与が許容される | 禁忌 |
| α-メチルドパ | 40年以上使用されているが，母児に重篤な副作用の報告がされていない．妊娠中の第一選択薬として用いられる | 有益性投与 |
| hydralazine | 妊娠中の第一選択薬として用いられる | 有益性投与 |
| labetalol | 欧米諸国ではよく用いられ，少なくとも安全性の面では大きな問題はないとされる．妊娠中の第一選択薬として用いられる | 有益性投与 |
| nifedipine | 2022年12月より妊娠経過中すべての期間を通して使用が可能となった．急激な血圧の変動を避けるため，長時間作用型製剤を基本とする | 有益性投与 |
| amlodipine | 2022年12月より妊娠経過中すべての期間を通して使用が可能となった | 有益性投与 |
| β遮断薬 | 妊娠中の使用は可能であるが第一選択ではない | 有益性投与 |

［全身性エリテマトーデス（SLE），関節リウマチ（RA），若年性特発性関節炎（JIA）や炎症性腸疾患（IBD）罹患女性患者の妊娠，出産を考えた治療指針をもとに作成］

08｜妊娠希望者・妊産婦・授乳中の管理

**表2　授乳中の薬剤使用に関する注意点**

| 薬　剤 | 授乳について |
|---|---|
| prednisolone | パルス治療中以外の授乳は可能である |
| NSAIDs | 授乳可能である |
| methotrexate | 授乳は不可 |
| ciclosporin | 移行する薬物量は非常に少ないと考えられ，授乳は可能 |
| tacrolimus | 移行する薬物量は非常に少ないと考えられ，授乳は可能 |
| leflunomide | 授乳は不可 |
| azathioprine | 授乳は可能．児の血球減少や肝障害に注意する |
| salazosulfapyridine | 児に血性下痢の報告があるが，頻度は高くないため注意しながらの授乳は可能 |
| hydroxychloroquine | 授乳は可能 |
| TNF阻害薬<br>(infliximab, etanercept,<br>adalimumab, golimumab,<br>certolizumab pegol) | 授乳に関しては現時点ではまたデータが少ないものが多いが，これらの薬剤は母乳中への移行は少ない．certolizumab pegolも母乳への移行が少なく，ポリエチレングリコールも検出されない．消化管からの吸収もわるく，新生児に抗体が移行する量はきわめて微量であり授乳は許容される |
| 抗IL-6受容体抗体 | 授乳に関してはデータが乏しいが，移行量は少ないことが報告されている |
| CTLA4-Ig | 授乳に関してはデータがない |
| JAK阻害薬<br>(tofacitinib, baricitinib) | 授乳に関してはデータがない |
| 抗BLyS抗体 (belimumab) | 授乳に関してはデータがない |
| warfarin | 授乳は許容できる |
| ACE阻害薬<br>(enalapril, captopril) | 乳汁中への移行は少なく，授乳は許容できる |
| ARB<br>(candesartan, losartan) | 疫学情報は少ないが，蛋白結合率が高く乳汁中へは移行しにくいと予想され，授乳は許容できる |
| β遮断薬<br>(propranolol, αβ遮断薬,<br>labetalol) | propranololは授乳について安全性が示されている |
| Ca拮抗薬<br>(amlodipine, nifedipine) | amlodipine, nifedipineとも乳汁中への移行性が低く，授乳は許容できる |
| ビスホスホネート（アレンドロン酸ナトリウム水和物） | 経口での吸収性が低く，児への影響は起こらないと考えられることから，授乳は許容できる |

［全身性エリテマトーデス（SLE），関節リウマチ（RA），若年性特発性関節炎（JIA）や炎症性腸疾患（IBD）罹患女性患者の妊娠，出産を考えた治療指針をもとに作成］

## 文　献

1) Andreoli L, et al：EULAR recommendations for women's health and the management of family planning, assisted reproduction, pregnancy and menopause in patients with systemic lupus erythematosus and/or antiphospholipid syndrome. Ann Rheum Dis **76**：476-485, 2017

2) Skorpen CG, et al：The EULAR points to consider for use of antirheumatic drugs before pregnancy, and during pregnancy and lactation. Ann Rheum Dis **75**：795-810, 2016

3) Sammaritano LR, et al：2020 American College of Rheumatology Guideline for the Management of Reproductive Health in Rheumatic and Musculoskeletal Diseases. Arthritis Rheumatol **72**：529-556, 2020

4) 全身性エリテマトーデス（SLE），関節リウマチ（RA），若年性特発性関節炎（JIA）や炎症性腸疾患（IBD）罹患女性患者の妊娠，出産を考えた治療指針. https://ra-ibd-sle-pregnancy.org/index.html［アクセス年月日：2024年6月1日］

5) Ostensen M：Connective tissue diseases：contraception counseling in SLE：an often forgotten duty?

Ⅴ．疾患横断的な病態における薬物療法

Nat Rev Rheumatol **7**：315-316, 2011

6) Bharti B, et al：Disease severity and pregnancy outcomes in women with rheumatoid arthritis：results from the organization of teratology information specialists autoimmune diseases in pregnancy project. J Rheumatol **42**：1376-1382, 2015

7) Buyon JP, et al：Predictors of pregnancy outcomes in patients with lupus：a cohort study. Ann Intern Med **163**：153-163, 2015

8) 厚生労働科学研究費補助金難治性疾患等政策研究事業自己免疫疾患に関する調査研究（自己免疫班），日本リウマチ学会（編）：全身性エリテマトーデス診療ガイドライン2019，南山堂，2019

9) Clowse MEB, et al：Pregnancy outcomes after exposure to certolizumab pegol：updated results from a pharmacovigilance safety database. Arthritis Rheumatol **70**：1399-1407, 2018

10) Murashima A, et al：Etanercept during pregnancy and lactation in a patient with rheumatoid arthritis：drug levels in maternal serum, cord blood, breast milk and the infant's serum. Ann Rheum Dis **68**：1793-1794, 2009

11) Bánhidy F, et al：Risk and benefit of drug use during pregnancy. Int J Med Sci **2**：100-106, 2005

12) Cox SM, et al (eds)：Teratology, Drugs, and Other Medications. Williams Obstetrics 22nd Edition Study, McGraw-Hill Medical, p56-62, 2005

13) Zemlickis D, et al：Teratogenicity and carcinogenicity in a twin exposed in utero to cyclophosphamide. Teratog Carcinog Mutagen **13**：139-143, 1993

14) de Man YA, et al：Disease activity of rheumatoid arthritis during pregnancy：results from a nationwide prospective study. Arthritis Rheum **59**：1241-1248, 2008

15) Brouwer J, et al：Fertility in women with rheumatoid arthritis：influence of disease activity and medication. Ann Rheum Dis **74**：1836-1841, 2015

# VI. その他の治療法の知識

01. リハビリテーション（筋炎を中心に）
02. 生活指導・在宅ケア
03. 難病申請

# Ⅵ. その他の治療法の知識

## 01 リハビリテーション（筋炎を中心に）

　リハビリテーション医療は，疾病や外傷に起因する障害に対し，理学療法，作業療法，言語聴覚療法のみならず，必要な薬物療法や各種教育・指導を通じて，日常生活をはじめとした活動の改善や社会生活への参加を図るものである．

### a｜障害の評価

　リハビリテーション医療においては，まず患者の評価が重要である．患者の生活機能は，国際生活機能分類（ICF）[1]によりその概念が整理されている（図1）．
　ICFではそれぞれの構成要素について詳細な分類が行われているが，実際には次のように考え問題点を抽出する．

#### 1）疾患・健康状態
　現在の疾患の状態，治療方針，予後はリハビリテーション治療に大きな影響を及ぼす．さらに，併存疾患についてもその影響や予後を十分に把握することが重要である．

#### 2）心身機能・身体構造
　基本的には各臓器の解剖・生理に関することであり，筋力や関節可動域，関節の変形，心肺機能などが該当する．ここで重要なことは，原疾患のみでなく，併存疾患や既往症，廃用症候群などに起因するものも網羅することである．また，筋力や関節可動域などについては罹患した部位以外についても健常部分を含めて評価を行う．

#### 3）活　動
　活動とは，個体レベルで行うことであり，基本的要素は日常生活活動（ADL）である．そのほかに家事，外出，買い物，交通機関の利用などの手段的ADL（IADL）について必要に応じて評価する．場合によっては職業的なスキルが活動に該当することもある．

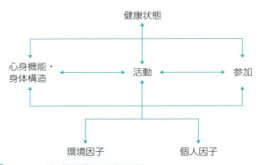

図1　ICFの構成要素間の相互作用
［国際生活機能分類（ICF）：国際障害分類改定版, 中央法規, 2002より引用］

### 4）参 加

参加とは，家庭内から社会まで，多くの場合何らかの役割をもち関わることである．

### 5）環境因子

環境因子とは，物的な環境や社会的環境，人々の社会的態度などによる患者個人の周辺環境を構成する因子のことである．患者の生活は環境の影響を受けるため，その評価は重要である．状況によっては環境の調整が必要となる．

### 6）個人因子

個人因子とは，健康状態や健康状況以外のその人の特徴からなる．たとえば信条や考え方が生活に及ぼす影響である．

## b | 筋炎の障害像

### 1）原疾患の状態

病型，病態，病期，治療内容や治療反応性を把握しておく．グルココルチコイド（GC）が治療薬として用いられるが，治療開始後においても筋力低下が持続する場合には，治療薬が無効である場合のほか，ステロイドミオパチーの可能性があることを念頭に置く．

### 2）合併症，併存疾患

炎症性筋疾患では，筋力低下や痛みのほかに循環器系，呼吸器系などに合併症を生じることがある．また，悪性腫瘍を合併した場合は，その治療や予後を含めてリハビリテーション医療に影響を及ぼすことが考えられるため，状態や予後の把握が重要である．

また原疾患と無関係であっても，運動系や認知系などの併存疾患のうち，活動に影響を及ぼす可能性があるものについては詳細な評価が必要である．

### 3）心身機能・身体構造

#### ▌a 筋力低下

比較的左右差の少ない体幹，近位筋優位の筋力低下が特徴的である．まずは徒手筋力検査で主要筋の評価を行う．積極的な筋力強化の対象となる筋は筋力3以上の筋であり，hand-held dynamometerなどで定量的に評価を行う．この最大筋力に対する割合が負荷量の指標とされるか，または何回反復できる強度であるか［たとえば10回繰り返せる負荷を10RM（repetition maximum），15回繰り返せる負荷を15RMという］が指標として用いられる．筋力が正常に近い値でも持久力が低下していることがあると指摘されており，反復運動を行って評価する．

#### ▌b 関節障害

一般に炎症性筋疾患では関節障害はあっても非進行性，非破壊性であるが，炎症が強い場合は関節の運動や荷重を避け，筋力維持・強化には等尺性運動などを用いる．関節リウマチ（RA）のように進行性，破壊性の場合は，小関節への負担を最小限とし，なるべく大きな関節を用いるようにして関節の負担になる動作を避ける，いわゆる関節保護手技を用いる．

炎症性筋疾患では関節拘縮をきたす頻度は必ずしも高くないが，関節可動域は運動の基本であり，他の原因によるものも含めて評価が必要である．

#### ▌c 循環系の障害

炎症性筋疾患では心筋線維化，炎症性心筋炎などの心病変や血管炎を併発することがある．

Ⅵ．その他の治療法の知識

表1　健康状態増進のための運動についての推奨

| 目　的 | 運動時間<br>（分） | 強　度 | | 運動の頻度<br>［1週間あたり（回）］ |
| --- | --- | --- | --- | --- |
| | | 筋　力<br>（％最大筋力） | 心拍数<br>（％最大心拍数） | |
| 筋力強化 | | 60〜80 | | 2〜3 |
| 筋持久力向上 | | 30〜40 | | 2〜3 |
| 有酸素能力向上 | 30〜60 | | 60〜85 | 3 |
| 健康状態の維持・改善 | 30 | | 50〜70 | 4〜7 |

［国際生活機能分類（ICF）：国際障害分類改定版，中央法規，2002より引用］

心不全，不整脈などが運動負荷の際に考慮すべき因子となりうる．

■d　呼吸障害

　間質性肺炎の合併などによる呼吸機能の低下は運動負荷の際に考慮すべき因子となる．呼吸障害をきたしている場合は，運動時に酸素飽和度やバイタルサインとくに呼吸数をモニターし，状態によって運動の中止や負荷の減量を考慮する．

## C ｜ 運動療法[2,3]

　以前より治療開始早期の運動療法の是非は議論になっていたが，現在ではむしろ適度な運動は筋炎の活動性を抑えて筋の代謝を改善させると考えられており，有害とする報告はみられていない．病型についてはいずれの病型にも，病期については治療開始直後を含む活動期，薬物療法の効果がみられない症例，活動性の低い時期いずれにも有効とされる．ただし，運動療法を行う場合は療法士の管理下で低強度の負荷から開始し，状態に合わせて徐々に強度を上げていくことが推奨されている．定常状態の運動強度の目標を表1に示す．慢性期においてはホームプログラムの有効性も報告されているが，活動的な生活様式をとることが長期的に運動効果を維持することにつながる．

　運動療法の種類は，主に有酸素運動と抵抗運動であり，その組み合わせが用いられる．有酸素運動としてエルゴメータやトレッドミルが用いられる．運動強度や病態に応じた必要なパラメータをモニターできればいずれでもよいが，運動器の状態や実施し易さをも考慮して決定する．

　運動負荷が強過ぎた場合，筋痛や筋クランプが持続することがある．運動負荷直後や翌日の通常でない疲労の出現に注意し，筋力を再評価する．長期間筋力低下が持続するoverwork weaknessの指標はいくつか提唱されているが，血清クレアチンキナーゼ（CK）が最もよく用いられる．血清CK値についてはベースラインからの上昇がみられるかどうか，負荷量軽減や安静により低下するかどうかの時系列で評価するが，カットオフ値は示されていない[4]．

## d ｜ 摂食嚥下障害

　摂食嚥下障害は炎症性筋疾患においてよくみられる症状の一つである．とくに，封入体筋炎で高率とされ，40〜84％と報告されている．多発性筋炎，皮膚筋炎においても14〜58％にみられるとされる．摂食嚥下障害は，どの病期においても起こり，これが唯一の症状であることもある．患者に自覚症状があっても原疾患と関係があると考えないことが多く，見過

01 | リハビリテーション（筋炎を中心に）

ごされることが少なくない．摂食嚥下障害により，誤嚥による肺炎，窒息が起こりうるため，時として致命的である．病態としては，咽頭筋の筋力低下が主体であり，進行性の場合もある[5]．

## 1）評　価
### a 問　診
摂食嚥下障害のスクリーニングのための質問紙は嚥下の各期に起因する症状を捉えるようになっている．本疾患では口腔，咽頭において食塊を送り込むことに困難を生じやすいので，喉への食物の残留感や飲み込み動作の繰り返しなどにとくに注意を払う．

### b 身体所見
口腔の状態や舌の動きなど視認できる範囲のほか，喉頭挙上が十分かどうかは観察が可能である．水飲みテストなどで嚥下時の状態を観察することも有用である．

### c 嚥下造影検査
嚥下造影検査は透視設備が必要であり，放射線被曝があるが，口腔期，咽頭期，食道期の各器官や食塊の動きを捉えるために有用な検査である．誤嚥の有無を知るのみでなく，口腔，咽頭への嚥下後の食塊残留の程度や食道入口部の食塊の通過が重要な所見となりうる．

### d 嚥下内視鏡検査
嚥下内視鏡検査は，鼻腔を通して下咽頭に置いた内視鏡により染色された模擬食品の嚥下を観察し，食塊の咽頭への残留，誤嚥が疑われる所見をみるものである．誤嚥が起こるところを直接に観察できないが，放射線被曝，場所的制約がなくベッドサイドなどでも検査可能である．

## 2）治　療
### a 食事・栄養管理
まずは，評価結果をもとに経口摂取の是非を検討する．食形態や摂食姿勢の変更が必要であれば行う．さらに，経口摂取で十分な栄養や水分が得られない場合は，胃管など他の経路を併用する．

### b 薬物療法
薬物療法が摂食嚥下障害の改善に有効な場合がある．GC，免疫抑制薬などであるが，治療抵抗性の場合は大量免疫グロブリン静注療法を試みてよいとされている．

### c 非薬物療法
薬物療法と並行して，あるいは無効時に，食物を用いない間接訓練と食物を用いる直接訓練が状況によって行われる．間接訓練としては舌の筋力強化やMendelson手技などがある．いずれにせよ評価の結果に合わせて療法士がプログラムを立案し，状態に合わせて行っていく．また，食道入口部の食塊通過が困難ないし不十分な場合，バルーン拡張法が用いられることがある．

### d 侵襲的治療
さらに食道入口部の食塊通過が困難な場合，輪状咽頭筋へのボツリヌス毒素注射，輪状咽頭筋切開術・切除術が検討されることがある．長期にわたり経口摂取が困難な場合は胃瘻造設が検討される．

## e ｜ 活動・参加
ADLならびにその周辺活動であるIADLの改善は重要な目標である．心身機能の改善と併

## Ⅵ．その他の治療法の知識

せてこれらの活動の改善のためのプログラムを立案する．さらに家庭内での参加や社会参加につなげることを念頭に置いてリハビリテーション医療を進めていく．

### 文　献

1) 障害者福祉研究会（編）：国際生活機能分類（ICF）：国際障害分類改定版，中央法規，2002
2) Alexanderson H：Physical exercise as a treatment for adult and juvenile myositis. J Intern Med **280**：75-96, 2016
3) 厚生労働科学研究費補助金難治性疾患等政策研究事業自己免疫疾患に関する調査研究班（編）：多発性筋炎・皮膚筋炎診療ガイドライン（2020年暫定版）．http://www.aid.umin.jp/wp-aid/wp-content/uploads/2024/03/PMDMGL2020.pdf［アクセス年月日：2024年6月1日］
4) Sheikh AM, Vissing J：Exercise therapy for muscle and lower motor neuron disease. Acta Myol **38**：215-232, 2019
5) Zeng R, Schmidt J：Impact and management in inflammatory myopathies. Curr Rheumatol Rep **22**：74, 2020

## VI. その他の治療法の知識

# 02 生活指導・在宅ケア

慢性・自己免疫疾患であるため，発症時・小児から成人への移行期・妊娠前後・周術期など長期にわたり，個々の症状や状態に合わせた生活指導・在宅ケアが必要である．疾患，症状，使用薬剤により患者の生活に影響を与えることがあるため，患者自身がセルフケア能力を高められるよう，他職種と協力して患者教育と適切な支援を行う．

膠原病に関わるメディカルスタッフの資格としては「日本リウマチ財団登録リウマチケア看護師」，「慢性疾患看護専門看護師」，「日本リウマチ財団リウマチ登録薬剤師」，「日本リウマチ財団リウマチ登録理学療法士・作業療法士」などがある．膠原病には多種多様な病態があり，個々に対応が異なる．

## a 日常生活全般について

膠原病といってもさまざまな疾患があり，また病期により個々の対応が異なるが，一般的に規則正しい生活を心がけ，過労を避け，十分な睡眠・バランスの取れた食事・適度な運動が望ましい．

疾患により皮膚病変が起こることもあるため，皮膚の清潔・保湿に努め，怪我に注意して皮膚トラブルの予防に努める．たとえばRaynaud症状に対しては，四肢の保温に努め，家事の際に指先を傷つけないよう手袋をすることも効果的である．全身性エリテマトーデスの患者に特徴的な光線過敏症に対しては帽子や日傘，日焼け止めクリームなどを使用して肌の露出を控える．爪に病変を起こす疾患に関しては爪切りの際にやすりも使用するとよい．皮膚に病変が出現する乾癬は他人に感染する疾患ではないことを説明する．関節リウマチ（RA）はもとより，それ以外の膠原病の疾患でも関節痛を引き起こす場合もある．関節痛により，スムースな動作が行えず，転倒・骨折につながるケースもあるため，自宅の段差やコンセントの位置などの生活環境を見直し，骨折予防に努める．

## b 内服管理

薬物療法が中心となるため，患者自身が疾患と薬剤の管理方法，薬効を理解できるように関わる．疾患の特性上，免疫抑制薬やグルココルチコイド（GC），またその副作用予防薬，骨粗鬆症薬など多剤内服治療になることが多い．そのため，診療科が異なる場合の処方やアドヒアランスの低下により有害事象の可能性が高くなることから，多剤併用によるポリファーマーシーに注意する．内服忘れがないように，薬そのものに日付を書く，カレンダーに記載する，アプリなどのアラート機能を活用するといった工夫も有効である．災害・新興感染症などにより定期受診ができないケースに備え，1～2週間程度の予備の内服をもつことが望ましい．また周術期には内服薬の調整を行うケースもあるため，診療科間，医療従事者間で患者の治療計画を共有し，併せて患者指導も行う．

### 1）GCを内服する患者

膠原病のなかでも疾患によってはGCを高用量・長期間にわたって使用されることもある．GCの副作用として，易感染症，糖尿病，糖質・脂質代謝異常および動脈硬化，高血圧，消

Ⅵ. その他の治療法の知識

化性潰瘍，骨粗鬆症，満月様願望，精神症状などがあげられる．多くの膠原病で使用されることが多いが，副腎不全による命の危険もあるため，副作用について患者の理解を十分に得たうえで治療を開始する．急な中止は副作用出現時も自己判断での中断は決して行わず，問題があればかかりつけの主治医や病院へ必ず相談するように指導することが必要である．また，食事については長期のGC内服により骨粗鬆症のリスクがあるため，ビタミンDやカルシウムの積極的な摂取を勧める．さらに，糖尿病や脂質異常症とならないよう暴飲暴食を避ける．

### 2）CYP3A4の相互作用を強く受ける薬剤について

膠原病の治療として使用されるJAK阻害薬の一部やtacrolimus・ciclosporinはCYP3A4で代謝されるが，多くの柑橘類に含まれるフラノクマリン類が同酵素の働きを阻害することで薬物の血中濃度の上昇が起こるため注意が必要である．グレープフルーツが有名であるが，すべての柑橘類が不可ではない．

### 3）methotrexate（MTX）

MTXはRA治療の第一選択でありanchor drugとして位置づけられている．RAでは最大容量は16mg/週で1回または2〜4回に分割し投与する．分割する場合には12時間ごとに1〜2回投与とする．認知力に問題がある場合や，病院以外の施設などで使用する場合には主な介護者などに内服方法を必ず理解してもらい，連日服用することがないようにする．2022年にはMTXに注射製剤が登場した．在宅自己注射も可能であり，内服で副作用が強い患者に対する代替投与などとして検討できる．

「関節リウマチにおけるメトトレキサート（MTX）使用と診療の手引き2023年版」では，一般的な注意事項と患者教育の重要性について「MTXを投与開始時には，副作用の予防，早期発見，早期対応のために，他職種連携により，患者に特有の服用方法とともに，主な副作用の初期症状を十分に説明し，投与継続中も患者教育を繰り返し実施すること」と述べられている．MTXの過剰投与による骨髄障害は致命的になることもある．使用する患者には副作用を説明し，定期的に採血の検査を受けること，脱水に注意することなどを説明し，副作用出現時には医療機関に受診するよう指導を行う．

MTXを使用する場合に葉酸（フォリアミン）が併用されることがある．葉酸はMTXによる副作用の予防のために適量を服用するが，多く摂り過ぎるとMTXの効果が落ちるため，サプリメント，栄養補助食品，青汁など，葉酸を多く含むものの摂取は控える．

## c | 感染予防

疾患そのものや，GC・免疫抑制薬の使用により感染症に注意が必要である．計画的にワクチンの接種を実施し，日頃より身体の清潔ケア心がけ，怪我に注意して感染症予防に努める．

本人が感染症に罹患した場合のみならず，家族が罹患した場合や，人混みなどでの感染予防，罹患してしまった場合の具体的な行動についても，主治医とシミュレーションしておくことが望ましい．皮膚は薄く脆弱であるため，怪我・虫刺されなどに注意する．

## d | 自己注射指導

近年，膠原病ではRAをはじめとし，全身性エリテマトーデス（SLE）や血管炎症候群などでも，自己注射による治療が行われるようになった．それらの治療の中心となる生物学的製

02 | 生活指導・在宅ケア

剤は従来のシリンジ製剤に加えて，投与が簡単なペン型・オートインジェクターが登場しているが，その形状はさまざまである．自己注射導入時には患者が在宅で安全かつ確実に行えるよう，個々の体型やADL，認知能力を観察し，自己注射が可能か判断したうえで導入する．ペン型・オートインジェクター製剤の場合，やせ型の患者の自己注射に関しては深く刺入し過ぎる案件が報告されており，とくに注意を有する．リウマチ患者の場合，手指の変形・疼痛などにより自己注射が困難な場合もあるが，補助具の活用や投与方法の工夫，訪問薬剤師指導管理料の使用により自己注射が可能な場合もある．また，薬剤の変更時には投与間隔が異なる場合もあるため，最終投与日を確認する．トラブルに備え，有事の際の医療機関の連絡先も指導する．自己注射製剤（生物学的製剤）は冷所保存であるため適切な管理が必要である．旅行などで飛行機を使用する際は適切な温度管理のため手荷物として薬剤を持参する．利用する航空会社に持参方法を問い合わせしてもらい，必要な書類がある場合は準備する．

## e | 妊娠・出産について

　2018年に難治性疾患等政策研究事業として富山大学大学院医学薬学研究部産科婦人科学教室内から「全身性エリテマトーデス（SLE），関節リウマチ（RA），若年性特発性関節炎（JIA）や炎症性腸疾患（IBD）罹患女性患者の妊娠，出産を考えた治療指針」が発行され，ホームページ上で各疾患別の治療方針が確認できる．RA，JIA，IBD，SLEは若い女性に多く，妊娠を望む患者も想定される．昨今では治療の進歩により寛解も可能になったが，妊娠を希望する場合に使用できない薬剤があることや寛解状態であることが望ましいことを説明する．一般的な妊娠に関する情報に加え，膠原病疾患をもつ患者の場合，場合によって産婦人科と連携するなど他職種でサポートを行う．患者がどの時期に妊娠を希望しているかを確認し，新規に診断したとき，治療方針を変更したときなどに妊娠が可能かなどを適宜説明し，使用できない薬剤の場合には避妊を指導する（「Ⅴ章-08. 妊娠希望者・妊産婦・授乳中の管理」も参照）．

　本項では一般的な注意事項を記載したが，具体的な生活指導や在宅ケアについては主治医とよく相談のうえ行っていただきたい．

## Ⅵ. その他の治療法の知識

# 03 難病申請

## a | 難病とは

　本邦でいうところの難病は，英語ではintractable and rare diseases（治療困難で希少な疾患）と訳されているが，この英語がPubMedでみられるようになるのは，「Intractable and Rare Diseases Research」誌が創刊された2012年以降である．その創刊号のeditorialには，世界には5,000〜7,000の希少疾患が明らかにされており，そのなかの80％は遺伝病で50％は小児発症で一生持続すると書かれている[1]．国際的には遺伝性希少疾患と多くが重なるが，本邦における難病の定義は，①原因不明，②治療方法が確立していない，③希少疾患，④長期にわたる療養が必要の4項目を満たすとされていることから，「難病」という概念は本邦独自のものと考えられる．本項では，難病申請について記載するが，そのために難病制度に関して概説する．

　本邦における難病（希少・難治性疾患）という概念は，1969年に原因不明の奇病として当時注目されていたスモン［亜急性脊髄視束神経症（subacute myelo-optico-neuropathy：SMON）］に関して厚生省に調査研究協議会が組織され，研究班形式によるプロジェクト研究が行われたことに遡る．1972年には難病対策要綱が策定され，医療費助成疾患（難病）として，スモン，Behçet病，重症筋無力症，全身性エリテマトーデス（SLE），サルコイドーシス，再生不良性貧血，多発性硬化症，難治性肝炎が調査研究対象となった（スモンはその後，キノホルムという薬剤が原因であることが判明した）．比較的若い時期から長期にわたり高額な医療費の負担が必要となることから，医療費助成が設けられてきた．その後徐々に医療費助成疾患（難病）は増加し，2009年には56疾患に拡充し，患者数78万人，医療費助成事業に400億円が拠出されるようになった．このように難病制度は多額の金額が必要となる一方，一部の疾患のみに医療費助成が行われるなどアンバランスも指摘されるようになった．そこで，厚労省では難病対策の見直しを行うこととし，消費税の医療費助成への活用やより公平性のある認定基準（前述の難病の定義①〜④に加えて，⑤患者数が人口の0.1％程度に達しない，⑥客観的な診断基準が確立している，を満たす場合に「指定難病」と定義）や自己負担の見直しなどの検討がなされた．最終的に2014年に「難病の患者に対する医療等に関する法律（難病法）」が成立し，2015年1月1日から施行となり，財源の確保のもとで新たに110疾病を対象として医療費助成が開始された．難病法によって指定される対象疾患は「指定難病」と呼ばれる．難病法の概要を表1に示す．難病法のもとで医療費助成に関しては公平かつ安定的な制度を確立するため，対象疾病の拡大，対象患者の認定基準の見直し，自己負担の見直しについて検討が加えられることとなった．その結果，2024年10月現在，341疾患が指定難病に指定されている．

## b | 難病医療費助成制度

　難病法による医療費助成制度は，難病患者が1ヵ月間に実際に支払った医療費（自己負担割合2割）が自己負担限度額（所得によって決定）を超えた場合に，超えた金額を患者在住の都道府県または指定都市が助成する制度である．都道府県または指定都市が支給する医療費は1/2を国が負担する．この医療費助成を申請するためには，患者は在住の都道府県または

# 03 | 難病申請

**表1　難病法の概要**

**1. 基本方針の策定**
厚生労働大臣は，難病に係る医療その他難病に関する施策の総合的な推進のための基本的な方針を策定

**2. 難病に係る新たな公平かつ安定的な医療費助成の制度の確立**
都道府県知事は，申請に基づき，医療費助成の対象難病（指定難病）の患者に対して，医療費を支給
指定難病に係る医療を実施する医療機関を，都道府県知事が指定
支給認定の申請に添付する診断書は，指定医が作成
都道府県は，申請があった場合に支給認定をしないときは，指定難病審査会に審査を求めなければならない
医療費の支給に要する費用は都道府県の支弁とし，国はその2分の1を負担

**3. 難病の医療に関する調査及び研究の推進**
国は，難病の発病の機構，診断及び治療方法に関する調査及び研究を推進

**4. 療養生活環境整備事業の実施**
都道府県は，難病相談支援センターの設置や訪問看護の拡充実施等，療養生活環境整備事業を実施できる

［厚生労働省，2015］

指定都市に申請書と診断書［臨床調査個人票（以下，臨個票）］を提出する必要がある．臨個票は難病指定医が作成できる．難病指定医とは，医師の申請に基づき，管轄の都道府県知事または指定都市市長が指定するもので，要件としては，1）診断または治療に5年以上従事した経験があり，申請時点において関係学会の専門医の資格を有していること，または2）診断または治療に5年以上従事した経験があり，一定の研修（1〜2日程度の研修）を修了していることである．一方，難病指定医の条件を満たさなくても，1〜2時間程度の研修を受けることで協力難病指定医として管轄の都道府県知事または指定都市市長に指定されることができる．協力難病指定医は，臨個票のうち更新申請のみ作成することができる．難病指定医および協力難病指定医は5年ごとの更新制となっている．指定難病患者が難病法のもとで特定の医療を受けて医療助成を得るには指定医療機関を受診する必要がある．指定医療機関とは，難病法において病院，診療所および薬局などが指定対象で都道府県知事または指定都市市長によって指定される．

## c | 臨床調査個人票

　臨個票は難病申請時には診断書としての機能を有する．各指定難病において新規診断時に作成するものと，診断されて指定難病に該当するとされた翌年から毎年の指定難病更新申請時に作成するものの2種類がある．指定難病として当該患者が医療費助成対象と認定されるためには，指定難病の条件を満たしている必要がある．つまり，診断が確定している（難病法で決められている診断基準を満たしている）ことおよび重症度が定められている以上であることが臨個票で示されている場合である．どちらかが条件を満たさない場合には，指定難病としては認定されないことになる．診断だけが確定している場合であって重症度基準を満たさない患者（軽症者）についても，月ごとの医療費総額が33,330円（3割負担の健康保険では自己負担額が約10,000円）を超える月が年間3ヵ月以上ある場合は，医療費助成の対象（軽症高額該当）となる救済制度がある．

## d | 難病申請における注意点

　提出された臨個票の医師記載に漏れがあると，指定難病に該当しないと判断されることが

Ⅵ. その他の治療法の知識

### 表2　補正が必要となる場合

- 臨床調査個人票中に記載漏れがある
- 臨床調査個人票中に記載の整合性が確認できない
- 難病法に基づいて認定されている診断基準に合致していない
- 重症度に書類記載の6ヶ月以内で最重症のものを記載していない

依頼に従って補正しないと不認定となる.

ある. この場合には, 都道府県または指定都市は当該患者に補正の必要なことを通知し, 補正後の再提出を待つ. しかし, 簡単な内容の記載であっても医師による補正がなされないことも少なくない. その場合には不認定となる. 診断は指定難病のための診断基準に則って行われるため, それ以外の診断基準を用いても認定されない. 臨個票の複数の記載内容に整合性がみられないと補正の対象となる. また, 新規申請時に添付資料を必要とする疾患がある. 重症度は書類記載の6ヵ月以内で最もわるい状態を記載する必要がある. 補正通知は申請患者宛に届くので, 患者からの依頼があれば快く応じていただきたい. 補正が必要な場合を表2にまとめた. 指定難病申請を患者が希望している場合, 重症度が基準を満たさないと推定されても, 上述の軽症高額者に該当する可能性があるので, 患者のために申請を勧めるべきである. 更新を続けていた患者が転院すると転院先で臨個票の情報が得られない場合がある. とくに診断時の情報がないと更新のための臨個票も記載できない可能性があることから, 患者には自分の臨個票のコピーを保管しておくように指導する. そのほか, 臨個票の全体的な留意事項については厚労省ホームページの「改正臨床調査個人票記入にあたっての留意事項ver.3」が参考になる.

　本項では厚労省ホームページ (https://www.mhlw.go.jp/content/000527525.pdf) をもとに指定難病申請に関して概説した. 本項が, 難病申請を円滑に進め, 認定されるべき患者が正当に認定されることに少しでも役立つことを祈念して稿を閉じる.

### 文　献

1) Tang W, Makuuchi M：Intractable and rare diseases research. Intractable Rare Dis Res **1**：1-2, 2012

Column

# リウマチ・膠原病患者のワクチン接種についての推奨

リウマチ・膠原病疾患患者は，一般人と比較して重症感染症のリスクが高いことが知られており，感染症予防のためのワクチン接種については，ACRおよびEULARより推奨が出されている[1,2]．原則として免疫抑制薬を使用しているリウマチ・膠原病患者においては積極的にワクチンを接種することが望ましいとされている一方で，ワクチンによる原疾患の増悪，再燃を防ぐために，活動性が抑えられているときにワクチン接種を行うことが望ましいとされている．なお，生ワクチンについては本邦においては原則禁忌である．

## a ｜ 帯状疱疹ワクチン

本邦では，弱毒化生ワクチンと，サブユニットワクチンの2種類が使用可能であるが，後者は18歳以上の罹患リスクの高い免疫抑制薬使用中の患者において広く接種可能で，その安全性・有効性が示されていることから，接種が推奨されている[3]．注意点として，2回接種（2～6ヵ月以内に再接種）であり費用がかかること，副反応が少なくないこと，また，ワクチン接種後に一部の患者で軽度疾患再燃がみられることに注意が必要である[4]．

## b ｜ COVID-19ワクチン

本邦では，ファイザー社（米国），モデルナ社（米国），武田薬品（日本）が接種可能である．mRNAワクチンは健常人において，COVID-19の発症率を著しく低下させるが，特定の免疫抑制薬（rituximab，mycophenolate mofetilなど）を使用している患者においては免疫原性が低下することが知られているため，予防的な見地からCOVID-19ワクチンの3回接種を支持している．ワクチン接種後の再燃頻度は定義にもよるが，軽症を含めると通常5%未満とされている[5]．

## c ｜ 肺炎球菌ワクチン

23価肺炎球菌莢膜多糖体ワクチン（PPSV23）は，本邦においては65歳以上の高齢者に対する定期接種の対象に指定され，欧米においては65歳未満であっても免疫抑制薬使用中の患者では接種が推奨されている．実際，methotrexate投与中の関節リウマチ患者における観察研究では，PPSV23接種群と比較し，非接種群では肺炎発症の相対危険度は9.7と高かった[6]．

## 文　献

1) Furer V, et al：2019 update of EULAR recommendations for vaccination in adult patients with autoimmune inflammatory rheumatic diseases. Ann Rheum Dis **79**：39-52, 2020

2) Bass AR, et al：2022 American College of Rheumatology Guideline for Vaccinations in Patients With Rheumatic and Musculoskeletal Diseases. Arthritis Care Res (Hoboken) **75**：449-464, 2023
Gianfrancesco M, et al：Characteristics associated with hospitalisation for COVID-19 in people with rheumatic disease：data from the COVID-19 global rheumatology alliance physician-reported registry. Ann Rheum Dis **79**：859-866, 2020

3) Vink P, et al；Z-041 Study Group：Immunogenicity and safety of the adjuvanted recombinant zoster vaccine in chronically immunosuppressed adults following renal transplant：a phase 3, randomized clinical trial. Clin Infect Dis **70**：181-190, 2020

4) Lenfant T, et al：Safety of recombinant zoster vaccine：a retrospective study of 622 rheumatology patients. Rheumatology (Oxford) **60**：5149-5157, 2021

5) Landewé RBM, et al：EULAR recommendations for the management and vaccination of people with rheumatic and musculoskeletal diseases in the context of SARS-CoV-2：the November 2021 update. Ann Rheum Dis **81**：1628-1639, 2022

6) Coulson E, et al：Pneumococcal antibody levels after pneumovax in patients with rheumatoid arthritis on methotrexate. Ann Rheum Dis **70**：1289-1291, 2011

# 索 引

## 欧 文

### A
ACR改訂分類基準 [SLE]　101
ACR/EULAR分類基準 [SLE]　103
adalimumab　83
Alzheimer病　329
ANCA関連血管炎　209, 306, 360
ANCA関連血管炎診療ガイドライン　217
ANCA関連腎炎　363
anifrolumab　82
apremilast　90
avacopan　92

### B
Behçet病　281
belimumab　81
Bohan & Peterの診断基準 [PM/DM]　137
British Isles Lupus Activity Group Index (BILAG)　105

### C
canakinumab　85
CASPAR基準　249
Castleman病　318
certolizumab pegol　83
Chapel Hill　192
Childhood Muscle Assessment Scale　340
ciclosporin　75
COVID-19ワクチン　395
Crohn病　257, 297
CT　38
cyclophosphamide　73

### D
Diagnosis and Classification of Vasculitis (DCVAS)　193

### E
etanercept　83

### F
free air　297

### G
golimumab　83
Gottron徴候　143
granular sparkling sign　328
groove sign　315
guselkumab　87

### H
HHV-8　318
hydroxychloroquine　68
ーー網膜症　132

### I
IBD-related SpA　257
idiopathic plasmacytic lymphadenopathy　318
IgA血管炎　223
IgG4関連疾患　27, 308
infliximab　83
ixekizumab　86

### J
Jaccoud関節炎　124
JAK阻害薬　89

### L
Lanham基準 [EGPA]　221
late gadrinium enhancement　328

### M
MEFV遺伝子　274
methotrexate　72
monogenic SLE　335
MRI　35
mycophenolate mofetil　71

### N
nintedanib　90
NPSLE (SLEに伴う精神神経症状)　116

NSAIDs潰瘍　67, 297

### O
orange peel-like appearance　315
ozoralizumab　83

### P
PET-CT　43

### R
Raynaud現象　19, 49, 158, 174
rituximab　81

### S
SAPHO症候群　264
sarilumab　84
secukinumab　86
sildenafil　91
Sjögren症候群　187, 231
SLE網膜症　132
SLE disease activity index (SLEDAI)　104
SLICC分類基準 [SLE]　102
Sweet病　306
Systemic Feature Score　272

### T
tacrolimus　74
TAFRO症候群　321
TNF受容体関連周期性症候群　278
*TNFRSF1A*遺伝子　278
tocilizumab　84

### U
ustekinumab　86

### V
VEXAS症候群　305

### W
Wallace's criteria　344

索 引

# 和 文

## あ

悪性関節リウマチ　229
悪性腫瘍関連ミオパチー　150
悪性リンパ腫　188
アフタ性潰瘍　281, 288
アミロイドーシス　327
アンジオテンシン変換酵素　324

## い

移行期医療　333
胃食道逆流症　169
胃前庭部毛細血管拡張　170
Ⅰ型インターフェロン　339
遺伝子検査　29
インスリン抵抗性　61

## う

右心カテーテル検査　46
運動療法　386

## え

炎症性腸疾患　257

## お

大型血管炎　43

## か

外陰部潰瘍　290
潰瘍性大腸炎　257
獲得免疫　5
家族性地中海熱　274
喀血　359
間質性肺疾患　148, 160, 177, 348
患者・家族会　333
関節エコー　34
関節炎　16
関節炎 [Behçet病]　292
間接蛍光抗体法　24
関節腫脹　14
関節痛　14
関節リウマチ　231
乾癬性関節炎　242, 248
感染予防　390
乾燥症状　20
乾燥症状 [SjS]　187

眼病変 [Behçet病]　284

## き

偽痛風　268
肝脾腫　13
逆Gottron徴候　143
急性ループス肺炎　126
急速進行性糸球体腎炎　363
強直性脊椎炎　243
強皮症　49
強皮症腎クリーゼ　167
巨細胞性動脈炎　200, 235, 306
筋炎特異的自己抗体　140, 339
筋痛　17
筋力低下　17, 146

## く

グルココルチコイド　52, 59, 63, 65

## け

血管Behçet病　302
血管炎　28, 130, 191
血管炎症候群の診療ガイドライン　196
血球貪食性リンパ組織球症　370
血漿交換療法　95
血小板減少　134, 321
結晶誘発性関節症　268
結節性紅斑様皮疹　288
結節性多発動脈炎　205
血栓症　182
血栓性血小板減少性紫斑病　365
血栓性静脈炎　288
血栓性微小血管症　365
顕微鏡的多発血管炎　209

## こ

抗ARS抗体　148
抗ARS抗体症候群　140
抗GBM病　363
抗MDA5抗体　140, 148
抗核抗体　24
口腔内アフタ　286
高血圧　374
抗原認識　5
好酸球性筋膜炎　315

好酸球性多発血管炎性肉芽腫症　218
好酸球増多症　218
抗線維化薬　163
好中球細胞外トラップ　8
抗マラリア薬　68
抗リン脂質抗体　117
抗リン脂質抗体症候群　182
国際生活機能分類　384
骨炎　264
骨髄異形成症候群　306
骨粗鬆症　59, 240
骨ミネラル異常　375
古典的膠原病　2
混合性結合組織病　177

## さ

催奇形性　378
在宅ケア　389
サイトカイン　9
再発性多発軟骨炎　305
痤瘡様皮疹　288
サルコイドーシス　324

## し

糸球体腎炎　223
シクロオキシゲナーゼ　67
自己炎症性疾患　29
自己決定権の尊重　332
自己注射指導　390
自己免疫　6
自己免疫性血球貪食症候群　370
疾患修飾療法　162
疾患標識抗核抗体　25
紫斑　223
若年性特発性炎症性筋疾患　339
若年性特発性関節炎　278, 342
掌蹠膿疱症性骨関節炎　264
小腸内細菌叢異常増殖　170
小児膠原病　331
漿膜炎　126
食後高血糖　61
心エコー　45
腎機能障害　321
心筋線維化　173
神経Behçet病　299
神経症状　22
進行性線維化 [ILD]　348

腎性貧血　374
身体所見　12
シンチグラフィ　44
深部静脈血栓症　303
診療連携　333

### す

髄液IL-6　300
筋生検　146
ステロイド性糖尿病　61
ステロイド誘発性大腿骨頭壊死　65

### せ

生活指導　389
精神症状　22
成人発症Still病　271, 343
精巣上体炎　295
生物学的製剤　79, 342
脊椎関節炎　241
　体軸性——　243
　分類不能——　260
　末梢性——　257
摂食嚥下障害　386
線維化 [IgG4関連疾患]　308
線維芽細胞　9
先行感染 [反応性関節炎]　253
全身性エリテマトーデス　100, 231
　小児発症——　335
全身性強皮症　153, 231
全身浮腫　321
選択的血漿交換　95

### そ

爪郭部毛細血管ビデオ顕微鏡　49

### た

胎児毒性　378
帯状疱疹ワクチン　395
大動脈炎症候群　195
高安動脈炎　195
多クローン性高ガンマグロブリン血症　318
多発血管炎性肉芽腫症　213
多発性筋炎　136, 231
ダメージ関連分子パターン　8
単純X線　33

単純血漿交換　95
単純ヘルペス感染症　291
蛋白漏出性胃腸症　44, 130

### ち

中型血管壁　205
腸管Behçet病　297
腸結核　297
調節卵巣刺激法　77

### つ

痛風　268
爪乾癬　248

### て

鉄棒まめ様皮疹　143

### と

特発性大腿骨頭壊死症　65
特発性肺ヘモジデローシス　361
ドライアイ　20
ドライマウス　20

### な

内服管理　389
難病医療費助成制度　392
肉芽腫　324

### に

日本リウマチ財団登録リウマチケア看護師　389
妊娠　377
妊娠合併症　182
妊孕性温存治療　76

### ね

ネフローゼ症候群　224

### の

脳幹萎縮　300
脳静脈洞血栓症　302

### は

肺炎球菌ワクチン　395
肺血管拡張薬　163, 354
肺高血圧症　46, 163, 354
　肺動脈性——　177, 354
肺胞出血　126, 359

白血球減少　134
発熱 [SLE]　119
針筋電図　146
板状硬化　316
反応性関節炎　242, 251

### ひ

皮疹　20
皮疹 [SLE]　121
皮膚エリテマトーデス　121
皮膚筋炎　136, 231
　若年性——　339
皮膚硬化　154, 157
皮膚動脈炎　206
皮膚病変 [Behçet病]　288
びまん性筋膜炎　315
びまん性肺胞出血　361
病巣感染　264
日和見感染症　63

### ふ

不整脈　172
不妊症　76
プラズマフェレシス　95
プレコンセプションケア　377
プロトンポンプ阻害薬　67
分子標的治療薬　80, 93
分子やシグナルの類似性　93

### へ

ヘリオトロープ疹　142

### ほ

ホルマリン固定パラフィン包埋ブロック　26

### ま

マクロファージ　9
マクロファージ活性化症候群　342, 370
末梢神経障害　13
慢性腎臓病　373
慢性偽性腸閉塞　170

### め

免疫調節薬　68
免疫抑制薬　63, 70

399

索引

## も
毛嚢炎様皮疹　288
網膜症　68
モルフェア　315

## よ
溶血性尿毒症症候群　365
溶血性貧血　134

## ら
卵子保存　76

## り
リウマチ性多発筋痛症　200, 235
リウマトイド血管炎　229
リハビリテーション　384
両側肺門リンパ節腫脹　324
臨床試験　94
臨床調査個人票　393
リンパ節腫脹　13

## る
ループス腎炎　108, 335

ループス腸炎　129

## れ
レチクリン線維症　321

## わ
ワクチン　395

**膠原病診療実践バイブル**

2025 年 2 月 10 日　発行

監修者　竹内　勤
編集者　金子祐子，齋藤俊太郎
発行者　小立健太
発行所　株式会社 南 江 堂
　　　　〒113-8410 東京都文京区本郷三丁目42番6号
　　　　☎ (出版)03-3811-7198　(営業)03-3811-7239
　　　　ホームページ https://www.nankodo.co.jp/
　　　　印刷・製本 壮光舎印刷
　　　　装丁 野村里香(node)

The Practice Bible in Collagen Disease Treatment
© Nankodo Co., Ltd., 2025

定価はカバーに表示してあります.
落丁・乱丁の場合はお取り替えいたします.
ご意見・お問い合わせはホームページまでお寄せください.

Printed and Bound in Japan
ISBN978-4-524-21003-9

**本書の無断複製を禁じます.**
JCOPY 〈出版者著作権管理機構 委託出版物〉
本書の無断複製は，著作権法上での例外を除き禁じられています. 複製される場合は，そのつど事前に，
出版者著作権管理機構 (TEL 03-5244-5088, FAX 03-5244-5089, e-mail: info@jcopy.or.jp) の許諾を
得てください.

本書の複製 (複写，スキャン，デジタルデータ化等) を無許諾で行う行為は，著作権法上での限られ
た例外 (「私的使用のための複製」等) を除き禁じられています. 大学，病院，企業等の内部において，
業務上使用する目的で上記の行為を行うことは私的使用には該当せず違法です. また私的使用であっ
ても，代行業者等の第三者に依頼して上記の行為を行うことは違法です.

# 関節リウマチ治療
# 実践バイブル 改訂第2版

B5判・362頁　2022.5.　ISBN978-4-524-23125-6
定価**8,250**円（本体7,500円＋税10%）

関節リウマチの診断と治療，特に薬物療法の実際を解説した実践バイブルの待望の改訂版．
欧米の学会より出ている最新のリコメンデーションや『関節リウマチ診療ガイドライン
2020』の内容を反映しつつ，JAK阻害薬など新薬を含めた薬物療法のアップデート，近年
関心を集めている高齢関節リウマチ患者，がん患者といったスペシャルポピュレーションへ
の対応などにも触れ，一層充実した内容となっている．各治療薬の特徴や使用時の注意点，
効果的な使い方からケーススタディまで学べるリウマチ診療に携わる医師必携の一冊．

編集
竹内　勤
編集協力
金子　祐子
齋藤俊太郎

## Ⅰ．押さえておくべき基本知識

## Ⅱ．治療につながる診断力

## Ⅲ．治療薬について知る

## Ⅳ．薬物療法の最新指針

## Ⅴ．特殊なケースの薬物療法

## Ⅵ．薬物療法の副作用対策

**南江堂**　〒113-8410　東京都文京区本郷三丁目42-6　（営業）TEL 03-3811-7239　FAX 03-3811-7230